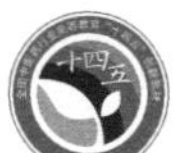
全国中医药行业高等教育“十四五”创新教材

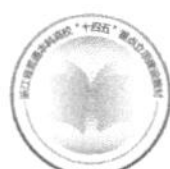
浙江省普通本科高校“十四五”重点立项建设教材

浙江中医药大学中医药实践类创新系列教材

总主编　王　琦　温成平

中医临床诊疗技能实训

（供中医学、中西医临床医学、中药学等专业用）

主编　温成平　王　琦

全国百佳图书出版单位
中国中医药出版社
·北　京·

图书在版编目（CIP）数据

中医临床诊疗技能实训 / 温成平，王琦主编 . 北京 ：中国中医药出版社，2025.3. --（全国中医药行业高等教育“十四五”创新教材）.

ISBN 978-7-5132-9075-3

Ⅰ. R24

中国国家版本馆 CIP 数据核字第 2024M7K766 号

中国中医药出版社出版

北京经济技术开发区科创十三街 31 号院二区 8 号楼

邮政编码 100176

传真 010-64405721

北京盛通印刷股份有限公司印刷

各地新华书店经销

开本 787×1092 1/16 印张 34.5 字数 818 千字

2025 年 3 月第 1 版 2025 年 3 月第 1 次印刷

书号 ISBN 978－7－5132－9075－3

定价 98.00 元

网址 www.cptcm.com

服务热线 010-64405510

购书热线 010-89535836

维权打假 010-64405753

微信服务号 zgzyycbs

微商城网址 https://kdt.im/LIdUGr

官方微博 http://e.weibo.com/cptcm

天猫旗舰店网址 https://zgzyycbs.tmall.com

如有印装质量问题请与本社出版部联系（010-64405510）

全国中医药行业高等教育“十四五”创新教材
浙江省普通本科高校“十四五”重点立项建设教材
浙江中医药大学中医药实践类创新系列教材

编写委员会

总 主 编

王　琦（北京中医药大学）
温成平（浙江中医药大学）

副总主编（以姓氏笔画为序）

丁　霞（北京中医药大学）
刘中秋（广州中医药大学）
刘英超（浙江中医药大学）
张学智（北京大学）
张俊华（天津中医药大学）
陈家旭（北京中医药大学）
季旭明（浙江中医药大学）
周岳君（浙江中医药大学）
赵　霞（南京中医药大学）
陶　静（福建中医药大学）
舒　静（上海中医药大学）
曾　芳（成都中医药大学）
谢书铭（浙江中医药大学）
谢志军（浙江中医药大学）

编　　委（以姓氏笔画为序）

于华芸（山东中医药大学）

万生芳（甘肃中医药大学）
马小琴（浙江中医药大学）
王　媛（山东中医药大学）
毛盈颖（浙江中医药大学）
艾卫平（江西中医药大学）
吕翔燕（浙江中医药大学附属第二医院）
朱渊红（浙江中医药大学附属第一医院）
刘文兵（浙江中医药大学附属第三医院）
刘有恃（浙江大学医学院）
刘晓谷（浙江中医药大学）
江向红（浙江中医药大学附属第二医院）
许朝霞（上海中医药大学）
孙东东（南京中医药大学）
李怡芳（暨南大学）
余成浩（成都中医药大学）
宋　红（浙江中医药大学）
陈　华（浙江中医药大学附属第二医院）
陈　翔（浙江中医药大学附属第二医院）
陈少东（厦门大学）
郑沂欣（浙江中医药大学）
莫达瑜（浙江中医药大学附属第二医院）
倪海滨（浙江中医药大学）
徐　征（南京中医药大学）
韩晓春（山东中医药大学）
韩德雄（浙江中医药大学附属第三医院）
程　远（杭州市第一人民医院）
颜美艳（杭州医学院）

全国中医药行业高等教育“十四五”创新教材
浙江省普通本科高校“十四五”重点立项建设教材
浙江中医药大学中医药实践类创新系列教材

《中医临床诊疗技能实训》编写人员

主　编

温成平（浙江中医药大学）
王　琦（北京中医药大学）

副主编

陶　静（福建中医药大学）
舒　静（上海中医药大学）
赵　霞（南京中医药大学）
曾　芳（成都中医药大学）
程　远（杭州市第一人民医院）
朱渊红（浙江中医药大学附属第一医院）
马小琴（浙江中医药大学）
刘文兵（浙江中医药大学附属第三医院）
韩德雄（浙江中医药大学附属第三医院）
李海昌（浙江中医药大学）

编　委（以姓氏笔画为序）

王　莹（浙江中医药大学）
冯晓娜（杭州市第一人民医院）
朱迎萍（浙江中医药大学附属第一医院）
刘艳莉（浙江中医药大学附属第一医院）

孙　凡（浙江中医药大学附属第三医院）
杨　辉（浙江中医药大学）
何帮剑（浙江中医药大学附属第一医院）
余王琴（浙江中医药大学）
陈　苑（杭州市第一人民医院）
郑绪阳（杭州市第一人民医院）
郝　敏（浙江中医药大学）
顾潇枫（浙江中医药大学附属第一医院）
高加炜（浙江中医药大学附属第一医院）
黄双英（浙江中医药大学附属第一医院）
谢远军（浙江中医药大学附属第三医院）
蔡亚红（浙江中医药大学附属第一医院）
魏炯洲（浙江中医药大学附属第一医院）

总 序

浙江中医药大学主编的中医药实践类创新系列教材是浙江省“十四五”首批重点教材，也是全国中医药行业高等教育“十四五”创新教材。浙江中医药大学在新医科建设背景下，紧密结合新一轮科技革命和产业革命，适应生命科学变革前沿，契合健康中国战略建设需求，全力打造中医药学特色鲜明的实践教学体系，通过系列中医药实践教学，构建医药贯通、医工融合、医理结合的多学科交叉融合与互相支撑的中医药学教育教学新模式。培养能够运用多学科交叉知识，具有较强的实践创新能力和科学研究能力，解决未来中医药领域前沿问题的高层次中医药拔尖创新人才。

浙江中医药大学主编的实践创新系列教材包括《中医临床诊疗技能实训》《中医四诊实训教程》《中医科研设计与方法》《中医药综合科研训练教程》《中医药创新创业教程》《走进医学类大学生竞赛》共六本，主要用于“新医科”医学教育背景下的浙江中医药大学拔尖创新人才培养。编写本套教材的目的是培养中医药学本科生实践创新能力和多学科交叉研究能力，以及严密的中医药科研思维和中医临床能力。本套教材适用于中医学、中西医临床医学和中药学专业长学制本科学生，为本科阶段开展中医药科研训练、临床训练和创新创业及参加竞赛提供高质量理论支持，以便更好衔接中医药学生研究生阶段的学习。

《中医临床诊疗技能实训》和《中医四诊实训教程》是为螺旋式中医临床训练课程而定制的教材。《中医临床诊疗技能实训》系统详细介绍了中医针灸、中医推拿、中医骨伤等颇具特色的中医操作技能，并配有丰富的图片和视频链接，力求中西医结合，融会贯通，服务临床；《中医四诊实训教程》与《中医诊断学》相辅相成、相得益彰，其特点是实践性强，技能要求比较高，既从实践角度强化学生对基础理论知识的学习、规范中医诊法技能操作，又从研究角度拓展学生对中医四诊客观化研究的认识和实际应用。这两本教材以训促教、以练促能，旨在强化训练学生的临床实践能力。

《中医科研设计与方法》和《中医药综合科研训练教程》是为递进式科研训练课程而定制的教材，面向中医学、中药学、中西医临床医学专业拔尖创新人才培养而设。《中医科研设计与方法》用于大三学生科研选题课程，通过多学科交叉培养科研能力，突出科研思路、中医科研实际案例的应用场景，有利于培养学生的科学精神和创新意识；培养能够胜任中医科研工作及原创性研究的高层次和高素质人才，可有效衔接研究生阶段的教育。《中医药综合科研训练教程》用于大一学生的新生研讨课，综合性科研案例是本书重点论述内容，同时融合课程思政，体现以案为训，以训促教的特点，培养学生科学思辨能力和综合性实验能力。

《中医药创新创业教程》和《走进医学类大学生竞赛》作为通识类课程，可贯穿应用于本科阶段。《中医药创新创业教程》作为创新创业课程，为培养在校大学生的创新创业能力而设，培养过程聚焦于实践教学，涵盖了创业实践的规划、流程、方向以及商业计划书的撰写和路演要点等主题，以创促练，以创促教，结合慕课和虚拟仿真实验课程使得本教材结构更加合理、体系更加完整;《走进医学类大学生竞赛》教材通过"为什么参赛""能参加什么竞赛""如何进行竞赛准备"等问题，例举了各类专业类和综合类学科竞赛参赛学生和指导老师的实战案例，模拟学科竞赛参赛全过程，以赛促教，引导本科学生强化多种能力培养。

浙江中医药大学主编的本套教材突破传统教学模式，采用翻转课堂、基于问题的教学模式、综合性科研设计等新的教学理念和方法，积极开展本科生临床技能训练、科研案例训练和竞赛活动，以学生科学研究能力、临床实践能力和创新创业能力培养为目标，由教师引领，以学生成长为中心，以学生自主学习为主体，以案为训、以训促教、以创促练、以赛促练、以练促能的递进式螺旋式实践教学，培养学生严谨的科学思维，提升科学素养，提高个性化临床实操及思辨能力，可有效提升学生的中医药科研训练、临床训练和创新创业能力，提高学校课程建设和专业建设水平，助力浙江中医药大学拔尖创新人才培养。

中国工程院院士

国医大师 王琦

自序

临床实践是成为一名合格医生的必修课程和关键步骤。医学是经验医学、实践医学，尤其是中医学，其发生发展都离不开历代千万医家对实践经验的总结。

医学实践课程是每个临床医生毕生都需要学习的功课。“早临床、多临床”铸就应用型医学人才培养，挖掘中医临床诊疗技能特色，是国家对中医药医学人才培养的要求。

该书从中西医病案书写规定起篇，对中医针灸、中医推拿、中医骨伤、中药煎煮等具有中医特色的学科操作技能，进行了详细介绍，并配有丰富的图片和视频链接。另外，本书对现代医学中的内外妇儿学、耳鼻喉学、护理学等章节内容都进行了详细回顾，将中医学的临床操作特色穿插其中，力求中西医结合，融会贯通，服务临床。该书编写质量较高，内容翔实，整书具有较好的创新性、前瞻性，对于中医临床诊疗技能实训具有重要的引领作用。

该书编写队伍庞大，编委全部来自中西医三甲综合医院和高校，多数为高级职称，全部为研究生以上学历。编委成员年资较高，临床实践经验丰富，为本书的真实性、科学性、知识性提供了保障。本书将作为中医学、中西医临床医学等专业的在校本硕博学生教材，并面向临床医师，无论是初学者还是有成者，均可学习、借鉴，特为之序。

温成平

2024 年 11 月

编写说明

医生是伟大而崇高的职业。医学专业是一门实践性很强的应用科学专业，医学人才的培养必须具有较为广博的理论知识，更重要的是要加强其临床实践思维、临床实践能力的锻炼培养，这是医学生成为一名合格临床医生的关键所在。

世界上所有的医学都不是凭空产生的，都源于生活实践，特别是中医学，都是千千万万历代医家长期医疗实践中反复摸索观察，在抗击疾病中成长壮大，逐渐形成一套完备的医药理论，又指导着中医学的临床治疗。中医学是一门典型的实践论科学，从认识到实践，或者从实践到认识，表明了医学认识的复杂性和艰巨性。诚如我们提倡的“转化医学”，即从临床到实验室，从实验室到临床，密切结合；亦即从实践到理论，从理论到实践。这就是医学的认识论和实践论。

王辰院士在全国政协十四届二次会议上提出：“我们要重视医学生的实践教学，院校医学教育中的临床实习是医学生培养过程的关键环节，对于医学毕业生的临床实践能力、毕业后教育和终身专业素养等都具有至关重要的影响。”但随着医学的高速发展，高精尖仪器在临床中的广泛应用，致使许多临床医师离开了仪器，不会看病、看不好病，临床实践动手能力严重滑坡。许多在校本硕博学生，思想上对临床实践不重视，态度及行动不积极，在临床轮转只为应付毕业，导致其临床实践能力参差不齐、临床技能水平高低不一，既不熟悉诊断疾病的基本方法（诊断学知识），也没掌握患者所患疾病的病理生理、临床表现、诊断及治疗原则等（临床专业课知识）。临床思辨能力总体较差，基础知识的薄弱，导致研究生临床思辨能力总体较差，这如同解答数学题时没记住数学公式一样，很难答对数学题，使临床思辨能力的培养成为无源之水。

近年来，全国高等中医药院校一些中西医结合临床操作技能教材较少，其相关临床操作技术的内容，散见在各临床学科教材之中，缺乏系统性、不科学性，缺少高质量图片和视频插件，内容过时不更新，不能与时俱进，不利于临床医师、在校生系统牢固地掌握临床操作技术，这在一定程度上影响了高级中医人才的培养质量。

基于上述原因，编者团队编写了《中医临床诊疗技能实训》。本书由五个部分组成，内容涵盖内科、外科、妇科、儿科、耳鼻喉科、眼科、针灸推拿科、护理学科的诊疗技能。

编者

2024 年 11 月

目 录

第一部分 内 科

第二部分　内科、外科

第一部分
内 科

第一章 中医病历书写规定

第一节 中医病历的书写通则

【学习目的】

病历不仅是临床诊疗过程的真实记录，也是医生临床经验总结和临床研究的重要依据，同时也是解决医疗纠纷的法律文书。因此，病历书写是临床工作者必须掌握的基本技能，因而也属于中医诊断学的内容之一。

一、中医病历书写的基本要求

病历书写的内容和要求，依照卫生部（现国家卫生健康委员会）和国家中医药管理局联合发布的《中医病历书写基本规范》（中国中医药医政发〔2010〕29号）进行。

病历是指医务人员在医疗活动过程中形成的文字、符号、图表、影像、切片等资料的总和，包括门（急）诊病历和住院病历。

中医病历书写是指医务人员通过望、闻、问、切及查体、辅助检查、诊断、治疗、护理等医疗活动获得有关资料，并进行归纳、分析、整理形成医疗活动记录的行为。

中医病历书写的基本要求如下。

1. 病历书写应当客观、真实、准确、及时、完整、规范。

2. 病历书写应当使用蓝黑墨水或碳素墨水，需复写的病历资料可以使用蓝或黑色油水的圆珠笔。计算机打印的病历应当符合病历保存的要求。

3. 病历书写应当使用中文，通用的外文缩写和无正式中文译名的症状、体征、疾病名称等可以使用外文。

4. 病历书写应规范使用医学术语，中医术语的使用依照相关标准、规范执行。要求文字工整，字迹清晰，表述准确，语句通顺，标点正确。计量单位使用公制，如克（g）、千克（kg）等，不得使用“斤”“两”等计量单位。

5. 病历书写过程中出现错字时，应当用双线划在错字上，保留原记录清楚、可辨，并注明修改时间，修改人签名。不得采用刮、涂等方法掩盖或去除原来的字迹。上级医务人员有审查修改下级医务人员书写的病历的责任。

6. 病历应当按照规定的内容书写，并由相应医务人员签名。实习医务人员、试用期医务人员书写的病历，应当经过本医疗机构注册的医务人员审阅、修改并签名。进修医务人员由医疗机构根据其胜任本专业工作实际情况认定后书写病历。

7. 病历书写一律使用阿拉伯数字书写日期和时间，采用 24 小时制记录。

8. 病历书写中涉及的诊断，包括中医诊断和西医诊断，其中中医诊断包括疾病诊断与证候诊断。中医治疗应当遵循辨证论治的原则。

9. 对需取得患者书面同意方可进行的医疗活动，应当由患者本人签署知情同意书。患者不具备完全民事行为能力时，应当由其法定代理人签字；患者因病无法签字时，应当由其授权的人员签字；为抢救患者，在法定代理人或被授权人无法及时签字的情况下，可由医疗机构负责人或者授权的负责人签字。

因实施保护性医疗措施不宜向患者说明情况的，应当将有关情况告知患者近亲属，由患者近亲属签署知情同意书，并及时记录。患者无近亲属的或者患者近亲属无法签署同意书的，由患者的法定代理人或者关系人签署同意书。

中医病历书写内容及相关要求，应严格按照相关规定执行。由于目前广泛采用电子病历，其格式和要求参照国家中医药管理局制定发布的《中医电子病历基本规范（试行）》（2010 年 5 月 1 日起施行）。

二、中医病历书写的重点内容

中医病历书写的重点内容是主诉，现病史，中医病、证诊断。

（一）主诉的确定与书写要求

1. 主诉的确定 主诉是促使患者就诊的主要症状、体征及持续时间，是疾病主要矛盾的体现，也是认识和分析疾病的重要依据。主诉有时需要医生经过问诊或检查、分析思考后才能确定。明确主诉，可使医生了解病情的轻重缓急、病程的长短，确定询问或检查的主次和顺序，大致判断出疾病的病位、病性、类别。此外，主诉还是划分现病史和既往史的主要依据。

2. 主诉的书写要求

（1）简洁规范书写主诉要运用规范的书面语、医学术语，要突出部位、性质、程度、时间四要素，表达简洁明了，字数通常不超过 20 个。只能写症状或体征，而不能用病名、证名替代。

（2）重点突出主诉强调的是主要症状或体征，能为明确诊断提供重要线索。通常只允许有 1～3 个，应避免追求全面而把次要的症状和体征列入其中。

（3）时间准确。每一主诉都必须有明确的时间，如年、月、日、时、分钟等。一般而言，病史在1年以上者以年为计，1年以内者精确到月或周，1个月以内者精确到天。尤其是急诊患者，应精确到小时或分钟。时间的记录应使用阿拉伯数字。对于两个症状以上的复合主诉，应按其症状发生时间的先后顺序排列，如“反复咳嗽30年，气喘10年，发作伴发热5天”。对于慢性病急性发作，除了写明发病的时间外，还要写明加剧时间，如“反复发作性头痛10年，加剧3天”。

此外，在某些特定情况下，虽然当前无明显症状或体征表现，但诊断资料、治疗目的明确，如患者1周前B超检查提示胆囊结石，现要求入院进行手术治疗，可记述主诉为“胆囊结石1周，入院手术”。

（二）现病史与既往史的划分

现病史是指患者当前所患病证的情况，包括本次疾病的发生、演变与诊治的全过程，以及就诊时的全部自觉症状。既往史是指患者过去健康与疾病的情况。

二者主要是根据主诉所定病证及其时间进行界定，即主诉所诉病证及其时间之内者属现病史的内容，而主诉所诉病证及其时间以外的其他疾病则属既往史的内容。

实际上，现病史与既往史有时难以截然划分。疾病的发展是一个过程，不同的阶段有不同的特点，许多疾病又有相似的症状。当某一疾病的典型症状、体征及发展特点尚未凸显时，疾病的诊断可能难以确立，或存在一定的偏差。有时既往所患“疾病”可能是现在就诊疾病发展过程的一个阶段，这一点对于中医整体观念来说，显得尤为重要。所以，正确划分现病史与既往史，不仅要确定主诉的内容及其时间，并且应当注重对病情发展的综合分析。

（三）现病史的书写要求

现病史即患者目前所要治疗的最主要疾病的病史，内容包括发病情况、主要症状特点及其发展变化情况、伴随症状、发病后诊疗经过及结果、现在症状及与鉴别诊断有关的阴性资料等。医生首先应完成必要的询问及检查，然后再按照疾病发生、变化的时间顺序，用规范的书面语记录。

1. 发病情况的记录。记录现病史时，应从初次发病开始记录，写明患者发病的时间、地点、起病缓急、症状表现、可能的原因或诱因。记录患者发病的原因或诱因时，应避免主观臆断，或根据患者的推断而轻易定论，如以“无明显诱因”，或“因……出现……”等进行记录，而应根据实际情况以“在……后出现……”真实记录。

2. 病情演变的记录。记录病情演变时应当按照症状发生、发展、变化的时间顺序，翔实记录主要症状特点及其发展变化情况，以及促使其症状发生变化的因素、伴随症状，发病以来诊治经过与结果，发病以来一般情况等。有时患者未曾出现，但具有鉴别诊断意义的阴性症状也应记录。

在记录患者诊治经过时，应尽量写明医院的名称，不宜写“当地医院”，或“某医院”，以便于评估其检查、治疗水平及可靠程度。其他医院的诊断结果与治疗应用的药物名称、剂量、使用方法均应详细记录，其内容宜加引号。若患者确实无法描述诊治情况，且无法提供详细的病历资料以供查询时，可注明“具体诊断与治疗不详”“具体药物及其用法、用量不详”。历次治疗后的症状变化也应详细记录，不仅可判断以往诊断的正确性与治疗效果，还可为本次的诊断与治疗提供参考。

3. 现在症状的记录。现在症状是指患者此次就诊时的症状和体征。在记录刻下症状时，应当将最主要的症状放在首位，按照主次顺序依次记录。具有鉴别诊断意义的主要阴性症状也应记录在现在症状中。

（四）诊断结论书写要求

中医、中西医结合病历书写中的诊断内容，应包括中医诊断和西医诊断，中医诊断又包括病名诊断和证名诊断。书写中医病名、证名诊断应符合以下要求。

1. 规范使用病名、证名诊断书写应依据中华人民共和国国家标准《中医临床诊疗术语》，规范使用病名和证名，而不能以西医病名代替。

2. 明辨病名与证名病名与证名是不同的诊断概念，不能将病名与证名混为一谈，如血虚、眩晕、肾虚腰痛、温热病等。

3. 诊断结论的排序。患者若同时患有多种疾病，应按重要的、急性的、本科的在先，次要的、慢性的、他科的在后的顺序分行排列，如内科门诊患者，诊断为感冒、闭经。

4. 待确诊的处理方法在对具体病种尚不能明确诊断时，可采用“某（症）待查”“暑瘟待排”“疫毒？”等形式记录诊断意向，一旦病名诊断明确，应及时予以纠正、更新。

5. 证名诊断的要求应具备病位、病性等，如肝郁气滞证、脾肾阳虚证、胃火炽盛证等。多种病并存时，不能每个病名之后分别写出证名，而应写出一个能够反映整体病机的统一证名。

第二节　中医病历的书写格式

【学习目的】

1. 掌握　中医病历书写的注意事项。
2. 熟悉　病案撰写的常用格式。
3. 了解　门诊病历和住院病历的书写区别。

一、门诊病历

1. 初诊记录

________年____月____日　科别________

姓名__________　性别______　年龄______　职业________

主诉：促使患者就诊的主要症状（或体征）及持续时间。

现病史：主症发生的时间、主要病情的发展变化、本次就诊前的诊治经过及目前情况。

既往史：记录与本次就诊疾病有关的重要既往病史、个人史与过敏史。

中医四诊情况：运用中医术语，简明扼要记录望、闻、问、切四诊情况，特别要注意舌象、脉象。

体格检查：记录生命体征、与本病相关的阳性体征及具有鉴别意义的阴性体征。

辅助检查：记录就诊时已获得的相关检查结果。

诊断：

中医诊断：（包括病名诊断和证名诊断）

西医诊断：

处理：

（1）中医论治，记录治则治法、方药、用法等。

（2）西医治疗，记录具体用药、剂量、用法等。

（3）拟行检查项目的具体名称。

（4）饮食起居宜忌、随诊要求、注意事项。

2. 复诊记录

______年____月____日____时　　　科别______

医师签名：__________

二、住院病历

姓名：

年龄：

婚况：

发病节气：

常住地址：

性别：

民族：

职业：

出生地：

单位：

入院时间：______年____月____日____时　病史采集时间：______年____月____日____时

病史陈述者：　　　　　　　可靠程度：

主诉：促使患者就诊的主要症状（或体征）及持续时间。

医师签名：__________

现病史：是指患者本次疾病发生、演变、诊疗等方面的详细情况，应当按时间顺序书写，并结合中医问诊记录目前的情况。凡有鉴别意义的阴性症状亦应列入。内容应包括以下几个方面。

（1）起病情况记录发病的时间、地点、起病缓急、前驱症状、可能的原因或诱因。

（2）主要症状特点及发展变化情况按主要症状发生的先后顺序对其部位、性质、持续时间、程度、缓解或加剧因素，以及演变发展情况进行描述。

（3）伴随症状记录伴随症状，描述伴随症状与主要症状之间的相互关系。

（4）发病以来诊治经过及结果记录患者发病到入院期间，在院内、外接受检查与治疗的详细经过及效果。对患者提供的药名、诊断和手术名称需加引号以示区别。

（5）发病以来一般情况结合“十问歌”简要记录患者发病后的寒热、饮食、睡眠、情志、二便、体重等情况。

与本次疾病虽无紧密关系，但仍需治疗的其他疾病情况，可在现病史后另起一段予以记录。

既往史：指患者过去的健康和疾病情况，包括既往健康状况、疾病史、传染病史、预防接种史、手术外伤史、输血史、食物或药物过敏史等。

个人史：记录出生地及长期居留地，生活习惯及有关烟、酒、药物等嗜好，职业与工作条件，有无工业毒物、粉尘、放射性物质接触史，有无冶游史。

婚育史、经产史：包括婚姻状况、结婚年龄、配偶健康状况、有无子女等。女性患者还应记录经带胎产史，初潮年龄、行经期天数、经期间隔天数、末次月经时间（或闭经年龄），月经量、痛经及生育、流产次数等情况。

月经史：记录格式如下。

初潮年龄（每次行经天数 / 经期间隔天数）末次月经时间或闭经年龄。

家族史：父母、兄弟、姐妹健康状况，有无与患者相类似的疾病，有无家族遗传倾向的疾病。

中医望、闻、切诊：应当记录神色、形态、语声、气息、舌象、脉象等。

体格检查：应当按照系统依次书写，内容包括体温、脉搏、呼吸、血压，一般情况，皮肤、全身浅表淋巴结，头部及其器官，颈部，胸部（胸廓、肺部、心脏、血管），腹部（肝、脾等），直肠、肛门、外生殖器，脊柱，四肢，神经系统等。

专科情况：应当根据专科需要记录专科特殊情况。

辅助检查：指采集病史时已获得的与本次疾病相关的主要检查及其结果。应分类并按检查时间顺序记录，如是在其他医疗机构所做的检查，应当写明该机构名称及检查号。

辨病辨证依据：汇集四诊资料，运用中医临床辨证思维方法，分析病因病机，得出中医辨病辨证依据。

西医诊断依据：从病史、症状、体征和辅助检查等方面总结主要疾病的诊断依据。

初步诊断：指经治医师根据患者入院时的情况，综合分析所做出的诊断。如初步诊断为多项时，应当主次分明。对待查病例应列出可能性较大的诊断。

中医诊断：病名（包括主要疾病和其他疾病）

证名

西医诊断:（包括主要疾病和其他疾病）

实习医师（签名）__________

住院医师（签名）__________

如有修正诊断、确定诊断、补充诊断时，应书写在原诊断的左下方，并签上医师姓名和诊断时间。

三、病程记录

病程记录是指继入院记录之后，对患者病情和诊疗过程所进行的连续性记录，内容包括患者的病情变化情况，重要的辅助检查结果及临床意义，上级医师查房意见，会诊意见，医师分析讨论意见，所采取的诊疗措施及效果，医嘱更改及理由，向患者及其近亲属告知的重要事项等。主要病程记录的要求及内容如下。

1. 首次病程记录是指患者入院后由经治医师或值班医师书写的第一次病程记录，应当在患者入院 8 小时内完成。首次病程记录的内容包括病例特点、拟诊讨论（诊断依据及鉴别诊断）、诊疗计划等。

（1）病例特点应当在对病史、四诊情况、体格检查和辅助检查进行全面分析、归纳和整理后写出本病例特征，包括阳性发现和具有鉴别诊断意义的阴性症状和体征等。

（2）拟诊讨论（诊断依据及鉴别诊断）根据病例特点，提出初步诊断和诊断依据，对诊断不明的写出鉴别诊断并进行分析，并对下一步诊治措施进行分析。诊断依据包括中医辨病、辨证依据与西医诊断依据；鉴别诊断包括中医鉴别诊断与西医鉴别诊断。

（3）诊疗计划提出具体的检查、中西医治疗措施及中医调护等。

2. 日常病程记录是指对患者住院期间诊疗过程的经常性、连续性记录，由经治医师书写，也可以由实习医务人员或试用期医务人员书写，但应有经治医师签名。书写日常病程记录时，首先标明记录时间，另起一行记录具体内容。对病危患者应当根据病情变化随时书写病程记录，每天至少 1 次，记录时间应当具体到分钟。对病重患者，至少 2 天记录 1 次病程记录。对病情稳定的患者，至少 3 天记录 1 次病程记录。日常病程记录应反映就诊情况及治法、方药变化及其变化依据等。

3. 上级医师查房记录是指上级医师查房时对患者病情、诊断、鉴别诊断、当前治疗措施疗效的分析及下一步诊疗意见等的记录。

4. 疑难病例讨论记录是指由科主任或具有副主任医师以上专业技术任职资格的医师主持、召集有关医务人员对确诊困难或疗效不确切病例讨论的记录，内容包括讨论日期、主持人、参加人员姓名及专业技术职务、具体讨论意见及主持人小结意见等。病程记录的相关内容还有许多，不同的专科还有各自特殊的要求，具体内容参照《中医病历书写基本规范》。

第三节　中医内科病案范例

【学习目的】

1. 掌握　中医内科病案常见的书写方法。
2. 熟悉　内科病案撰写的常用格式。

姓名：× ×　　性别：男　　年龄：60 岁
婚况：已婚　　职业：医生　民族：汉族
出生地：× × 市　国籍：中国　邮编：310053
家庭住址：× × 市中药研究院
入院时间：2022 年 1 月 5 日 9 时 10 分
病史采集时间：2022 年 1 月 5 日 9 时 40 分
病史陈述者：患者本人　　可靠程度：可靠
发病节气：小寒

【问诊】

主诉：阵发性胸闷、呼吸气短 4 年余，加重 10 天。

现病史：4 年前，患者于过度劳累后出现胸闷，气急、心慌，周身乏力，遂到 × × 市人民医院求诊，诊断：冠心病，给予口服肌苷、辅酶 Q10 等药物治疗（具体用量不详），症状有所缓解。以后每逢劳累则使上症加重，休息或口服速效救心丸可以缓解。10 天前，由于过度劳累和情绪不畅，使胸闷，气急加重，自服速效救心丸等药，效果不佳，遂来我院门诊求治，门诊以“胸痹”为诊断收入我病区。

现在症：阵发性胸闷，气急，心慌、周身乏力，夜间较重。发病以来，精神不振，纳可，夜眠不宁，大小便正常。

既往史：平素身体尚可，未患过肺结核、肺炎及肝炎，1 年前查肝功无异常。否认有高血压病、风湿性心脏病、肺心病、糖尿病及甲状腺疾病史，亦无外伤史。

个人史：出生于 × × 市，曾去过北京、上海、广东，海南等地。住地环境良好，生活条件优越。长期从事医疗卫生工作，饮食无特殊嗜好，不吸烟，不饮酒。

婚育史：25 岁结婚，配偶身体健康，育 3 男 3 女，身体均健康。

过敏史：否认药物、食物及其他过敏史。

家族史：父母均已去世多年，死因不详。否认有家族遗传史及传染病史。

【望、闻、切诊】

四诊：神色形态；神志清楚，精神不振，表情痛苦，面色微黄染，双目有神，形体适中，倦卧于床。

声息气味：语言清晰，语声偏低：气急而不喘，未闻及咳嗽，呕恶、呻吟、太息及腹鸣之声。亦无异常气味闻及。

毛发皮肤：毛发稀疏，分布均匀，间有苍白，尚有光泽；肌肤尚润，肤色无异常，温、湿度正常，弹性良好，无斑疹、疮疡、瘰疬，肿块、浮肿等。

舌象：舌苔薄白微腻；舌质淡暗无瘀点；舌体大小适中，边无齿痕，活动自如；舌底脉络色暗红，未见迂曲。

脉象：六脉沉弱。

头面五官颈项：头颅大小形态正常，日微肿，白睛不黄，双侧瞳仁等大等圆，鼻翼微有煽动，耳轮暗红不枯，无耳瘘及生疮。口唇发绀，牙齿排列尚整齐，无龋齿及齿衄、亦无齿办。咽部红润，未见乳蛾。颈部对称，活动灵活，青筋轻度暴露。

胸腹：胸部状态正常，呼吸稍促，虚里搏动应手。

腰背四肢爪甲：背脊正常。转腰灵活，四肢关节无畸形，双下肚微肿：爪甲尚润。

前后二阴及排泄物：前后二阴未查。大便黄而软，小便清长。其他排泄物未见。

体格检查：T 36℃，P 90 次 / 分，R 20 次 / 分，Bp 120/90mmHg。

神志清晰，精神不振，营养中等，发育正常，形体适中，自动体位，查体合作。全身浅表淋巴结不肿大；无皮下结节，周身皮肤黏膜无黄染。头颅大小正常，巩膜无黄染，双侧瞳孔等大等圆，对光反射灵敏。口唇发绀，咽腔不充血。扁桃体不肿大，颈软无抵抗，气管居中，颈静脉轻度充盈、颈动脉无异常搏动，甲状腺不肿大。胸廓对称无畸形，两肺叩诊呈清音，呼吸音正常，两肺底可闻及散在的少量细湿啰音；心尖冲动位于左第五肋间锁骨中线外 1.5cm 处。心浊音界向两侧扩大，心率 90 次 / 分，律齐，二尖瓣听诊区可闻收缩期吹风样杂音。

腹部平坦，肝脾肋缘下未触及，肝颈静脉回流弱阳性。右上腹有轻压痛，无反跳痛，双肾区无叩击痛。脊柱呈生理性弯曲，四肢关节无畸形，双下肢轻度指凹性水肿。神经系统检查、生理反射存在，病理反射未引出。

实验室检查：

血常规示 WBC 6.7×10^9/L，Hb 130g/L。

尿常规示 PRO（++），BIL（+），URO（++）。

心电图示广泛心肌损害。

四诊摘要：

患者 ××，老年男性，素体虽健，但过度劳累。病史 4 年，加重 10 天，发病诱因为劳累及悄志不畅。刻诊：阵发性胸闷，气急、心慌，周身乏力，纳可，大小便正常，双下肢微肿。舌质淡暗，六脉沉弱。

辨证分析：

从四诊来看，患者年过花甲，以胸闷不适为主症，伴有气急等症，故可拟诊为“胸痹”。本病可与“喘证”鉴别，前者以胸膺侧憋闷为主，伴有心慌气急等症；而后者以呼吸急促，甚至张口抬肩为特征。故两者不难鉴别。

心肺同居胸中，心主血，肺主气。本患者年事已高，且过于劳累。其气必虚，心气虚则胸闷如窒，肺气虚则气急；而心失所养，神不安宅，则又心慌、失眠；气虚则乏力，气不行水，水湿不利，则下肢水肿。其舌质淡暗，舌底脉络色暗红，脉沉弱则总属气虚兼有瘀血之象。总之，本病属心气虚弱，兼有瘀阻水湿之证，气虚为本，瘀血水湿为标，病位在心，涉及脾脏。

辩证结论：心气虚弱。

西医诊断依据：

1. 患者为老年男性，平素身体尚健，既往无肺心病、风心病、高血压、糖尿病等病史。

2. 临床主要表现为阵发性胸闷、气急、心慌、周身倦怠乏力、双下肢浮肿。病程 4 年，加重 10 天。

3. 体检示心率 92 次 / 分，律齐；二尖瓣听诊区可闻，吹风样收缩期杂音；心浊音界向两侧扩大；两肺底有散在细湿啰音，颈静脉轻度充盈，肝颈静脉反流征弱阳性，双下肢凹陷性水肿。

4. 血常规示，中性粒细胞略偏高，心电图小广泛心肌损害。

入院诊断：

中医诊断；胸痹（心气虚证）。

西医诊断：扩张型心肌病。

治则治法：本病宜标本兼治、补益心气。佐以活血、通络，利水。

方药：

1. 袁氏养心灵口服液 20mL，2 次 / 日，口服。以益气养心，活血利水。

2. 袁氏镇心痛口服液 20mL，3 次 / 日，口服。以益气养心，活血通络，宽胸止痛。

3. 汤药：生脉散加减。

黄芪 10g　党参 15g　麦冬 10g　全瓜蒌 15g

丹参 25g　赤芍 15g　泽泻 10g　甘草 5g

煎服方法：上方加水 800mL，水煎 30 分钟，取汁 200mL；二煎加水 500mL，取汁 100mL，两汁混合，分早晚两次温服，每日 1 剂。

辨证调护：

宜保暖，避风寒，忌生冷，畅情志，慎起居，勿过劳；密切注意呼吸、血压，水肿、舌脉及面色之变化。宜低盐饮食。内科 I 级护理。

住院医师：__________

主治医师：__________

首次病程记录

2022 年 1 月 4 日

患者男性，60 岁，阵发性胸闷，气急 4 年余。加重 10 天，于 2022 年 1 月 4 日 9 时以心血管病由门诊收入我病区。

患者于 4 年前过度劳累后感胸闷、气急，心慌，乏力，遂到 ×× 市人民医院求诊（具体用药不详）。症状缓解，以后每逢劳累上症加重，休息或口服速效救心丸。过度劳累和情绪不畅使胸闷、气急等症加重，自服速效救心丸等，效果不佳，遂来我院门诊求治，门诊以胸痹为诊断再次收入我病区。现在症：阵发性胸闷、气急、心慌、周身乏力，夜间较重。发病以来，精神不振，纳可、夜眠不宁，大小便正常。

T 36℃，P 90 次 / 分，R 20 次 / 分，Bp 30/80mmHg。

神清，精神不振，营养中等，发育正常，形体适中，自动体位。浅表淋巴结不肿大。皮肤黏膜无黄染。

头颅大小正常，双瞳孔等大等圆，对光反射灵敏，口唇发绀，咽部充血，扁桃体不肿大。颈软，颈静脉轻度充盈，甲状腺不肿大。胸廓对称无畸形，两肺呼吸音正常，两肺底可闻及散在的少量细湿啰音。心浊音界向两侧扩大，心率为 92 次 / 分，律齐，二尖瓣听诊区可闻及收缩期吹风样杂音，亦未闻及心包摩擦音。腹软，右上腹有轻压痛，无反跳痛，肝脾肋缘下未触及，肝颈静脉回流征弱阳性，双肾区无叩击痛。双下肢轻度指凹性水肿。舌苔薄腻，舌质淡暗，舌体大小适中，舌底脉络色暗红，六脉沉弱。

血常规：WBC 6.7×10^9/L，Hb 130g/L。

尿常规：PRO（++），BIL（++），URO（++）

心电图：广泛心肌损害。

综合分析：

患者为老年男性，临床表现为阵发性胸闷，气急、心慌、周身乏力，双下肢微肿，根据症舌脉表现，该病属于中医“胸痹”范畴，辨证为心气虚弱兼有瘀血，水湿，病位在心，涉及肺，属本虚标实之征。

入院诊断：

中医诊断：胸痹（心气虚证）

西医诊断：扩张型心肌病

诊疗方案：

1. 内科Ⅰ级护理。

2. 低盐饮食；间断吸氧。

3. 完善各项入院检查，查血、尿常规；查肝、肾功能，血糖血脂、心肌酶学以了解肝、肾功能，糖脂代谢及酶学情况；查心电图以了解心电活动情况；拍心脏三位片以了解心脏腔室大小情况。

4. 避风保暖，调畅情志。慎起居，勿过劳。

5. 袁氏养心灵口服液 20mL，3 次 / 日，口服，以益气养心，活血利水。

6. 袁氏镇心痛口服液 20mL，3 次 / 日，口服，以益气养心，活血通络，宽胸止痛。

7. 汤药拟生脉散加减，以益气养阴，活血通络，宽胸利水，处方如下：

黄芪 10g　党参 15g　麦冬 10g　全瓜蒌 15g

丹参 25g　赤芍 15g　泽泻 10g　甘草 5g

煎服方法：

上方加水 800mL，水煎 30 分钟，取汁 200mL；二煎加水 500mL，取汁 100mL，两汁混合，分早晚两次温服，每日 1 剂。

病程记录

主治医师查房

××主治医师今日查房，检查患者后提出意见如下。患者为老年男性。操劳过度，思虑劳心，气阴被耗，气虚则血行不畅。阴虚则脉络不利。肺气不足，肃降失司，不能通凋水道，水湿内生。久病中气不足，情志不遂则肝失条达，水液运行失度。气阴两虚。痰瘀内阻，心失所养，故出现胸闷、气急，心慌、周身乏力、双下肢微肿，舌质淡暗脉沉弱等症。中医属“胸痹”范畴，辨证为气阴两虚兼痰瘀，属本虚标实之证，病位在心，涉及肺肝脾。体检示：神清，精神不振。颈静脉轻度充盈，肝颈静脉回流征弱阳性。

两肺底有散在的细湿啰音，心率为 90 次 / 分，律齐，心尖部有收缩期吹风样杂音，心浊音界向两侧扩大，双下肢浮肿。曾有心律失常病史。血常规示中性粒细胞略偏高。提示可能有呼吸道感染存在。尿常规示 PRO（++），BIL（++），URO（++），提示可能有肾脏损伤，应明日复查尿常规。既往无高血压、风心病，肺心病等病史，符合扩张型心肌病特点，进一步应拍心脏 3D-CT 以了解心脏腔室大小情况。治疗上宜标本兼治，应着重益气养阴，活血利水，宽胸通络。今开始静滴复方丹参注射液以活血通络，静滴二磷酸果糖注射液以营养心肌。改善心肌供血供氧。注意饮食、二便及呼吸，心率、心律、水肿睡眠等的观察，及时处理。

__________/__________

2022 年 1 月 5 日主任医师查房

×××主任医师今日查房，听取病情汇报后检查患者。提出意见如下：

1. 病史采集全面，病历书写合格。

2. 患者为老年男性，又过度操劳，心之气阴耗伤。气行则血行，气虚则血行不畅，气虚则水亦不行。心失所养，气机不畅，痰瘀内阻，故发胸闷、气急、心慌，双下肢水肿及舌质淡暗，脉沉弱等症。总而言之，病理变化为心气虚弱，瘀血阻滞，水液蓄留的气、血、水之病变。入院中医诊断为“胸痹”是正确的。

3. 体检示：颈静脉轻度充盈，肝颈静脉回流征弱阳性。两肺底可有闻及散在的少量细湿啰音，双下肢浮肿，为心衰之表现。叩诊示心脏浊音界向两侧扩大，心尖可闻及收缩期吹风样杂音。心脏外形明显扩大，心形呈向心性普大型，两肺野纹理增多，紊乱，提示心脏向两侧扩大，肺循环受阻，亦提示有心衰存在。心电图示：广泛性心肌损害。频谱心电图示：心肌缺血，有心律失常病史。符合扩张型心肌病特征，故西医诊断是正确的。

4. 心肌病分为肥厚型心肌病、扩张型心肌病、限制型心肌病、特异型心肌病、原因不明性心肌病和缺血性心肌病，临床病理表现及心力衰竭实验模型研究提示心肌病是多病因的疾病。其主要发病机理与遗传、代谢障碍，内分泌失调、毒素、钙离子超负荷、血管异常反应性、缺氧、自由基、感染和免疫有关。诊断为“扩张型心肌病”较合适，必要时可做彩色多普勒超声图以协助诊断。

5. 扩张型心肌病的现代医学治疗采用利尿剂、血管扩张剂、地高辛和正性肌力药物、钙通道阻滞剂、抗凝剂以及外科心脏移植术等治疗方法。该患者病情尚稳定，但极易疲劳，活动耐力下降，应采取中西医结合治疗。给予间断吸氧以改善心肌供氧；静滴复方丹参注射液以活血通络；静滴二磷酸果糖注射液以营养心肌。口服中成药袁氏养心灵口服液以益气养心，活血利水；袁氏镇心痛口服液以益气活血，化痰宽胸。中药汤剂以益气养阴，活血通络，宽胸利水为法。原中药汤剂益气之力不足，黄芪应加大至40g以加强补气利水之功。

6. 进一步检查，应做24小时动态心电图以了解24小时心电活动情况。

7. 老年性心肌病患者容易有呼吸道感染，是心力衰竭加重的诱因，也是心衰不易控制的原因。有时老年人的感染症状往往隐蔽不明显，应注意及时发现，及时处理。血常规示中性粒细胞略偏高，提示有感染存在，可给予抗生素以抗感染。血生化今日示肾功能及蛋白均正常。总胆红素68.5，直接胆红素29.4，均高于正常值，提示肝功能有异常，应明日查丙肝，乙肝五项，做腹部B超以了解肝脏方面的情况。

8. 应避免过劳，长期休息，避风保暖，调畅情志，忌食生冷。注意心率、呼吸、水肿、睡眠、二便等的观察，及时处理。定期复查血象及心电图。中药处方如下：

黄芪40g　党参25g　麦冬30g　全瓜蒌15g

丹参15g　赤芍15g　泽泻20g　甘草5g

3剂，水煎服，日1剂。

________/________

2022年1月6日主任医师查房

今日24小时动态心电图回示：①阵发性频发室早；②阵发性室上速；③平均心率71次/分，最低心率56次/分。

2022年1月7日主治医师查房

×××主治医师今日查房，检查患者后指出如下。

血生化示：抗HCV阴性。抗HBC及抗HBE阳性。

今日腹部B超示：

1. 肝实质轻度慢性病变；2. 慢性胆囊炎；3. 左胸腔积液。

说明肝脏有病变，待病情好转后出院治疗肝病。建议明日拍胸部正侧位片以了解心肺及胸腔积液情况。气急等症已明显好转，舌仍淡暗，苔白稍腻，脉弱。今日停输液体。中药继服上方3剂以巩固疗效。

________/________

2022年1月8日主治医师查房

今日查房，患者精神好，未感心慌、胸闷、气短，体力增加，双下肢不肿、舌淡红，苔薄腻，脉沉缓。胸部正侧位片示左心室扩大掩盖无法了解积液情况。建议到外院做彩超。患者因病情转佳，要求出院，故今日按好转办理出院。

出院记录

×××，男性，60岁，××市人，于22年元月4日09时入院，经治好转，于22年元月19日10时出院，共住院16天。

患者以阵发性胸闷、气急 4 年余，加重 10 天，伴心慌、乏力入院。发病以来，精神不振，纳可，夜眠不宁，舌质淡暗，苔薄黄腻，脉沉细略滑，两肺呼吸音正常，两肺底闻及散在的细湿啰音。心浊音界向两侧扩大，心率为 90 次 / 分，律齐，二尖瓣听诊区可闻及 2/6 级收缩期吹风样杂音，未闻及心包摩擦音。T 36℃，P 90 次 / 分，R 20 次 / 分，Bp 130/80mmHg。尿常规：PRO（++），BIL（++），URO（++）。血常规：WBC 6.7×10^9/L，Hb 130g/L。

心电图示：广泛心肌损害。心脏三维图示：心脏扩大，心型呈向心性普大型，肺循环受阻。

入院诊断：

中医诊断：胸痹，心气虚证。

西医诊断：扩张型心肌病。

住院期间，依据舌脉表现，辨证为心气虚弱兼有瘀血，水湿，治以补益心气，活血通络利水。汤药以生脉散加减，口服袁氏镇心痛口服液 20mL。3 次 / 日，以益气养心，活血通络，宽胸止痛；袁氏养心灵口服液 20mL，3 次 / 日，口服，以益气养心，活血利水，并配合静滴复方丹参注射液等，以活血通络，改善微倔环：经住院治疗后，胸闷、气急等症状基本控制，心慌、乏力等症状均已消失，精神舒畅，眠安，苔薄白，质淡红，脉和缓有力，于今日好转出院。

出院诊断：

中医诊断：胸痹，心气虚证。

西医诊断：扩张型心肌病。

出院带药：

袁氏镇心痛口服液 3 盒，20mL/ 次，3 次 / 日，口服。

第四节　中医外科病案范例

【学习目的】

1. 掌握　中医外科病案常见的书写方法。
2. 熟悉　内科病案撰写的常用格式。

姓名：× ×　　性别：女　　年龄：28 岁

婚况：已婚　　职业：干部　民族：汉

出生地：× × 市　国籍：中国　邮编：450000

家庭住址：× × 市人民路 19 号楼

入院时间：2022 年 6 月 27 日 10 时 00 分

病史采集时间：2022 年 6 月 27 日 10 时 30 分

病史陈述者：患者本人　　可靠程度：可靠

发病节气：芒种

【问诊】

主诉：转移性右下腹剧痛 30 小时。

现病史：患者因食用不洁之物于 30 小时前突然上腹部疼痛，伴恶心、呕吐。呕吐物为胃内容物，无寒战、发热、黄疸，无腹泻，未用药物治疗。因疼痛呈持续性，且逐渐加重，而于 25 小时前去 ×× 市第五人民医院求治，以“急性胃炎”给予诺氟沙星、颠茄片口服（具体用量不详）治疗，服药后效果不显。20 小时前，疼痛转移至右下腹，呈持续性胀痛，痛处固定，无寒战、高热、腹泻、尿频、尿急、尿痛等症状，当时除继续服药外，未进行其他特殊处理。因疼痛不缓解，于 6 小时前来我院急诊就诊，诊为“急性阑尾炎”收住院治疗。

现在症：右下腹持续性胀痛难忍，痛处固定，无寒战、发热，无呕吐，偶感恶心，精神差，食欲欠佳，夜寐差，大便不成形，日行一次，小便量少色黄。

既往史：素体健康，无高血压、心脏病、结核病及肝炎病史，否认有手术及外伤史。

个人史：出生于 ×× 市，生活至今，无外地长期居留史，平素生活、工作有规律，无烟酒嗜好。

婚育史：月经初潮 1994 年 6 月 13 日，平素月经量、色质均正常，无痛经史。白带正常。24 岁结婚，育有一男孩，小孩身体健康；夫妻感情好。

过敏史：无药物、食物及其他过敏史。

家族史：父母健在，家庭其他成员身体均健康，无类似病史。否认有家族遗传及传染病史。

【望、闻、切诊】

神色形态：神志清楚，精神正常，面色红润，表情痛苦，活动受限。

声息气味：语言清晰，呼吸平稳、偶有呻吟，未闻及咳嗽、喘息、太息、呕恶、腹鸣，亦未闻及异常气味。

皮肤毛发：毛发不稀疏，黑泽，分布均匀，肌肤湿度适中，温度稍高，弹性良好，无斑疹、疮疡、瘰疬、肿块、浮肿，皮肤无黄染。

舌象：舌体大小适中，活动自如，舌质红，苔薄黄腻，舌底脉络无紫暗迂曲。

脉象：弦滑。

头面五官颈项：头颅正常，毛发黑而润泽，疏密适中，分布均匀，目窠无浮肿，白睛无黄染，黑睛无云翳，瞳仁等大等圆，鼻腔通畅，耳腔无疖肿，未见乳蛾，颈部无青筋暴露，无瘿瘤瘰疬，无压痛。

胸腹：胸廓对称，无鸡胸，呼吸尚均匀，虚里搏动应手，腹壁无青筋怒胀，未扪及症瘕、痞块，右下腹腹皮挛急，按之痛甚。

腰背四肢爪甲：腰背两侧对称，无龟背，无压痛，四肢节无畸形，活动自如，爪甲润泽，无反甲及杵状指。

前后二阴及排泄物：二阴未查，排泄物未见。

体格检查：

T 37.3℃　P 86 次 / 分，R 21 次 / 分，Bp 120/80mmHg。

发育正常，营养中等，神志清晰，精神尚可，面部表情痛苦，被动体位，查体合作，皮肤无黄染及皮疹，全身浅表淋巴结无肿大。头颅发育正常，五官端正无异常分泌物排出，眼睑无浮肿，结膜无充血，巩膜无黄染，瞳孔等大等圆，光反射灵敏，鼻腔及外耳道无异常，咽腔无红肿，扁桃体不肿大，颈软无抵抗，气管居中，甲状腺正常，双肺呼吸音清晰，未闻及干湿性啰音。心界正常，心率 86 次 / 分，律齐，各瓣膜听诊区未闻及病理性杂音。腹部平坦，无肠型及胃肠蠕动波，肝脾未触及，肝区及双肾区无叩击痛。脊柱四肢无畸形，活动自如，肛门及外生殖器未查，神经系统检查：生理反射存在，病理反射未引出。

专科情况：

腹平软，右下腹局限性肌紧张，麦氏点压痛（+），反跳痛（+），腰大肌试验（+），闭孔肌试验（+），结肠充气试验（+），肠鸣音无亢进，患部未扪及包块，肝脾未触及，肝区及双肾区无叩击痛。

实验室检查：

血常规：Hb 110g/L，RBC 4.2×10^9/L，WBC 15×10^9/L。

小便常规：红细胞（-），白细胞（±）。

四诊摘要：

患者 ××，女，28 岁，干部，因食不洁食物于 30 小时前突发上腹部疼痛，24 小时前转移至右下腹，腹痛剧烈，伴恶心，无呕吐，饮食欠佳，痛苦表情，被动体位，偶有呻吟，右下腹压痛及患部皮挛急，大便不成形，小便量少色黄，舌质红，苔薄黄腻，脉弦滑。

辨证分析：

患者因食不洁食物，伤及脾胃，聚浊生热蕴于肠道而发肠痈。热毒内蕴，气血瘀滞，不通则痛，故见右下腹疼痛，及患部腹皮挛急；邪热蕴于中焦，致脾胃功能失司，不能升清降浊，而见恶心，食欲欠佳。热邪蕴于肠道，致肠道传化失司，而见大便不成形。热久伤津，而见小便量少色黄。脉弦主痛，舌质红，苔薄黄腻均为热邪内蕴兼有湿浊之象。

本病辩证为热毒炽盛。

临床上本病当与食滞胃病相鉴别。后者虽亦可表现为上腹部疼痛，伴恶心呕吐等，但多有呃逆酸臭，腹痛多随呕吐而减轻，且不向右下腹部移动。同时本病应与石淋相鉴别，石淋在临床上也可表现为右下腹疼痛，但疼痛多呈阵发性，疼痛日才伴有尿频、尿急、尿痛，肉眼血尿，且引及会阴部，故此不难鉴别。

本病为饮食伤胃，化生湿热毒邪蕴于肠道，致肠道气机不利而发痈，其病位在脾胃肠，病性为标本俱实，病机为毒热内蕴，肠道气机不利。辩证结论为热毒炽盛。

西医诊断依据：

1. 有典型的转移性右下腹痛病史。

2. 右下腹持续性胀痛，痛处固定不放射，伴恶心、不欲饮食。

3. 右下腹麦氏点压痛（+），反跳痛（+），局限性肌紧张，腰大肌试验（+），结肠充气试验（+），闭孔肌试验（+）。

4. 血常规：WBC 15×10^9/L。

入院诊断：

中医诊断：肠痈，热毒炽盛急型。

西医诊断：阑尾炎。

治则治法：遵照标本缓急及热者寒之的原则，拟先保守治疗，内服清热解毒，化瘀之中药，必要时再行手术治疗。

方药：大黄牡丹汤加减。

生大黄 10g　金银花 20g　丹皮 15g　赤芍 10g

蒲公英 30g　黄柏 10g　苍术 10g　木香 10g

枳实 10g　当归 10g　甘草 6g

煎服法：上药除生大黄外，加水 500mL，浸泡半小时后，煎 20 分钟后加入生大黄，再煎 5 分钟后取汁 200mL；二煎加水 300mL，取汁 150mL，两煎混合后分早晚饭后温服，每日一剂。

患部外敷如意金黄膏，隔日换药一次。

辨证调护：

1. 外科Ⅱ级护理。

2. 忌生冷、辛辣，烟酒，食清淡，避风寒，卧床休息。

3. 中药每日一剂，水煎早晚饭后温服。

住院医师：____________

主治医师：____________

参考文献

［1］朱文锋 . 中医诊断学学习指导 . 上海：上海科学技术出版社，1997.

［2］朱文锋 . 中医药学高级丛书：中医诊断学 . 第 2 版 . 北京：人民卫生出版社，2011.

［3］袁肇凯 . 中医诊断实验方法学 . 第 2 版 . 北京：科学出版社，2007.

［4］朱文锋 . 常见症状中医鉴别诊疗学 . 北京：人民卫生出版社，2006.

［5］李灿东 . 中医诊断临床模拟训练 . 北京：中国中医药出版社，2009.

［6］李灿东，吴承玉 . 中医诊断学 . 第 9 版 . 北京：中国中医药出版社，2012.

［7］李灿东 . 中医诊断学 . 第 4 版 . 北京：中国中医药出版社，2016.

［8］陆思宇，王奕涵，朱丹平等 . 关于寸口脉定位切脉的思考 . 湖北中医杂志，2022，44（12）：44-46.

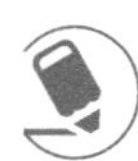

第二章 西医病历书写规范

病历是一种医疗档案，由医务人员在医疗活动过程中形成的文字、符号、图表、影像、切片等资料集合在一起组成。病历在医疗、教学、科研等方面都有不可忽视的作用，病历质量能够直观地反映一家医院的医疗质量及管理水平。

【学习目的】

1. 了解　病历的基本概念及发展趋势。
2. 熟悉　病历基本书写要求。

第一节　病历总论

病历可按类型分为门（急）诊病历和住院病历，门（急）诊病历内容包括门（急）诊诊疗期间的检查资料、病历记录、处方等；住院病历为患者住院诊疗全过程的体现，内容包括住院病历首页、入院记录、病程记录、知情同意书、医嘱单、体温单、辅助检查报告单等。

病历又可按记录载体分为纸质病历和电子病历，纸质病历是指由医务人员手工书写或者在计算机上输入后打印生成的病历；电子病历为医务人员使用医疗机构信息系统将文字、符号、图表等信息数字化，且能实现存储、管理、传输和重现的医疗记录，是病历的记录形式之一。电子病历一般包含纸质病历的所有内容，医务人员使用电子签名，有利于推进无纸化办公进程。随着信息化技术的不断进步，系统化应用电子病历已成为医疗机构发展的必要条件，并且是“数字医疗”的核心组成部分之一。

一、病历书写

病历书写是医务人员在医疗活动中获取医疗资料后进行归纳、分析、整理而产生医疗活动记录的行为。病历书写的格式与完成时限均需参照卫生行政主管部门的《病历书写基本规范》，书写病历的医务人员需具备一定资质。

二、病案

病案是患者出院后归档保存于病案室的病历，含有患者住院期间的全部诊疗、护理及其他资料等。电子病历的保存，应遵循医疗工作流程和医疗安全管理，并且需参照《电子病历应用管理规范（试行）》中的要求。住院电子病历在患者出院后、通过上级医师审核确认再归档，电子病历管理部门统一管理归档后的病历，必要时可打印成纸质病历保存。

三、病案首页

病案首页是医疗记录的高度概括，也是病历中最核心的部分，是医务人员使用文字、符号、数字等记录方式，将患者住院期间相关信息提炼汇总在特定的表格中，最终形成一份病历数据摘要。住院病案首页包括患者的基本信息、诊断信息、诊疗操作信息、费用信息，填写首页需符合“住院病案首页部分项目填写说明”“住院病案首页数据填写质量规范”中的要求。疾病诊断编码一般使用 ICD-10 编码（国际疾病分类），手术和操作编码一般使用 ICD-9-CM3（国际疾病分类手术与操作）。对于使用疾病诊断相关分组（DRGs）作为医院绩效评价或医保付费依据的医疗机构，应使用临床版 ICD-10 和 ICD-9-CM3 编码。

四、病历的作用

1. 病历是医务人员临床实践的原始记录，是诊断治疗疾病的基础资料和依据，对疾病的诊疗起主要的指导作用，使医务人员更好地为患者服务。

2. 病历为临床教学提供珍贵的教学材料。书写病历能够锻炼医师临床思维能力，从而提高医师对疾病的诊疗水平。

3. 病历为疾病与科学研究提供宝贵的原始素材，能够让研究人员对疾病做深入地了解，是临床医学论文研究资料的主要依据与来源。

4. 病历是医院质量管理的主要载体，为医院科学管理提供医疗工作信息。

5. 病历能够反映医院的医疗质量和水平，是考核医师实践能力与医院工作的客观标准之一。

6. 病历反映医患沟通情况，促进医患之间的互信，是医疗过程和行为不可替代的原始证据和法律文书。

7. 病历是医疗保险付费的凭据。

五、病历书写与打印病历的基本要求

病历由各级医护人员协作完成，病历书写与打印应遵循下列基本要求。

1. 病历书写的内容要求客观、真实，记录应当准确、规范、及时、完整，能够充分体现病历的科学性、法律性和客观性等特点，这是病历书写的基本原则，在书写病历时须严格遵守。

2. 手工书写病历需使用蓝黑墨水或碳素墨水，病历书写需复写的资料可以使用蓝或黑色的圆珠笔。

3. 书写病历时需尽量使用中文和医学术语，通用的外文缩写和无正式中文译名的症状、体征、疾病名称等可使用外文书写。医疗机构可以根据自身实际情况制定相应制度，明确在本机构病历中可以使用或禁止使用的英文缩写名称及意义。

4. 病历书写应当字迹工整清晰、表述准确通顺、标点正确。病历书写过程中不得随意涂改，若出现错字，需用双线画在错字上；原字迹应可辨认。需修改或补充的内容应及时完成。病历封存或归档以后不能再修改。

5. 打印病历应当按照规定的内容录入并及时打印成纸质病历，打印格式需按规定统一，且需医师手写签名确认。打印病历编辑过程中的修改需符合权限要求。在电子病历痕迹上，纸质版与电子版要一致，已完成录入打印并签名的病历不得修改。

6. 上级医务人员有审查、修改下级医务人员书写的病历的责任。修改人员应在修改时签名并注明修改日期，原记录需清晰可辨。

7. 未取得执业医师资格的医务人员书写的病历，经在本医疗机构合法执业的医务人员审阅、修改并签名后方有效。取得执业医师资格的进修医务人员由接收进修的医疗机构根据其胜任本专业的情况认定书写病历的资质。

8. 病历中的日期和时间采用阿拉伯数字书写，日期按照年、月、日格式，时间采用24小时制记录，一般要求精确到分。

9. 因抢救急危患者而未能及时书写病历的，有关记录应当在抢救结束后6小时内由相关医务人员据实补记，并加以说明。

10. 需要获得患者书面同意才可实施的医疗活动（如特殊检查、特殊治疗、手术治疗等），知情同意书应由患者本人签字。若患者不具备完全民事行为能力（如昏迷、病情危重、未成年人等），则由其法定代理人签名；患者因病无法签名时，可由其授权的人员签名；抢救患者且法定代理人或被授权人无法及时签名的情况下，应由医疗机构负责人或者被授权的负责人签名。因实施保护性医疗措施不宜向患者说明情况的，应当将有关情况告知患者的近亲属，由患者的近亲属签署知情同意书，并及时记录。患者无近亲属的或患者的近亲属无法签署知情同意书的，由患者的法定代理人或者关系人签署同意书。

11. 各级医院对病历应构建监控体系，以保障和控制病历的内涵质量和终末质量，同时接受卫生行政部门对运行病历和归档病历进行检查或评审。

六、病历的发展趋势

得益于信息化技术的快速发展，病历信息的电子化程度不断提高，病历书写模式已逐步从传统手写转变为计算机录入后打印的模式，各类病历信息资料也在存储与传输上实现了数字化。未来，伴随着患者健康档案的电子化，要求实现患者在不同医疗机构间的就诊信息共享，电子病历的高度集成化成为今后病历发展的趋势。

1. 电子病历记录与临床信息系统相结合 医疗机构的电子病历主要包括门急诊、住院病历及其他医疗信息记录。原国家卫生计生委分别于 2010 年和 2017 年发布了《电子病历基本规范（试行）》和《电子病历应用管理规范（试行）》，用以指导电子病历在医疗机构的开展，其对电子病历的使用形式及储存等均作了规定。目前，电子病历已在我国各级各类医疗机构中广泛推行，但发展水平仍不理想，不少医疗机构使用的仍不是真正意义上的电子病历。电子病历的发展需要打造电子病历集成框架核心，从而实现与医院各个临床信息系统之间的交互融合，还需建立高度集成的临床数据中心，以满足数据存储、访问及共享的需求。

2. 电子病历的结构化趋势 当下，全国的电子病历大多处在半结构化的应用水平，为了实现更高程度的医疗信息记录电子化应用，亟待解决电子病历系统的全结构化问题。智能性强、易于检索是全结构化电子病历的主要特点。目前，我国电子病历的结构数据录入形式主要为固定化表单，辅以开放式结构化，智能化程度还不够高，如不同临床医师描述的差异性。由于无法准确定义数据，为后期数据应用造成了困难，因此，电子病历的结构化要点在于实现结构化的数据录入方式，从而为电子病历的区域性协同发展打下坚实的基础。

3. 电子数字签名 目前，电子病历发展的主要阻碍之一是病历的签名问题。电子病历中的电子签名技术规范仍有待进一步完善。全国人大在 2004 年通过的《中华人民共和国电子签名法》（简称《电子签名法》），在一定程度上为电子病历的安全数字化签名提供了法律上的依据。电子签名是指数据电文中以电子形式所含、所附用于识别签名人身份并表明签名人认可其中内容的数据。可靠的电子签名应同时满足以下条件：用于电子签名的数据应由签名人专用且控制；签名后对电子签名及病历内容的改动能够被发现。

电子病历中使用可靠的电子签名，对医疗单位、患者都有一定的安全保护作用，但电子签名对技术要求很高，电子签名的复杂性较高，须保证数据修改的不可抵赖性；还涉及数据的网络传输加密以及网络数据交换的有效性和合法性等，以确保电子病历患者信息的保密性和存储的安全性。因此，要在医疗机构中广泛实施存在难度。随着信息技术的不断发展及相关管理机制的完善，最终将实现符合法律认可电子病历的电子签名。

第二节 住院病历书写规范

一、入院记录

（一）概念和分类

入院记录是指患者入院后，由经治医师通过诊查获得有关资料，并对这些资料整合分析书写而成的记录。其可分为入院记录、再次或多次入院记录、24 小时内入出院记录、24 小时内入院死亡记录、日间病历入出院记录。以上记录书写时限均为患者入出院或死亡后 24 小时内完成。

（二）入院记录内容

入院记录是住院病历的主要部分，内容包含患者的一般情况（姓名、性别、出生日期、年龄等）、主诉、现病史、既往史、个人史、婚育史、女性患者的月经史、家族史、体格检查、专科情况、辅助检查、入院诊断等。入院记录应由书写医师签名，非执业医师书写的入院记录需执业医师审核签名。入院记录完成时限为患者入院后 24 小时内。

对急、危重患者，若无法及时书写入院记录，则即刻完成首次病程记录，待抢救后情况稳定时再及时补写入院记录。

二、入院记录各项的书写要求

（一）主诉

主诉指促使患者就诊的主要症状（或体征）及持续时间的记录，是对患者就诊动机的高度总括。主诉一般不超过 20 个字，原则上不能用诊断或检查结果来代替主诉。

（二）现病史

现病史指患者本次疾病的发生、演变、诊疗等方面的详细情况，应当按时间顺序记录，现病史内容包括下列几个方面。

1. 发病情况：发病的时间与地点、起病缓急、有无前驱症状等。

2. 主要症状的特点及其演变情况：每一个症状的发生、发展描述要准确、具体。记录顺序参照主要症状发生的先后。若有伴随症状，需记录其发生的时间、进展情况及与主要症状之间的联系。

3. 发病后的诊治经过及效果：记录患者发病后至入院前的诊治情况，与本次疾病相关的在院内外接受检查与治疗的详情均应记载。书写患者提供的药名、诊断和手术名称时需加双引号。

4. 与鉴别诊断有关的诊查资料等。

5. 一般情况：简要记录患者发病以来的精神状态、睡眠、食欲、大小便、体重变化等情况。

6. 在住院期间仍需给予治疗的其他疾病（如血压、血糖等），虽与本次疾病无密切关系，病情情况应在现病史后另起一段予以记录。

7. 对患者入院时的用药情况、应当注明药名和使用情况。

（三）既往史

既往史指患者过去的健康和疾病情况，内容如下。

1. 一般健康状况：需记明主要脏器系统有无疾病史。

2. 预防接种史：种类和末次接种日期。

3. 手术、外伤、中毒，传染病和输血史。

4. 过敏史：对有过敏史的患者，应写明致敏原、发生时间和症状，应与病历首页一致。

5. 系统回顾：疑难病历应写系统回顾。病史采集过程中，系统回顾主要包括头颅五官，呼吸系统，循环系统，消化系统，泌尿生殖系统，造血系统，内分泌系统及代谢，肌肉及骨关节系统，神经系统，精神状态的阳性体征，具体内容一般在现病史中体现。

（四）个人史

1. 出生地、生长史、长期居留地。

2. 有无疫区居留史（包括疫水或其他疫源接触史）。

3. 有无烟酒嗜好史（若有应记录其具体情况）及不洁性交史。

4. 工作性质及有无毒物接触史。

5. 婚姻家庭关系是否和睦。

（五）婚姻、生育及月经史

1. 婚姻史：婚姻状况、结婚年龄、配偶健康状况，有无子女及子女的健康情况等。兄弟、姐妹健康情况也应有具体地记录。

2. 生育史：记录形式为足月产次数—早产次数—流产次数—现存子女数。

3. 月经史：记录初潮年龄、经期天数、间隔天数、末次月经时间（或闭经年龄）；此外，还应询问月经量、性质、有无痛经和白带情况。

（六）家族史

1. 家族中有无类似疾病患者，须记录父母的情况。

2. 直系亲属的健康状况：若患有传染性疾病、遗传性疾病或具有遗传倾向的疾病应记录。

（七）体格检查（一般体格检查）

体格检查需取得患者合作，按照系统顺序进行检查记录，基本方法是望、触、叩、听四诊。内容包括体温、脉搏、呼吸、血压。一般情况下，全身浅表淋巴结、头部，颈部，胸部（胸廓、肺部、心脏），腹部（肝脾等内脏），直肠、肛门、外生殖器（必要时检查），脊柱，四肢，神经系统等可以列表记录，即一般体格检查表。

以上检查内容以外需要详细叙述的部分，主要是与疾病相关的阳性体征、有鉴别意义的阴性体征，可在专科情况中记录。

体格检查的各项内容，具体要求如下。

1. 一般检查　可根据具体情况，有选择性地检查记录。

意识；脉搏、呼吸、血压、体温、体重、身高；体位和姿势；面容与表情；步态；语言情况；对检查是否合作，回答是否切题等。

2. 皮肤和黏膜 体表皮肤和可直视的腔穴的黏膜表现：色泽情况；若有水肿、脱水、多汗、皮疹、出血点等，应明确记录其部位、大小及形态等。

3. 浅表淋巴结 全身或局部浅表淋巴结如有肿大，应注明部位；数量、大小、硬度、活动度及有无粘连及压痛，局部皮肤有无症状等。对于肿瘤患者应特别关注可能转移区域的淋巴结情况。

4. 头面部及其器官 记录眼、耳、鼻、面、口唇等头面部情况，若有异常症状应有具体描述。

5. 颈部 外形是否对称，有无抵抗、强直、压痛、肿块，活动受限等异常表现。

6. 胸部 记录胸廓和乳房的外形及异常表现（压痛、肿块等），肺脏与心脏应有望触叩听诊查记录，血管情况应重点记录桡动脉脉率、节律，有无血管杂音等。血压通常测一侧上肢的收缩压和舒张压。

7. 腹部 一般按序进行检查记录，通过望诊与触诊来记录腹部皮肤情况以及有无压痛等异常症状，肝、胆囊、脾脏等腹部内脏器官应记录其触诊情况，此外还应记录肠鸣音听诊情况。

8. 外生殖器 必要时或患者同意后可查。如对异性检查时，应有护士或家属等第三人在场。

9. 直肠、肛门 肛门有无肛裂、痔疮等，必要时需行直肠指诊检查。

10. 脊柱、四肢 脊柱四肢有无形态异常及活动受限。

11. 神经系统 浅深感觉功能有无障碍，深浅反射有无异常，若有病理反射（如脑膜刺激征、阵挛等）应记录。

（八）专科情况

根据各临床专科需要记录专科的特殊情况及鉴别诊断体征。

（九）辅助检查

辅助检查指入院前所做的与本次疾病相关的主要检查及其结果。应写明检查日期；患者在其他医疗机构做的检查，应注明该机构的名称。根据《关于贯彻落实医疗机构间医学检验影像检查结果互认有关问题的通知》（浙卫发〔2006〕157 号），浙江省试行医疗机构间检验检查结果互认。

（十）入院诊断

入院诊断包括主要诊断与其他诊断两部分，应分别标明。先主要诊断，后次要诊断。

疾病诊断书写时应注意：一般选择将本科疾病，主要诊疗疾病放前；不可用非公认的外文代号名称。入院时诊断不明确时，则在其后列出拟诊诊断。

（十一）诊疗计划

诊疗计划是患者入院后医师根据其初步评估情况、初步诊断制定的相应诊疗安排。

（十二）修正诊断与补充诊断

修正诊断是经治医师对患者入院后经过一段时间的诊察，并进一步获得有关病理、辅助检查等其他资料后，经综合分析所做出的与原主要诊断不同的诊断。在住院期间若发现有新的疾病，需写补充诊断，最后均应有医师签名并注明记录的日期。

（十三）签名及日期

入院记录应由书写者签名，若为非执业医师人员书写，须有执业医师审核并签名，同时需记录书写病历时间。

三、再次或多次入院记录

再次或多次入院记录指患者因同一种疾病 6 个月内再次或多次入住同一医疗机构时书写的病历记录。书写时应写明是本次为第几次住院，书写要求及内容基本同入院记录。

再次或多次入院记录中的现病史需对本次住院前历次的住院诊疗经过进行小结，然后再书写本次入院的现病史。应写明患者上次住院时间。

四、24 小时内入出院记录

对入院不足 24 小时出院的患者，可书写 24 小时内入出院记录，内容包括患者一般情况、入院时间、出院时间、主诉、入院情况、入院诊断、诊疗经过、出院情况、出院诊断、出院医嘱、医师签名等。

五、24 小时内入院死亡记录

患者入院不足 24 小时即死亡的，可以书写 24 小时内入院死亡记录。内容需包含诊疗经过（抢救经过）、死亡原因、死亡诊断、医师签名等。

六、病程记录

病程记录是对患者病情和诊断治疗过程的连续性记录。

（一）首次病程记录

首次病程记录是指患者入院后由经治医师书写的第一次病程记录，应在患者入院后 8 小时内完成。首次病程记录的内容包括病例特点、诊断依据、诊疗计划等，应由有执业资格的本院医师书写。

1. 病例特点 应对病史、体检和已有的辅助检查进行分析，写出病例特点。不可拷贝现病历。

2. 初步诊断 列出具体诊断依据，不可写“同上”，对疑难疾病或诊断不明者，提出必要的鉴别诊断。

3. 诊疗计划 提出进一步检查的具体项目和治疗措施安排。应体现对患者诊治的整体思路，内容需符合实际。

（二）日常病程记录

日常病程记录是指对患者住院期间诊疗过程的经常性、连续性记录，一般由经治医师书写，若由实习医务人员或试用期医务人员书写，须经治（执业）医师审核并签名。对病危患者至少每天一次书写病程记录，记录时间应当具体到分钟；对病情稳定的患者，至少 3 天记录一次病程记录。会诊当天、输血当天、手术前一天、术后连续 3 天（至少有一天手术者查看患者的记录）、出院前一天或当天应有病程记录。

记录内容主要包括以下内容：

1. 病情的变化：主要症状和体征的变化，有无新的症状和体征，分析其发生变化的原因，患者的反映（主诉）情绪、心理状态、饮食、睡眠、大小便等情况，对治疗效果的观察等。

2. 诊疗操作等情况，重要医嘱（尤其是抗生素）的更改理由，会诊意见及执行情况，输血或血制品情况等。

3. 有关病史的补充资料。

4. 家属及有关人员的反映和要求。

5. 上级医师的查房内容。

七、上级医师查房记录

上级医师查房记录是指上级医师查房时对患者的病情、诊断、鉴别诊断、当前治疗措施和疗效的分析及下一步诊疗意见等的记录。其书写须能反映上级医师的诊疗水平。上级医师包括主治医师、副主任医师、主任医师或教授，上级医师有权修改与纠正下一级医师记录的内容。

主治医师（相当于三级医师中间级别医师）首次查房记录应当于患者入院 48 小时内完成，不可缺。内容包括查房医师的姓名、专业技术职称、补充的病史和体征、诊断依据与鉴别诊断的分析及诊疗计划等。主治医师日常查房记录间隔时间视病情和诊疗情况确定，内容基本同首次查房记录。每周应至少有三次查房。对行手术治疗患者，术前术后各有一次主刀医师查房记录。若首次病程记录是主治医师及以上级别的医师书写，可代替 48 小时查房记录。

具有副主任医师以上专业技术职称任职资格的医师（相当于三级医师中最高级别医

师）查房的记录内容基本同主治医师查房记录。不能完全拷贝主治医师查房或首次病程记录。每周至少两次。

上述记录均应标明查房医师的姓名及专业技术职称。对于下级医师记录的内容，查房的上级医师应及时审核、修改并签名。

八、疑难、危重病例讨论记录

疑难、危重病例讨论是指针对诊断不明或病情危重的病例为尽早明确诊断或完善诊疗方案而进行的讨论。讨论原则上应由科主任主持，全科人员参加，参加病例讨论成员中应当至少有2人具有主治及以上专业技术职务任职资格。讨论记录内容包括讨论日期、主持人及参加人员的姓名、学科、专业技术职务、讨论意见及主持人的小结意见，讨论记录需由主持人审核并签字。

另对病情危（重）的患者应及时发出病危（重）通知书，由经治医师或值班医师向患者家属告知病情，由患方签名。内容包括患者基本信息、科别、目前诊断及病情危重情况，患方签名、医师签名并填写日期。一式两份，一份交患方保存，另一份归入病历中保存。

九、抢救记录

抢救记录是指对危重患者采取抢救措施所做的记录。内容包括病情变化、抢救时间及措施、参加抢救的医务人员的姓名及专业技术职称等。记录抢救时间应当具体到分钟，抢救措施应与医嘱一致。若未能及时记录的，有关医务人员应在抢救结束后6小时内据实完成记录。

十、术前小结

术前小结是指在患者手术前，由经治医师对患者病情所做的总结。内容包括简要病情、术前诊断、手术指征、拟施手术名称和方式、拟施麻醉方式、注意事项等，还需记录手术者术前查看患者的相关情况。

十一、知情同意书

手术知情同意书内容包括术前诊断、手术指征、手术名称、手术方式、术中或术后可能出现的并发症、手术风险、术前准备、术中和术后的防范措施、手术和医疗措施的替代方案，患者或代理人签署意见并签名、医师签名等。是在手术前，经治医师向患者告知拟施手术的相关情况，并由患者签署同意手术的医学文书。若术中病情与术前了解得不同或要改变手术方式，必须再告知代理人取得同意后方可更改术式。

麻醉知情同意书是指手术麻醉前，麻醉医师向患者告知拟施麻醉的相关情况，并由患者签署同意麻醉的医学文书。内容包括术前诊断、麻醉名称及方式、术中或术后可能出现的并发症、麻醉风险、防范措施、医师签名、患者或代理人签署意见并签名等。

十二、手术记录

手术记录是指主刀医师或第一助手书写的反映手术的一般情况、手术经过、术中发现及处理等情况的特殊记录，应在术后 24 小时内完成。若由第一助手书写，手术记录应由主刀医师签名。手术记录内容包括患者一般信息，手术起始时间，术前诊断，术中诊断，手术名称，手术者及助手姓名，麻醉方法，手术经过，术中出现的情况及处理等。

十三、术后首次病程记录

术后首次病程记录是指参加手术的医师在患者术后即时完成的病程记录。内容包括手术时间、术中所见（病灶描述）、术中诊断、麻醉方式、手术方式、手术简要经过等。

十四、有创诊疗操作记录

有创诊疗操作记录是指在临床诊疗活动过程中进行的各种诊断性、治疗性操作，临床常用诊疗技术（如骨髓穿刺、腰椎穿刺、胸腔穿刺等）的记录。记录内容包括操作名称、时间、步骤、结果及患者的一般情况，记录过程是否顺利，有无不良反应，术后注意事项，操作医师签名，记录时间。

十五、转科记录

转科记录是指患者在住院期间需要转科时，经转入科室医师会诊并同意接收后，由转出科室和转入科室医师分别书写的记录，包括转出记录和转入记录。转出记录由转出科室医师在患者转出科室前书写完成（紧急情况除外），转入记录由转入科室医师于患者转入后 24 小时内完成（急、危重患者须及时完成）。

转出记录内容包括：患者一般项目；本科诊疗经过、目前情况及诊断；转科理由及目的。

转入记录内容包括：患者一般项目；转科理由；接收时患者病情和检查结果；转入诊断及诊疗计划等。

十六、会诊记录

会诊记录（含会诊意见）是指在患者住院期间，因需要其他科室或者其他医疗机构协助诊疗而分别由申请医师和会诊医师书写的记录，内容包括申请会诊记录和会诊意见记录。完成会诊，应在病程记录中简要记录会诊意见、执行情况。

十七、阶段小结

阶段小结是对住院时间超过 30 天（含 30 天）的患者，由经治医师每月对其病情及诊疗情况进行的总结。阶段小结的内容包括入院日期，小结日期，患者的一般情况、主诉、入院情况、入院诊断、诊疗经过等。交（接）班记录、转科记录可代替阶段小结。

十八、出院记录

出院记录是指经治医师对患者此次住院期间诊疗情况的总结，应当在患者出院后 24 小时内完成。内容主要包括入院日期、出院日期、入院诊断、诊疗经过、出院诊断、出院情况、出院医嘱、医师签名等。

出院情况包括患者主要的全身或局部情况及主要疾病的转归和疗效。出院医嘱包括患者出院的注意事项及后续治疗方案与带药、复查时间等。

出院诊断指在患者出院时主管医师根据患者所做的各项检查、治疗、转归、手术情况和病理诊断等综合分析所得出的最后诊断。出院主要诊断一般是指在患者的本次住院过程中，对身体健康危害最大、消耗医疗资源最多的疾病的诊断。

十九、死亡记录

死亡记录是指经治医师对死亡患者住院期间诊疗和抢救经过的记录，应当在患者死亡后 24 小时内完成。内容包括入院日期，死亡时间，入院情况，入院诊断，诊疗经过（重点记录病情演变、抢救经过），死亡原因，死亡诊断等。记录死亡时间应当具体到分钟。

二十、死亡病例讨论记录

死亡病例讨论是指为全面梳理诊疗过程、总结和积累诊疗经验、进一步提升诊疗服务水平，对医疗机构内死亡病例的死亡原因及诊断，诊疗过程等进行讨论。死亡病例讨论应于患者死亡一周（5 个工作日）内在全科范围内进行，由科主任或经批准同意的科室副主任主持，必要时可邀请医疗管理部门和相关科室参加。对接受了多学科诊治的死亡患者，则需要进行多学科讨论。死亡讨论记录内容包括讨论时间、地点、主持人及参加人员的姓名、职称，以及死亡诊断、死亡原因、讨论意见、主持人的小结意见、记录者签名及主持人审核签名。

二十一、诊疗知情同意书

知情同意是临床上处理医患关系的基本准则之一。医师在为患者做出诊断和治疗方案后，必须向患者提供包括诊断结论、治疗措施和决策、病情预后及诊治费用等方面真实、充分的信息，让患者或家属经深思熟虑自主后做出选择；在得到患方明确承诺后，才可最终确定和实施由其确认的诊治方案。

《中华人民共和国民法典》《中华人民共和国医师法》《医疗机构管理条例》《病历书写基本规范》等均对诊疗知情同意的具体实施提出了要求。在临床诊疗工作中，涉及的常用病历文书主要包括授权书、一般病情告知书、手术知情同意书、麻醉知情同意书、输血知情同意书、病危（重）通知书及其他知情同意书等。以上诊疗知情同意文书均应有医患双方的签名及签名时间，由患者代理人签名的应注明代理人与患者的关系。

（一）授权书

授权书主要包括两方面的内容，一方面是对患者诊疗知情同意权益及授权代理有关事项的告知；另一方面是患者对知情同意权行使人的选择，即确定由本人、授权的代理人或特殊情形下由法定代理人签署知情同意书。主要包括以下情形：

1. 一般情况下由患者本人签署知情同意书。

2. 患者因病或其他情况无法签名时，应当由其授权的人员签名，患者应签署授权书。

3. 不具备完全民事行为能力的患者，应当由其法定代理人签名。

（二）一般病情告知书

一般病情告知书，根据不同的情况（病情轻重、诊断、检查或治疗）向患者或代理人告知，有不同的要求。临床常用的有非手术患者入院 72 小时谈话记录及手术患者入院 5 天后仍未行手术时的病情告知书。

72 小时谈话记录主要是指非手术患者自入院的 72 小时内，经治医师必须与患方进行一次有关病情、诊疗措施的知情同意谈话，属一般诊疗知情同意记录，以书面形式在病程记录中记录。记录内容包括患者入院后的主要病情，重要的体格检查结果，辅助检查结果、诊断，已采取的医疗措施等，由医患双方签名并注明时间，手术患者入院 5 天后仍未行手术者同时应注意告知未及时行手术的原因及后续诊疗安排。

（三）手术知情同意书

手术知情同意书是指手术前，经治医师向患方告知拟施手术的相关情况，并由患者签署是否同意手术的医学文书。内容包括术前诊断、手术名称、术中或术后可能出现的并发症、手术风险、可替代的治疗方案、经治医师和术者签名、患者或代理人签署意见并签名等。术中发现与术前谈话的病情不一致的或需要变更手术方式时，应进行术中谈话，告知患方术中所见及拟采取的方案、手术风险等，并由患方签名。

（四）麻醉知情同意书

麻醉知情同意书是指麻醉前，麻醉医师向患方告知拟施麻醉的相关情况，并由患方签署是否同意麻醉意见的医学文书。内容包括患者的一般情况、科别、术前诊断，拟行手术方式，拟行麻醉方式，麻醉中拟行的有创操作和监测，麻醉风险（可能发生的并发症及意外情况），麻醉医师签名，患者或代理人签署意见并签名。

（五）输血治疗知情同意书

输血治疗知情同意书是指输血前，经治医师向患方告知输血的相关情况，并由患方签署是否同意输血的医学文书。输血治疗知情同意书内容包括患者的一般情况、诊断、输血指征、拟输血成分、输血前有关检查结果、输血风险及可能产生的不良后果，谈话医师签名，患者或代理人签署意见并签名。对于急诊患者先取血样，出报告后补记。

（六）病危（重）通知书

病危（重）通知书是指因患者病情危急（重）时，由经治医师或值班医师向患者家属告知病情，并由患方签名的医疗文书。内容包括患者的一般信息、科别，目前诊断及病情危重情况，医师签名，患方签名并填写时间。一式两份，一份交患方保存，另一份归病历中保存。

（七）其他知情同意书

根据医保、物价有关规定，如使用高值自费药品、耗材等需要签署知情同意书；患者转院、非医嘱离院或患者因病情需要进行某些检查或治疗，而患方拒绝的，经治医师应告知患方患者的病情，转院、非医嘱离院或拒绝诊疗对病情的影响及可能出现的不良后果等，并由经治医师及患方签名。

第三节　专项病历书写规范

一、门（急）诊病历

（一）书写的基本要求

门（急）诊病历包括病历首页（封面）、病历记录、检验报告、医学影像等辅助检查资料等。根据患者的就诊情况，还包括诊疗过程补充记录、会诊记录、有创操作记录、知情同意书等。

门（急）诊病历首页（封面）内容主要是患者的一般信息。门（急）诊病历记录可分为初诊病历记录和复诊病历记录。患者每次就诊均需有诊疗记录。书写时应运用医学术语，各种检查化验单应按要求逐项填写记录；出具的医疗诊断、病假证明均应按规定填写；修改病历应保留原字迹可辨认，需有医师签名及修改时间。

急诊病历还应记录急诊的预检信息，包括预检时间、生命体征。

（二）初诊病历记录

初诊病历记录是患者本次发病后首次来院就诊所书写的医疗文书，书写内容应当包括就诊时间、科别、主诉、现病史、既往史，体检发现的阳性体征、必要的阴性体征和辅助检查结果，诊断及治疗意见和医师签名等。其中书写注意点：记录非本院检查结果时应注明报告单位、日期及检查单号；对有疑问的初步诊断，可在诊断名称后标注"？"。

（三）复诊病历记录

复诊病历记录的内容大体同初诊病历。复诊病历应简明扼要地记录患者前次就诊后主诉症状及体征的变化，尤其是上次就诊的阳性体征及有重要意义的阴性体征、治疗后的自觉症状及效果等。

二、产科病历

产科病历书写除符合住院病历书写的一般要求外，根据产科特点重点注意以下几个方面的要求。

（一）主诉

产科病历主诉主要需记录本次妊娠的停经时间及患者就诊的主要症状（或体征）和持续时间。

（二）现病史

现病史主要记录患者本次妊娠的发生、演变、诊疗等方面的详细情况，应当按时间顺序书写。产科现病史的书写要点为妊娠的发生情况：末次月经情况、特殊妊娠方式、妊娠反应及其诊治、产前检查过程及有无异常发现、胎动状况等。

（三）既往史、个人史、婚姻生育史、月经史、家族史

记录内容同普通住院病历。

（四）体格检查

体格检查应当按照系统顺序进行书写。产科住院病历体格检查还应包括产科检查，内容主要为：骨盆外测量各径线，胎儿情况，宫缩情况，阴道检查。

（五）辅助检查、初步诊断

辅助检查书写要求同普通住院病历，产科病历初步诊断一般将产科疾病放在前。

（六）产科住院表格化病历的相关要求

为简化产科医疗文书，原国家卫生计生委于2016年6月6日印发了产科表格化病历模板，供参考使用。浙江省产科表格化病历模板的使用及推荐文本的规范中，产科表格化病历可用于记录正常分娩产妇的相关病历信息，使用表格化病历时应保证医疗质量和安全。

三、儿科病历

儿科病历因儿童生长发育有其特殊性，具体遵循以下要求。

（一）入院记录

1. 一般情况 满1周岁的患儿，年龄填写需具体到月；年龄不足1周岁的，按分数形式填写实际月龄。

2. 个人史（对于儿科患儿均应详细记录）

（1）出生史：胎次、产次、足月否；生产情况；出生体重；有无难产史等。对于新生儿病历出生史尤为重要，包括有无羊膜早破、出生时Apgar评分情况、胎盘及脐带情况等若有均需记录。

（2）喂养史：对2岁以内患儿应重点询问母乳或人工喂养；是否定时喂哺；有无溢乳、呕吐，其性质及时间；增加辅食的情况；何时断乳；现在的饮食情况，有无偏食、挑食。

（3）发育史：应重点问明3岁以内患儿有无发育落后（迟缓）症状。

（4）预防接种史：对于2岁以内儿童，应记录接种何种疫苗。

3. 过去史 与成人病历类同。

4. 家族史 记录父母年龄、职业及健康情况；母亲的生育次数，有无流产、早产等。如有兄弟姐妹，记录各人的年龄及健康情况；如有死亡，则记明死因。

（二）体格检查

检查中需注意下列各点。

1. 一般情况 一般情况包括意识、体温、呼吸、脉搏、血压、体重、身高。

2. 头部 对2岁以内患儿应记录头围大小，头颅有无畸形、颅骨软化，囟门的大小、是否关闭、平坦、凹陷或隆起，有无搏动。

3. 胸部 对2岁以内患儿应记录胸围大小（尤其是），胸廓有无畸形、肋骨串珠等。可在幼儿啼哭时检查两肺触觉震颤及语音传导，心脏检查时注意心尖冲动的部位、范围等。

4. 神经系统 应检查并记录肌力、肌张力等在相应年龄段的反射情况。

参考文献

[1] 梁廷波. 病历书写规范. 杭州：浙江大学出版社，2018.

第三章 中医四诊操作

第一节 望诊——全身望诊

【学习目的】

1. 掌握　望神色形态的操作要点与注意事项。
2. 熟悉　全身望诊的基本内容，常见病理改变及其临床意义。

全身望诊指医生对患者的神、色、形、态等进行整体观察，当患者走进诊室或在病房时，从患者的目光、气色、神情、体态等方面观察，从而了解患者的体质强弱、精神状态等，对患者的健康状态作初步判断，临床可作为辨别疾病性质、推断病情预后的依据。

一、望神

望神是医生通过观察人的目光、面色、神情、体态等人体生命活动的整体表现来判断疾病的方法。

（一）操作要点

1. 望神要点　主要以两目、面色、神情、体态四方面，其中目光是观察的重点。

（1）望两目：两目最易传神。主要观察两目的明亮度和运动灵活度。观察目光是明亮有神的还是晦暗无光，观察眼球运动灵活还是运动不灵。操作时医生可让患者眼睛随着医生的食指做左右上下移动。若两目黑白分明、目光炯炯有神、运动灵活，为有神；两目晦暗无光、运动不灵，为无神，说明脏腑精气衰败。

（2）望面色：心主藏神，其华在面，故望面色能反映心神的情况。主要观察面部皮肤的颜色与光泽。观察面部皮肤颜色青赤黄白黑，更注重观察面部皮肤是否有光泽。若面色红润有光泽提示有神；若面色颜色青、黄、白、黑明显或红得不自然，而且晦暗无光，提示无神或少神。

（3）望神情：神情是精神意识与面部表情的体现。主要观察患者的神志、思维、表情。神志是清晰、错乱还是昏迷，思维是有序还是紊乱，表情是自然还是淡漠。操作时可结合问诊，根据患者回答状态来判断。神志清晰、思维有序、反应敏捷、表情自然，为有神；若精神萎靡或神志不清、思维紊乱、反应迟钝、表情淡漠，为无神的表现。

（4）望体态：人体的形体动态，是反映神盛衰的主要标志之一，因为形体的强弱胖瘦、动态的自如与否，均与脏腑精气的盛衰密切相关。主要观察形体和动态两个方面。若形体丰满，动作敏捷，转摇自如者，为有神；若消瘦枯槁，动作迟缓，转侧艰难者，多为无神。

此外，望神除上述要点外，还需结合其他诊法，对语音、呼吸、舌象、脉象等进行综合判断。

2. 神的判断 神的表现概括为得神、少神、失神、假神和神乱五类。

（1）得神：又称“有神”，是精充气足神旺的表现。主要表现为：两目明亮有神，运动灵活，面色红润，含蓄不显露，神志清晰，表情自然，肌肉不削，动作自如，反应灵敏。提示为健康表现，或虽病而脏腑功能不衰，病轻易治，预后良好。

（2）失神：又称“无神”，分为精亏神衰而失神与邪盛神乱而失神。精亏神衰而失神主要表现为：目暗睛迷，瞳神呆滞，或目翻上视；面色晦暗无华，精神萎靡，意识模糊，表情淡漠；肌肉瘦削，动作不灵，循衣摸床，撮空理线。提示精气大伤，脏腑功能衰竭，预后不良。邪盛神乱而失神主要表现为：神昏谵语或昏愦不语，舌謇肢厥，或猝倒神昏，两手握固，牙关紧急，四肢抽搐，二便闭塞。提示邪气亢盛，内扰神明，或肝风挟痰，蒙蔽清窍。提示脏腑功能障碍，为病重。

（3）少神：又称神气不足，介于得神与失神之间，是轻度失神的表现。主要表现：两目晦滞，目光乏神，面色少华，暗淡不荣，精神不振，思维迟钝，肌肉松软，动作迟缓。提示精气损伤，脏腑功能减退。

（4）假神：久病、重病之人，本来无神的状态，突然一时间出现某些“有神”的虚假表现，古人比喻“回光返照”“残灯复明”。主要表现为：久病重病之人原本目光晦滞，突然浮光外露，本为面色晦暗，突然两颧泛红如妆，本已神昏，突然神志似清，本来久病卧床不起，突然想起床活动，但并不能自己转动，本不言语，突然言语不休，本来毫无食欲，久不能食，突然索食，且食量大增等。提示脏腑精气极度衰竭，正气将脱，阴阳即将离决，常是危重患者临终前的征兆。

（5）神乱：为狭义之神的异常表现。主要包括癫、狂、痫。癫主要表现为：表情淡漠，默默无语，反应迟钝，或哭笑无常，焦虑恐惧，不敢独处，或痴呆，喃喃自语，妄见妄闻等。多由情志内伤，气郁痰凝，蒙闭心神，或先天不足，脑神虚损。狂主要表现为：狂躁乱动，言行失常，打人毁物，骂骂咧咧不避亲疏，登高而歌，弃衣而走，力逾常人等。多由暴怒伤肝，气郁化火生痰，痰火扰乱心神，或心肝火盛，形神失控所致。痫主要表现为：猝然昏倒，四肢抽搐，目睛上视，口吐白沫，伴有喉鸣音，醒后如常。多由脏气失调，肝风挟痰，蒙闭神窍，或颅脑外伤，神机受损，或婴幼儿因先天遗传，胎气不足所致。

（二）注意事项

1. 重视第一印象：望神强调医者静心凝神，一会即觉，医生要重视刚接触患者时的第一印象，患者不经意时进行。

2. 神形合参：神形关系密切，望神与望形合参，不致误诊。

3. 动态观察：抓住关键症状和体征，注意辨别真假，注意动态观察。

二、望色

望色是观察人体皮肤色泽变化来诊察病情的方法，又称“色诊”。主要是望面色。

（一）操作要点

1. 望色包括望颜色与光泽 一般将皮肤颜色分为青、赤、黄、白、黑五种色调，对应五脏及病性。光泽即明亮度，是荣润还是枯槁，反映精气盛衰。中医望颜色与光泽时更重视光泽，可提示病情轻重与预后。

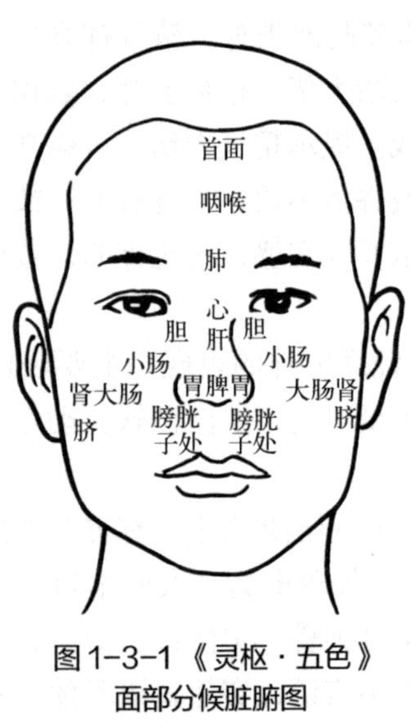

图 1-3-1《灵枢·五色》面部分候脏腑图

2. 面部分候脏腑 主要有两种，一种是《灵枢·五色》（图 1-3-1），将面部的不同部位加以命名，再分候对应脏腑。具体为庭（即前额）候首面，阙上（即眉心之上）候咽喉，阙中（即眉心）候肺，阙下（即鼻根又称下极、山根）候心，下极之下（即鼻柱，又称年寿）候肝，肝之左右（即鼻柱两旁）候胆，肝下（即鼻端，又称明堂、准头、面王）候脾，方上（即鼻翼）候胃，中央（即颧下）候大肠，挟大肠（即颊部下方）候肾，明堂以上（即鼻端两旁上方）候小肠，明堂以下（即人中部位）候膀胱、胞宫。另一种是《素问·刺热》分候脏腑方法：左颊候肝，右颊候肺，额候心，颏候肾，鼻候脾。两种方法可作为临床诊病参考，不能过于机械呆板。应用时应以观察患者面部整体色泽变化为主。

3. 区分常色与病色 常色是人体健康状态时面部皮肤色泽，表现为红黄隐隐，明润含蓄。说明人体精气充盈，脏腑功能良好。常色包含主色和客色。与生俱来，一生基本不变的肤色称为主色。由于种族、禀赋等差异，如中国人主色黄，某些家族肤色偏白、偏黑等。因季节、气候等外界因素改变而相应变化的肤色，称为客色。如夏季脸色偏红。病色是人体疾病状态时面部皮肤色泽。主要表现为晦暗枯槁、浮现暴露。晦暗枯槁就是光泽度低，色泽枯槁、发暗没有光泽；浮现暴露是某色异常明显地显露出来，像是涂在表面的病色。病色分善色和恶色。生病状态下色泽仍光明润泽的为善色，是气至的表现，病轻易治；色泽晦暗枯槁的为恶色，是气不至的表现，病重难治。

4. 五色主病 《灵枢·五色》："青为肝，赤为心，白为肺，黄为脾，黑为肾""青黑为痛，黄赤为热，白为寒"。青色主寒证、气滞、血瘀、疼痛、惊风。赤色主热证，也见于戴阳证。黄色主脾虚、湿证。白色主虚证、寒证、失血、夺气。黑色主肾虚、寒证、水饮、血瘀、疼痛。

（二）注意事项

1. 客观准确：望面色时为提高客观准确性，可让患者清洁面部，尤其是女性患者，应卸妆后进行观察。

2. 排除非疾病因素的影响：如光线、气候、情绪、饮食等因素的影响。因此望色时最好在白天充足的自然光线下进行，如光线不足，可采用无色灯光。

3. 以常衡变，动态观察：先熟悉正常色泽表现，再对比观察。动态观察指若面色由红润有光泽，逐渐变成枯槁无光泽，说明病情加重。

4. 望色时参照望色十法：浮沉分表里，清浊审阴阳，微甚别虚实，散抟辨新久，泽夭测成败。

5. 色脉互参，综合判断：注重四诊合参，提高诊断准确性。

6. 综合判断病色生克顺逆：中医根据五行理论，对病、色不相应时，按照五行生克关系判断顺逆，可作为临床参考。实际应用时不可机械，应当四诊合参，灵活运用。

三、望形

望形是指通过观察患者形体强弱、胖瘦和形体体质来诊察病情的方法，又称望形体。

（一）操作要点

1. 望形体强弱 重点观察骨骼是粗大还是细小，胸廓是宽厚还是狭窄，肌肉是结实还是瘦削，皮肤是润泽还是枯槁，关节屈伸是否有力等。除了观察形体之外，更重要的是注意其内在精气的强弱，并把形气结合，综合判断，才能得出正确的结论。

（1）体强：指身体强壮。表现为骨骼健壮，胸廓宽厚，肌肉充实，皮肤润泽，筋强力壮等。为形气有余，说明体魄强壮，内脏坚实，气血旺盛，抗病力强，不易生病，有病易治，预后较好。

（2）体弱：指身体衰弱。表现为骨骼细小，胸廓狭窄，肌肉瘦削，皮肤枯槁，筋弱无力等。为形气不足，说明体质虚衰，内脏脆弱，气血不足，抗病力弱，容易患病，有病难治，预后较差。

2. 望形体胖瘦 正常人形体适中，各部组织匀称。过于肥胖或过于消瘦都可能是病理状态。观察形体胖瘦时，应注意与精神状态、食欲食量等结合起来综合判断。

（1）肥胖：其体型特点是头圆形，颈短粗，肩宽平，胸厚短圆，大腹便便，体形肥胖。

（2）消瘦：其体型特点是头颈细长，肩狭窄，胸狭平坦，腹部瘦瘪，体形瘦长。

3. 望形体体质 主要通过观察人的体型矮胖还是瘦长、头圆还是头长、颈短粗还是细长、肩宽还是肩窄、胸厚还是胸平、身体姿势、平时凉热喜恶等，把形体体质分为阴脏人、阳脏人、平脏人三种。

（1）阴脏人：体型矮胖，头圆颈短粗，肩宽胸厚，身体姿势多后仰，平时喜热恶凉。这类人群阳气较弱而阴气偏旺，患病易从阴化寒，体内多寒湿、痰浊内停。

（2）阳脏人：体型瘦长，头长颈细长，肩窄胸平，身体姿势多前屈，平时喜凉恶热。这类人群阴气较亏而阳气偏旺，患病易从阳化热，导致阴津受损。

（3）平脏人：又称阴阳平和之人，体型介于上两者之间。阴阳平衡，气血调匀，一般无寒热喜恶之偏，是大多数人的体质类型。

（二）注意事项

1. 患者进入诊室，自然放松。医师心情平静，注意观察。

2. 除了外观强弱、胖瘦的观察之外，同时结合问诊，如食量、体力等。肥胖与体质、年龄、饮食习惯、劳逸、情志、遗传等因素有关。望诊时要注意前后比较，尤其要注意胖瘦的变化过程。短时间内形体、体重的变化意义更大，尤其对于突然消瘦的患者，应引起重视。

四、望态

望态，是指观察患者的动静姿态和肢体异常动作，以诊察病情的方法。又称望姿态。

（一）操作要点

1. 望动静姿态 “望诊八法”是望姿态的要点，其一般诊断规律是：动者、强者、仰者、伸者，多属阳证、热证、实证；静者、弱者、俯者、屈者，多属阴证、寒证、虚证。

2. 望异常动作 常见异常动作包括患者有无睑、唇、面、指（趾）的颤动、手足蠕动、手足拘急、四肢抽搐、颈项强直、角弓反张、循衣摸床，撮空理线的情况，有无猝然昏倒、不省人事、口眼歪斜、半身不遂的情况，有无肢体软弱的情况，有无关节拘挛、屈伸不利，儿童还应注意有无挤眉眨眼、努嘴伸舌的舞蹈症状情况等。

（二）注意事项

患者的姿态在无意中表现得更为真切，因此选择在患者自然放松的状态下进行望诊。仔细观察坐姿、卧式、立姿、行态的特有表现形式。

第二节 望诊——局部望诊

【学习目的】

1. 掌握 局部望诊的操作要点与注意事项。

2. 熟悉 局部望诊的基本内容，常见病理改变及其临床意义。

局部望诊是在全身望诊的基础上，根据病情和诊断的需要，对患者的某些局部进行深入、细致地观察，以测知病情的一种诊察方法。包括望头面、五官、颈项、躯体、四肢、二阴及皮肤等。

一、操作要点

（一）望头面

1. 头颅 重点了解其大小、形状和动态。有无头大、头小、方颅，有无不自觉地摇动等。

2. 囟门 重在观察前囟有无突起、凹陷或迟闭的情况。

（1）囟填：囟门突起，多属实证，多因温病火邪上攻，或脑髓有病，或颅内水液停聚所致。

（2）囟陷：囟门凹陷。多属虚证，多因吐泻伤津、气血不足，脾胃虚寒和先天不足，脑髓失充所致。但 6 个月以内的婴儿囟门微陷属正常。

（3）解颅：囟门迟闭。属于先天不足，多见于佝偻病患儿。

3. 头发 主要观察色泽、疏密、有无脱落等情况，其中光泽是重点观察。注意观察有无头发发黄、发白、脱落、斑秃等。

4. 面部 有无面肿、腮肿、面削颧耸、口眼㖞斜以及有无特殊面容，如惊恐貌、苦笑貌等。

（二）望五官

1. 目 重点观察目色、目形、目态有无变化。是否有发红、发黄或目胞浮肿或眼眶凹陷、眼球突出或是瞳孔大小等变化。

（1）白睛发黄：为黄疸的主要标志，多由湿热或寒湿内蕴，致使肝胆疏泄失常，胆汁外溢。

（2）目突：即眼球突出。伴喘者属肺胀，颈肿者属瘿病。

（3）瞳孔缩小：可见于川乌、草乌、毒蕈、有机磷农药中毒，以及某些西药导致的药物性瞳孔缩小等。

（4）瞳孔散大：多为肾精耗竭。脏腑功能衰竭、心神散乱、濒临死亡的危急症患者其瞳孔完全散大。

（5）目睛凝视：指患者两眼固定，转动不灵。固定前视者，称瞪目直视；固定上视者，称戴眼反折；固定侧视者，称横目斜视。多属肝风内动之征，常有神昏、抽搐等表现，属病重；或见于脏腑精气耗竭，或痰热内闭证；瞪目直视还见于瘿病。

（6）昏睡露睛：指入睡后胞睑未闭而睛珠外露。多属脾胃虚衰，或吐泻伤津，小儿为多见。此外，也可见于正常人。

2. 耳　观察其色泽、形态，以及耳道内情况。有无色泽及形态上的变化，或是耳内流脓血的情况。

（1）耳色淡白多属气血亏虚；耳色红肿多为肝胆湿热或热毒上攻；耳色青黑多为阴寒内盛或有剧痛；耳色干枯焦黑多属肾精亏虚，精不上荣，为病重；耳色干枯萎缩多为肾精耗竭，属病危；耳肌肤甲错多为血瘀日久。

（2）小儿耳背红络，耳根发凉：多是小儿麻疹的先兆。

3. 鼻　观察其色泽形态以及鼻道。其色泽是否发赤、发青等；或是鼻头有无生疮、鼻柱溃烂等，以及鼻道内有无赘生物，鼻息是否通畅。

（1）色白多属气血亏虚，或见于失血患者；色赤多属肺脾蕴热；色青多见于阴寒腹痛患者；鼻端色微黑常是肾虚水寒内停之象；胃气已衰则鼻端晦暗枯槁，属病重。

（2）鼻柱：鼻柱溃陷多见于梅毒患者；鼻柱塌陷且眉毛脱落，多为麻风恶候。

（3）鼻翼翕动：多见风火热壅肺，或为哮病。

4. 口唇　观察其色泽、形态情况，有无唇色发红、发紫、呈樱桃红等；或是口唇是否干燥、糜烂、口角流涎等；是否出现牙关紧闭、歪斜、战栗等动态变化。

（1）口疮：即口腔肌膜糜烂成片，口气臭秽，多由湿热浊毒，热邪上蒸口腔所致。

（2）鹅口疮：见于小儿，口腔、舌上出现片状白屑，状如鹅口者，多因口腔不洁，感受邪毒，心脾伏火，火热上熏所致。

（3）口形六态：口张：口开而不闭，属虚证。口噤：口闭而难开，牙关紧急。属实证。口撮：上下口唇紧聚，为邪正交争所致，可见于新生儿脐风，表现为撮口不能吮乳；若兼见角弓反张者，多为破伤风患者。口僻：口角向一侧歪斜，多见于面瘫或中风。口振：战栗鼓领，口唇振摇。多为阳衰寒盛或邪正剧争所致或疟疾发作。口动：口频繁开合，不能自禁，是胃气虚弱之象。

5. 齿龈　观察牙齿色泽及动态变化，是否干燥，牙齿是否有松动脱落等情况；观察牙龈的色泽及动态变化，是否有牙龈淡白或发红，是否有出血等变化。

（1）牙龈：色淡白多属血虚或失血；红肿疼痛多为胃火亢盛。

（2）咬牙啮齿多为热盛动风将成痉病；咬牙不啮齿者，多属胃热，气窜经络；睡中啮齿多因胃热或虫积所致，亦可见于常人。

6. 咽喉　观察其是否有红肿热痛；或乳蛾、白喉；有无脓液产生。

（1）乳蛾：即一侧或两侧喉核红肿肥大，形如乳头，表面或有脓点，咽痛不适，多是肺胃之热盛，或虚火上炎所致。

（2）伪膜：即咽部溃烂处表面所覆盖的一层黄白或灰白色膜。如伪膜松厚，易拭去者，病情轻，是肺胃热浊之邪上雍于咽；若伪膜坚韧，不易拭去，重剥出血，很快复生者，为白喉，多见于儿童烈性传染病。

（三）望颈项

前部称为颈，后部称为项，合称颈项。观察颈部外形两侧是否对称，气管有无偏移、有无肿块、红肿、瘘管。临床主要观察颈项外形和动态有无异常，是否有瘿瘤、瘰疬；或有项强、项软、颈脉异常。

1. 瘿瘤　颈前结喉处，有肿物如瘤，或大或小，或单侧或双侧，可随吞咽而上下移动。多因肝郁气滞痰凝所致，或因水土失调，痰气搏结所致。

2. 瘰疬　颈侧颌下，有肿块如豆，累累如串珠。多由肺肾阴虚火旺，虚火灼津炼液为痰，结于颈部，或因外感风火时毒夹痰，结于颈部所致。

（四）望躯体

1. 胸胁　观其形态是否有桶状胸、扁平胸、佝偻胸等；观其呼吸强弱、节律以及是否对称。

（1）扁平胸：胸廓较正常人扁平，前后径小于左右径的一半。多见于肺肾阴虚、气阴两虚的患者。

（2）桶状胸：胸廓较正常人膨隆，前后径约等于左右径，呈圆桶状。多为久病咳喘患者。

（3）鸡胸：胸骨下部明显前突，似鸡之胸廓。因先天不足，肾精不足，或后天失养，骨骼发育异常，常见佝偻病患儿。

2. 腹部　观察时注意有无腹部膨隆、凹陷，腹壁有无突起和青筋暴露等外形的异常。

（1）腹部膨隆：仰卧时前腹壁明显高于胸骨至耻骨中点连线，多属鼓胀、水肿病。气滞血瘀水停所致。

（2）腹部凹陷：仰卧时前腹壁明显低于胸骨至耻骨中点连线。可见于久病脾胃气虚，机体失养，或新病吐泻太过、伤津耗气的患者。

3. 腰背　注意观察腰背部外形是否对称；直立时脊柱是否居中，有无后突和侧弯；脊骨突出是否明显；脊背部有无痈、疽、疮、疖和水疱。

（五）望四肢

观察四肢是否有肿胀、四肢畸形、小腿青筋等情况。

1. 梭状指　手指关节呈梭状畸形，活动受限，多因风湿久蕴，痰瘀结聚所致。

2. 杵状指　指趾末端增生肥厚，膨大呈杵状，多因久病心肺气虚，血瘀痰阻所致。

（六）望二阴

前阴为生殖和排尿器官，后阴指肛门。望男性前阴应注意观察阴茎、阴囊是否正常，注意观察有无结节、肿胀、溃疡和其他异常的形色改变。望女性前阴观察阴阜、大小阴唇有无畸形、红肿和异常物。对女性前阴的诊察要有明确的适应证，由妇科医生负责检查，男医生需在女护士陪同下进行。

望后阴，患者取侧卧位，望诊时应注意观察肛门周围有无脓肿、痔疮、裂口、瘘管外口、脱垂、息肉及肛周湿疹等。

（七）望皮肤

应当观察其色泽、外形及有无皮损。注意颜色有无发红、发黄、紫黑的情况，有无白斑，皮肤是否粗糙或肿胀。是否有斑疹、疮疡、水泡等出现。

1. 黄疸 面目、皮肤、爪甲一身俱黄者为黄疸。黄色鲜明如橘子色，为阳黄，因湿热熏蒸所致；黄色晦暗如烟熏，为阴黄，因寒湿阻遏所致。

2. 丹毒 突然鲜红成片，色如涂丹，红肿热痛，边界清楚。发于头面，称抱头火丹；发于小腿足部，称流火；发于全身、游走不定，称赤游丹。发于上部，多由风热化火所致；发于下部，多因湿热化火而成。

3. 黑疸 皮肤黄中带黑，黑而晦暗。多见黄疸病后期，由劳损伤肾所致。

4. 白驳风 局部皮肤出现白点、白斑，大小不等，边界清晰，又称白癜风。多因风湿侵袭，气血失和，血不荣肤所致。

5. 肌肤甲错 皮肤干枯粗糙，状若鱼鳞。多属血瘀日久、肌肤失养所致。

6. 斑 平铺于皮肤，抚之不碍手，压之不褪色，深红色或青紫色片状斑块。由外感温热邪毒，热毒入络，内迫营血发为斑；或因脾虚血失统摄，阳衰寒凝气血；或因外伤，血不循经，外溢肌肤所致。有阳斑与阴斑之分。若因外感热病，热入营血，迫血外溢而发，表现为斑点成片，颜色偏红或紫，为阳斑；若因内伤气虚，气不摄血所致，表现为斑点大小不一，颜色偏淡红或紫暗，隐隐稀少，发无定处，但不见于身体阳部如面、背部，出没无常，为阴斑。

7. 疹 高出皮肤，抚之碍手，压之褪色，红色或紫红色，粟粒状疹点。多因外感风热时邪或过敏，或热入营血所致，常见于麻疹、风疹、瘾疹等病，亦可见于温热病中。

不论斑或疹，在外感热病中见之，若色红身热，先见于胸腹，后延及四肢，斑疹发后热退神清者，是邪去正安，为顺；若布点稠密成团，色深红或紫暗，先见于四肢，后延及胸腹，斑疹现后仍壮热不退、神志不清者，是邪气内陷，为逆。

8. 水痘 小儿皮肤出现粉红色斑丘疹，很快变成椭圆形的小水疱，其后结痂，常伴发热。疱疹特点为：顶满无脐，晶莹明亮，浆液稀薄，皮薄易破，大小不等，分批出现。多因外感时邪，内蕴湿热所致，为儿科传染病。

9. 缠腰火丹 多见于一侧腰部或胸胁部，初起皮肤灼热刺痛，继而出现粟米至黄豆样大小簇集成群的水疱，排列如带状，身感刺痛。多因肝经湿热熏蒸所致。

10. 湿疹 初起皮肤出现红斑，迅速形成丘疹、水疱，破溃后有液体渗出后，形成红色湿润的糜烂面。多因湿热蕴结于内又复感风邪，郁于肌肤而发。

11. 痈 红肿高大，根盘紧束，焮热疼痛，多为湿热火毒蕴结，气血壅滞所致。具有未脓易消、已脓易溃，疮口易敛的特点。属阳证。疽：漫肿无头，皮色不变，疼痛不止。多为气血亏虚，感受阴寒之邪，凝滞于肌肤而发。具有难消、难溃、难敛，溃后易伤筋骨的特点。一般指无头疽。属阴证。疔：形小如粟，根深如钉，患部漫肿灼热疼痛，麻木疼痛。颜面和手足多发。因刺伤，或感受疫疠毒邪、火热毒邪等邪所致。疖：形小而圆，轻微红肿热痛感，根部浅，脓出即愈。因外感火热毒邪或湿热蕴结所致。

二、注意事项

1. 诊室温度适宜，光线充足，在柔和的自然光线下进行。

2. 充分暴露受检部位，注意保护患者隐私权。

3. 以常衡变，动态观察，局部望诊与全身望诊有机结合，必要时四诊合参，综合判断。

第三节 望诊——望舌

【学习目的】

1. 掌握 望舌的操作要点、望舌的内容与注意事项。

2. 熟悉 常见舌象的特征及其临床意义。

望舌，是通过观察人体舌质、舌苔和舌下络脉的变化，了解人体生理功能和病理变化的诊察方法。临床实践证明，在疾病发展过程中，舌的变化迅速而明显，能较为客观地反映病位的浅深、病邪的性质、邪正的盛衰及病势的进退，是临床上辨证论治的重要依据。

一、操作要点

1. 体位 望舌时，患者可以采用坐位或仰卧位，头略扬起，尽量张口，自然地将舌伸出口外，舌体放松，舌尖略向下，舌面平展，使舌体充分暴露。医师应以视野平面略高于患者舌面。

2. 望舌顺序 先望舌质，再望舌苔，最后观察舌下络脉。观察舌面时先望舌尖，再望舌中、舌边，最后望舌根。望舌质主要观察舌质的神、色、形、态；望舌苔重点观察舌苔的苔质、苔色。望舌下络脉主要观察其长度、形态、色泽、粗细、舌下小血络等变化。

3. 望舌下络脉的方法 让患者张口，舌尖轻抵上腭，勿用力太过，使舌体自然放松，舌下络脉充分显露。首先观察舌系带两侧大络脉的长短、粗细、颜色，有无怒张、弯曲等异常改变，然后观察周围细小络脉的颜色、形态有无异常。

4. 时长 在望舌过程中，既要迅速敏捷，又要全面准确，尽量缩短患者伸舌时间。若一次望舌不清，可让患者休息片刻后，再重新望舌。

5. 全面诊察 必要时还须结合闻诊、问诊和摸揩刮等方法进行全面诊察。刮舌可用消毒压舌板的边缘，以适中的力量，在舌面上由舌根向舌尖刮三五次。如需揩舌，可用消毒棉签蘸少许清水在舌面上揩抹数次。这两种方法可用于鉴别舌苔有根无根，以及是否属于染苔。此外，还可以询问舌上味觉的情况，舌体是否有疼痛、麻木、灼辣等异常感觉，舌体运动是否灵活等，以协助诊断。

二、望舌的内容

舌诊的内容主要包括望舌质和望舌苔两方面。望舌质包括望舌的神、色、形、态四个方面，以察脏腑虚实，气血盛衰。望舌苔包括望苔质和苔色两方面，以察病位的浅深、病邪的性质、邪正的消长。

（一）正常舌象

正常舌象，简称“淡红舌，薄白苔”。具体而言，舌质荣润，舌色淡红，大小适中，舌体柔软灵活自如；舌苔薄白均匀，苔质干湿适中，不黏不腻，揩之不去，其下有根。正常舌象说明脏腑功能正常，气血津液充盈，胃气旺盛。

正常舌象受内外环境变化的影响，可产生生理性变异。

1. 年龄、性别因素 年龄是舌象生理性变异的重要因素之一。例如，儿童阴阳稚弱，脾胃功能尚弱，生长发育很快，往往处于代谢旺盛而营养相对不足的状态，故舌多淡嫩，舌苔偏少易剥；老年人精气渐衰，气血常常偏虚，脏腑功能减退，气血运行迟缓，舌色多暗红。舌象一般与性别无明显关系，但女性受月经周期的生理影响，在经期可以出现舌蕈状乳头充血而舌质偏红，或舌尖边部点刺增大，月经过后恢复正常。

2. 体质禀赋因素 由于先天禀赋差异，每个人体质不尽相同，舌象可以出现一些差异。临床肥胖之人舌质多见胖大而色淡，消瘦之人舌体略瘦而舌色偏红。裂纹舌、齿痕舌、地图舌等，属于先天性者，除有相应病理表现外，可无诊断意义。

3. 季节地域因素 季节与地域的改变会导致舌象发生相应的改变。在季节方面，夏季暑湿盛行，舌苔多厚；秋季燥气当令，苔多偏薄、偏干；冬季严寒，舌常湿润。在地域方面，我国东南地区偏湿、偏热，西北及东北地区偏寒冷干燥，均会使舌象发生一定的差异。

（二）望舌质

1. 望舌神 舌神的有无，主要体现在舌质荣枯与舌体转动的灵活与否。

（1）荣舌：舌质荣润光彩，富有生气，舌体转动灵活，是谓有神。临床意义为健康或初病轻浅，预后良好。

（2）枯舌：舌质干枯无彩，晦暗无光，舌体转动不灵，是谓无神。临床意义为气血、阴阳俱衰，预后多不良。

2. 望舌色 舌色多分为淡红、淡白、红、绛、青紫五种。

（1）淡红舌（图 1-3-2）：舌色淡红润泽。主气血调和，常见于健康人；外感病见之，多属表证；内伤杂病见之，气血未伤，多病轻。

（2）淡白舌（图 1-3-3）：比正常舌色浅淡；舌色白而几无血色者，称为枯白舌。主气血两虚、阳虚；枯白舌主脱血夺气。

（3）红舌（图 1-3-4）：比正常舌色红，或呈鲜红色。主热证。舌鲜红而起芒刺，或兼黄厚苔，多属实热证。鲜红而少苔，或有裂纹，或红光无苔，为虚热证。舌尖红，多为心火上炎；舌两边红，多为肝经有热。

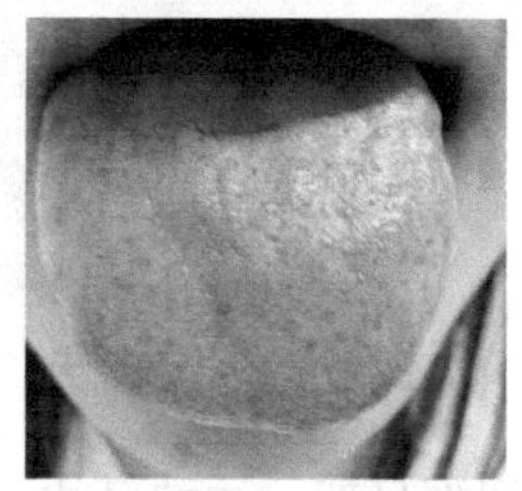

图1-3-2 淡红舌

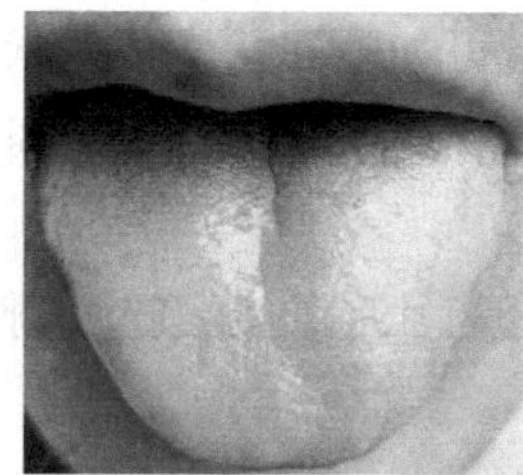

图1-3-3 淡白舌

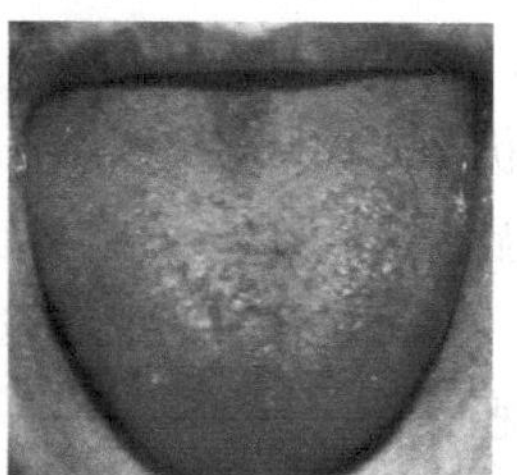

图1-3-4 红舌

（4）绛舌（图 1-3-5）：较红舌颜色更深，或略带暗红色。主里热亢盛，阴虚火旺。

（5）青紫舌（图 1-3-6）：全舌呈青色或紫色，或在舌色中泛现青紫色，均称为青紫舌。其中，舌淡而泛现青紫者，为淡紫舌；舌红而泛现紫色者，为紫红舌；舌绛而泛现紫色者，为绛紫舌；舌体局部出现紫色斑点，大小不等，称为瘀斑舌或瘀点舌。主气血瘀滞。

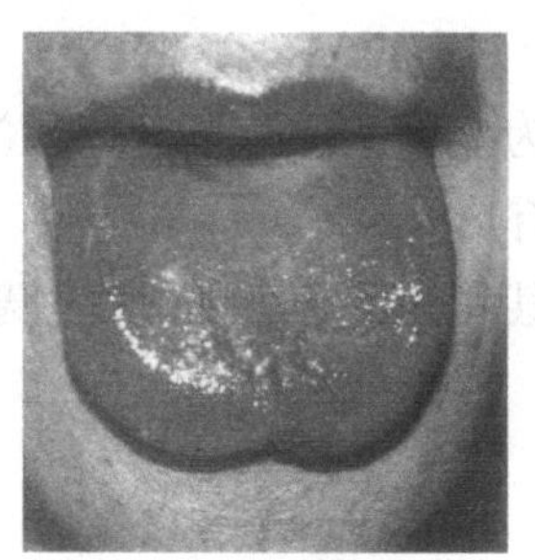

图1-3-5 绛舌

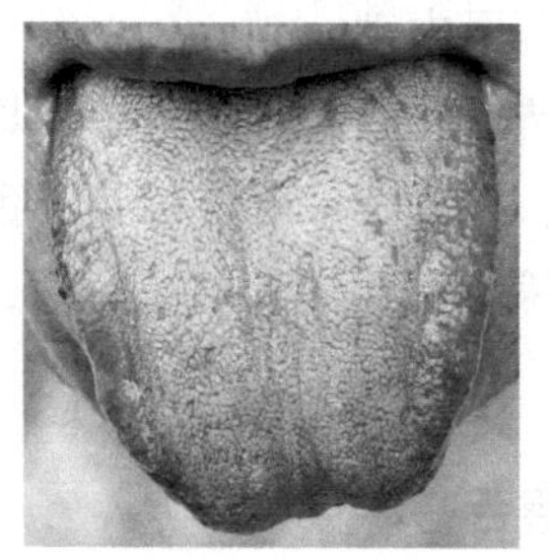

图1-3-6 青紫舌

3. 望舌形 舌形，指舌质的形状，包括老嫩、胖瘦、点刺、裂纹、齿痕等方面的特征。

（1）老、嫩舌：舌体坚敛苍老，纹理粗糙或皱缩，舌色较暗者，为老舌；舌体浮胖娇嫩，纹理细腻，舌色浅淡者，为嫩舌。老舌多主实证；嫩舌多主虚证。

（2）胖、瘦舌：胖舌有胖大、肿胀之分。舌体比正常舌大而厚，伸舌满口，称为胖大舌；舌体肿大满嘴，甚至不能闭口，伸出则难以缩回，称为肿胀舌。舌体比正常舌瘦小而薄，称为瘦薄舌。胖大舌多主水湿、痰饮内停；肿胀舌多主湿热、热毒上壅；瘦薄舌多主气血两虚、阴虚火旺。

（3）点、刺舌：点，指突起于舌面的红色、白色或黑色星点。大者为星，小者为点，称星点舌。刺，指舌乳头突起如刺，摸之棘手的红色或黄黑色点刺，称为芒刺舌。点和刺相似，时常并见，合称点刺舌。点刺多见于舌的边尖部分。主脏腑热极，或血分热盛。

（4）裂纹舌（图1-3-7）：舌面上出现各种形状的裂纹、裂沟，深浅不一，多少不等。舌上裂纹可见于全舌，亦可见于舌前部或舌尖、舌边等处，裂纹可呈现“人”“川”“爻”等形状，严重者可如脑回状、辐射状、卵石状，或如刀割、剪碎一样。主精血亏虚、阴津耗损、脾虚湿侵。

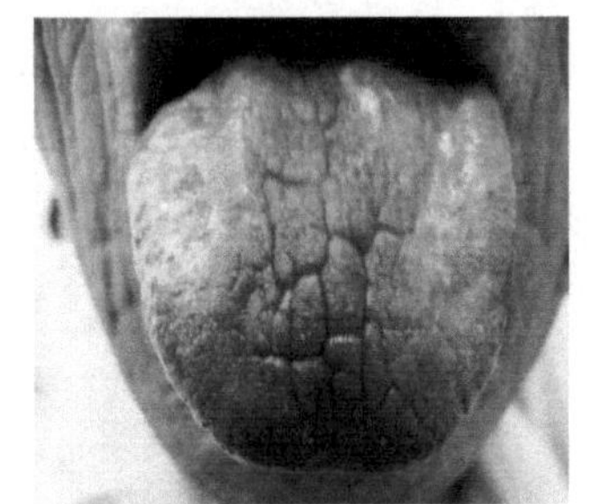

图1-3-7　裂纹舌

（5）齿痕舌：舌体边缘有牙齿压迫的痕迹。主脾虚、湿盛证。

4. 望舌态　舌态，指舌体的动态。正常舌态多表现为舌体伸缩自如，运动灵活。提示脏腑机能旺盛，气血充足，经脉调匀。常见的病理舌态包括痿软、强硬、歪斜、颤动、吐弄、短缩等。

（1）痿软舌：舌体软弱，无力伸缩，萎废不用。主气血俱虚、阴亏已极。

（2）强硬舌：舌体板硬强直，失于柔和，屈伸不利，甚者语言謇涩。主热入心包，热盛伤津，风痰阻络。

（3）歪斜舌：伸舌时舌体偏向一侧，或左或右。多见中风或中风先兆。

（4）颤动舌：舌体震颤抖动，不能自主。轻者仅伸舌时颤动；重者不伸舌时亦抖颤难宁。多主肝风内动。

（5）吐弄舌：舌伸于口外，不即回缩者，称为吐舌；舌微露出口，立即收回，或舌舐口唇四周，掉动不停者，称为弄舌。多主心脾有热。

（6）短缩舌：舌体卷短、紧缩，不能伸长，甚者伸舌难于抵齿。主寒凝、痰阻、血虚、津伤。

（三）望舌苔

1. 望苔质　苔质，是指舌苔的质地、形态。临床上常见的苔质变化有薄厚、润燥、腻腐、剥落、偏全、真假六个方面。

（1）薄、厚苔：舌苔的薄、厚以“见底”“不见底”作为标准。即透过舌苔能隐隐见到舌质者，称为薄苔，又称见底苔；不能透过舌苔见到舌质者，称为厚苔，又称不见底苔。临床意义：主要反映邪正的盛衰和邪气的浅深。薄苔，多见于疾病初起，病邪在表。厚苔多主邪盛入里，或内有痰饮食积。薄白苔为正常舌苔表现之一。

（2）润、燥苔：舌苔润泽有津，干湿适中，称为润苔；舌面水分过多，甚者伸舌欲滴，称为滑苔；舌苔干燥，望之干枯，甚则舌苔干裂，称为燥苔；苔质颗粒粗糙如砂石，扪之糙手，称为糙苔。主要反映津液的盈亏和输布情况。

（3）腻、腐苔：苔质颗粒细腻致密，融合成片，如涂有油腻之状，紧贴舌面，揩之不去，刮之不脱，称为腻苔（图 1-3-8）；苔质颗粒疏松，粗大而厚，形如豆腐渣堆积舌面，揩之易去，称为腐苔（图 1-3-9）；若舌上黏厚一层，犹如疮脓，则称为脓腐苔。皆主痰浊、食积；脓腐苔主内痈。

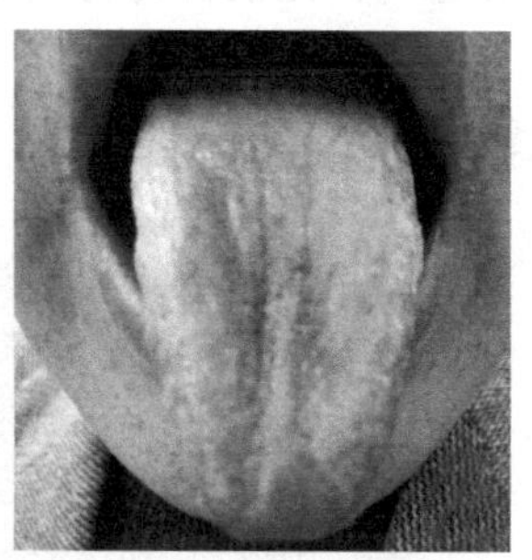

图 1-3-8 腻苔

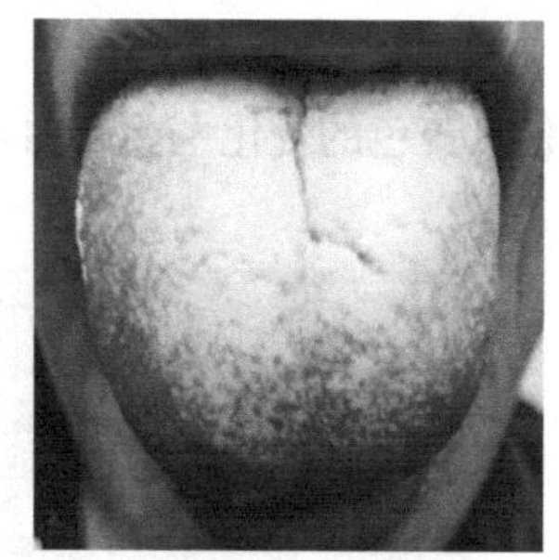

图 1-3-9 腐苔

（4）剥（落）苔：舌面本有舌苔，疾病过程中舌苔全部或部分脱落，脱落处光滑无苔。根据舌苔剥脱的部位和范围大小不同，可分为以下几种：舌前部苔剥脱者，称为前剥苔；舌中部苔剥脱者，称为中剥苔；舌根部苔剥脱者，称为根剥苔；舌苔多处剥脱，舌面仅斑驳残存少量舌苔者，称为花剥苔；舌苔不规则地剥脱，边缘凸起，界限清楚，形似地图，部位时有转移者，称为地图舌（图 1-3-10）；舌苔全部剥脱，舌面光洁如镜者，称为镜面舌（图 1-3-11），又称光滑舌；舌苔剥脱处舌面不光滑，仍有新生苔质颗粒可见者，称为类剥苔。主胃气不足，胃阴损伤，或气血两虚。

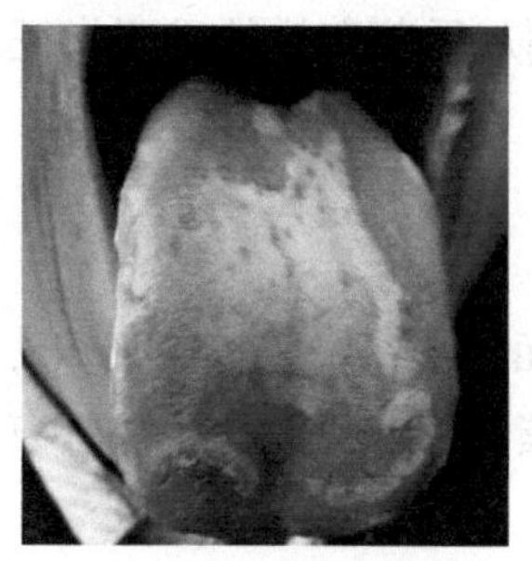

图 1-3-10 地图舌

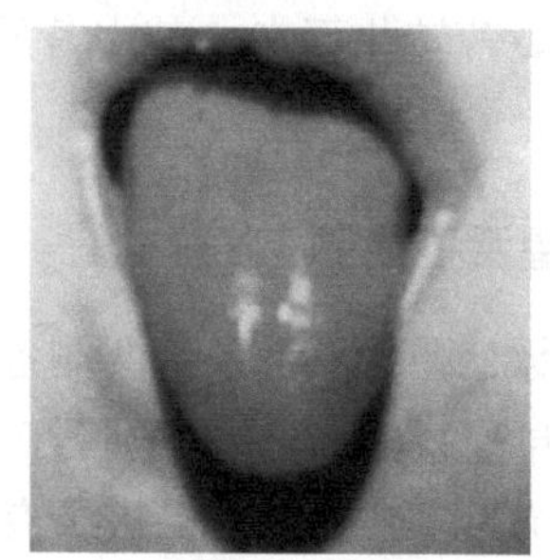

图 1-3-11 镜面舌

观察舌苔的有无、消长及剥脱变化，不仅能测知胃气、胃阴的存亡，亦可反映邪正盛衰，判断疾病的预后。舌苔从全到剥，是胃的气阴不足，正气渐衰的表现；舌苔剥脱后，复生薄白之苔，为邪去正胜，胃气渐复之佳兆。

（5）偏、全苔：舌苔遍布舌面，称为全苔。舌苔偏于前、后、左、右某一局部，称为偏苔。病中见全苔，常主邪气散漫，多为湿痰中阻之征。舌苔偏于某处，常提示该处所候脏腑有邪气停聚。

偏苔应与剥苔鉴别。偏苔为舌苔前、后、左、右厚薄不均，而非剥苔之本来有苔而剥落，以致舌苔显示偏于某处。若因一侧牙齿脱落，摩擦减少而使该侧舌苔较厚者，亦与病理性偏苔有别。

（6）真、假苔：舌苔坚敛着实，紧贴舌面，刮之难去，像从舌体上长出者，称为有根苔，属真苔。若舌苔不着实，似浮涂舌上，刮之即去，不像舌上自生出来的，称为无根苔，属假苔。主胃气的有无，有根苔是胃有生发之气，无根苔为胃气衰败，胃无生发之气。

2. 望苔色　苔色的变化主要有白苔、黄苔（图 1-3-12）、灰黑苔（图 1-3-13）三类。

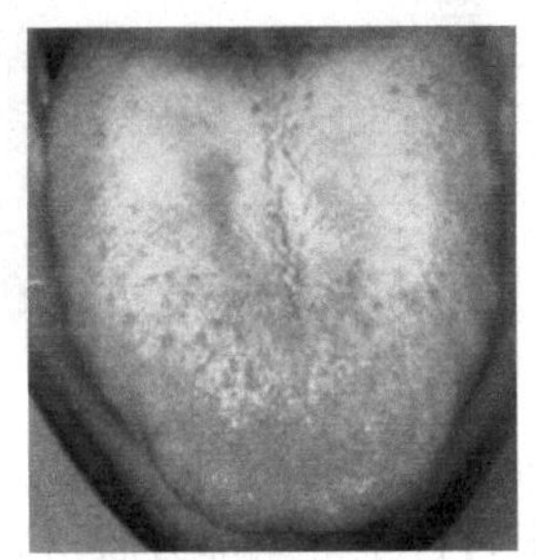

图 1-3-12　黄苔

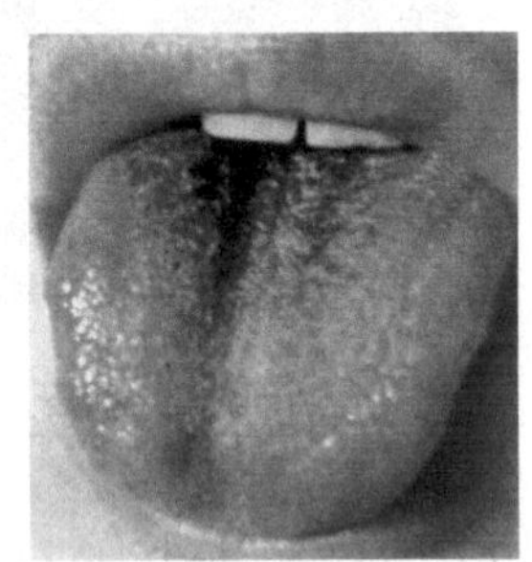

图 1-3-13　灰黑苔

（1）白苔：舌面上所附着的苔垢呈现白色。白苔有厚薄之分。为正常舌苔之色，亦主表证、寒证。

（2）黄苔：舌苔呈现黄色。有浅黄、深黄和焦黄之分。浅黄苔呈淡黄色，多由薄白苔转化而来；深黄苔色黄而深浓；焦黄苔是深黄色中夹有灰黑色苔。主热证、里证。

（3）灰黑苔：灰苔与黑苔同类，浅黑为灰，深灰为黑，故常并称为灰黑苔。灰黑苔多由白苔或黄苔转化而来，其中苔质润燥是鉴别灰黑苔寒热的重要指征。主阴寒内盛，或里热炽盛。

（四）望舌下络脉

舌下络脉，即舌下舌系带两侧各有一条纵行的大络脉。正常情况下，长度不超过舌尖至舌下肉阜连线的 3/5，颜色暗红，无分支和紫点。脉络无怒张、紧束、弯曲、增生，排列有序，绝大多数为单支，极少有双支出现。

舌下络脉异常及其临床意义：舌下络脉短而细，周围小络脉不明显，舌色偏淡者，多属气血不足，脉络不充。舌下络脉粗胀、分叉，或呈青紫、绛、绛紫、紫黑色，或舌下细小络脉呈暗红色或紫色网络，或舌下络脉曲张如紫色珠子状大小不等的瘀血结节等改变，皆为血瘀的征象。

三、注意事项

望舌时应注意以下几点。

1. 光线的影响 正如《辨舌指南》所言"灯下看黄苔，每成白色"，望舌以白天充足而柔和的自然光线为佳，如在夜间或暗处，用白色日光灯为好，避免有色光源对舌色的影响。

2. 饮食或药品的影响 饮食及药物的摄入可使舌象发生变化。如进食之后，由于食物的摩擦，使舌苔由厚变薄；饮水后，可使舌苔变湿润。过冷过热的饮食及刺激性食物可使舌色发生改变，如刚进辛热食物，舌色可由淡红变为鲜红。长期服用某些抗生素，可产生黑腻苔或霉腐苔。某些食物或药物会使舌苔染色，称为染苔。例如，饮用牛奶、豆浆、椰汁等可使舌苔变白、变厚；食用花生、瓜子、豆类、核桃、杏仁等富含脂肪的食品，在短时间可使舌面附着黄白色渣滓，易与腐腻苔相混；食用蛋黄、橘子、柿子等，可将舌苔染成黄色；各种黑褐色食品、药品，或吃橄榄、酸梅，长期吸烟等，可使舌苔染成灰色、黑色。一般染苔多在短时间内会自然退去，或经揩舌除去，多不会均匀附着于舌面，且与病情不相符。如有疑问时，可询问饮食、服药等情况进行鉴别。

3. 口腔对舌象的影响 牙齿残缺，可造成同侧舌苔偏厚；镶牙、牙床不规整，可使舌边留有齿痕；睡觉时张口呼吸，可以使舌苔增厚、干燥等。这些因素所致的舌象异常，不能作为病理征象，临床上应仔细鉴别。

4. 伸舌姿势的影响 伸舌时舌体蜷缩，或过分用力，或伸舌时间过长，会影响舌色改变，或导致舌苔紧凑变样，或舌苔干湿度发生变化。

第四节 望诊——望排出物

【学习目的】

1. 掌握 望排出物的操作要点与注意事项。
2. 熟悉 排出物常见病理改变及其临床意义。

望排出物是观察患者的分泌物、排泄物和排出体外的病理产物的形、色、质、量的变化，以诊断病情的方法。望排出物总的规律是，色淡或白、质稀者，多属虚证、寒证；色深或黄、质稠者，多属实证、热证。

一、操作要点

观察痰、涕、涎唾、呕吐物的颜色、质地、量等。

（一）望痰

1. 痰色白质清稀为寒痰；痰色黄质稠有块为热痰；痰少而黏难咳为燥痰；痰多色白质滑易咯为湿痰。

2. 痰中带血，色鲜红为咯血；咯吐脓血腥臭痰为肺痈。

（二）望涕

1. 鼻塞流清涕，多为外感风寒；鼻流浊涕多为外感风热。

2. 鼻鼽：阵发性清涕，量多如注，伴鼻痒、喷嚏频作，多为风寒束于肺卫所致。

3. 鼻渊：久流浊涕，量多质稠味腥臭，多为湿热蕴阻。

（三）望涎唾

1. 口流清涎量多为脾胃虚寒；口中时吐黏涎为脾胃湿热。

2. 滞颐即小儿口角流涎，涎渍颐下，多由脾虚不能统摄津液所致，亦可见于胃热虫积。

3. 睡中流涎，多为胃中蕴热或宿食内停、痰热内蕴。

4. 时吐唾沫，见于胃中虚冷，肾阳不足。多唾偏黏，可见于胃有宿食，或湿邪留滞。

（四）望呕吐物

1. 呕吐物清稀无酸臭，多属寒呕。呕吐物秽浊有酸臭味，多属热呕。

2. 呕吐清水痰涎，胃有振水声，口干不饮者，为痰饮。呕吐不消化、气味酸腐的食物，属伤食。呕吐黄绿苦水，属肝胆湿热或郁热。

3. 吐血，色暗红或紫暗有块，夹有食物残渣，为胃有积热，或肝火犯胃，或胃腑血瘀所致。

二、注意事项

1. 应在自然、柔和、充足的自然光线下进行，避免使用有色光源。

2. 注意其他非病理因素的影响。如进食、饮水等因素。

3. 望排出物除了上述内容外，还包括望二便、望经带等，临床上通常是通过问诊来了解，故结合问二便、问经带相关内容阐述。

第五节　望诊——望小儿食指络脉

【学习目的】

1. 掌握　望小儿食指络脉的操作要点与注意事项。

2. 熟悉　小儿食指病理络脉及临床意义。

望小儿食指络脉，是通过观察 3 岁以内小儿食指掌侧前缘部的浅表络脉形色变化，来诊察病情的方法。

一、操作要点

1. 诊察小儿食指络脉时，嘱家属抱小儿面向光亮，医生与患儿面对面，用左手握住小儿食指末端，再以右手拇指的侧缘在小儿食指掌侧前缘从指尖向指根部轻推几次，用力适中，使络脉显露，便于观察。

2. 小儿指纹分风、气、命三关，食指第一节为风关，第二节为气关，第三节为命关。正常络脉表现是浅红，红黄相间，隐现于风关之内，即不明显浮露，也不超出风关。其形态多为斜行，单支，粗细适中。

3. 小儿病理络脉的观察，应注意其深浅、颜色、形态和长短四方面的变化，其要点可概括为浮沉分表里，红紫辨寒热，淡滞定虚实，三关测轻重。指纹浮而显露，为病邪在表，见于外感表证；指纹沉隐不显，为病邪在里，见于内伤里证。指纹色鲜红，主外感风寒表证；指纹紫红，主内热证；指纹色青，主疼痛、惊风；指纹淡白，主脾虚、疳积；指纹色紫黑，为血络郁闭，多属病危之象。指纹浅淡而纤细者，多属虚证；指纹浓滞而增粗者，多属实证。指纹显于风关，是邪气入络，邪浅病轻，可见于外感初起；指纹达于气关，是邪气入经，邪深病重；指纹达于命关，是邪入脏腑，病情严重；指纹直达指端，称为“透关射甲”，提示病情凶险，预后不良。

二、注意事项

1. 观察前要先对患儿食指进行清洁，注意推擦患儿指纹的方向，防止用力过大或过小及推擦指纹次数太少或太多。患儿的两只手都应观察到。

2. 年幼儿络脉显露而较长；年长儿络脉不显而略短。皮肤薄嫩者，指纹较显而易见；皮肤较厚者，络脉常模糊不显。肥胖儿络脉较深而不显；体瘦儿络脉较浅而易显。天热脉络扩张，指纹增粗变长；天冷脉络收缩，指纹变细缩短。望小儿指纹也要排除相关影响，才能作出正确诊断。

3. 望小儿指纹来判断或诊断疾病，只是中医的诊病方法之一。临床中若完全靠指纹来诊病，难免会有所偏颇，应与其他诊法相结合，四诊合参、互为参考、综合运用、认真辨证，方能保证诊断准确。

第六节　闻　诊

【学习目的】

1. 掌握　闻诊的操作要点与注意事项。

2. 熟悉　病变声音的发声、语言、呼吸、咳嗽、呕吐、呃逆、嗳气、太息、喷嚏、肠鸣等各种声响的特征及其临床意义。嗅病体发出的异常气味、排出物及病室的气味及其临床意义。

闻诊是通过听声音与嗅气味来了解健康状况，诊察疾病的方法。

一、操作要点

1. 细致聆听、体会　用耳朵听患者发出的声音。注意语声的高低、强弱、清浊，有无呻吟、惊呼等，三岁以下的婴幼儿可根据哭声加以判断；注意语言的多寡、表达与应答的逻辑性、吐词是否流利；注意呼吸的快慢通畅、气息的强弱粗细、呼吸音的清浊、喉间是否有痰鸣；注意咳嗽声的强弱、高低、清浊、频率、咳痰情况；注意呕吐的缓急。结合对人体正常发声的理解，来思索其病位的初步情况，根据所学的闻诊知识进行初步的临床判断。

2. 细致嗅闻、体会　用鼻子闻患者发出的气味。注意生理口气与病理口气的不同；注意生理汗气与病理汗气的不同；注意环境因素的影响。结合对人体气味来源的部位、病理因素等来明确其病位，根据所学的闻诊知识进行初步的临床判断。

3. 四诊合参、整体审察　通过望诊、问诊、切诊收集其他临床信息，仔细辨明病位、病性，进一步明确其病势，了解其病情的发生、发展情况及其病因，找到主要、次要病机，做出临床判断。

二、闻诊的内容

（一）听声音

正常声音的特点为发声自然，声调和畅，语言流畅，应答自如，言与意符。病变声音包括患者的发声、语言、呼吸、咳嗽、呕吐、呃逆、嗳气、太息、喷嚏、肠鸣等。

1. 发声　一般而言，凡语声高亢洪亮有力、声音连续者，多属阳证、实证、热证，是阳盛气实，功能亢奋的表现；语声低微细弱，声音断续而懒言者，多属阴证、虚证、寒证，多由禀赋不足，气血虚损所致。

（1）语声重浊：发出的声音沉闷不清晰或似有鼻音，又称声重。多为外感风寒，或湿浊阻滞，以致鼻窍不利。

（2）音哑与失音：语声嘶哑者为音哑，语而无声者为失音，古称“喑”。两者病因病机基本相同，前者病轻，后者病重。新病音哑或失音者，多属实证，多因外感风寒或风热袭肺，或痰湿壅肺，即所谓“金实不鸣”。久病音哑或失音者，多属虚证，多为阴虚火旺，或肺气不足，津亏肺损，即所谓“金破不鸣”。妇女妊娠后期出现音哑或失音者，称为妊娠失音，古称“子喑”，多因胞胎阻碍肾之络脉，肾精不能上荣于咽喉所致，一般分娩后即愈。

2. 语言　语言的异常主要是心神的病变所致。

（1）谵语：指神志不清，语无伦次，声高有力。多由邪热内扰神明所致，属实证。见于外感热病，温病邪入心包或阳明腑实证。

（2）郑声：指神志不清，语言重复，时断时续，语声低弱模糊。多因久病脏气衰竭，心神散乱所致，属虚证。见于疾病的晚期、危重阶段。

3. 呼吸

（1）喘：指呼吸困难、短促急迫，甚至张口抬肩，鼻翼扇动，难以平卧。多与肺、肾相关，有虚实之分。发作急骤，呼吸深长，声高息粗，以呼出为快，形体强壮，脉实有力者，为实喘，多为邪客于肺，肺失清肃，肺气上逆所致。发病缓慢，声低气怯，息短不续，动则喘甚，以深吸为快，形体羸弱，脉虚无力者，为虚喘。多为肺气不足，肺肾亏虚，气失摄纳所致。

（2）哮：指呼吸急促似喘，喉间有哮鸣音，常反复发作，缠绵难愈。多因痰饮内伏，复感外邪而诱发；也可因久居寒湿之地，或过食酸、咸、生冷等而诱发。

喘不兼哮，但哮必兼喘。喘以气息急迫、呼吸困难为主；哮以喉间哮鸣声为特征。临床上哮与喘常同时出现，常并称哮喘。

4. 咳嗽 有声无痰谓之咳，有痰无声谓之嗽，有痰有声谓之咳嗽。临床上通过分辨咳声和痰的色、量、质变化及兼症等，鉴别病证的寒热虚实。

咳声重浊沉闷，多属实证，多因寒痰湿浊停聚于肺，肺失肃降所致。咳声轻清低微，多属虚证，多因久病耗伤肺气，失于宣降所致。

咳声重浊，痰白清稀，鼻塞不通，多因风寒袭肺，肺失宣降所致。

咳嗽声高响亮，痰稠色黄，不易咯出，多属热证，多因热邪犯肺，灼伤肺津所致。

咳嗽痰多，易于咯出，多因痰浊阻肺所致。干咳无痰或痰少而黏，不易咯出，多属燥邪犯肺或阴虚肺燥所致。

咳呈阵发，连续不断，咳止时常有鸡鸣样回声，称为顿咳。因其病程较长，缠绵难愈，又称“百日咳”。多因风邪与痰热搏结所致，常见于小儿。咳声如犬吠，伴有声音嘶哑，吸气困难，喉中有白膜生长，擦破流血，随之复生，是时行疫毒攻喉所致，多见于白喉。

5. 呕吐、呃逆、嗳气 皆为胃气上逆。

6. 太息 又称叹息，多是情志不遂，肝气郁结的表现。

（二）嗅气味

嗅气味包括嗅病体之气与病室之气。一般气味酸腐臭秽者，多属实热；气味偏淡或微有腥臭者，多属虚寒。

1. 嗅病体之气

（1）口气：口中散发臭气者，称为口臭，多与口腔不洁、龋齿、便秘及消化不良等因素有关。口气酸臭，兼见食少纳呆，脘腹胀满者，多属食积胃肠。口气臭秽者，多属胃热。口气腐臭，或兼咳吐脓血者，多是内有溃腐脓疡。口气臭秽难闻，牙龈腐烂者，为牙疳。

（2）汗气：汗出腥膻，多见于风温、湿温、热病，是风湿热邪久蕴皮肤，津液受到蒸变或汗后衣物不洁所致。汗出腥臭，多见于瘟疫，或暑热火毒炽盛所致。腋下随汗散发阵阵臊臭气味者，多为湿热内蕴所致，可见于狐臭。

（3）痰涕之气：结合问诊。咳吐痰涎清稀量多，无特异气味者，属寒证。咳痰黄稠味腥，是肺热壅盛所致。咳吐浊痰脓血，腥臭异常者，多是肺痈，为热毒炽盛所致。鼻流浊涕，腥秽如鱼脑，为鼻渊。

（4）排泄物之气：包括二便及妇女经、带等的异常气味，结合问诊。大便臭秽难闻者，多为肠中郁热；大便溏泄而腥者，多属脾胃虚寒；大便泄泻臭如败卵，或夹有未消化食物，矢气酸臭者，为伤食。

小便黄赤浑浊，臊臭异常者，多属膀胱湿热；尿液若散发出烂苹果样气味者，多属消渴病后期。

妇女月经臭秽者，多属热证；经血味腥者，多属寒证。带下臭秽而黄稠者，多属湿热；带下腥臭而清稀者，多属寒湿。崩漏或带下奇臭，兼见颜色异常者，应进一步除外癌症。

2. 嗅病室之气 病室有血腥味，多为失血证。病室有腐臭气，多患溃腐疮疡。病室尸臭，多为脏腑衰败，病情重笃。病室有尿臊味，多见于水肿晚期。病室有烂苹果样气味，多见于重症消渴病。病室有蒜臭味，多见于有机磷农药中毒。

三、注意事项

1. 环境安静适宜。临床闻诊应在单独、较安静、通风透气、无异常气味的环境中进行，避免人多嘈杂、环境异味带来的干扰。

2. 医者状态良好。医者需确保自身的听觉器官功能正常，在进行望诊、问诊、切诊等其他诊法时，留心听患者发出的声音，四诊合参。

3. 医患距离合理。听声音时与患者保持合适的距离，便于诊察患者声音的高低、强弱、清浊、缓急等变化。

4. 注意因年龄、性别、禀赋、情志因素的差异对声音及气味的影响。

第七节 问 诊

【学习目的】

1. 掌握 问现在症的操作要点与注意事项。

2. 熟悉 现在症的表现特点及临床意义。

问诊是医生通过对患者或陪诊者有目的地询问，从而了解健康情况，诊察疾病的方法，是四诊的重要内容。

一、操作要点

问诊时，医生既要注意重点突出，又要注意问诊全面。首先抓住主诉进行细致深入地询问，然后全面详尽询问兼有症状和其他病情。

（一）深入询问主症

接诊时，医生一般会问“您哪里不舒服”，一般患者会直接叙述主症，也有患者会从发病说起，说的症状较多，此时医生当加以引导，如询问患者“您最不舒服的表现是什么”，引导患者说出主症，并进一步询问主症出现的时间，可问“这种情况有多久了”等询问方式。

患者诉说主症后，医生应围绕主症进行细致、深入地询问，询问的要点如下。

1. 主症的特点 医生应仔细询问主症的特点，如以胃脘痛为主症，应询问具体的疼痛性质，如胀痛、刺痛、冷痛、灼痛等；疼痛是持续出现，还是间断发生；饥饿时疼痛明显，还是进食后疼痛明显等。

2. 主症出现的原因或诱因 医生应询问主症出现的原因或诱因，如以胃脘痛为主症，医生询问“怎么引起的胃痛”“什么情况下会出现胃痛”“您觉得在什么情况下胃痛会加重”，即在询问胃脘痛的原因或诱因。如患者叙述“生气时会出现胃痛”或“生气时会加重胃痛”，则提示胃痛与肝气郁滞有一定的关系。

（二）全面询问现病史与兼症

1. 起病情况 须问明发病的时间、起病缓急、发病的病因和诱因、最初的症状及其特点，曾做过何种处理等。一般来说，起病急，病程短者多为外感病，属实证；患病已久，反复发作，经久不愈者多为内伤病，属虚证或虚实夹杂证。如因情志不畅而致胁肋胃脘胀痛者，多为肝气郁结，肝胃不和；因暴饮暴食而致脘腹胀满疼痛、肠鸣腹泻者多为食滞胃肠等。

2. 病变过程 一般按发病时间的先后顺序进行询问，如发病后某一阶段有哪些症状表现，症状的特点（性质）、程度等有何变化，何时或什么原因症状加重或减轻，何时出现新的症状，病情变化有无规律等。询问病变过程，可帮助医生了解疾病的病机演变情况及发展趋势。

3. 诊治经过 对于初诊患者，应按时间顺序详细询问曾做过哪些检查，结果如何；做过何种诊断，诊断依据是什么；进行过哪些治疗，治疗的效果及反应如何等。患者的既往诊治情况，对当前的诊断和治疗有重要的参考和借鉴作用。

4. 现有兼症 指患者就诊时叙述的除了主症之外的其他症状表现，如以胃脘痛为主症，医生询问“还有什么其他不舒服”时患者叙述的嗳气、反酸即为兼有症状。患者当前的饮食、二便、睡眠情况也应询问，掌握兼有症状对于医生辨别病位病性有重要的意义。

（三）询问其他病情资料

1. 既往史 平素健康状况与当前的疾病可能有一定关系，可作为分析判断病情的参考依据。如素体健壮者，患病多实；素体虚弱者，患病多虚；素体阴虚者，易感温燥之邪而发为燥热之证；素体阳虚者，易受寒湿之邪而患寒湿病证等。

既往患病情况可能与现患疾病有密切联系，故对判断现患疾病有一定的参考价值。如哮病、痫病等疾病，虽经治疗后症状消失，但尚有宿根，故某些诱因可导致其旧病复发；儿童在麻疹流行季节，出现一些类似麻疹的表现，询问既往是否患过麻疹或注射麻疹疫苗，即可做出鉴别诊断。

2. 个人生活史 询问生活经历时，要特别注意地方病及患者的居住环境和条件、某些传染病的流行区域，以便判断现患疾病是否与此相关。如长期居住潮湿地带，易患风湿痹证等；去过传染病流行区或疫区等，有可能罹患该种感染病或带有疫疠之邪气。

询问饮食起居对于某些病证的判断有一定的意义。如嗜食肥甘者，易患痰湿之证；偏食辛辣者，易生热证；劳累过度，房事不节者，易耗伤精气，常患诸虚劳损、脏腑气血失调等。平素喜热恶凉者，多为素体阴气偏盛；平素喜凉恶热者，反映出素体阳气偏盛。

了解患者平素的性格特点、当前精神状况、本次患病与情志的关系，有助于疾病的诊断与治疗。如患者平素性格内向，处事谨小慎微，多气恼忧思者，易患焦虑、抑郁等精神疾患：此次患病与情志刺激相关者，易出现肝气郁结、肝郁化火等证候，医生如能在运用药物治疗的同时，辅以心理疏导，往往疗效更佳。

对成年男女应询问其是否已婚、结婚年龄、有无生育、配偶健康情况及有无传染病、遗传病等。对女性患者要询问其经、带、胎、产的情况，如初潮年龄、绝经年龄、月经周期、行经天数、月经和带下的量、色、质等情况。对已婚女性还应询问妊娠次数、生产胎数，以及有无流产、早产或难产等。

3. 家族史 家族史是询问与患者有血缘关系的直系亲属（如父母、兄弟姐妹、子女等）及其他与患者接触密切的亲属（如配偶）的健康与患病情况。必要时应注意询问直系亲属的死亡原因。

（四）边问边辨，问辨结合

问诊的过程，实际也是医生辨证思维的过程。因此，在问诊过程中，医生必须对患者叙述的主要症状从病、证两个角度进行思考、分析，并根据中医辨证理论，结合望、闻、切三诊的信息，追踪新的线索，以便作进一步有目的、有重点的询问。同时，还要做到边问边辨、边辨边问，问辨结合，从而减少问诊的盲目性，有利于对疾病的正确诊断。

二、问诊的内容

问诊的主要内容包括一般情况、主诉、现病史、既往史、个人生活史、家族史等。

（一）一般情况

主要包括姓名、性别、年龄、婚况、民族、职业、籍贯、工作单位、现住址、联系方式等。询问一般情况，既便于与患者或家属进行联系，对患者的诊治负责，或对患者的病情发展进行追访调查；又使医生从中获取与疾病有关的资料，作为诊治疾病的参考。

（二）主诉

指患者就诊时所陈述的最感痛苦的症状、体征及持续时间。主诉是疾病的主要症状，也是患者就诊的主要原因。通过主诉可初步估计疾病的范围、类别及病势的轻重缓急，因此，主诉是进一步认识、分析疾病的主要依据，具有重要的诊断价值。

（三）现病史

指从起病到此次就诊时疾病的发生、发展、变化过程及诊治经过。现病史包括以下4个方面。

1. 起病情况 主要包括发病的时间、起病缓急、病因和诱因、最初的症状及其特点，曾做过何种处理等。询问患者的起病情况，对于辨识疾病的原因、部位及性质等具有重要的意义。

2. 病变过程 指患者从起病到就诊时的病情发展变化情况。如发病后症状的性质、程度有何变化，何时加重或减轻，何时出现新的症状，病情变化有无规律等。通过询问病程经过，有助于了解疾病的病机演变情况及发展趋势。

3. 诊治经过 指患者患病后至此次就诊前所接受过的诊断与治疗情况。了解患者的既往诊治情况，对当前的诊断和治疗有重要的参考和借鉴作用。

4. 现在症 指患者就诊时所感到的一切痛苦和不适，既是问诊的重要内容，也是辨病与辨证的基本依据。现在症包含内容较多，在第三部分详细介绍。

（四）既往史

指患者的平素健康状况和既往患病情况。

1. 平素健康状况 患者平素的健康状况与当前所患疾病可能有一定联系，故可作为分析判断病情的参考依据。

2. 既往患病情况 指患者除本次所患疾病以外，过去所患过的其他疾病。患者过去所患疾病，可能与当前疾病有关系，因而具有一定的参考价值。询问既往史时，还应该了解患者过去有无手术史，对某些食物、药物或物品有无过敏史等。

（五）个人生活史

包括患者的生活经历、平素的饮食起居、精神情志及婚育状况等。

1. 生活经历 包括出生地、居住地及经历地。某些地方病、传染病的流行区域，患者的居住环境和条件常与所患疾病相关。

2. 饮食起居 包括平时的饮食嗜好与生活起居习惯等。饮食偏嗜与不良的生活起居习惯可导致疾病的发生，也可能是疾病的表现，对分析患者的体质及判断疾病的性质有一定意义。

3. 精神情志 不良的情志刺激，可导致气血阴阳的变化和脏腑功能的紊乱，从而引发疾病，故有“百病皆生于气”之说。了解患者的精神情志，对判断病证性质有一定意义。

4. 婚育状况 对成年男女应询问其有无性生活史、有无生育等，有助于判断病证性质，尤其女性“经带胎产”中，胎、产与婚育情况密切相关。

（六）家族史

指与患者有血缘关系的直系亲属、接触密切的亲属的健康与患病情况。询问家族史，有助于某些遗传性疾病和传染性疾病的诊断。

临床要根据首诊、复诊或住院、门诊患者的不同，分别有所侧重。首诊患者一般要进行全面的问诊，而复诊患者主要侧重询问用药前后的病情变化，包括哪些症状改善或消失，哪些症状没有变化，哪些新出现的症状，用药后效果如何等。门诊患者的询问内容比住院患者简略。

三、问现在症

清代医家陈修园修改编成了“十问歌”，即：“一问寒热二问汗，三问头身四问便，五问饮食六胸腹，七聋八渴俱当辨，九问旧病十问因，再兼服药参机变，妇女尤必问经期，迟速闭崩皆可见，再添片语告儿科，天花麻疹俱占验。”

（一）问寒热

1. 问诊要点 问寒热是指询问患者有无怕冷或发热的感觉。

“寒”指患者自觉怕冷的感觉。临床根据怕冷表现的不同特点，分为恶寒、恶风、寒战、畏寒 4 种不同的情况。

恶寒指患者感觉怕冷，加衣覆被或近火取暖不能缓解；恶风指患者遇风觉冷，避之则缓，常较恶寒为轻；寒战指患者恶寒严重，并伴有全身发抖者；畏寒指患者感觉怕冷，加衣覆被或近火取暖可以缓解。

“热”即发热，包括患者的体温高于正常，或虽体温正常，但患者自觉全身或某些局部（如手足心等）有发热感觉等。

问寒热应首先询问患者有无怕冷或发热的症状，如有寒热症状，则应进一步询问怕冷与发热是否有联系，寒热出现的时间、轻重、特点、持续时间及其有关兼症等。

2. 问寒热内容 临床常见的寒热症状有恶寒发热、但寒不热、但热不寒、寒热往来 4 种类型。

（1）恶寒发热：指患者恶寒与发热同时出现。常见于外感病的初期阶段，是判断表证的重要依据。

1）恶寒重发热轻：多见于外感寒邪所致的表寒证。常伴有鼻塞、流清涕，无汗，头身疼痛，脉浮紧等症。

2）发热重恶寒轻：多见于外感热邪所致的表热证。常伴有汗出、咽喉肿痛、脉浮数等症。

3）发热轻而恶风：多见于外感风邪所致的伤风表证，又称风邪袭表证。常伴有汗出、脉浮缓等症。

（2）但寒不热：指患者只感觉怕冷而不觉发热的症状，多见于阴盛或阳虚所致的寒证。根据发病的缓急、病程的长短，可分为如下类型。

1）新病恶寒：指患者新病即感觉恶寒肢冷而无发热的症状。可见于表寒证初期尚未发热之时，或为寒邪直中脏腑的里实寒证。若患者感寒后恶寒，伴有鼻塞流清涕，头身疼痛，脉浮紧者，为外感初期，寒邪外束，肌表失温所致。若患者突感恶寒肢冷，伴脘腹冷痛，喜温拒按，或咳喘痰鸣，脉沉迟有力者，属里实寒证，多因寒邪直接侵袭机体，阳气被遏，肌表不得温煦所致。

2）久病畏寒：指患者常畏寒肢冷，得温则缓，常伴有神疲面白，脘腹冷痛隐隐，喜温喜按，少气懒言，舌淡嫩，脉沉迟无力者，属于里虚寒证，多因体弱或久病伤阳，使阳气虚衰，形体失于温煦所致。

（3）但热不寒：指患者只感发热，而不觉怕冷，甚则恶热的症状，多见于里热证。根据发热的轻重、时间、特点不同，可分为壮热、潮热、微热 3 种类型。

1）壮热：身发高热（体温 39℃以上），持续不退，不恶寒，反恶热者，称为壮热。常伴有面赤、烦渴、大汗出、舌红苔黄、脉洪大等症。属里实热证，常见于温病气分证，或伤寒病阳明经证等。

2）潮热：定时发热，或定时热甚，如潮汐之有定时者，称为潮热。根据发热的特征和病机不同，临床常见有以下 3 种情况。①阳明潮热：热势较高，日晡（申时，下午 3～5 时）热甚，亦称为“日晡潮热”。兼有腹胀腹满、疼痛拒按、便秘、舌红苔黄厚干燥等症，见于伤寒病阳明腑实证。②阴虚潮热：午后、夜间低热，伴见形体消瘦、五心烦热、颧红盗汗、舌红少苔等症，严重者自觉有热自骨内向外蒸发之感，称为“骨蒸潮热”，见于阴虚内热证，因阴虚不能制阳，虚热内生所致。③湿温潮热：患者身热不扬（肌肤初扪不觉热，扪之稍久，即感灼手），午后尤甚，伴有身重、脘痞、苔腻等症，常见于湿温病，系湿热蕴结，湿遏热伏所致。

3）微热：又称低热，指热势不高（多在 37～38℃），或仅自觉发热，体温不高者。一般来说，凡微热者，发热时间比较长，多属内伤所致，常见如下 4 种类型。①气虚发热：长期微热，烦劳则甚，伴有神疲乏力、少气懒言、自汗、脉虚等症，系脾虚气陷，清阳不升，郁而发热所致。②阴虚发热：长期微热，午后、夜间热甚，多因阴虚不能制阳，虚热内生所致。③气郁发热：情志不舒，时有微热，伴有急躁易怒、胁肋胀痛、脉弦等症，多因情志不畅，肝气郁结化火所致。④血瘀发热：长期微热，伴有面色黧黑、口唇紫暗、肌肤干涩、舌色紫暗、脉涩等症，多因瘀血久留不散，郁久化热所致。

（4）寒热往来：指恶寒和发热交替发作，为邪正相争于半表半里，互为进退的病理反应，可见于少阳病和疟疾。临床常见以下 2 种类型。

1）寒热往来，发无定时：指患者寒热交替出现，发作无时间规律者。常伴有口苦咽干、目眩、胸胁满闷、神情默默、不欲饮食、脉弦等症，见于伤寒病少阳证，因病邪侵入少阳，正邪相争所致。

2）寒热往来，发有定时：指寒战和高热交替发作，一日一作，或两三日一作，有时间规律，并伴有剧烈头痛、口渴多汗等症，见于疟疾病。

（二）问汗

1. 问诊要点 问汗是指询问患者有无汗出异常的情况。

若全身或身体的某些局部，当汗出而无汗，不当汗出而汗多者，均属病理现象。异常汗出与所感受病邪的性质、机体阳气的盛衰、津液的盈亏及腠理的开合状态等多种因素有关，因此，询问患者汗的情况时，应着重询问有无汗出，汗出的时间、部位、多少及伴见症状等。

2. 问汗内容

（1）无汗：指患者当汗出而不出汗的表现。在疾病过程中，可表现为全身或某些局部无汗，主要表现为以下 3 种情况。

1）表证无汗：多见于外感风寒之邪所致的表实寒证。常伴有恶寒重发热轻、头身痛、鼻塞、流清涕、脉浮紧等症。

2）里证无汗：若新病里证无汗，多为阴寒内盛，久病里证无汗，多属阳气虚衰。

3）局部无汗：多表现为或左或右，或上或下之半身无汗。常见于中风、痿病和截瘫的患者。

（2）有汗：指患者不当汗出而汗出，或汗出较多的表现。常见以下 5 种情况。

1）表证有汗：多见于外感所致风邪袭表证和风热表证

2）里证有汗：里证汗出异常，临床常见有以下情况；①自汗，指醒时汗出较多，活动尤甚，常见于气虚、阳虚证；②盗汗，指入睡后汗出，醒则汗止者，多见阴虚证。

3）大汗：指汗出量多者，可见于以下几种情况。①蒸蒸大汗，并见壮热、烦躁者，属里实热证；②久病或重病，大汗不止，汗出清冷，并见面色苍白，四肢厥冷，脉微欲绝等，属亡阳证；③久病、重病，汗出热而黏，并见身热躁扰，烦渴，尿少，脉细数或疾等，属亡阴证。

4）战汗：指先见全身寒冷战栗，而后汗出者。提示邪正剧争，常为病情变化的转折点，多见于外感热病中。若汗出热退，脉静身凉，是邪去正复之佳兆；反之，汗出而身热不减，烦躁不安，脉来急疾，是邪盛正衰的危候。

5）局部有汗：指身体某些局部汗出异常，临床常见以下 4 种情况。①头汗，指仅头部或头项部出汗较多者，或称“但头汗出”，其常见原因如下：上焦热盛，邪热迫津外泄；中焦湿热，湿郁热蒸，逼津上越；气脱不固，元气将脱，虚阳上越，津随阳泄。若进食辛辣、热汤，或饮酒时出现头汗较多者，不属病态。②心胸汗，指心胸部汗出或出汗较多者。心胸汗多，伴见心悸失眠、食少便溏、神疲倦怠等，属心脾两虚；心胸汗多，伴见心悸心烦、失眠多梦、腰膝酸软等，属心肾不交。③手足心汗，指手足心汗出过多者，其常见原因有：阴经郁热熏蒸；中焦湿热郁蒸；脾虚失运，津液旁达四肢；阳明燥热内结，热蒸汗出。④阴汗，指男女外阴部及其周围汗出过多者，多因下焦湿热郁蒸所致。

（三）问疼痛

1. 问诊要点 疼痛是临床最为常见的自觉症状之一，疼痛有虚、实两类：所谓“不通则痛”，其痛势较剧，持续时间长，痛而拒按；所谓“不荣则痛”，其痛势较缓，时痛时止，痛而喜按。

临床上问疼痛时，应注意询问疼痛的性质、部位、程度、时间、喜恶和兼症等，有助于辨析疼痛产生的原因。机体的各个部位分别与脏腑经络相联系，通过询问患者疼痛的部位，可以测知病变所在的脏腑经络。

2. 问疼痛内容

（1）疼痛的性质

1）胀痛：指疼痛带有胀满的感觉，多为气滞所致。但头目胀痛，多属肝阳上亢或肝火上炎。

2）刺痛：指疼痛尖锐如针刺之感，以头部及胸胁、脘腹等处较为常见，多为瘀血阻滞所致。

3）窜痛：指疼痛的部位游走不定，或走窜攻痛。若胸胁脘腹疼痛而走窜不定者，称为窜痛，多因肝郁气滞所致；若肢体关节疼痛而游走不定者，称为游走痛，多见于风痹（又称行痹）。

4）固定痛：指疼痛部位固定不移。胸胁、脘腹等处固定作痛，多属瘀血内阻所致；肢体关节疼痛固定不移，多因寒湿阻滞所致，多见于寒痹（又称痛痹）、湿痹（又称着痹）等。

5）冷痛：指疼痛伴有冷感，痛而喜暖，是寒证疼痛的特点。须分清其虚实属性。

6）灼痛：指疼痛伴有灼热感，痛而喜凉，是热证疼痛的特点。多因火邪窜络，阳热熏灼，或阴虚火旺，灼伤络脉所致，须分清其虚实属性。

7）重痛：指疼痛伴有沉重感，多因湿邪困阻气机所致。常见于头部、四肢及腰部。如肢体关节重痛，多见于湿痹。

8）闷痛：指疼痛带有满闷、憋闷的感觉，多见于胸部，为痰浊内阻心肺所致。

9）绞痛：指疼痛剧烈如刀绞，多因瘀血、结石、虫积等有形实邪阻闭气机，或寒邪凝闭气机所致。如心脉痹阻引起的真心痛，结石阻塞尿路引起的腰腹痛，寒邪犯胃所致胃脘痛等。

10）掣痛：指疼痛伴有抽掣牵引之感，又称引痛、彻痛。多因筋脉失养或阻滞不通所致。如胸痛彻背、背痛彻胸，见于瘀阻心脉的真心痛；小腿掣痛，可因寒凝经脉或肝血不足所致。

11）酸痛：指疼痛伴有酸楚不适之感。常见于四肢、腰背的关节或肌肉部位。多因风湿侵袭，气血运行不畅；或肾虚、气血不足，关节肌肉失养所致。

12）隐痛：指痛势较缓，尚可忍耐，但绵绵不休。常见于头、脘腹、胁肋、腰背、少腹等部位，多因精血亏虚，或阳气不足，脏腑经络失养所致。

13）空痛：指疼痛且有空虚之感。常见于头部、腰腹部等，多因脑髓空虚，肾精不足，或气血亏虚，组织器官失养所致。

（2）疼痛的部位

1）头痛：指整个头部或头的某一部位疼痛。外感或内伤、虚证或实证，均可导致头痛。临床可根据头痛的具体部位，确定病变所属经络。如后脑痛连项背者，属太阳经；两侧头痛者，属少阳经；前额连眉棱骨痛者，属阳明经；颠顶痛者，属厥阴经等。

2）胸痛：指胸部正中或偏于一侧疼痛，应注意分辨胸痛的确切部位。如胸前虚里（心前区心尖搏动处）作痛，痛引肩背内臂者，病位在心；胸膺部位作痛，兼有咳喘者，病位在肺。临床应结合疼痛的性质与兼症，综合分析病因。

3）胁痛：指胁肋部的一侧或两侧疼痛。多与肝胆病变有关。

4）胃脘痛：胃脘是指上腹部胃腑所在部位，胃脘疼痛多与胃病相关。一般进食后痛势缓解者，多属虚证；进食后加剧者，多属实证。

5）腹痛：指剑突以下，耻骨毛际以上的部位（胃脘部除外）发生疼痛。询问腹痛时，首先要查明疼痛的确切部位，以判断病变所在脏腑。脐以上为大腹，疼痛多为脾病；脐以下至耻骨毛际以上正中为小腹，痛属膀胱、胞宫、大小肠病变；小腹两侧为少腹，痛属足厥阴肝经。其次，应结合腹痛性质，确定病性的寒热虚实。

6）背痛：指躯干后部上平大椎，下至季肋的部位发生的疼痛。背部中央为脊骨，督脉贯脊行于正中，脊背两侧为足太阳膀胱经所过之处，两肩背部又有手三阳经分布。

7）腰痛：指腰脊正中，或腰部两侧疼痛。腰为肾之府，故腰痛多考虑肾及周围组织的病变。

8）四肢痛：指四肢的肌肉、筋脉、关节等部位疼痛。常见于风寒湿侵袭肢体关节所致的痹病，临证时应注意询问其性质及兼症进行综合分析。

9）周身痛：指头身、腰背、四肢均觉疼痛。临床应注意询问其发病的时间，病程的长短。若新病周身痛，多属实证，常因感受风寒湿邪，经气不利所致；若久病卧床不起而周身疼痛，多属虚证，因气血亏虚，筋脉失养所致。

（四）问头身胸腹不适

是指询问头、身、胸、腹等部位除疼痛以外的其他症状。临床常见表现有眩晕、耳鸣、耳聋、目痒、目痛、目昏、雀盲、胸闷、心悸、胁胀、脘痞、腹胀、身重、麻木、疲乏等。

1. 问诊要点 各症状均可由多种原因引起，故询问时应注意了解各症状的特征、轻重、伴见症状及可能的原因或诱因等，加以综合辨析。

2. 问头身胸腹不适内容

（1）眩晕：指以目眩与头晕为主要表现的病症。目眩指眼前昏暗发黑，或眼冒金花，或眼前如有蚊蝇飞舞；头晕指患者自觉头脑有昏晕之感，轻者闭目即止，重者则感觉自身或景物旋转，如坐舟车，站立不稳。二者常同时并见，故统称为眩晕。

（2）耳鸣：指自觉耳内鸣响，重者影响听觉。耳鸣有虚实之分。一般来说，若突发耳鸣，响亮如潮涌，按之鸣声不减或加重者，多属实证，常因肝胆火热上扰清窍，或痰瘀阻滞清窍所致。若渐觉耳鸣，低微如蝉鸣，按之鸣声减轻或暂停者，多属虚证，常因肝肾阴虚，或肾精亏虚，髓海不充，耳窍失养，或脾虚气陷所致。

（3）耳聋：指听力减退，甚者听觉丧失。一般新病暴聋者，多属实证，常由肝胆火逆，上壅于耳；或温热之邪上袭，蒙蔽清窍所致，也可见于外伤。若久病渐聋者，多属于虚证，多因精气虚衰，耳窍失聪所致。此外，年老之人双耳渐聋，为气虚精衰所致。

（4）目痒、目痛：指眼睑、眦内或目珠有痒感或疼痛，轻者揉拭则止，重者痒痛难忍。

（5）目昏、雀盲：视物昏花不明，模糊不清者，称目昏；若明亮处视力正常，骤然至昏暗处则视物不清，夜间尤甚，如雀之盲，称为雀盲（或称雀目、鸡盲、夜盲）。目昏与雀盲，均为不同程度的视力减退，其病因病机基本相同，多由肝血不足，肾精亏虚，目失充养所致，常见于年老或体弱之人。

（6）胸闷：指胸部有痞塞、满闷之感，又称胸痞。胸闷多与心、肺气机不畅有关。

（7）心悸：指患者自觉心慌，悸动不安，甚则不能自主的症状。其中因惊而发，或心悸易惊，恐惧不安，时发时止者，称为惊悸，病情较轻；若心跳剧烈，上至心胸，下达脐腹，常于活动后加重，持续时间较长者，称为怔忡，多由内虚所致，全身情况较差，病情较重。

（8）胁胀：指一侧或两侧胁部胀满不适。胁胀多见于肝胆的病变。

（9）脘痞：指胃脘满闷，如物窒塞，又称脘闷。脘痞多为脾胃病变的反映，常因气机阻滞所致。

（10）腹胀：指自觉腹部胀满不舒，或伴腹部膨隆者。若腹胀时减且喜按，多因脾胃虚弱，失于健运所致；腹部持续胀满不减而拒按者，多因食积胃肠或实热内结，阻塞气机所致；若腹胀如鼓，皮色青黄，腹壁青筋暴露者，病属鼓胀，多因肝、脾、肾三脏受损，气滞、血瘀、水停腹中而成。

（11）身重：指身体沉重，或有如负重物的感觉。多因湿邪内阻，或脾气亏虚，亦可因温热之邪，耗伤气阴所致。

（12）麻木：指肌肤感觉减退，甚至消失，也称不仁。多见于头面、四肢等部位，多因气血亏虚，肝风内动或痰瘀阻络所致。

（13）疲乏：指周身或肢体困倦乏力，懈怠懒动。多因精血亏虚，机体失养；或气虚阳衰，形体失充所致；也可见于气郁或湿困。

（五）问饮食口味

1. 问诊要点

（1）问口渴与饮水：口渴指口中干渴的感觉。饮水指饮水的欲望和饮量的多少。口渴与饮水的情况，与脏腑的气化功能及津液的盈亏和输布密切相关。询问口渴与饮水情况，应注意了解有无口渴、饮水的多少、喜冷喜热，由此了解体内津液的盛衰、输布情况以及病证的寒热虚实。

（2）问食欲与食量：食欲指进食的要求和进食的欣快感，食量指进食量的多少。食欲和食量，主要与脾、胃的功能状态密切相关。询问患者食欲与食量，应注意了解有无食欲、食量多少、对食物的喜恶等，对于判断脾胃及相关脏腑的功能强弱，以及疾病的预后转归具有重要意义。

（3）问口味：口味指口中有无异常的味觉。口味异常，常是脾胃功能失常或其他脏腑病变的反映。

2. 问饮食口味内容

（1）问口渴与饮水

1）口不渴：指没有口渴的感觉。提示体内津液未伤，多见于寒证、湿证，或无明显燥热病证。

2）口渴欲饮：指口干口渴且欲饮水。提示体内津液已伤，多见于燥证、热证。

3）渴不多饮：指虽口干口渴，但不欲饮水或饮水不多，多是津液损伤较轻，或津液未伤，但输布障碍而不能上承，其常见原因如下。①若口燥咽干而不多饮，兼潮热颧红，盗汗，舌红少津者，属阴虚证。阴液不足则口干，虚热耗津较少，故不多饮。②若渴不欲饮，兼身热不扬，头身困重，脘闷苔腻者，属湿热证。热邪伤津则口渴，湿邪类水故不欲饮。③若渴喜热饮，饮水不多，或水入即吐者，多属痰饮内停，或阳气虚弱。饮停阳弱，津液不得气化上承，则口渴喜热饮，饮水不多；饮停于胃，和降失司，故水入即吐。④若口干但欲漱水而不欲咽，兼舌紫暗或有瘀斑者，多属瘀血内阻。瘀血阻内，气不化津，津不上承，则口干，因非津亏，故仅欲漱水润口而不欲下咽。⑤口渴饮水不多，也可见于温病营分证。热必耗津，故口渴，邪热入营，蒸腾营阴上承，故不甚渴饮。

（2）问食欲与食量

1）食欲减退：指食欲不振，不思饮食，或食之无味，食量减少，甚至无饥饿感和进食要求，又称不欲食、纳呆、纳少或纳差。若新病食欲减退，伴有头身困重，脘痞腹胀，舌苔厚腻者，多见于湿盛困脾；久病食欲减退，兼有腹胀便溏，神疲倦怠，舌淡脉虚者，多属脾胃虚弱。

2）厌食：指厌恶食物，或恶闻食味，又称恶食。厌食兼有嗳气酸腐，脘腹胀满，舌苔厚腻者，多属饮食停滞胃脘，腐熟功能失常。厌食油腻之物，兼脘腹痞闷，呕恶便溏，肢体困重者，多属脾胃湿热；若厌食油腻厚味，伴胁肋胀满灼痛，口苦泛呕，身目发黄者，多为肝胆湿热。妊娠早期，若有择食或厌食反应，属生理现象。若反复出现恶心呕吐、厌食，甚至食入即吐者，为“妊娠恶阻”，因妊娠后冲脉之气上逆，影响胃之和降所致。

3）消谷善饥：指食欲过于旺盛，食量增多，食后不久即感饥饿者，又称多食易饥。若多食易饥，兼见口渴心烦，口臭便秘者，为胃火亢盛；若兼见多饮多尿，形体消瘦者，属消渴病，多因胃肾阴虚火旺所致；若兼大便溏泄者，多属胃强脾弱。

4）饥不欲食：指虽有饥饿感，但不欲进食，或进食不多。多因胃阴不足，虚火内扰所致。

5）偏嗜食物或异物：偏嗜食物指嗜食某种食物。偏嗜异物指对非食物之类的偏嗜现象。若嗜食泥土、生米、纸张等异物，兼见消瘦，腹胀腹痛者，多见于虫积。常见于小儿，因饮食不洁，虫卵入腹生虫，使脾胃纳运失常所致。

此外，若久病或重病患者，本不欲食，甚至不能食，突然索食或暴食，称为“除中”，是中气衰败，脾胃之气将绝的危象。

（3）问口味

1）口淡：指饮食无味，常伴有食欲减退。多属脾胃气虚。

2）口苦：指口中味苦，多因肝胆火盛，或肝胆湿热内蕴，以致胆气上逆所致。

3）口甜：指口中味甜，多见于脾气亏虚或脾胃湿热。脾气亏虚者，多口甜而涎沫稀薄；脾胃湿热者，多口甜而黏腻不爽。

4）口酸：指口中味酸，多见于肝胃不和或伤食等。

5）口咸：指口中味咸，多与肾虚、寒水上泛相关。

6）口涩：指口中涩滞，如食生柿子之感，多为燥热伤津，或脏腑阳热偏盛，气火上逆所致。

7）口黏腻：指口中黏腻不爽，常伴舌苔厚腻，多由湿浊、痰饮、食积所致。口黏腻常与味觉异常同见，如黏腻而甜，多为脾胃湿热；黏腻而苦，多属肝胆湿热。

（六）问睡眠

1. 问诊要点

（1）问失眠

1）问失眠表现特点：是否不易入睡，或睡后易醒，或睡中惊醒，或多梦甚至彻夜不眠的症状表现。

2）问睡眠时长以及次日精神状态如何：注意不能单纯以睡眠时长判断是否失眠，因为睡眠时长存在个体差异性，且与年龄大小相关。睡眠总时长够，但是睡眠不深，次日精神状态不佳亦应考虑失眠情况。

3）问病因或诱因：询问失眠的病因或诱因，以便综合判断。若因近日确有心事睡不着或因为喝了咖啡、茶等物而临时睡眠不佳可针对诱因解除。若因劳神太过暗耗心血，多提示病位在心；若是七情过极，气郁化火，多提示病位在肝。

4）问兼症：不同兼症提示不同病机。引起失眠的原因为阴虚阳盛，阳不入阴。主要有虚实两方面：虚证为营血亏虚或阴虚火旺或心胆气虚；实证为邪气干扰或食积胃脘。

（2）问嗜睡

1）问嗜睡特点：是否神疲困倦，不分昼夜，睡意很浓，经常不由自主入睡。是否夜间正常睡眠，白天依然睡意浓浓。若夜间没有正常睡眠而白天犯困则不属于嗜睡表现。

2）问时间特点：如整日都睡意很浓还是饭后神疲困倦易睡。

3）问是否呼之则应：呼之则应，神志清醒为嗜睡。

4）问兼症：不同兼症提示不同病机。引起嗜睡的原因多为阳虚阴盛。困倦嗜睡，兼头目昏沉、胸闷脘痞、肢体困重提示痰湿困脾。饭后困倦嗜睡，兼食少纳呆提示脾气虚弱。困倦嗜睡，兼神志朦胧、肢冷脉微提示心肾阳虚、阴寒内盛。大病之后嗜睡提示正气未复。

2. 问睡眠内容

（1）问失眠：通过失眠表现特点与兼症辨析，可提示相应临床意义。如心烦不寐，入睡困难，兼腰膝酸软提示心肾不交。心悸难寐，睡后易醒，容易早醒，兼食少便溏提示心脾两虚。睡眠易惊，甚至不能独自安卧，兼胆怯易惊提示心胆气虚；睡眠易惊，兼口苦、胸胁满闷、舌红苔黄腻提示胆郁痰扰。入睡困难，甚至彻夜不眠，兼心烦易怒、头晕头胀、目赤耳鸣、便秘尿赤提示心肝火旺。

（2）问嗜睡：嗜睡与昏睡的鉴别。呼之能醒，言语问答正常，神志清为嗜睡。呼之不醒，强行唤醒而言语无序或不能正确回答问题，神志模糊不清为昏睡。

（七）问二便

1. 问诊要点

（1）问大便

1）问便次：正常大便每日1～2次，或两日1次，有规律。大便次数的异常有便秘和泄泻。但便秘不仅指大便次数的减少，还包括大便燥结、排便困难或排便时间延长。泄泻是指大便次数增多，便质稀不成形甚至如水样。

2）问便色：正常大便色黄。大便黄褐而臭，兼舌苔黄腻多为大肠湿热。大便色灰白，多见于黄疸。大便脓血或伴有黏液，多为痢疾或肠癌。

3）问便质：正常大便不干不稀，质软成形。除了太干太稀，便质改变还有完谷不化、溏结不调和便血。

4）问排便感：正常排便时没有不适的感觉，排便感异常包括肛门灼热、里急后重、排便不爽、滑泻失禁、肛门重坠。其中里急后重指腹痛急迫、时时欲泻、却肛门重坠、便出不爽，多为大肠湿热，肠道气滞，可见于痢疾。

5）问兼症：便秘有寒热虚实之分，不同兼症可以提示相应病机。泄泻亦有虚实之分，与脾虚、湿盛关系密切。

（2）问小便

1）问尿量：常人一天尿量在1000～2000mL，受饮水、温度、汗出、年龄等因素影响。尿量异常包括尿量增多、尿量减少。尿量增多指每天的尿量比正常明显增多，多见于虚寒证和消渴病。尿量减少指每天的尿量比正常明显减少，多为津液不足或水肿病。

2）问尿次：常人一般情况，白天小便4～6次，夜间0～2次，受饮水、温度、汗出、年龄等因素影响。尿次异常包括小便频数和癃闭。小便频数指小便次数明显增多，经常想小便的症状。多因膀胱湿热或肾气不固。癃闭指小便减少，排尿困难，多因湿热下注、瘀血内阻、结石阻塞或肾阳不足。

3）问尿色质。尿色质异常包括小便清长、小便短黄、尿中带血、小便浑浊、尿中有砂石。小便清长指小便色清量多，多见于寒证。小便短黄指小便色黄而量少，多见于热证。尿中带血指小便中带有血液，甚至血块，若小便黄赤兼心烦口渴，多因热伤膀胱血络，或心火下移小肠。若尿血日久，兼面色萎黄，少气懒言，或见皮肤紫斑，多为脾不统血。若久病尿血，兼头晕耳鸣，腰膝酸痛，多为肾气不固。小便浑浊指小便如膏脂或米泔的症状。若小便浑浊如膏脂，苔黄腻，脉滑数者，为膏淋，多为湿热下注膀胱。若小便浑浊如米泔，兼小腹坠胀，面色淡，神疲乏力，劳则亦甚，属中气下陷。尿中有砂石指小便中夹有砂石，兼小便短赤疼痛，或有尿血，属石淋，多因膀胱湿热，结为砂石。

4）问排尿感：排尿感异常包括小便涩痛、余沥不尽、小便失禁与遗尿。小便涩痛指排尿时自觉尿道疼痛，涩滞不畅，多见于淋病，为膀胱湿所致。余沥不尽指排尿后仍有小便点滴不尽，多见肾阳虚、肾气不固。小便失禁指患者神志清醒时小便不能控制，多为肾气亏虚，亦有因尿路损伤，或瘀血、湿热阻滞膀胱。若患者神志不清而见小便失禁，属病危。遗尿指睡眠中经常不自主排尿，多为肾气未充，或肾气亏虚。

2. 问二便内容

（1）问大便内容

1）便次异常，见表 1-3-1。

表 1-3-1　便次异常的类型及意义

便次异常	兼症	临床意义
便秘	腹胀痛拒按，口渴喜饮，舌苔黄燥	热结便秘
	口燥咽干，舌红少苔，脉细数	阴虚便秘
	面色无华，少气乏力，头晕目眩	气血亏虚
	面色苍白，手足不温，舌淡，脉沉迟	阳气虚衰，或阴寒内盛
泄泻	肠鸣腹痛，或伴恶寒发热	寒湿泄泻
	泻而不爽，气味臭秽，肛门灼热	湿热泄泻
	脘闷纳呆、大便中夹有不消化之物	伤食
	纳少腹胀喜按，面黄消瘦神疲	脾虚
	黎明前腹痛作泻，泻后则安，腰膝酸冷，形寒肢冷	脾肾阳虚
	腹痛作泻，泻后痛减，常因情志抑郁恼怒或精神紧张症状加重	肝郁乘脾

2）完谷不化与溏结不调：完谷不化指大便中夹杂有未消化的食物，多为脾肾阳虚或伤食。溏结不调指大便时干时稀，多属肝郁或脾虚。

3）远血与近血：便血有远血和近血之分。远血表现为先便后血，血暗红或紫黑，甚至色黑如柏油样。常为食道、胃等离肛门较远的部位出血，多为脾虚不摄血液，或瘀阻胃络。近血表现为先血后便或排便前后点滴而出，大便带血，血色鲜红。常为直肠或肛门附近的出血，多为大肠湿热，或大肠风燥，伤及血络。

（2）问小便

1）癃与闭：癃为小便不畅，点滴而出；闭为小便不通，点滴不出。

2）膏淋与石淋：膏淋为小便浑浊如膏脂，或尿时疼痛，舌苔黄腻，脉滑数者。石淋为尿中夹有砂石，兼见小便短赤疼痛，或有尿血者。

3）小便失禁与遗尿：小便失禁指患者神志正常时，小便不能随意控制而自行溢出的症状。遗尿指睡眠中常不由自主排尿的症状，多见于 3 岁以上小儿或老年人。

（八）问妇女

1. 问诊要点

（1）问月经

1）问月经周期：一般而言，女子 14 岁（当前有提前趋势）左右初潮，49 岁左右绝经。月经周期一般 28 天左右。月经周期指月经第一天到下次月经第一天相隔的时间。必要时问末次月经的时间。经期异常包括月经先期、月经后期和月经先后不定期。月经先期指连续 2 次以上，月经提前 7 天以上，多为血热妄行，或气虚不摄。月经后期指连续 2 次以上，月经错后超过 7 天，多为血虚或血瘀。月经先后不定期指连续 2 次以上，月经时而提前时而错后 7 天以上，也称经期错乱，多为肝气郁滞，或脾肾虚损，冲任失调。

2）问经量：正常月经行经天数 3～5 天，经量中等，一般 50～100mL。经量异常包括月经过多和月经过少。月经过多指经量较一般量明显增多的症状。多为血热，或气虚不固，或血瘀。月经过少指经量较一般量明显减少，甚至点滴即净。多为血虚，或寒凝、血瘀、痰阻所致。

3）问经色、质：正常月经颜色正红，质地不稀不稠，无血块。经色、质变化规律为：色淡质稀为血虚；色深质稠为血热；色暗紫有血块为寒凝、血瘀。

4）问是否痛经：痛经指行经期间或行经前后，出现阵发性下腹部疼痛或痛引腰骶，疼痛程度不一，呈周期性发作，也称行经腹痛。若经前或经期小腹胀痛、刺痛拒按，多为气滞血瘀；月经后阶段或经后小腹隐痛、空痛喜按，多为气血两虚；小腹灼痛拒按，兼平时带下黄稠臭秽，多为湿热蕴结；小腹冷痛，遇暖则缓，多为寒凝或阳虚。

（2）问带下

1）问带下量：正常情况下，妇女阴道内亦有少量无色、无臭的分泌物。带下量异常往往表现为带下明显过多，淋漓不尽。

2）问带下色、质与气味：正常带下无色无臭。带下色、质、味异常的规律：一般而言，带下色深、质稠、有臭，多为实热；质稀味腥，多为虚寒。带下色不同，有白带、黄带、赤白带。白带提示湿浊下注，黄带提示湿热或湿毒，赤白带提示肝经郁热，或湿毒蕴结，此外须除外癌瘤。

2. 问妇女内容

（1）月经过多与崩漏：月经过多，指在行经期间月经血量较一般量明显增多的症状。崩漏，指非行经期间阴道出血的症状。来势急，出血量多谓之崩；来势缓出血量少，但淋漓不尽谓之漏，统称崩漏。发病机理基本相同，常互相转化。崩漏形成的原因与月经过多相似，亦为气虚、血热、血瘀。

（2）月经过少与闭经、暗经：月经过少，指月经量较一般量明显减少，甚至点滴即净的症状。闭经，也称经闭，指女子超过 18 周岁月经尚未初潮（原发性闭经），或已行经，非妊娠期、非哺乳期，而又停经 3 个月以上的症状（继发性闭经）。闭经要与妊娠期、哺乳期、绝经期等生理性闭经，或青春期、更年期，偶尔因情绪、环境改变而出现一时性闭经加以区别。亦有部分少女初潮后，偶尔出现月经不至，无其他不适，不作闭经论。病理性闭经多因脾肾亏虚，冲任不足，或寒凝、气滞血瘀，或痰阻胞宫。暗经，指女子终身不行月经但仍能正常孕育的现象。

（3）病理性带下与生理性带下：病理性带下，表现为带下明显过多，淋漓不尽，或带下色、质与气味异常。生理性带下，表现为带下少量无色、无臭，此外在月经期前后、排卵期和妊娠期，带下量会略有增加。

四、注意事项

1. 诊室环境安静：医患交流必须要有安静的诊室环境，避免各种干扰因素，以便医生静心凝神、正确而全面地获取真实的病情资料，同时也有利于患者坦诚、充分地叙述病情及各种感受，尤其对于有隐私的患者更为必要。

2. 态度和蔼认真：医生要关心和理解患者，态度和蔼而耐心、细致，在问及隐私问题时严肃、认真地说明询问的必要性，消除患者的思想负担，使其愿意主动陈述真实病情。

3. 语言通俗易懂：问诊时可采用普通话或当地方言，须达到与患者沟通交流无障碍。语言要通俗易懂，忌用医学术语，以免患者不能正确理解而随意应答。

4. 避免暗示或诱导：临床遇到患者叙述病情不够清楚、全面时，可适当进行启发式提问，但不能凭主观意愿去暗示或诱导患者，以免所获病情资料片面、失真。

5. 反应平和恰当：注意观察患者的面部表情、身体姿势等，予以及时、适当的语言或非语言方式反馈，切忌有悲观、惊讶的语言或表情反应，切忌敷衍了事等。

6. 主次分明：对于危急重症，询问患者或陪诊者应简明扼要，重点检查，以便争取时间，迅速积极采取抢救措施。待病情缓解后再详细询问，切不可机械地苛求完整记录而延误抢救时机，造成不良后果。

五、问诊病案举例

黄某，女，67 岁。2 年前开始出现大便稀，次数多，曾服用多种西药中药，时好时坏。近 1 个月来开空调后开始出现大便次数日 7～8 次，不成形。大便前矢气腹痛，便后缓解。伴有畏寒肢冷，易出汗，口不渴饮，纳差，腰酸膝软，尿频。舌质淡紫胖大有齿痕，苔白滑，脉沉缓。

思考题：

1. 请学生分组演示该病案的问诊过程。
2. 请提炼该病案主诉。
3. 根据病情资料辨证为何证并分析。

参考答案：

1. 演示该病案的问诊过程

医生：您好！您哪里不舒服？

患者：我经常拉肚子。

医生：多长时间了？

患者：很长时间了，大概 2 年前就开始了，大便次数多，还容易稀。

医生：治疗过吗？

患者：吃过多种西药中药，病情时好时坏。

医生：这次加重是什么时候，有什么诱因吗？

患者：这一个月来天气热开空调后开始出现拉肚子次数增多，大便不成形。

医生：每天大便几次？

患者：每天 7～8 次。

医生：排便前后有什么不舒服吗？

患者：大便前肚子会痛，屁多，拉完就好了。

医生：其他还有什么不舒服吗？

患者：平时怕冷手脚冷，腰酸腿没劲，容易出汗。

医生：嘴巴干吗？想喝水吗？

患者：嘴巴不干不想喝水。

医生：胃口怎么样？

患者：不太好。

医生：小便好吗？

患者：小便次数也多。

医生：舌头伸出来我看看（舌质淡紫胖大有齿痕，苔白滑）。

医生：来，把个脉（脉沉缓）。

2. 主诉

泄泻 2 年，加重伴畏寒肢冷 1 个月。

3. 辨证为脾肾阳虚

分析：该患者泄泻 2 年，久泻伤脾肾，纳差腹痛便稀病位在脾，腰酸膝软病位在肾。畏寒肢冷病性为阳虚。易出汗，口不渴饮，尿频，舌质淡紫胖大有齿痕，苔白滑，脉沉缓亦提示阳虚之象。综上，本病案辨证为脾肾阳虚。

第八节　切诊——脉诊

【学习目的】

1. 掌握　脉诊的操作要点与注意事项。

2. 熟悉 常见病理脉象的脉象特征及临床意义。

脉诊又称切脉、摸脉、按脉、把脉、持脉、候脉等，是医生运用手指对患者某些特定部位的浅表动脉进行切按，以脉动应指的形象，来了解身体状况，辨别病证的一种诊察方法。

一、操作要点

（一）诊脉的部位

诊脉的部位历史上有多种认识。有三部九候诊法（图 1-3-14）、人迎寸口相参合的诊法。东汉张仲景借鉴人迎、寸口脉相比较的方法，提出了“三部诊法”，即诊人迎、寸口、趺阳三脉。后经诸多医家理论的发展，临床诊疗过程的完善，“独取寸口”的“寸口诊法”（图 1-3-15）成为主流的切脉方法，也是现在应用最广的中医临床重要诊法之一。（图 1-3-16）常用寸口分候脏见表 1-3-2。

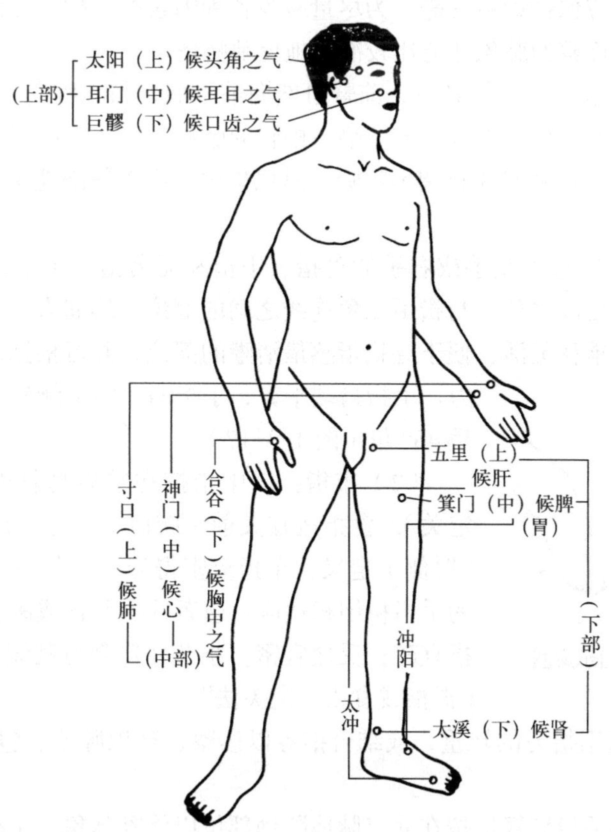

图 1-3-14 三部九候诊法示意图

表 1-3-2　常用寸口分候脏腑

寸口	寸	关	尺
左	心	肝	肾
右	肺	脾	肾

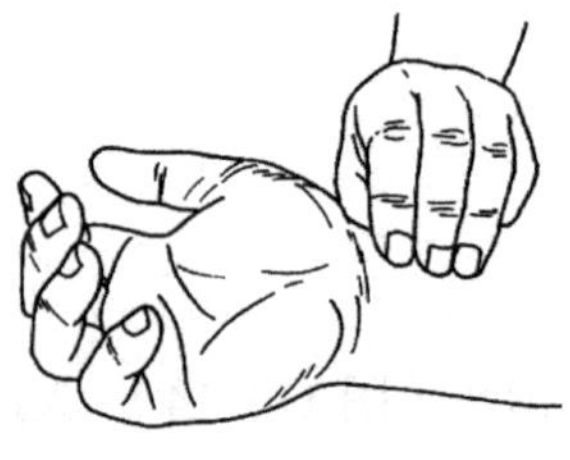

图 1-3-15　诊寸口脉

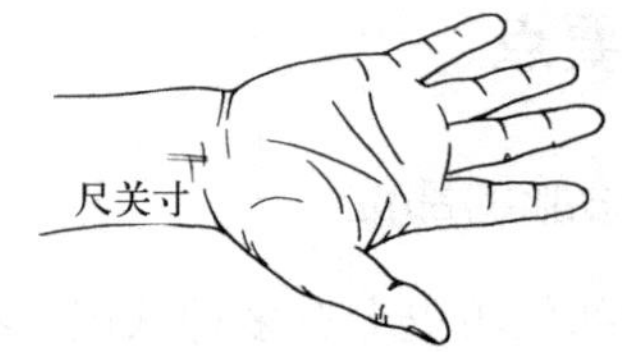

图 1-3-16　寸口脉寸关尺示意图

（二）诊脉方法

1. 时间　清晨为最佳诊脉时间，《素问》曰："诊法常以平旦"。但临床上一般难以实现。因此诊脉时应保持诊室安静。为尽量减少各种因素的干扰，在诊脉前必须要让患者稍作休息，这样诊察的脉象才能比较准确地反映病情。

2. 体位　患者取坐位或仰卧位，前臂自然向前平展，与心脏同一水平，手腕伸直，手掌向上，手指自然放松，在腕关节下垫一松软的脉枕，使寸口部充分暴露伸展。

3. 平息　医生在诊脉时注意调匀呼吸，思想集中，可以仔细地辨别脉象。

4. 指法

（1）选指：医生选用左手或右手的食指、中指和无名指三个手指指目诊察。指目即指尖和指腹交界棱起之处，与指甲二角连线之间的部位，形如人目，是手指触觉比较灵敏的部位，而且推移灵活，便于寻找指感最清晰的部位，并可根据需要适当地调节指力。手指指端平齐，手指略呈弓形倾斜，与受诊者体表约呈 45° 角（图 1-3-17）。

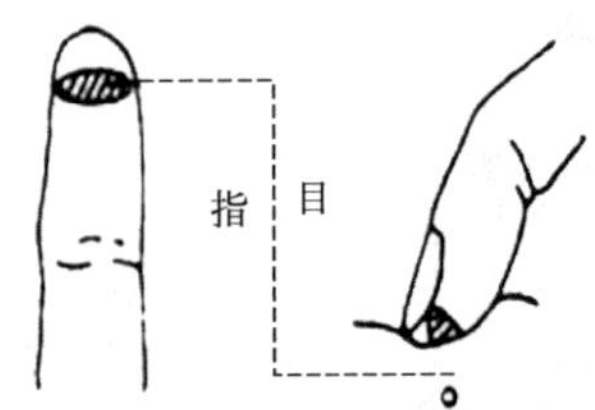

图 1-3-17　指目示意图

（2）布指：以中指按在掌后高骨内侧动脉处（中指定关），食指按在关前（腕侧）定寸，用无名指按在关后（肘侧）定尺。布指疏密得当，要与患者手臂长短和医生的手指粗细相适应。患者的手臂长或医者手指较细者，布指宜疏；反之宜密。小儿寸口部位甚短，一般多用"一指（拇指或食指）定关法"。

（3）运指：运用指力的轻重，或结合推寻以诊察、辨识脉象。包括有举、按、寻，总按和单按。

举：指医生的手指较轻地按在寸口脉搏跳动部位以体察脉象。用举的指法取脉又称"浮取"。

按：指医生手指用力较重，甚至按到筋骨以体察脉象。用按的指法取脉又称"沉取"。

寻：寻即寻找的意思，医生往往是用手指从轻到重，从重到轻，左右推寻；或在寸、关、尺三部仔细寻找脉动最明显的部位，或调节最适当的指力，以寻找脉动最明显的特征，统称“寻法”。如指力适中，不轻不重，按至肌肉而取脉的方法，亦称“寻”，是中取之意（图 1-3-18 ）。

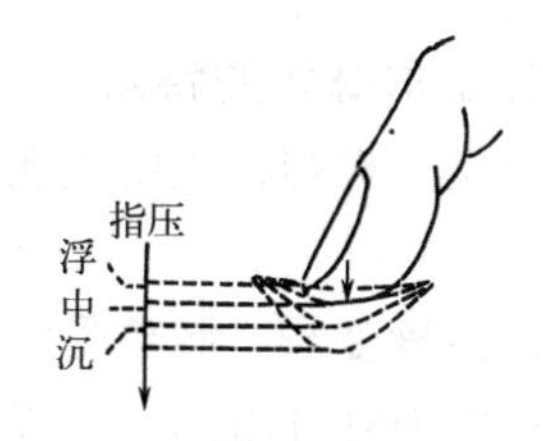

图 1-3-18 举、按、寻示意

总按：即三指用大小相等的指力同时诊脉的方法。从总体上辨别寸、关、尺三部和左右两手脉象的形态、脉位、脉力等。

单按：也称单诊，是用一个手指诊察一部脉象的方法。主要用于分别了解寸、关、尺各部脉象的位、次、形、势等变化特征。

5. 切脉时长 五十动是指医生对患者诊脉的时间一般不应少于 50 次脉搏跳动的时间。也就是一般每次诊脉每侧不少于 1 分钟，两侧以 3 分钟左右为宜。

二、脉诊内容

（一）脉象要素

构成各种脉象的主要因素大致归纳为脉位、至数、脉长、脉宽、脉力、脉律、流利度、紧张度 8 个方面。

1. 脉位 指脉动显现部位的浅深。脉位表浅为浮脉；脉位深沉为沉脉。

2. 至数 指脉搏的频率。正常成人一息脉来四五至为平脉，一息五至以上为数脉，一息不足四至为迟脉。

3. 脉长 指脉动应指的轴向范围长短，即脉动范围超越寸、关、尺三部称为长脉；应指不及三部，但见关部或寸、关部者均称为短脉。

4. 脉宽 指脉动应指的径向范围大小，即指下感觉到脉道的粗细。脉道宽大者为大脉，脉道狭小者为细脉。

5. 脉力 指脉搏的强弱。脉搏应指有力为实脉，应指无力为虚脉。

6. 脉律 指脉动节律的均匀度。其包括两个方面：一是脉动节律是否均匀，有无停歇；二是停歇的至数、时间是否规则。

7. 流利度 指脉搏来势的流利通畅程度。脉来流利圆滑者为滑脉；来势艰难，不流利者为涩脉。

8. 紧张度 指脉管的紧急或弛缓程度。脉的紧张度主要体现在脉长、张力和指下搏动变化情况。脉紧张度高如弦脉、紧脉；脉弛缓者可见于缓脉。

（二）正常脉象

1. 正常脉搏的形象特征 寸、关、尺三部皆有脉，不浮不沉，不快不慢，一息四五至，相当于 72～80 次 / 分（成年人），不大不小，从容和缓，节律一致，尺部沉取有一定的力量，并随生理活动、气候、季节和环境等的不同而有相应变化。

2. 正常脉象的特点 有胃，有神，有根。有胃，表现为指下具有从容、徐和、软滑的感觉。有神，主要表现为柔和有力、节律整齐。有根，主要表现为尺脉有力、沉取不绝。

3. 生理变异 脉象受年龄、性别、形体、生活起居和精神情志的影响，而且随着机体为适应内外环境的自身调节，可以出现各种生理性变异。

（1）四季气候：正常人可表现出与气候相应的春弦、夏洪、秋毛、冬石的四季脉象。

（2）地理环境：南方地处低下，气候偏温，空气湿润，人体肌腠疏松，脉多细软或略数；北方地势高峻，气候偏寒，空气干燥，人体肌腠紧缩，脉多表现沉实。

（3）性别：一般而言，女性的脉较男性的脉弱，且稍快，脉形较细。

（4）年龄：3 岁以内的小儿，一息七八至为平脉；5～6 岁的小儿，一息六至为平脉；青年人的脉象较大且有力，老年人脉象多弦。

（5）体质：身材高大者，脉较长；身材矮小者，脉较短。瘦人脉多浮；胖人脉多沉；运动员脉多缓而有力。由于体质禀赋差异，六脉沉细而无病者，称为六阴脉；六脉洪大而无病者，称为六阳脉，不属病脉。

（6）情志：恐惧、兴奋、忧虑、紧张等情绪的变化，常导致脉象的变异，例如，喜则伤心而脉多缓；怒则伤肝而脉多弦；恐则伤肾而脉多沉；惊则气乱而可脉动暂时无序等。

（7）劳逸：剧烈活动之后，脉多洪数急疾；入睡之后，脉多迟缓。长期从事体力劳动者与从事脑力劳动者比较，脉多大而有力。

（8）饮食：酒后、饭后脉稍数而有力；饥饿时脉多缓弱乏力。

（9）昼夜：总体而言，昼日脉象偏浮而有力，夜间脉象偏沉而细缓。

（10）脉位变异：少数人脉不见于寸口，而从尺部斜向手背，称为斜飞脉；若脉出现在寸口的背侧，称为反关脉。

（三）常见病理脉象

1. 浮脉

【脉象特征】轻取即得，重按稍减而不空，举之有余，按之不足。

【临床意义】一般见于表证，亦见于虚阳浮越证。

2. 沉脉

【脉象特征】轻取不应，重按始得，举之不足，按之有余。

【临床意义】主里证。有力为里实，无力为里虚。

3. 迟脉

【脉象特征】脉来迟慢，一息不足四至，相当于每分钟脉搏在 60 次以下。

【临床意义】多见于寒证，亦可见于邪热结聚之里实热证。

4. 数脉

【脉象特征】脉来急促，一息五六至。

【临床意义】多见于热证，亦见于里虚证。

5. 虚脉

【脉象特征】三部脉举之无力，按之空豁，应指松软。虚脉亦是无力脉象的总称。

【临床意义】见于虚证，多为气血两虚。

6. 实脉

【脉象特征】三部脉举按均充实有力，其势来去皆盛，应指愊愊。实脉亦为有力脉象的总称。

【临床意义】见于实证，亦见于常人。

7. 洪脉

【脉象特征】脉体宽大而浮，充实有力，来盛去衰，状若波涛汹涌。

【临床意义】多见于阳明气分热盛，亦主邪盛正衰。

8. 细脉

【脉象特征】脉细如线，但应指明显。

【临床意义】多见于虚证或湿证。

9. 滑脉

【脉象特征】往来流利，应指圆滑，如盘走珠。

【临床意义】多见于痰湿、食积和实热等病证。

10. 涩脉

【脉象特征】形细而行迟，往来艰涩不畅，脉势不匀。

【临床意义】多见于气滞、血瘀、痰食内停和精伤、血少。

11. 弦脉

【脉象特征】端直以长，如按琴弦。

【临床意义】多见于肝胆病、疼痛、痰饮等，或胃气衰败。

12. 紧脉

【脉象特征】脉来绷急弹指，状如牵绳转索。

【临床意义】多见于实寒证、疼痛、食积等。

13. 缓脉

【脉象特征】一息四至，来去缓怠。

【临床意义】多见于湿病，脾胃虚弱，亦可见于正常人。

14. 结脉

【脉象特征】脉来缓慢，时有中止，止无定数。

【临床意义】多见于阴盛气结、寒痰血瘀，亦可见于气血虚衰等证。

15. 代脉

【脉象特征】脉来一止，止有定数，良久方还。

【临床意义】见于脏气衰微，疼痛、惊恐、跌仆损伤等。

16. 促脉

【脉象特征】脉来数而时有一止，止无定数。

【临床意义】多见于阳盛实热、气血痰食停滞，亦见于脏气衰败。

17. 散脉

【脉象特征】浮散无根，稍按则无，至数不齐。

【临床意义】多见于元气离散，脏腑精气衰败，尤其是心、肾之气将绝的危重病证。

18. 芤脉

【脉象特征】浮大中空，如按葱管。

【临床意义】常见于失血、伤阴等病证。

19. 革脉

【脉象特征】浮而搏指，中空外坚，如按鼓皮。

【临床意义】多见于亡血、失精、半产、漏下等病证。

20. 伏脉

【脉象特征】重按推筋着骨始得，甚则暂伏而不显。

【临床意义】主里证。常见于邪闭、厥证、痛极。

21. 牢脉

【脉象特征】沉而实大弦长，坚牢不移。

【临床意义】多见于阴寒内盛、疝气癥积等病证。

22. 疾脉

【脉象特征】脉来急疾，一息七八至。

【临床意义】多见于阳极阴竭，元气欲脱之病证。

23. 长脉

【脉象特征】首尾端直，超过本位。

【临床意义】常见于阳证、热证、实证，亦可见于平人。

24. 短脉

【脉象特征】首尾俱短，常只显于关部，而在寸、尺两部多不显。

【临床意义】多见于气虚或气郁等证。

25. 濡脉

【脉象特征】浮细无力而软。

【临床意义】多见于虚证或湿证。

26. 弱脉

【脉象特征】沉细无力而软。

【临床意义】多见于阳气虚衰、气血两虚证。

27. 微脉

【脉象特征】极细极软，按之欲绝，若有若无。

【临床意义】多见于气血大虚，阳气衰微。

28. 动脉

【脉象特征】脉形如豆，滑数有力，厥厥动摇，关部尤显。

【临床意义】常见于惊恐、疼痛。

三、注意事项

1. 保持环境安静：诊脉时应注意诊室环境安静，避免因环境嘈杂对医生和患者影响。

2. 静心凝神：医生诊脉时当安神定志，注意力集中，认真体察脉象；患者也要平心静气，如果刚到诊室或情绪激动时，嘱其休息片刻，待平静后方可诊脉。

3. 选择正确体位：诊脉时让患者手与心脏在同一水平；不宜佩戴手表或其他手部首饰；肩臂不宜挎包，也不要将一只手搭在另一只手上诊脉，以免压迫。卧位诊脉也要注意手与心脏在同一水平，不宜将患者手臂抬起过高，也不宜侧卧诊脉。

第九节　切诊——按诊

【学习目的】

1. 掌握　按诊的操作要点与注意事项。
2. 熟悉　按诊的内容及临床意义。

按诊是医生用手直接触、摸或按、叩患者体表某些部位，以了解局部冷热、润燥、压痛、软硬、肿块或其他异常变化，从而推断病位、病性和病情轻重等情况的一种诊断方法。

一、操作要点

（一）体位

根据按诊的目的和准备检查的部位不同，采取不同的体位。一般有坐位、仰卧位、侧卧位。

1. 坐位　医生面对患者而坐或站立进行。用左手稍扶病体，右手触摸按压某一局部。多用于皮肤、手足、腧穴的按诊。

2. 仰卧位　患者采取仰卧位，全身放松，两腿自然伸直，两手臂放在身旁，医生站在患者右侧，用右手或双手对患者胸腹某些部位进行切按。多用于按胸腹，切按腹内肿块或腹肌紧张度时，可让患者屈起双膝，使腹肌松弛或做深呼吸，以便于切按。

3. 侧卧位　右侧位按诊时，患者右下肢伸直，左下肢屈髋、屈膝；左侧位按诊时，患者左下肢伸直，右下肢屈髋、屈膝；常用于仰卧位触摸不清或难以排除。

（二）按诊的手法

1. 触法　是医生将自然并拢的第 2～5 指掌面或全手掌轻轻接触或轻柔地进行滑动

触摸患者局部皮肤，如额部、四肢及胸腹部，以了解肌肤的凉热、润燥等情况，用于分辨病属外感还是内伤，判断机体阴阳盛衰以及津血盈亏。

2. 摸法 是医生用指掌稍用力寻抚患者某一局部，如胸腹、腧穴、肿胀部位等，探明局部有无疼痛和肿物、肿胀部位的范围及肿胀程度等，以辨别病位及病性的虚实。

3. 按法 是以重手按压或推寻患者体表某处，如腹部或某一肿胀或肿物部位，了解深部有无压痛或肿块，肿块的形态、大小，质地的软硬、光滑度、活动程度等，以辨别脏腑虚实和邪气的痼结情况。

触摸按的区别表现在指力轻重不同，所达部位浅深有别。触是用手轻诊皮肤，摸是稍用力达于肌层，按是以重指力诊筋骨或腹腔深部。临床操作时综合运用。按诊的顺序一般是先触摸，后按压，由轻而重，由浅入深，从健康部位开始，逐渐移向病变区域，具体根据诊断病证的需要来确定。

4. 叩法 即叩击法，是医生用手叩击患者身体某部，使之震动产生叩击音、波动感或震动的一种检查方法。叩击法有直接叩击法和间接叩击法两种。

（1）直接叩击法：是医生用手指中指指尖或并拢的食指、中指、无名指、小指的掌面轻轻地直接叩击或拍打被检查部位的检查方法。

（2）间接叩击法：①拳掌叩击法，是医生用左手掌平贴在患者受检部位体表，右手握成空拳叩击左手背，边叩边观察患者的反应，或边询问患者叩击部位的感觉，有无局部疼痛等临床常用以诊察腹部和腰部疾病。②指指叩击法，是医生用左手中指第 2 指节紧贴病体需诊察的部位，其他手指稍微抬起，勿与体表接触，右手指自然弯曲，第 2、4、5 指微翘起，以中指指端叩击左手中指第 2 指节前端，叩击方向应与叩击部位垂直，叩击时应用腕关节与掌指关节活动之力，指力要均匀适中，叩击后右手中指应立即抬起，以免影响音响。常用于对胸背腹及肋间的诊察。

二、按诊的内容

（一）按胸胁

胸胁为前胸和侧胸部的统称，其异常可反映心、肺、肝、胆等脏器组织的病变。

1. 按虚里 虚里位于左乳下第 4、5 肋肋间，乳头下稍内侧，为心尖搏动处，为宗气之外候。诊虚里时，一般患者采取坐位或仰卧位，医生位于患者右侧，用右手全掌或指腹平抚于虚里部，并适当调节压力。按诊内容：有无搏动、搏动部位及范围、搏动强度和节律、频率、聚散。意义：了解宗气情况，尤其当危急病症寸口脉不明显时。正常情况：虚里按之应手，动而不紧，缓而不怠，节律清晰一致，一息 4～5 至，是心气充盛，宗气积于胸中的正常征象。病理情况：虚里动微弱提示宗气内虚，虚里日渐动高者为病进提示宗气外泄，虚里按之弹手，洪大而搏，或绝而不应者提示心气衰绝。因惊恐、大怒或剧烈运动后，虚里动高，片刻之后即能平复如常不属病态，肥胖之人因胸壁较厚，虚里搏动不明显，亦属生理现象。

2. 按胸部 前胸高突，叩之膨膨然有如鼓音，其音清者为肺气壅滞所致，多为肺胀，可见于气胸；叩之音浊或呈实音，并有胸痛多为饮停胸膈，胸部压痛，有局限性青紫肿胀多因外伤。当乳房发现肿块时，按乳房肿块的数目、部位、大小、外形、硬度、压痛和活动度，以及腋窝、锁骨下淋巴结的情况。妇女乳房有大小不一的肿块，边界不清，质地不硬，活动度好，伴有疼痛者多为乳癖，乳房有形如鸡卵的硬结肿块，边界清楚，表面光滑，推之活动而不痛者多为乳核，乳房块肿质硬，形状不规则，高低不平，边界不清，腋窝多可扪及肿块应考虑乳癌的可能。

3. 按胁部 胁痛喜按，胁下按之空虚无力为肝虚，胁下肿块，刺痛拒按为血瘀，右胁下肿块，按之表面凹凸不平，当注意排除肝癌。

（二）按脘腹

通过触按、叩击胃脘部及腹部，了解其凉热、软硬、胀满、肿块、压痛及脏器大小等情况，从而推断有关脏腑的病变及证候性质。

1. 脘腹分区 膈以下统称为腹部。大体可分为心下、胃脘、大腹、小腹、少腹等部分。剑突的下方，称为心下；心下至脐上为大腹，其上半部称为胃脘。脐周部位称为脐腹，脐下至耻骨上缘称为小腹；小腹两侧称为少腹。

2. 辨凉热 凡腹部按之肌肤凉而喜温者，属寒证；腹部按之肌肤灼热而喜凉者，属热证。尤其是按诊腹部皮肤温凉，对判断真热假寒有重要意义。

3. 辨满痛 喜按为虚，拒按为实。

4. 辨肿胀 腹部高度胀大，如鼓之状者，称为鼓胀。鼓胀有气鼓和水鼓之分：两手分置于腹部两侧对称位置，一手轻轻叩拍腹壁，另一手若有波动感，按之如囊裹水者为水鼓；一手轻轻叩拍腹壁，另一手无波动感，以手叩击如鼓之膨膨然者为气鼓。

5. 辨积聚 凡肿块按之有形，推之不移，痛有定处者，为癥积，病属血分；肿块推之可移，或痛无定处，聚散不定者，为瘕聚，病属气分。

（三）按肌肤

触摸某些部位的肌肤，了解肌肤的寒热、滑涩、疼痛、肿胀等情况，分析疾病性质及气血阴阳盛衰。

1. 辨寒热 肌肤热而喜冷为阳证、热证；肌肤冷而喜温为阴证、寒证。

2. 察润燥 肌肤湿润为汗出或津液未伤；肌肤干燥为无汗或津液已伤。

3. 诊肿胀 按之凹陷没指，举手不能即起为水肿；按之凹陷，举手即起为气肿。

4. 审痈疡 痈疡按之肿硬而不热，根盘平塌漫肿为阴证；痈疡按之高肿灼手，根盘紧缩为阳证。

5. 按尺肤 又称诊尺肤，是中医特色诊法。通过触摸患者肘部内侧至掌后横纹处之间的肌肤，以了解疾病虚实、寒热性质的诊察方法。诊尺肤可采取坐位或仰卧位。诊左尺肤时医生用右手握住患者上臂近肘处，左手握住患者手掌，同时向桡侧辗转前臂，使前臂内侧面向上平放，尺肤部充分暴露，医生用指腹或手掌平贴尺肤处并上下滑动来感觉尺肤的寒热、滑涩、缓急（紧张度）；诊右尺肤时，医生操作手法同上，左、右手置换位置，方向相反。诊尺肤应注意左、右尺肤的对比。根据尺肤部缓急、滑涩、寒热的情况，可判断疾病的性质。健康人尺肤温润滑爽而有弹性。若尺肤热甚，其脉象洪滑数者，为温热之证；尺肤凉，而脉象细小者，多为泄泻、少气；按尺肤窅而不起者，为风水肤胀；尺肤粗糙如枯鱼之鳞者，多为精血不足，或瘀血内阻，肌肤失养所致，亦可是脾阳虚衰，水饮不化之痰饮病。

（四）按手足

手足俱冷：热深厥亦深为里热证；阳虚寒盛为寒证。手足俱热：阳盛热炽为热证。热证见手足热为顺证，热证反见手足逆冷为逆候。

手足心与手足背比较：手足背热甚为外感发热，手足心热甚为内伤发热。手心热与额上热比较：额上热甚于手心热者为表热，手心热甚于额上热者为里热。

（五）按腧穴

按腧穴是按压身体的某些特定穴位，通过穴位的变化和反应来判断内脏某些疾病的方法，对病位判断具有一定意义。临床上诊断脏腑病变的常用腧穴有很多，如肝病为期门、肝俞、太冲；胆病为日月、胆俞；心病为巨阙、膻中、大陵；小肠病为关元；脾病为章门、太白、脾俞；胃病为胃俞、足三里；肺病为中府、肺俞、太渊；大肠病为天枢、大肠俞；肾病为气海、太溪；膀胱病为中极。肠痈为右下腹压痛，阑尾穴压痛。

三、注意事项

1. 患者一般取坐位、仰卧位与侧卧位，根据不同疾病所需的诊察目的和部位，选择适当的体位。患者全身放松，主动配合，准确地反映病位的感觉。

2. 医生态度严肃认真，举止稳重大方，遵守医德，手法轻巧柔和，熟练敏捷，避免突然暴力或冷手按诊，影响诊察的准确性。同时，可以通过谈话转移患者的注意力，减少患者因精神紧张而出现的假性反应，保证按诊检查结果的准确性。

3. 触、摸、按、叩四种手法的选择应具有针对性，先轻后重、由浅入深。密切观察患者的反应，询问是否有压痛及疼痛程度，注意健康部位与疾病部位的比较，以了解病痛所在的准确部位、性质及程度。

参考文献

[1] 李灿东 . 中医诊断学，第 5 版 . 北京：中国中医药出版社，2021.
[2] 李福凤 . 中医诊法基本技能实训 . 上海：上海科学计算出版社，2017.
[3] 李峰，王天芳 . 中医诊断学基本技能实训 . 北京：中国中医药出版社，2014.
[4] 李峰 . 中医诊断临床技能实训 . 北京：人民卫生出版社，2013.
[5] 陆小左 . 中医诊断学技能实训 . 北京：中国中医药出版社，2010.
[6] 胡志希，刘燕平 . 中医诊断临床技能实训 . 湖南：湖南科学技术出版社，2011.
[7] 陆思宇，王奕涵，朱丹平等 . 关于寸口脉定位切脉的思考 . 湖北中医杂志，2022，44（12）：44-46.

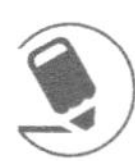

第四章 中药炮制技术

【学习目的】

1. 掌握　常见中药炮制技术方法。
2. 熟悉　常见中药炮制要求。

中药炮制技术是我国独有的中药材加工技术，其发展历史可追溯至春秋战国时期，是传统中医药学理论体系的重要组成部分。同时，也是我国首批“国家级非物质文化遗产”名录之一。炮制，历史上又称“炮炙”“修治”“修事”“修制”等。中药炮制是以中医药理论为指导，根据药材自身性质，以及调剂、制剂和临床应用的不同要求，将中药材制成中药饮片所采取的一项制药技术。中药材经过净制、切制、蒸制等方法炮制加工后，称为“饮片”。饮片，系指药材经过炮制后可直接用于中医临床或制剂生产使用的处方药，是供中医临床调剂及中成药生产的原料。在我国，中药材属于农产品属性，必须经过炮制成饮片后才能入药，这是中医临床用药的特点，也是中医药学的一大特色。

第一节　炮制的方法

炮制的方法种类繁多，不同古籍记载中分类方法也有所区别，发展至现代以历版《中国药典》一部附录收载的“炮制通则”最为权威，将中药炮制方法分为净制、切制、炮炙三大类，其中炮炙又包括炒、炙、制炭、煅、蒸、煮、炖、煨等方法；其他方法还有燀、制霜、水飞、发芽、发酵等。

一、净制

净制是中药炮制的第一道工序，是中药材制成饮片或制剂前的基础工作。净制是中药材在切制、炮制或调配、制剂前，选取规定的药用部分，除去非药用部位、杂质及霉变品、虫蛀品、灰屑等，使其达到净度标准的炮制方法。净制的方法包括挑选、筛选、风选、水选、剪、切、刮、削、剔除、酶法、剥离、挤压、燀、刷、擦、火燎、烫、撞、碾串等方法。净制的目的主要包括：除去杂质及虫蛀霉变品；除去非药用部位；分离不同药用部位；大小分档，便于后续的切制和炮制。

二、切制

将净选后的中药材进行软化，并切成一定规格的片、丝、块、段等，可供中医临床调配处方或中成药生产用，这一过程称为饮片切制。中药材除鲜切、干切外，均须进行软化处理。药材软化得当，既保证质量，又可减少有效成分损耗，故有“七分润工，三分切工”之说。常用的软化处理方法包括喷淋、淘洗、浸泡、润、漂等常温常压软化。此外，亦可使用回转式减压浸润罐，真空气相置换式润药箱等软化设备。少量药材还可采用湿热软化 、干热软化等特殊软化方法。软化处理应按药材的大小、粗细、质地等分别处理，同时应分别规定温度、水量、时间等条件，坚持少泡多润的原则，防止有效成分流失。药材软化的程度可采用弯曲法、指掐法、穿刺法、手捏法进行检查。

软化适度的中药材需根据药材的自然特点（质地、形态），结合各种不同需要（炮制、鉴别）和临床用药要求，切制成不同形状以及大小厚薄规格不一的类别。切制饮片的规格主要包括片、丝、段、块。其中片状饮片规格根据不同中药材特性又可细分为极薄片（0.5mm以下）、薄片（1～2mm）和厚片（2～4mm）。如羚羊角、苏木、降香等木质类、动物骨及角质类药材，可制成极薄片。白芍、当归、天麻等质地坚实、不易破碎的药材可切薄片。茯苓、山药、葛根等质地松泡、粉性强、切薄片易破碎的药材可切厚片。丝状饮片包括细丝（宽为2～3mm）和宽丝（宽为5～10mm），多适用于皮类、叶类和较薄果皮类药材。一般皮类药材，如黄柏、厚朴等皮类药材多切细丝；荷叶、枇杷叶、淫羊藿等较大的叶类药材多切宽丝。段状饮片包括短段（5～10mm，又称咀）和长段（10～15mm，又称节），多适用于全草类药材，如荆芥、麻黄、薄荷、益母草、香薷、青蒿等；此外，形态细长、成分易溶出的根类以及茎木类药材也常切成段，如党参、北沙参、怀牛膝、芦根、桑寄生、忍冬藤等。块状饮片指近方形或不规则的块状饮片，边长8～12mm。有些药材煎熬时，易糊化，需切成不等的块状，如葛根、茯苓、何首乌、商陆等。此外，还可依据切制方法分为顶刀片、顺刀片、直片和斜片。又可依据切制后的饮片性状分为蝴蝶片、凤眼片、燕窝片、盘香片和骨牌片。

饮片经切制后，增加了其比表面积，因而可显著提高有效成分溶出。此外，饮片切制后，体积适中，有利于后续的炮制以及调配和制剂。 对性状相似的药材，切制成一定规格的片型，显露其内部组织结构特征，还有利于鉴别，防止混淆。

三、炮炙

炮炙包括炒、炙、制炭、煅、蒸、煮、炖、煨等方法；其他方法有燀、制霜、水飞、发芽、发酵等。

（一）炒法

将净选或切制后的中药，加辅料或不加辅料，置预热容器内，用适当的火力连续加热，并不断翻动或搅拌至规定程度的方法，称为炒法。炒法根据操作时加辅料与否，可分为清炒法和加辅料炒法（固体辅料炒法）。其中，清炒法根据炒制程度的不同，又可分为炒黄、炒焦、炒炭；加辅料炒法（固体辅料炒法）根据所加辅料的不同，分为麸炒、米炒、土炒、砂炒、蛤粉炒和滑石粉炒等方法。

1. 清炒法

（1）炒黄法：将净选或切制后的中药，置预热适度的炒制容器内，用文火或中火炒至药物表面呈黄色或色泽加深，或鼓起、爆裂并透出香气的方法，称为炒黄。炒黄多适用于果实种子类中药。传统有“逢子必炒”的说法。炒黄法可增加药物的溶出率，增强疗效，如王不留行、芥子等；缓和或改变药性，如牛蒡子、莱菔子等。降低毒性或消除副作用，如苍耳子、瓜蒌子等；此外，还可以矫味矫臭，如九香虫。

（2）炒焦法：炒焦是将净制或切制后的饮片，置炒制容器内，用中火或武火加热，炒至药物表面呈焦黄或焦褐色，内部颜色加深，并具有焦香气味。多适用于健脾胃、消食类的中药的炮制，如山楂、槟榔、栀子等。炒焦可以增强药物的消食健脾作用或缓和药性。

（3）炒炭法：炒炭是将净制分档后的饮片，置炒制容器内，用武火或中火加热，炒至饮片表面焦黑色或焦褐色，内部呈棕褐色或棕黄色的炮制工艺。炒炭要注意存性。“炒炭存性”是指中药饮片在炒炭时只能使其部分炭化，而不能灰化，未炭化部分仍应保存中药饮片的固有气味。花、叶、草类药材炒炭后仍可清晰辨别中药饮片原形，如槐花、侧柏叶、荆芥之类。饮片经炒炭后可使药物增强或产生止血、止泻作用。

2. 加辅料炒法 将净制或切制后的中药与固体辅料同炒，使之达到规定程度的方法，称为加辅料炒法。根据所加辅料的不同，加辅料炒法可分为麸炒（如苍术、枳壳）、米炒（如斑蝥、枳壳）、土炒（如白术、山药）、砂炒（如鸡内金、马钱子）、蛤粉炒（如阿胶、鹿角胶）和滑石粉炒（如刺猬皮、水蛭）等方法。加辅料炒的主要目的包括降低毒性，缓和药性，增强疗效和矫臭矫味等。

（二）炙法

将净选或切制后的中药，加入定量的液体辅料拌炒，使辅料逐渐渗入药物组织内部的炮制方法称为炙法。炙法根据所用辅料不同，可分为酒炙（如大黄、黄连）、醋炙（如柴胡、延胡索）、盐炙（如知母、黄柏）、姜炙（如厚朴、竹茹）、蜜炙（如甘草、黄芪）、油炙（如淫羊藿、三七）等方法。

炙法借助各种液体辅料本身的性质，使中药在性味、功效、作用趋向、归经和理化性质方面均能发生某些变化，起到降低毒性，抑制偏性，增强疗效，矫臭矫味，使有效成分易于溶出等作用，从而达到最大限度地发挥疗效。例如：酒甘辛大热，气味芳香，能升能散，宣行药势，具有活血通络、祛风散寒、矫臭矫味的作用。酒炙法多用于活血散瘀药、祛风通络药、动物类中药和性味苦寒的药。酒炙可改变药性，引药上行。如黄连性味苦寒，长于泻火解毒，清热燥湿。酒炙黄连能引药上行，缓其寒性，善清头目之火。酒炙还可增强活血通络作用，如当归生品质润，长于补血活血，调经止痛，润肠通便。酒炙当归可增强活血通经作用。而像乌梢蛇等动物药，生品气腥，酒炙后能矫臭、防腐、利于服用和贮存。米醋味酸、苦，性温。主入肝经血分，具有收敛、解毒、散瘀止痛、矫味的作用。故醋炙法多用于疏肝解郁类、散瘀止痛类及攻下逐水类的中药。食盐性味咸，寒。有清热凉血、软坚散结、润燥的作用。故盐炙法多用于补肾固精、疗疝、利尿和泻相火类中药。生姜辛温，能温中止呕，化痰止咳。故姜炙法多用于具有祛痰止咳、降逆止呕类的中药。蜂蜜生用性偏凉，能清热解毒；熟用性偏温，以补脾气、润肺燥之力胜。故蜜炙法多用于润肺止咳、补脾益气类的中药。油炙可增强疗效如淫羊藿，经羊脂油炙后能增强温肾助阳作用。此外，三七、蛤蚧，经油炸或涂酥后，质变酥脆，易于粉碎。

（三）煅法

将净选后的中药，置适宜的耐火容器内，高温加热至规定程度的方法，称为煅法。煅法根据所煅中药的性质、目的、加辅料与否，分为明煅法、煅淬法和闷煅法。

1. 明煅法 将净选后的中药，置适宜的耐火容器内，不隔绝空气，进行高温加热的操作过程，称为明煅。适用于矿物、贝壳及化石类中药，如枯矾（煅白矾）、煅硼砂。明煅法可使药物质地酥脆，易于粉碎和煎出有效成分，如牡蛎、石决明等。还可除去结晶水，增强收敛作用，如白矾、石膏、硼砂等。此外，还可缓和药性，如寒水石、石决明等。

2. 煅淬法 将中药按明煅法煅烧至红透后，立即投入规定的液体辅料中骤然冷却的方法称为煅淬。煅后趁热投入液体中的操作程序称为“淬”，所用的液体辅料称为“淬液”。常用的淬液有醋、黄酒、药汁等，按临床需要而选用。煅淬法适用于质地坚硬，经过高温煅制仍不能酥脆的矿物药，以及临床上因特殊需要而必须煅淬的中药。某些矿物药由于质地较均一，膨胀系数相同或相似，受热时晶格间未能形成足以裂解的缝隙，冷却后仍保持原形，相互间引力发生变化小或未发生变化。若在受热后立即投入淬液中迅速冷却，则表面晶格迅速缩小，内部晶格仍处在原状态，从而产生裂隙，淬液浸入裂隙继续冷却，产生新的裂隙，反复煅淬使内外晶格胀缩产生差异而导致药物酥脆。因此，煅淬的目的除可使药物质地酥脆，易于粉碎，利于有效成分煎出外（如代赭石、磁石），还可改变药性，增强疗效（如自然铜），清除杂质，洁净药物（如炉甘石）。

3. 闷煅法 中药在高温缺氧条件下煅烧成炭的方法称闷煅法，又称密闭煅法、扣锅煅法、暗煅法、煅炭法。适用于煅制质地疏松，炒炭易灰化和较难成炭的中药以及某些中成药在制备过程中需要制炭的中药。焖煅可改变药物性能，产生新的疗效，如血余炭、棕榈炭，生品一般不入药，煅炭后能产生止血作用。还可增强或产生止血作用，如荷叶煅成炭后，增强止血作用。丝瓜络煅成炭后，产生止血作用；降低毒性和刺激性，如干漆等有毒的中药，煅后可降低或消除毒性和刺激性。

（四）蒸、煮、燀法

蒸、煮、燀法为一类“水火共制”法。在炮制过程中，既需用清水或液体辅料，又需用火加热。某些中药虽用固体辅料，但操作时仍需用水来进行蒸煮。

1. 蒸法 将净选或切制后的中药加液体辅料或不加辅料装入蒸制容器内隔水加热至一定程度的方法，称为“蒸法”。其中不加辅料者为“清蒸”，加辅料者为“加辅料蒸”。直接利用流通蒸汽蒸者称为“直接蒸法”；中药在密闭条件下隔水蒸者称“间接蒸法”，加辅料在密闭条件下隔水蒸制，又称为“炖法”。蒸制的主要目的在于软化药材便于切制（如木瓜、天麻），改变中药性味，产生新的功能，扩大临床适用范围（如蒸地黄），减少副作用（如蒸黄精），缓和药性（如蒸大黄），亦可增强疗效（如酒蒸山茱萸）。

2. 煮法 将净选后的中药加辅料（甘草汁、豆腐等）或不加辅料放入适宜容器内，加适量清水同煮至规定程度的方法称为煮法，其主要目的是降低毒性或消除副作用，如川乌、草乌。此外，还可改变药性，增强疗效，如远志性苦、辛，甘草制后可缓和其苦燥之性等。

3. 燀法 将中药置沸水中浸煮短暂时间，取出，分离种皮的方法称为燀法，其目的主要在于破坏一些药物中的酶，同时也有利于除去非药用部位或分离不同的药用部位，如燀苦杏仁、燀桃仁。

（五）复制法

将净选后的中药加入一种或数种辅料，按规定操作程序，反复炮制的方法，称为复制法。复制法可降低或消除药物的毒性（如半夏、天南星）、改变药性（如胆南星）、增强疗效（如制白附子）、矫臭矫味（如黄酒制紫河车）、除去杂质（如酒制蜂胶）、易于粉碎后制剂（如法半夏、制松香）。

（六）发酵及发芽法

经净制或处理后的中药，在一定的温度和湿度条件下，利用霉菌和酶的催化分解作用，使药物发泡、生衣的方法称为发酵法，如六神曲、半夏曲等。将净选后的新鲜成熟的果实或种子，在一定的温度或湿度条件下，促使萌发幼芽的方法称为发芽法，如麦芽、稻芽、谷芽。发酵与发芽均系借助于酶和微生物的作用，使药物通过发酵与发芽过程，改变其原有性能，增强或产生新的功效，扩大用药品种，以适应临床用药的需要。

（七）其他制法

对某些中药采用烘焙（如虻虫）、煨制（如煨肉豆蔻、煨诃子）、提净（如芒硝）、水飞（如朱砂）、制霜及干馏等加工炮制方法，统列为其他制法。其目的是增强药物的疗效、改变或缓和原有的性质，降低或消除药物的毒性或副作用、使药物达到一定的纯度、便于粉碎或贮存及适应临床用药需求等。

第二节　炮制的目的

中药材多来源于自然界中的植物、动物和矿物，因此，原药材或因为质地坚硬、个体粗大，或因为含有泥沙杂质，或因为具有较大的毒副作用，一般不直接应用，而是经过特定的加工炮制，制成饮片方可应用于临床调配或中成药生产。中药成分复杂，疗效多样，其炮制目的也具有多样性，归结起来，可用“减毒”“增效”加以高度概括，但尚包括与中药药性、临床调配、贮存使用等方面密切相关的其他炮制目的；同时，对于单味饮片来说，所采用的炮制方法可同时具有多种炮制作用，这些作用虽有主次之分，但彼此之间又有密切的联系。一般认为，中药炮制的目的有以下几个方面。

一、纯净药材、大小分档、分离非药用部位

中药在采收、仓储、运输过程中常混有泥沙杂质，及残留的非药用部位和霉败品，因此必须经过严格的分离和洗净，使其达到所规定的净度要求，保证临床用药的卫生和剂量的准确。如根类中药的芦头（根上部之根茎部分）、皮类药材的粗皮（栓皮）、昆虫类中药的头足翅等常作为非药用部位，通过炮制过程将其去除；再如对于同一种植物而言，由于药用部位不同，其药效作用亦不相同，同样应通过炮制加工进行分离。如莲子，莲子肉健脾胃，莲子心清心火，故需分开药用。

二、降低或消除毒副作用，保证用药安全有效

许多中药虽然有良好的疗效，但毒性较大，临床应用不安全。采用不同炮制方法达到减毒存效的目的是历代医家的研究重点。2020年版《中国药典》收录毒性中药共75种，其中有大毒者10种，有毒者42种，有小毒者23种，如川乌、草乌、附子、天南星、半夏、大戟、甘遂、巴豆、马钱子、斑蝥等。不同的毒性中药，根据其毒性来源采用不同炮制方法以达到减毒存效的目的，常用的炮制解毒的方法很多，如浸渍、漂洗、砂烫、醋炙、蒸、煮、制霜等。部分有毒中药的炮制经现代研究揭示了其解毒机理，如乌头中的双酯型生物碱虽具有较强的强心、镇痛作用，但毒性极强，经煮制后，大部分被水解为单酯型或胺醇型生物碱，后者毒性降低且作用得以保留，保证了临床疗效和用药安全。天南星科的半夏、天南星，主要含有刺激性毒性成分草酸钙针晶（图1-4-1），经过浸漂、蒸煮及加入辅料进行炮制，可有效破坏针晶晶型结构及毒蛋白，降低其刺激性毒性。巴豆制霜后，具有毒性的脂肪油含量降低，缓和了原有的峻泻和刺激作用。其

他含毒性蛋白类中药，如苍耳子、蓖麻子、相思子，通过加热炮制使毒性蛋白变性而达到降毒目的。

此外，一些药材在临床应用时由于药物的偏性过强，易伤患者元气，产生副作用。通过炮制，可以缓和药性，去除或降低药物的副作用，更好地发挥疗效，保证临床用药安全。例如，唐代孙思邈在对孕妇使用桂枝时，为了防止“胎动”，特要求用“熬”法炮制后入药。明代罗周彦也曾提及枳壳“消食去积滞有麸炒，不尔气刚，恐伤元气”。麻黄辛散作用强，为发汗峻药，应用于体虚的老年或幼年患者，易因发汗太过而致虚脱。将其蜜炙，使其所含具辛散解表作用的挥发油含量降低，缓和辛散之性，减缓其发汗作用。种子类中药由于富含脂肪油，往往具有滑肠致泻的副作用，可通过炒法和制霜法（部分）去除部分脂肪油，减缓患者的腹泻。何首乌生品有解毒、消肿、润肠通便的作用，如将之用于体虚患者，则更易损伤正气。经黑豆蒸制后，致泻的结合类蒽醌成分减少，补益肝肾作用得以更好地发挥。

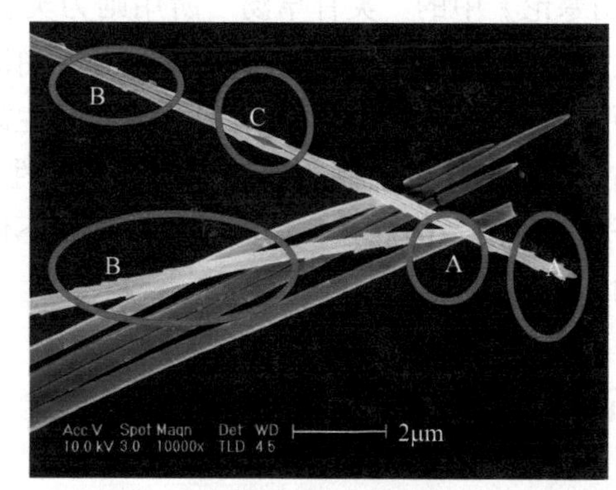

图 1-4-1　半夏针晶扫描电镜照片（15000 x）
（圈中分别为A：针尖末端，B：倒刺，C：凹槽）

三、增强药物疗效

中医临床常以饮片入药，中药材在切制成饮片过程中产生细胞破损、表面积增大等，可使其药效成分易于溶出。炮制中的蒸、炒、煮、煅等热处理，使中药结构及所含成分发生一系列物理、化学变化，增加中药药效成分的溶出率；通过辅料炮制，借助辅料的助溶等作用，使难溶于水的成分水溶性增加。以种子类中药为例，古人认为“决明子、芥子、苏子、韭子、青葙子，凡药用子者俱要炒过，入煎方得味出”，这是因为多数种子外有硬壳，其药效成分不易被煎出，经加热炒制后种皮爆裂，便于成分煎出，这也是后人“逢子必炒”的根据和用意；再如黄连，经过炮制后，其所含小檗碱在水中的溶出率明显提高；化痰止咳药如款冬花、紫菀等，经辅料炼蜜炮制后，增强了润肺止咳的作用，因为炼蜜有甘缓益脾，润肺止咳之功，作为辅料可协同增强药效。此外，现代实验证明，胆汁制南星能增强南星的镇痉作用，甘草制黄连可使黄连的抑菌效力提高数倍，可见中药经炮制可以从不同方面增强其疗效。

四、改变或缓和药性

中药性能多指药物性味，中药以寒、热、温、凉（即“四气”或“四性”）和辛、甘、酸、苦、咸（即“五味”）来表示性味。缓和药性是指缓和某些中药的过偏之性，性味偏盛的中药，因为用药过于猛烈，易伤元气，临床应用时往往会给患者带来一定的副作用，产生不良影响。如太寒伤阳，太热伤阴，过辛耗气，过甘生湿，过酸损齿，过苦伤胃，过咸生痰等。性味偏盛的中药，在临床应用时往往会给患者带来一定的副作用，需要通过炮制进行纠偏。生甘草，性味甘凉，具有清热解毒、清肺化痰的功效，常用于咽喉肿痛，痰热咳嗽，疮痈肿毒。《金匮》中的“桔梗汤”所用为生甘草，即取其泻火解毒之功。炙甘草性味甘温，善于补脾益气，缓急止痛，常入温补剂中使用。而《伤寒论》中的“炙甘草汤”所用则为炙甘草，取其甘温益气之功，以达补脾益气之功效。由此可见，甘草经炮制后，其药性由凉转温，功能由清泄转为温补，改变了原有的药性。生地黄，性寒，具清热、凉血、生津之功，用于血热妄行引起的吐衄、斑疹、热病口渴等症。经蒸制成熟地黄后，其药性变温，能补血滋阴、养肝益肾，凡血虚阴亏，肝肾不足所致的症状，均可应用。炮制不但扩大了中药的应用范围，也满足临床辨证时的用药需求。

五、改变中药的作用趋向

中药的作用趋向，传统以升、降、浮、沉表示。中药经过炮制，可以改变其作用趋向。如大黄苦寒，其性沉而不浮，其用走而不守。经酒制后能引药上行，先升后降。黄柏禀性至阴，气薄味厚，主降，生品多用于下焦湿热。酒制可借助酒的引导作用，清上焦之热。如治疗头面热疾的“上清丸”中，即用酒制黄柏，转降为升。又如生莱菔子，用于涌吐风痰，升多于降；炒莱菔子，降多于升，用于降气化痰，消食除胀。对此，还提出了“生升熟降”的理论。

六、改变或增强中药的归经

中药归经及作用部位常以经络脏腑来表示。所谓某药归某经，即表示该药对某些脏腑和经络有明显的选择性。并和“五味”密切联系，即“酸入肝、苦入心、甘入脾、辛入肺、咸入肾”。许多单味中药作用于多个经络，故通过炮制调整，可使其作用专一。如小茴香生品归肝、肾、脾、胃经，理气和胃。盐炙后专入肾经，温肾驱寒，疗疝止痛。再如干姜，生品归脾、胃、心、肺经，温中散寒、回阳通脉、燥湿消痰。砂烫后长于温中散寒，温经止血，主归脾、胃经。炒炭后固涩止血，主归脾、肝经。以上都说明了炮制可以从不同的方面改变中药的性能，更利于临床辨证时的用药需求。

七、矫味矫臭、利于服用

中药中的某些动物类中药（如紫河车、乌贼骨）、树脂类中药（如乳香、没药）或其他有特殊不良气味的中药，往往为患者所厌恶，服后易产生恶心、呕吐、心烦等不良反应。为了便于服用，常用酒制、蜜制、水漂、麸炒、炒黄等方法炮制此类药材，起到的效果，有利于病患服用。

八、便于调剂和制剂，保证药效

中药植物类根、茎、藤、木、花、果、叶、草等药材，以及质地坚硬的矿物类、甲壳类及动物化石类药材，在临床应用中存在着不方便煎煮，质地坚硬不易粉碎或药效成分不易煎出等现象。但经过加工炮制后，可使原型整根的植物类药材通过软化处理，切制成一定规格的片、丝、段、块后，便于调剂时分剂量和配药方，同时质地坚硬的药材，也可通过炒、煅等加热处理方式，使之质地酥脆而便于粉碎。

如将白芍切成薄片、山药切成厚片、枇杷叶切成宽丝、薄荷切成段等，均有利于中药在临床的处方调配煎煮；再如以砂烫醋淬穿山甲、龟甲、鳖甲，砂烫马钱子，蛤粉烫阿胶，油炸豹骨，明煅代赭石、寒水石，煅淬自然铜等，其目的均是使药材质地变得酥脆，而实际上，在药材从质坚变为酥脆的同时，也达到了增加其药效成分的溶出，有利于中药在体内的吸收等目的。现代研究表明，龟板经砂烫醋淬炮制后，其热水溶出率约增加 6 倍。药材经过不同方法的炮制，制成饮片后所出现的上述变化，对于调剂和制剂极为有利。

九、利于贮藏、防止霉变

中药经过炮制加热处理，还可以进一步利于饮片保存，如通过蒸桑螵蛸，杀死其附着虫卵，避免贮藏保管过程中虫卵繁殖，破坏饮片质量；或者某些含苷类成分的中药，如黄芩、苦杏仁等，经过加热处理，能使其中与苷共存的酶失去活性，从而避免苷类成分在贮藏过程中被酶解而使疗效降低。

第五章
中药煎煮技术

【学习目的】

1. 掌握　常见中药煎煮技术方法。
2. 熟悉　常见中药煎煮要求。

汤剂是中药的传统剂型之一，中药煎煮的方法、方式直接影响药物的临床疗效。《本草纲目》云："凡服汤药，虽品物专精，修治如法，而煎药者鲁莽造次，水火不良，火候失度，则药亦无功。"因此选择正确的煎煮方式，以确保最大程度地煎出有效成分，是确保疗效的关键。

第一节　水煎法

一、煎煮容器的选择

煎煮中药的容器应选择化学性质稳定的容器，如砂锅、搪瓷锅或陶瓷、玻璃、不锈钢等材料制作的器具（并附盖）为宜；不得使用铝和普通塑料制品，禁用铁制等易腐蚀器具，因为铝、铁是活泼金属元素，易与汤剂中的化学成分发生反应，降低药效，甚至产生有毒有害物质。内服、外用及含毒性饮片的处方，所使用的煎药器具及煎煮设备应分开，并设有明显标识，以免外用汤剂和含毒性饮片的汤剂中某些刺激性、腐蚀性及毒性成分混入内服汤剂，造成不良后果。煎药器具用前应当保持清洁，用后应当立即去掉药渣并及时清洗，以免药渣中成分渗入煎药器具内，污染后续煎煮的汤剂。

二、浸泡

待煎药物应当先行浸泡，浸泡加水量可根据以下 3 种方式计算，可根据实际煎药情况进行选择，如传统工艺的单剂煎药（患者自煎）或多剂煎药（医院煎药室代煎）：①加水量为饮片重量的 7～12 倍量；②加水浸过药面 2～5 cm；③根据预期得液量、一煎吸水量及一煎过程中的药液损耗计算加水量，此种方法也可作为全自动煎药机的定制加水程序。浸泡一般采用冷水，浸泡时间一般≥30 分钟。浸泡后浸泡液不得丢失，与浸泡的药物一并进入一煎煎煮。由于每种中药饮片的吸水率不同，每味饮片重量在方剂中所占比例也不同，因此在煎煮前可根据实际情况适当增加加水量，以免在煎煮过程中出现烧干、药物焦煳等现象。

三、煎煮

（一）常规煎煮

根据中药方剂的类型确定一煎时间，如解表类、清热类、芳香类药物不宜久煎，煮沸后再煎（＜30 分钟）；滋补类药物先用武火煮沸后，改用文火慢煎（＞30 分钟）；其他类汤剂（或根据医嘱），一煎先用武火加热达到沸腾后，再改用文火慢煎，并保持微沸，煎煮至规定时间（≥30 分钟）。煎药时，要采用符合煎药器具或设备要求的材料进行搅拌，同时要防止药液溢出；控制煎药时间和火候，防止干锅和药物焦煳现象出现。一煎煎煮完成后，应用符合食品或药用要求的滤布或滤网对药液进行过滤。如多剂煎药时，还应对药液进行保温处理。

二煎加水量，由于煎药前浸泡以及一煎煎煮后，大部分饮片中含水量已趋近饱和，因此二煎加水量应少于一煎加水量，或根据预期得液量、二煎吸水量及二煎过程中的药液损耗计算加水量。先用武火加热达到沸腾，再改用文火慢煎，并保持微沸煎煮至规定时间。一般第二煎的煎煮时间应当比第一煎的时间略缩短（≥20 分钟），或遵医嘱。二煎煎煮完成后，应用符合食品或药用要求的滤布或滤网对药液进行过滤。如多剂煎药时，将二煎药液与一煎药液混合，并使混合后的药液沸腾后方可进行包装。

（二）特殊煎煮

指因临床不同医疗用途或药物不同性质，采取的特殊煎煮措施。如处方注明有先煎、后下、另煎、烊化、包煎、煎汤代水等有特殊要求的中药饮片，应当按照特殊煎煮要求或医嘱操作。具体品种及煎煮参数列在本标准附录Ⅰ《常用特殊煎煮中药饮片品种及煎煮参数》中，由于各文献对特殊煎煮饮片的煎煮时间、工艺、研究内容侧重点多有不同，因此，本规范主要参考《中华人民共和国药典》2020 年版一部中药饮片部分所列出的特殊煎煮。

1. 先煎 先煎药应煮沸后文火煎煮（≥20 分钟），再投入其他药料（已先行浸泡）同煎。先煎的中药饮片品种共分为两类，一类是质地坚硬、有效成分难以通过短时间煎煮煎出的中药饮片，如矿物类、贝壳类、角甲类中药饮片，通过先煎，可利于有效成分煎出；另一类是有毒的中药饮片，如淡附片、炮附片、黑顺片等，通过先煎可达到降低药物毒性的作用。

2. 后下 后下的中药饮片多为气味芳香、含挥发油多的中药饮片，如砂仁、豆蔻、薄荷等，在第一煎结束前一定时间（一般≤15 分钟）内投入同煎，旨在一煎取其气，二煎取其味；对于久煎易被破坏有效成分的饮片，如钩藤、番泻叶等，可在第二煎结束前一定时间（一般≤15 分钟）内投入同煎。

3. 另煎（另炖） 另煎（另炖）的中药饮片主要为一些贵细饮片，为避免有效成分被其他药物的药渣所吸附，因而采取另煎（另炖）的方式进行煎煮。由于《中华人民共和国药典》人参、红参、西洋参项下饮片规定均为切薄片，或用时捣碎，因此医院应备有临方炮制设备，将另煎（另炖）饮片切为薄片，或捣碎。另煎药煎煮 2 次，每次 1 小时，取汁；另炖药放入有盖容器内加入冷水（一般为药量的约 10 倍）隔水炖 2～3 小时，取汁；所煎（炖）得的药汁还应当与方中其他药料所煎得的药汁混匀后服用。

4. 烊化（溶化） 烊化（溶化）的中药饮片品种分为两类，一类是胶类药物，如阿胶、阿胶珠、鹿角胶等，此类药物易黏附于其他药物或药罐上，为避免烧焦，可单独用水或黄酒加热烊化，然后兑入汤液一起服用；也可将其加入已煎好的药液，文火煎煮，同时不断搅拌，至药物溶解；也可打成粗粉趁热加入煎液溶化即可。另一类是易溶于水的药物，如玄明粉、芒硝等无机盐类，由于其化学成分易在煎煮过程中与汤剂中的生物碱、苷类等成分发生化学反应沉淀析出，或抑制大黄酸及蒽醌类溶出，或加速汤剂中挥发性成分的逸散，因此选择直接溶入煎好的汤液中，搅拌至药物溶化使用。

5. 包煎 需要包煎的中药应先装入符合食品或药用级别包煎材料中再与其他药物同煎，包煎容器应能保证药液与药物充分交换且药物不漏出，由于中药煎煮包煎材料没有在国家药品监督管理局药品审评中心进行过登记及关联审评，各家医疗机构可延续之前的包煎容器材质如纱布、无纺布、棉布等。需要包煎的饮片分为四类，第一类是含淀粉、黏液质较多的中药饮片，如车前子，此类饮片易使汤剂黏度增大，减弱沸腾作用，降低有效成分煎出，且容易焦煳粘锅，过滤困难，采用包煎可防止汤剂稠化，降低黏液渗出；第二类是漂浮于液面或沉于锅底的中药饮片，如葶苈子、蒲黄，为防止饮片漂浮于液面，煎煮不充分，防止过滤时阻塞筛网；第三类是带有绒毛的中药饮片，如辛夷、旋覆花等，为防止饮片自身的绒毛等异物混入汤剂，对患者造成咽喉刺激；第四类是易使药液浑浊的中药饮片，如儿茶，为防止汤剂混浊、糊化。

6. 煎汤代水 有些中药饮片因用量大、质轻而体积大、吸水量大或为了防止其与其他药物同煎而使煎液混浊，难于服用，需煎汤代水用，将药料先煎煮 15～25 分钟后，去渣、过滤、取汁，再用药液煎煮方中其他药料，如通草、玉米须、灶心土等。

7. 其他 有些贵重药材用量较小，为防止浪费，提高疗效，常需研成细末用温开水或放入其他药物煎液中冲服，如川贝母、羚羊角粉、鹿茸粉等；由于病情需要，或某些中药饮片对咽喉黏膜等有刺激，为增加疗效，降低毒副作用，可将饮片直接研末吞服，或装入胶囊吞服，如三七粉、蕲蛇、鸦胆子等。

第二节 药酒法

药酒疗法是以酒为溶媒，将药物与酒一起加工制成含有药物成分的酒剂或以药物与谷类共同作为酿酒原料，加曲酿制而成药酒，通过内服或外用达到防治疾病，健身强体，延年益寿目的的一种治疗方法。药酒的制法有多种，主要有冷浸法，热浸法，渗漉法，加药酿制法。冷浸法是把药料浸泡在一定浓度的酒中，密封，经常振摇，一般浸泡7天以上即可饮用。热浸法又称煮酒法，以药材和酒同煮一定时间，然后放冷贮存。加药酿制法是将药料粉或药汁与米同煮后，加入酒曲，经发酵酿制成酒，如《本草纲目》中记载青蒿酒。渗漉法为使用渗漉装置制备药酒的方法。

第三节 药茶法

药茶，又称中药代茶饮、茶剂、中药茶，是一种历史悠久的传统剂型。它是在中医理法方药理论指导下，根据辨证论治的原则，为防病治病、病后调理或养生保健而组方选药与或不与茶叶合制而成的剂型，在防治内科慢性疾病方面有着重要作用，可一定程度上提高患者免疫力。其类别可分为以茶代药、茶药合用和以药代茶三种类型。与传统的中草药相比，中药代茶饮的服用方法更为简单便捷，且药性更为温和，对机体的刺激更小。随着中医药事业的发展，中药茶的饮用人群也在不断扩大。相关研究显示，2011—2016年，我国中药代饮品企业的销售收入的年复合增长率为18%，在我国医药工业排行中位列第2。此外，中药代茶饮在国外也有着极其广泛的受众市场，如东南亚国家，欧美国家等，对中药代茶饮的认可度很高。虽然中药代茶饮携带且服用简便，但由于其种类繁多，对不同体质的患者，中药茶的使用种类也不尽相同，对中药代茶饮的了解程度和对其相关知识的掌握程度关系着患者的身体健康和生命安全。

第四节 膏滋药疗法

膏滋药又称中药膏方，是我国最古老的中药剂型之一，其是采用中药处方药材加水煎煮、浓缩，再加入辅料（如蔗糖、炼蜜等）制成的半流体制剂，不仅口感良好、能够滋补身体，其还具有祛病疗疾、补虚的治疗功效，因此深受广大群众的青睐。

膏滋药的制备流程包括配料、浸泡、煎煮、浓缩、收膏、质检和存储。①配料：配料时需配齐并核对医生开出的膏方处方，同时还需注意药物的先煎、后下、打粉等要求及药物的配伍使用规范，如补气药常与补血药配伍使用、补阴药常配伍补气药使用，才能达到阳得阴助、阴中求阳的生化功效。②浸泡：处方配药配齐后，除需要单独加工的药材外，其余药材饮片煎煮前均需进行浸泡，可将饮片置于适宜容器中加入冷水浸泡，以便其溶出有效成分，水量应高于药面一定距离，药材浸泡时间应以润透为度，若药材的果实种子、根茎较多或冬季气温较低时，可将药材浸泡时间适当延长。③煎煮：膏滋药一般需煎煮3次，煎煮可按1∶2∶1时间比进行，即先煎煮1小时，将药汁滤出，而后加入适量的水煎煮2小时，将药汁滤出在第一道药汁中，第三次再加入适量的水煎煮1小时，最后将药汁滤出，与前两次混合，并用纱布对所得药汁进行过滤，滤液静置4～8小时后，再采用80～120目筛网过滤上清液，将沉淀除去，得到纯净溶液。④浓缩：将纯净溶液置入适宜容器内，先采用大火煮沸，待药液稍变浓稠后，改为文火徐徐蒸发浓缩，以防止药液糊化粘锅，然后将药材细料、功能性低聚糖和冰糖等辅料倒入溶液中进行均匀搅拌，避免药液成团。⑤收膏：为促进膏滋的矫味与稳定，可将蜂蜜、糖等辅料加入膏方中，并且在收膏前对蜂蜜、糖等辅料进行炼制。炼蜜不仅能控制含水量，将杂质除去，同时还能杀死坏酶类和其他微生物；炼糖除了能够实现上述目标，还能避免膏滋存储时发生返砂现象。另外，为提高膏滋的稳定性和稠度，还需加入阿胶、鳖甲胶等胶类与膏方进行配伍，而在加入胶类前，需对其进行粉碎、黄酒浸泡至完全溶化处理。然后将浓缩好的清膏置入不锈钢锅中，继续加热使水分蒸发，再依次将炼过的蜂蜜、糖、细料和胶类加入，并不停地进行搅拌，直至锅内出现“鱼眼泡”且粘起的膏体滑下呈片状，便可判断成膏。收膏不宜太老，易结成硬块而导致后续取用不方便，收膏太嫩，会导致其含水量较高，后期存储易发生霉变。⑥质量检查：膏方制备完成后，还需对其质量进行检查，检查方法有四种：手捻法，用食指和拇指蘸取少量的膏滋，不粘手且拉开成丝状；滴水成珠法，膏滋滴在纸上不渗，且呈圆柱状；挂旗法，用一根木棍挑起膏滋，冬天挂旗，夏天挂丝；水印法，膏滋滴到白纸（吸水性较好）上，水印不会扩散。另外，还可根据如下标准判断膏滋药的制备质量：对膏滋的色泽进行观察，好的膏滋药呈现自然的深褐色，富有光泽和具有明显的光滑油润；若制备的膏滋药质量良好，吃到口中口感爽滑，不会粘腻在口里产生阻塞感，且吃过后留有余香；另外，还可摇动瓶身对膏滋的流动状况进行观察，好的膏滋药多以润泽的形态缓慢流动。⑦存储：膏滋药制备完毕后，还需等待其彻底凉透才可进行存储，而膏滋药凉透短则需要数小时，长则需要过夜放置。为避免膏方在放凉的过程中发生污染，需采用洁净的纱布遮盖存储膏药的容器口，并将存储容器置于相对洁净和独立的空间进行凉膏。为了更好地防止空气洁净度、温度和湿度对凉膏造成的影响，在医院条件允许的情况下，也可以采用洁净室作为凉膏间。膏滋药完全凉透后，需将其贮存于阴凉干燥处，在一些气温较高的地区，需将膏滋冷藏于冰箱内。

第五节　药膳疗法

药膳是指在中医学理论指导下，结合烹饪学和营养学相关知识，将中药与某些具有药用价值的食物相配伍，采用我国独特的饮食烹调技术和现代科学方法制作而成的具有一定色、香、味、形的美味食品。“药膳”一词，是由“食疗”衍生而来，是中国传统的医学知识与饮食烹调技术相结合的产物，也是我国中医基础理论指导下特有的一种膳食形式，与其他“膳”食相比较，其兼具药物与食物双重作用，两者相辅相成。

第六章

临床常用中药饮片识别技术

【学习目的】

1. 掌握　常见中药识别方法。
2. 熟悉　常见中药识别要点。

中药饮片品种众多，来源广泛。由于历史由来的原因，饮片名实不符，正品、混淆品以及伪品情况严重，影响中药饮片的临床疗效和信誉。通过眼观、手摸、鼻闻、口尝、水试、火试等方法鉴别饮片品种，确保饮片质量，方可保证中药饮片的临床疗效。

中药鉴别的几大特征包括：①形状，药材的形状与药用部位有关，每种药材的形状一般都比较固定。如防风根茎部位称“蚯蚓头”；山参的主要特征被描述为“芦长碗密枣核艼，紧皮细纹珍珠须”；海马的形状为“马头蛇尾瓦楞身”。②大小，药材的大小指长短、粗细、厚薄。③颜色，不同药材因内在成分不同，颜色也不相同，色泽变化与药材质量有关，如黄芩主要含黄芩苷、汉黄芩苷等，如加工或储存不当，黄芩苷氧化成醌类而显绿色，质量下降。④表面特征，药材表面光滑还是粗糙，有无皱纹、皮孔或毛茸等。⑤质地，指药材的软硬、坚韧、疏松、致密、黏性或粉性等特征。如山药的粉性、当归的油润、郁金的角质等。⑥折断面，指药材折断时的现象，如易折断或不易折断，有无粉尘散落以及折断面特征（平坦与否、纤维性、颗粒性、有无胶丝、可否层层剥离）等。如苍术易折断，断面放置能“起霜”（析出白毛状结晶），而白术不易折断，断面放置不起霜。杜仲折断有胶丝相连。此外，药材断面特征有许多术语，如黄芪的“菊花心”，粉防己的“车轮纹”，何首乌的“云锦纹”等。⑦气，有些药材有特殊的气味，如檀香、阿魏、麝香、肉桂等。⑧味，指药材口尝的实际滋味，如乌梅、山楂以味酸为好，黄连、黄柏以味越苦越好。⑨水试，指利用药材在水中发生沉浮、溶解、变色及透明度、膨胀性变化等特殊现象进行鉴别的一种方法。如西红花加水浸泡后，水液染成金黄色；秦皮水浸出液在日光下显碧蓝色荧光；苏木投入热水中，显鲜艳的桃红色。⑩火试，指有些药材用火燃烧，产生特殊气味、颜色、烟雾、闪光和响声等现象。如降香点燃后香气浓烈，有油流出，烧后留有白灰；麝香用火烧时有轻微爆鸣声，起油点如珠，似烧毛发但无臭味，灰为白色。综上所述，为中药鉴定的基本内容，饮片鉴别不同于完整中药鉴定特征，其形状、大小、颜色甚至气味等均发生变化，在鉴别时应结合完整药材特征，特别是横切面、表面和气味的特征来对比识别。

第一节　全草类

全草类饮片因干燥后叶片皱缩，形状鉴别存在一定难度。但部分饮片仍具有自身独特的形状特征，如枇杷叶呈丝条状。表面灰绿色、黄棕色或红棕色，较光滑。下表面可见绒毛，主脉突出。革质而脆。气微，味微苦。大蓟，为不规则的段。茎短圆柱形，表面绿褐色，有数条纵棱，被丝状毛；切面灰白色，髓部疏松或中空。叶皱缩，多破碎，边缘具不等长的针刺；两面均具灰白色丝状毛。头状花序多破碎。气微，味淡。广藿香，为不规则的段。茎略呈方柱形，表面灰褐色、灰黄色或带红棕色，被柔毛。切面有白色髓。叶破碎或皱缩成团，完整者展平后呈卵形或椭圆形，两面均被灰白色绒毛；基部楔形或钝圆，边缘具大小不规则的钝齿；叶柄细，被柔毛。气香特异，味微苦。

第二节　茎木类

代表性茎木类饮片的性状鉴别如下。

竹茹：本品为卷曲成团的不规则丝条或呈长条形薄片状。宽窄厚薄不等，浅绿色、黄绿色或黄白色。纤维性，体轻松，质柔韧，有弹性。气微，味淡。

灯心草：本品呈细圆形条状，2～5cm。体轻，质软，断面白色，略有弹性。气微，味淡。

钩藤：本品为不规则小段，径节上有一对或单个向下弯曲的钩。表面红棕色或棕褐色，髓部黄白色或中空。体轻，质硬。气微，味淡。

第三节　根及根茎类

代表性根及根茎类饮片的性状鉴别如下。

人参：本品呈圆形或类圆形薄片。外表皮灰黄色。切面淡黄白色或类白色，显粉性，形成层环纹棕黄色，皮部有黄棕色的点状树脂道及放射性裂隙。体轻，质脆。香气特异，味 微苦、甘。

三七：本品为圆锥形或圆柱形。表面灰褐色或灰黄色，习称“铜皮”，底部有剪断枝根痕，顶部周围有瘤状突起，习称“狮子头”。质坚实，难折断，断面灰绿色、黄绿色或灰白色，类角质，具有蜡样光泽。气微，味苦回甘。

莪术：本品呈类圆形或椭圆形的厚片。外表皮灰黄色或灰棕色，有时可见环节或须根痕。切面黄绿色、黄棕色或棕褐色，内皮层环纹明显，散在“筋脉”小点。气微香，味微苦而辛。

第四节　皮　类

代表性皮类饮片的性状鉴别如下。

杜仲：本品呈小方块或丝状。外表面淡棕色或灰褐色，粗糙，有明显的皱纹。内表面暗紫色，光滑，易折断，断面有细密、银白色、富弹性的橡胶丝相连。气微，味稍苦。

牡丹皮：本品呈圆形或卷曲形薄片。连丹皮外表面灰褐色或黄褐色，栓皮脱落处粉红色；刮丹皮外表面红棕色或淡灰黄色。内表面有时可见发亮的结晶。切面淡粉红色，粉性。气芳香，味微苦而涩。

厚朴：本品呈弯曲的丝条状或单、双卷筒状。外表面灰褐色，有时可见椭圆形皮孔或纵皱纹。内表面紫棕色或深紫褐色，较平滑，具细密纵纹，划之显油痕。切面颗粒性，有油性，有的可见小亮星。气香，味辛辣、微苦。

第五节　叶类饮片

代表性叶类饮片的性状鉴别如下。

淫羊藿，呈丝片状。上表面绿色、黄绿色或浅黄色，下表面灰绿色，网脉明显，中脉及细脉突出边缘具黄色刺毛状细锯齿。近革质。气微，味微苦。

大青叶，为不规则的碎段。叶片暗灰绿色，叶上表面有的可见色较深稍突起的小点；叶柄碎片淡棕黄色。质脆。气微，味微酸、苦、涩。

紫苏叶，呈不规则的段或未切叶。叶多皱缩卷曲、破碎，完整者展平后呈卵圆形。边缘具圆锯齿。两面紫色或上表面绿色，下表面紫色，疏生灰白色毛。叶柄紫色或紫绿色。带枝者，枝的直径 2～5mm，紫绿色，切面中部有髓。气清香，味微辛。

第六节　花类饮片

代表性皮类饮片的性状鉴别如下。

芫花，本品为小棒槌状，多弯曲。花被筒表面淡紫色或灰绿色，密被短柔毛，先端 4 裂，裂片淡紫色或黄棕色。质软。气微，味甘、微辛。

金银花：本品呈棒状，上粗下细，略弯曲，长 2～3cm。表面黄白色或绿白色（贮久色渐深），密被短柔毛。偶见叶状苞片。气清香，味淡、微苦。

款冬花：本品为长圆棒状花蕾，外面被有多数鱼鳞状苞片，苞片外表明紫红色或淡红色，内表面密被白色絮状茸毛。气香，味微苦而辛。

第七节　果实及种子类

代表性果实及种子类饮片的性状鉴别如下。

山茱萸：本品呈不规则的片状或囊状，长1～1.5cm，宽0.5～1cm。表面紫红色至紫黑色，皱缩，有光泽，质柔软。顶端有的有圆形宿萼痕，基部有果梗痕。气微，味酸、涩、微苦。

千金子：本品呈椭圆形或倒卵形，长约5mm，直径约4mm。表面灰棕色或灰褐色，具不规则网状皱纹，网孔凹陷处灰黑色，形成细斑点。一侧有纵沟状种脊，顶端为突起的合点，下端为线形种脐，基部有类白色突起的种阜或具脱落后的疤痕。种皮薄脆，种仁白色或黄白色，富油质。气微，味辛。

马钱子：本品呈纽扣状圆板形，常一面隆起，一面稍凹下，直径1.5～3cm，厚0.3～0.6cm。表面密被灰棕色或灰绿色绢状茸毛，自中间向四周呈辐射状排列，有丝样光泽。边缘稍隆起，较厚，有突起的珠孔，底面中心有突起的圆点状种脐。质坚硬，平行剖面可见淡黄白色胚乳，角质状，子叶心形，叶脉5～7条。气微，味极苦。

第八节　矿物类

代表性矿物类饮片的性状鉴别如下。

石膏：本品为纤维状的集合体，呈长块状、板块状或不规则块状。白色、灰白色或淡黄色，有的半透明。体重，质软，纵断面具绢丝样光泽。易碎，气微，味淡。

朱砂：本品为粒状或块状集合体，呈颗粒状或块片状。鲜红色或暗红色，条痕红色至褐红色，具光泽。体重，质脆，片状者易破碎，粉末状者有闪烁的光泽。气微，味淡。

自然铜：本品晶形多为立方体，集合体呈致密块状。表面亮淡黄色，有金属光泽；有的黄棕色或棕褐色，无金属光泽。具条纹，条痕绿黑色或棕红色。体重，质坚硬或稍脆，易砸碎，断面黄白色，有金属光泽；或断面棕褐色，可见银白色亮星。

第九节　动物类

代表性矿物类饮片的性状鉴别如下。

鸡内金：本品表面暗黄褐色或焦黄色，用放大镜观察，显颗粒状或微细泡状。轻折即断，断面有光泽。

蜈蚣：本品呈扁平长条形，长 9～15cm，宽 0.5～1cm。由头部和躯干部组成，全体共 22 个环节。头部暗红色或红褐色，略有光泽，有头板覆盖，头板近圆形，前端稍突出，两侧贴有颚肢一对，前端两侧有触角一对。躯干部第一背板与头板同色，其余 20 个背板为棕绿色或墨绿色，具光泽，自第四背板至第二十背板上常有两条纵沟线；腹部淡黄色或棕黄色，皱缩；自第二节起，每节两侧有步足一对；步足黄色或红褐色，偶有黄白色，呈弯钩形，最末一对步足尾状，故又称尾足，易脱落。质脆，断面有裂隙。气微腥，有特殊刺鼻的臭气，味辛、微咸。

僵蚕：本品略呈圆柱形，多弯曲皱缩。长 2～5cm，直径 0.5～0.7cm。表面灰黄色，被有白色粉霜状的气生菌丝和分生孢子。头部较圆，足 8 对，体节明显，尾部略呈二分歧状。质硬而脆，易折断，断面平坦，外层白色，中间有亮棕色或亮黑色的丝腺环 4 个。气微腥，味微咸。

参考文献

[1] 陆兔林，李飞．中药炮制学．北京：人民卫生出版社，2022.

[2] 钟凌云．半夏刺激性毒性成分、炮制减毒机理及工艺研究．南京中医药大学，2013.

[3] 安雅婷，任锐洁，王雷等．《中药汤剂煎煮规范》解读．医药导报，2023，42(11)：1648-1652.

[4] 中国药典．北京：中国医药科技出版社，2020.

[5] 周俭．传统药酒疗法．中国民间疗法，1995(06)：21-22.

[6] 邓玉海，周洋，朱生樑．中药代茶饮刍议．中医文献杂志，2023，41(01)：37-40.

[7] 张云坤，李娟，黄丹等．中药藤茶化学成分及抗感染作用研究进展．世界科学技术—中医药现代化，2021，23(06)：2012-2022.

[8] 康廷国，闫永红．中药鉴定学．北京：中国中医药出版社，2021.

[9] 迟淑梅．中药膏方的制备与现状分析．中医临床研究，2015，7(13)：30-31.

第二部分
内科、外科

第七章 西医内科基本诊疗操作

第一节　神经系统疾病诊疗技术

一、脑室穿刺和持续引流术

（一）适应证与禁忌证

1. 适应证

（1）诊断性穿刺：①神经系统 X 线检查，向脑室内注入对比剂或气体做造影检查；②抽取脑脊液做生化和细胞学检查等；③鉴别脑积水的类型，常须做脑室及腰椎的双重穿刺测试脑室与蛛网膜下腔是否通畅。做脑室酚红（PSP）或靛胭脂试验等。

（2）治疗性穿刺：①因脑积水引起严重颅内压高的患者，特别是抢救急性枕骨大孔疝导致呼吸功能障碍者，行脑室引流暂时缓解颅内压是一种急救性措施，为进一步检查，治疗创造条件；②脑室内出血的患者，穿刺引流血性脑脊液可减轻脑室反应及防止脑室系统阻塞；③开颅术中为降低颅内压，为解除反应性颅内高压，也常用侧脑室外引流；④引流炎性脑脊液，或向脑室内注入药物以治疗颅内感染；⑤做脑脊液分流手术时，将分流管脑室端置入侧脑室。

2. 禁忌证　①穿刺部位有明显感染者，如头皮感染，硬脑膜下积脓或脑脓肿患者，脑室穿刺可使感染向脑内扩散，且有脓肿破入脑室的危险；②有大脑半球血管畸形或血供丰富的肿瘤位于脑室附近时，做脑室穿刺可引病变出血，必须十分慎重；③有明显出血倾向者；④严重颅高压，视力低于 0.1 者，穿刺须谨慎，因突然减压有失明危险；⑤弥散性脑肿胀或脑水肿，脑室受压缩小者。

（二）操作准备

1. 用物准备　消毒剂、麻醉药、颅骨钻、脑室穿刺引流包、无菌引流袋、硅胶导管及抢救药品等，按需备颅内压监测装置。

2. 患者准备 评估患者的文化水平、合作程度以及是否进行过脑室穿刺，指导患者及家属了解脑室穿刺引流的目的、方法和术中、术后可能出现的意外与并发症，消除思想顾虑，征得家属同意并签字确认；躁动患者遵医嘱使用镇静药。

（三）操作步骤

1. 依据病情及影像学检查选择穿刺部位，并测量进针深度。

（1）额角穿刺（穿刺侧脑室前角）：常用于脑室造影及抢救性引流，亦可用于脑脊液分流术。颅骨钻孔部位位于发际内或冠状缝前 2～62.5px，中线旁开 2～75px，穿刺方向与矢状面平行，对准两外耳道假想连线，深度依据影像学资料测量而定。

（2）枕角穿刺（穿刺侧脑室三角区）：常用于脑室造影、侧脑室—小脑延髓池分流术和颅后窝手术后的持续性脑脊液引流。颅骨穿刺点位于枕外隆凸上方 6～175px，中线旁开 75px，穿刺方向与矢状面平行，对准同侧眉弓中点。深度依据影像学资料测量而定。

（3）侧脑室穿刺（穿刺侧脑室三角区）：常用于脑室—新房分流术或脑室—腹腔分流术等。在外耳道上、后方各 75px 处做颅骨钻孔后，用穿刺针垂直刺入。右利手者禁经左侧穿刺，因易造成感觉性失语。

（4）经前囟穿刺：适用于前囟未闭的婴幼儿。经前囟测角的最外端穿刺，其方向与额入法相同。前囟大者与矢状面平行刺入。前囟小者，针尖稍向外侧。

2. 常规消毒铺巾，局部麻醉。

3. 全层切开头皮各层和骨膜，用骨膜剥离器向两侧分离后，以乳突牵开器牵开。

4. 颅骨钻孔，用骨蜡封闭骨窗边缘。

5. 电灼硬脑膜后“十”字切开。

6. 以脑室外引流管带芯向预定方向穿刺，有突破感后，拔出针芯可见脑脊液流出，继续将引流管送入脑室约 50px，将外引流管固定于头皮。

7. 间断缝合帽状腱膜和皮肤，引流管接密封外引流装置。

8. 术后积极抗感染，根据病原学检查调整抗生素。

（四）操作要点和注意事项

1. 术中协助患者保持安静，减少头部活动，维持正确体位；对于烦躁不安、有精神症状及小儿患者应特别注意防止自行拔除引流管而发生意外，必要时使用约束带加以固定。

2. 严密观察意识、瞳孔及生命体征变化，尤其注意呼吸改变。

3. 术后接引流袋于床头，引流管应悬挂固定在高于侧脑室 10～15cm 的位置，以维持正常颅内压。注意引流速度。一般应缓慢引流脑脊液，使脑内压平缓降低，必要时适当挂高引流袋，以减慢引流速度，避免放液过快所致脑室内出血、硬膜外或硬膜下血肿、瘤卒中（肿瘤内出血）或诱发小脑幕上疝，但在抢救脑疝等紧急情况下，可先快速放出少量脑脊液，再接引流管，缓慢引流脑脊液。

4. 注意观察引流脑脊液的性质与量。正常脑脊液无色透明，无沉淀，术后 1～2 天内可稍带血性，以后转为橙色。24 小时引流液一般不超过 500mL。如术后出现血性脑脊液或原有的血性脑脊液颜色加深，提示有脑室内继续出血，应及时报告医生行止血处理；如果脑脊液浑浊，呈毛玻璃状或有絮状物，提示发生感染，应放低引流袋（约低于侧脑室 7cm）以引流感染脑脊液，并送标本化验；脑脊液引流量多时，应注意遵医嘱及时补充水、电解质。

5. 保持穿刺部位敷料干燥。引流处伤口敷料和引流袋应每天更换，污染时随时更换。保持引流管通畅，防止引流管受压、扭曲、折叠或阻塞，尤其是在搬运患者或帮患者翻身时，注意防止引流管牵拉、滑脱。保持引流系统的密闭性，防止逆行感染。如有引流管脱出应及时报告医生处理。

6. 及时拔除引流管。脑室持续引流一般不超过 7～10 天，拔管前需夹闭引流管，观察 24～48 小时，密切观察患者有无头痛、呕吐等症状，以便了解是否有再次颅压升高表现。

7. 拔管后应加压包扎伤口处，指导患者卧床休息和减少头部活动，注意穿刺伤口有无渗血和脑脊液漏出，严密观察有无意识、瞳孔变化，失语或肢体抽搐、意识障碍加重等，发现异常及时报告医生作相应处理。

（五）并发症

①脑室内、硬脑膜下或硬脑膜外出血；②急性脑水肿及颅内压突然增高；③视力突然减退甚至失明；④局部或颅内感染；⑤周围脑组织损伤致相应神经功能障碍；⑥癫痫。

二、数字减影血管造影（DSA）

（一）适应证与禁忌证

1. 适应证 ①脑血管病的诊断和疗效随访，如动脉瘤、动静脉畸形、硬脑膜动静脉瘘、烟雾病、大动脉狭窄或闭塞、静脉窦狭窄或阻塞等；②了解肿瘤的血供情况，如脑膜瘤、血管母细胞瘤、颈静脉球瘤等；③颈、面、眼部和颅骨、头皮及脊髓的血管性病变。

2. 禁忌证 ①对造影剂和麻醉药严重过敏者；②严重出血倾向或出血性疾病者；③未能控制的严重高血压患者；④严重心、肝、肾功能不全或病情危重不能耐受手术者；⑤全身感染未控制或穿刺部位局部感染者；⑥患者一般情况极差、生命体征不稳定、休克或濒死状态。

（二）操作准备

1. 评估患者的文化水平和对造影检查的知晓程度，指导患者及家属了解脑血管造影的目的、注意事项、造影过程中可能发生的危险与并发症，消除紧张、恐惧心理，征得家属的同意并签字确认。术前完善各项检查，如血常规、肝肾功能、凝血功能、心电图等；行碘过敏试验。

2. 按外科术前要求在穿刺侧腹股沟部位备皮。术前 4～6 小时禁食、禁水，术前 30

分钟排空大小便，必要时留置导尿管等。

3. 用物准备：备好造影剂、麻醉药、生理盐水、肝素、鱼精蛋白、股动脉穿刺包、无菌手套、沙袋及抢救药物等。

（三）操作步骤

1. 选择穿刺点，在耻骨联合－髂前上棘连线的中点、腹股沟韧带下 1～2cm 股动脉搏动最强点进行穿刺。

2. 络合碘消毒皮肤，利多卡因局部麻醉。

3. 将穿刺针与皮肤成 30°～45° 刺入股动脉，将导丝送入血管 20cm 左右，撤出穿刺针，迅速沿导丝置入导管鞘或导管，撤出导丝。

4. 在计算机屏幕监护下将导管送入头臂动脉。

5. 进入靶动脉后注入少量造影剂确认动脉，然后造影。

（四）操作要点和注意事项

1. 密切观察意识、瞳孔及生命体征变化，注意患者有无头痛、呕吐、抽搐、失语、打呵欠、打鼾以及肢体活动障碍。儿童与烦躁不安者应使用镇静药或在麻醉下进行。

2. 术后平卧，穿刺部位按压 30 分钟，沙袋（1kg）压迫 6～8 小时，穿刺侧肢体继续制动（取伸展位，不可屈曲）2～4 小时。一般于穿刺后 8 小时可行侧卧位，24 小时内卧床休息、限制活动，24 小时后如无异常情况可下床活动。卧床期间协助生活护理。

3. 术后注意观察造影剂过敏引起的速发和迟发过敏反应，如面红、瘙痒、皮疹等，严重者支气管痉挛、抽搐、意识丧失、心律失常、休克等；术后注意监测肾功能，警惕造影剂肾病；指导患者多饮水，以促进造影剂排泄。

4. 密切观察双侧足背动脉搏动情况和肢体远端皮肤颜色、温度等，防止动脉栓塞；注意局部有无渗血、血肿，指导患者咳嗽或呕吐时按压穿刺部位，避免因腹压增加而导致伤口出血。

（五）并发症

①造影剂过敏；②肾功能不全；③感染；④出血；⑤动脉栓塞。

第二节　呼吸系统疾病诊疗技术

一、支气管镜

（一）适应证与禁忌证

1. 适应证　①疑诊气管、支气管、肺脏肿瘤或肿瘤性病变需要确定病理分型，或确定浸润范围及分期；②不明原因咯血持续 1 周以上；③不能明确诊断、进展迅速、抗菌药物效果欠佳、病变持续存在或吸收缓慢、临床诊断为下呼吸道感染或伴有免疫功能受损的患者；④器官或骨髓移植后新发肺部病变，或者疑诊移植物抗宿主病、移植肺免疫排斥；⑤临床上难以解释、病情进展或治疗效果欠佳的咳嗽患者，怀疑气管支气管肿瘤、异物或其他病变者；⑥原因不明的突发喘鸣、喘息，尤其是固定部位闻及鼾音或哮鸣音，需排除大气道狭窄或梗阻时；⑦原因不明的弥漫性肺实质疾病；⑧可疑气道狭窄的患者；⑨单侧肺、肺叶或肺段不张；⑩ 外伤后可疑气道损伤的患者；⑪ 临床症状及影像学表现怀疑各种气管、支气管瘘，如气管食管瘘、支气管胸膜瘘等；⑫ 临床怀疑气道异物者；⑬ 原因不明的纵隔淋巴结肿大、纵隔肿物。

2. 禁忌证 ①急性心肌梗死后 4 周内；②活动性大咯血时；③血小板计数$<20\times10^9$/L；④妊娠期间；⑤恶性心律失常、不稳定心绞痛、严重心肺功能不全、高血压危象、严重肺动脉高压、颅内高压、急性脑血管事件、主动脉夹层、主动脉瘤、严重精神疾病以及全身极度衰竭等。

（二）操作准备

1. 术前谈话，书面告知相关风险，并签署知情同意书。

2. 术前完善常规心电图、血常规、凝血系列、肝炎系列、梅毒－艾滋抗体、血气分析等检查。

3. 检查前根据病情，必须拍摄胸部正位 X 线片，或者胸部 CT。

4. 局部麻醉时应在支气管镜检查术前 4 小时开始禁食，术前 2 小时开始禁水；全身麻醉时应在支气管镜检查术前 8 小时开始禁食，术前 2 小时开始禁水。

5. 检查前建议建立静脉通道。

6. 对于拟行活检的患者，推荐提前 5～7 天停用氯吡格雷，提前 3～5 天停用替格瑞洛，提前 5 天停用华法林，达比加群酯及利伐沙班需提前 24 小时停药，小剂量阿司匹林可继续使用。

7. 慢性阻塞性肺疾病及支气管哮喘患者在支气管镜检查术前应预防性使用支气管舒张剂。

（三）操作步骤

1. 插管途径如下。

（1）经口气管套管插入法：①患者体位大多采取仰卧位，少数可取坐位；②在局麻后，先放上咬口器，将支气管镜套上气管套管；③当看到声门后经支气管镜引导将气管套管插入气管，用胶布固定咬口器和气管套管外部；④再将气管镜沿气管内腔插入至气管内；⑤为了减少支气管镜在气管套管内的摩擦力，可在先端部涂以 2% 利多卡因胶冻或橄榄油。

（2）经口直接插入法：先在患者口部放上咬口器，不用气管套管，直接将支气管镜从口腔插入气管内，但需注意防止咬口器滑脱而造成气管镜咬伤。

（3）经鼻孔插入法：① 2% 利多卡因喷雾或滴入鼻腔、咽喉部进行局麻，再向鼻腔滴入 1% 麻黄素；②术者一般左手持操作部，右手持插入管，选择一通畅的鼻孔，徐徐由鼻道进入，在插入时，视野内必须沿着鼻道之空隙部推进，切忌盲目乱插，以防鼻黏膜擦伤出血；③一般插到 15cm 左右的深度时，即可望见会厌及咽后壁，此时一面调整支气管镜的弯曲度，一面看清会厌的所在部位，徐徐推进。若看不见会厌时，切勿盲目往前插入，否则易误插到食管或口腔等处；④靠近会厌时，即可看清会厌后下方之喉腔及声门，此时可叫患者深呼吸或发出“啊”“咿”的声音，观察声门活动情况；⑤对麻醉良好者，待声门开放时，迅速将支气管镜先端部插入气管内，通过自如。若麻醉不足，喉部稍受刺激后声门即紧闭，可稍待片刻后再行试插，如通过有困难时，可加喷麻药少许，待麻醉充分后再行试插。

（4）特殊插入法：对于气管插管或气管切开患者，均可插入合适大小外径的支气管镜进行检查和治疗。

2. 在将可曲支气管镜送入气管时，须将顶端调节到中立，前视位。尽可能用一只手（左手）掌握支气管镜，用拇指调节控制部件。用右手操纵支气管镜的插入部、活检钳，刮匙，毛刷或吸引管等。

3. 在检查过程中，要保证被观察的支气管全部范围一直处于视野当中，适当、轻微地调节角度和转动，可维持这种视野，并能避免在支气管镜前进时刮擦气管、支气管壁，从而减少咳嗽和出血。

4. 对于较远端的支气管（段或亚段支气管），支气管镜前进时可能会遇到阻力和视线模糊，此时，可适当后退，调整角度，再稍前进即可。千万不能用力转动角度或用力推送支气管镜。

5. 支气管镜通过声门后，可根据需要经吸引孔注入利多卡因。一般在进入气管时给予 2% 利多卡因 2mL，至隆突时再注入 2mL，然后左右主支气管内各注入 1～2mL 即可满足。但有些患者反应较大，需逐段注入麻药。

6. 在支气管镜前进过程中，如遇到分泌物可通过吸引工作孔道吸出，要保证视野清晰。出血会使视野模糊，特别是活检或镜下介入治疗时出血的可能性更大。应保持吸引通道通畅，随即吸引。

（四）术后处理

1. 局部麻醉结束 2 小时后或全身麻醉结束 6 小时后方可进食、饮水，以避免因咽喉仍处于麻醉状态而导致误吸。

2. 支气管镜检查术后，若为局部麻醉下操作推荐至少观察 30 分钟；若为全身麻醉，推荐至少观察 6 小时，并判断患者生命体征平稳，无意识异常、呼吸困难、胸痛及咯血等情况，方可离院。

（五）并发症

1. 创伤性并发症 ①大出血；②气胸；③气管、支气管撕裂伤；④气管穿孔和食管气管瘘；⑤气道阻塞；⑥口咽结构及声带的损伤。

2. 非创伤性并发症 ①喉痉挛与喉水肿、气管或支气管痉挛；②术后发热；③心律失常；④麻醉相关并发症；⑤脑血管意外；⑥空气栓塞。

二、内科胸腔镜

（一）适应证与禁忌证

1. 适应证

（1）诊断方面：①不明原因胸腔积液；②弥漫性恶性胸膜间皮瘤以及肺癌分期。

（2）治疗方面：①恶性或复发性胸腔积液；②早期脓胸；③自发性顽固性气胸。

2. 禁忌证

（1）绝对禁忌证：①无胸膜空间；②晚期脓胸；③不明原因胸膜增厚；④疑似间皮瘤（脏层胸膜与壁层胸膜粘连融合）。

（2）相对禁忌证：①不能耐受侧卧位；②心脏和血流动力学状况不稳定；③出现严重的非氧疗不能纠正的低氧血症；④有出血倾向；⑤肺动脉高压；⑥难治性咳嗽；⑦药物过敏；⑧预期生存期较短，全身状况较差。

（二）操作准备

1. 术前常规心电图、血常规、凝血系列、血型、肝炎系列、梅毒－艾滋抗体、心肺功能、血气分析等检查。

2. 术前讨论和术前谈话，应由学科主任或专业组组长组织术前讨论，签署知情同意书。

3. 术前 24 小时影像学检查（B 超、X 线或胸部 CT 等）了解胸腔积液、积气、胸膜粘连等情况，定位穿刺点，或行胸腔穿刺引流并向胸腔注入过滤空气（300～500 mL 左右形成人工气胸）。

4. 术前根据情况可予止咳镇痛治疗，术前禁饮食 6～8 小时，以降低患者误吸风险。

（三）操作步骤

1. 穿刺点和体位 患者取侧卧位，患侧朝上；穿刺点一般选择腋窝三角区内近腋中线位置。

2. 常规消毒、麻醉 ①局麻，必须按步骤进行，选择穿刺点上肋下缘及下肋上缘之间进针，逐层进入，麻醉肋间神经及肋骨骨膜，并反复吸引避免伤及肋间动静脉；②镇静，最常用的是术前或术后使用异丙酚；③镇痛，可选用吗啡、哌替啶或芬太尼；④全麻，如对局麻药过敏、过度焦虑、不能合作（如儿童）或需要进一步操作的患者。

3. 切口、置入胸腔镜和观察胸膜腔 在穿刺点行 1～2cm 的切口，钝性剥离皮下各层至胸膜，置入穿刺套管，拔出针芯并迅速将胸腔镜经套管送入胸膜腔；按照内、前、上、后、侧、下的顺序观察脏层、壁层、膈胸膜和切口周围胸膜；对可疑病灶应多处活检，活检部位以壁层胸膜为主，避开血管，活检若有出血，可局部灌注巴曲酶2～4U；活检组织以3～6块为宜，若有特殊需要，可增加至10～12块，手术完成后退出胸腔镜及其他附属设备，留置引流管接水封瓶，缝合胸腔穿刺点切口，无菌纱布覆盖。

（四）术后处理

1. 引流管拔除指征 一般情况下，引流管内不再有气体排出和液体停止流动时可以拔除引流管。

2. 标本评估 根据病情行相关检查。用于电子显微镜检查的标本应置于冷却的戊二醛固定液中。

（五）并发症

1. 术前并发症 ①人工气胸时空气栓塞、皮下气肿和疼痛；②人工气胸后通气不足、呼吸困难；③对局麻的过敏反应。

2. 术中并发症 ①疼痛；②低氧血症；③通气不足；④心律失常；⑤低血压；⑥出血；⑦损失肺或其他器官。

3. 术后并发症 ①复张性肺水肿；②疼痛；③发热；④伤口感染；⑤低血压；⑥脓胸；⑦皮下气肿；⑧持续性气胸；⑨长时间气体泄漏；⑩持续胸腔积液。

三、经皮肺穿刺活检

（一）适应证与禁忌证

1. 适应证 ①需明确性质的孤立结节或肿块、多发结节或肿块、肺实变等；②支气管镜、痰细胞学检查、痰培养无法明确诊断的局灶性肺实变；③怀疑恶性的磨玻璃结节；④已知恶性病变但需明确组织学类型或分子病理学类型；⑤疾病进展或复发后局部组织学或分子病理学类型再评估；⑥其他如支气管镜检活检失败或阴性的肺门肿块、未确诊的纵隔肿块、怀疑恶性的纵隔淋巴结等。

2. 禁忌证

（1）绝对禁忌证：①严重心肺功能不全（如严重肺动脉高压）；②不可纠正的凝血功能障碍。

（2）相对禁忌证：①解剖学或功能上的孤立肺；②穿刺路径上有明显的感染性病变；③肺大疱、慢性阻塞性肺疾病、肺气肿、肺纤维化；④机械通气（呼吸机）。

（二）操作准备

1. 术前需进行胸部增强CT扫描或增强MRI检查明确病灶部位、形态、大小、与周围脏器、血管和神经的关系，设计穿刺入路。

2. 术前完善血常规、凝血功能、感染筛查（乙型病毒性肝炎、丙型病毒性肝炎、梅毒、艾滋病等）、心电图、血生化、血型检查等。对于合并基础肺疾患（慢性阻塞性肺疾病、肺气肿等），推荐肺功能检查，以评估患者的氧合能力和肺功能储备能力。

3. 术前应详细告知患者及其委托代理人手术的目的、益处和可能存在的风险，以及可能的替代方法，征得患者本人及其委托代理人知情同意并签署书面知情同意书。

4. 术前建议停用抗凝和抗血小板药物，并复查血常规、凝血功能，具体如下。①术前 1 周将华法林改为低分子量肝素，术前 24 小时停用低分子量肝素；②阿司匹林和氯吡格雷术前至少停药 7 天；③复查血小板计数＞50×10^9/L、INR ＜1.5 可行活检操作。

5. 对使用抗血管生成类药物的患者进行活检时，建议按照药物体内清除半衰期酌情停药，如贝伐珠单抗，建议术前停用 6 周。

（三）操作步骤

1. 选择穿刺点 术前根据 CT 或其他影像设备先行定位扫描，在避开骨骼、血管、气管等重要解剖结构的前提下，选择最短穿刺路径。

2. 局部麻醉 常规消毒铺无菌巾，用 1%～2% 利多卡因溶液逐层浸润麻醉，根据患者反应、麻醉效果及进针深度，适时调整麻醉剂量。

3. 穿刺及获取标本 以 CT 引导下穿刺为例，建议采用分步进针法，根据 CT 定位，先将穿刺针穿刺至壁层胸膜外进行局麻，再将穿刺针置于肺组织内，扫描确认。如进针路径正确，则可将穿刺针直接穿刺到病灶。需根据病灶的性质来选择活检取材的部位，病灶体积较大时，应避开中央缺血坏死区域；空洞性病变应在实性组织部位取材。

4. 应用同轴技术 一次穿刺即可多次活检取材，创伤较小。在出现气胸或血胸时，可以利用同轴通道抽吸积气或积血、注射药物等，有助于即刻处理并发症。同轴通道的保护作用可在一定程度上降低针道种植转移的风险。

（四）术后处理

1. 术后建议即刻行全胸部 CT 扫描，观察有无气胸、出血等并发症，必要时进行处理。无需处理的患者可转运至病房或观察室，监测患者生命体征、血氧饱和度等，嘱患者尽可能避免任何增加胸腔压力的活动，如咳嗽、说话等。

2. 术后 24 小时内完善胸部 X 线检查。病情变化者及时复查胸片或胸部 CT 检查。

（五）并发症

经皮肺穿刺活检最常见并发症是气胸、出血、胸膜反应等，系统性空气栓塞、心脏压塞和肿瘤针道种植等相对罕见。

第三节 心血管系统疾病诊疗技术

一、心包穿刺术

（一）适应证与禁忌证

1. 适应证

（1）诊断方面：①心包积液的性质鉴别；②心包组织活检或心包占位病变组织活检。

（2）治疗方面：①心脏压塞引流减压；②恶性心包积液抽液和置管引流；③心包腔积脓药物冲洗；④恶性心包积液药物注射。

2. 禁忌证 ①心包积液量（积液深度＜0.5cm）；②严重心包粘连；③严重出血倾向；④严重多器官或心肺功能衰竭；⑤患者极度不配合；⑥主动脉夹层。

（二）操作准备

1. 签署心包穿刺和（或）心包置管引流知情同意书。

2. 常规体检，检查血常规、出凝血时间、血压和常规心电图。

3. 体位：一般取坐位或半卧位。

4. 标定穿刺点：①剑突下途径；②胸骨旁途径。

5. 设计穿刺路径及预测穿刺深度，一般 2～4cm。

6. 穿刺器具准备。

7. 消毒引导穿刺的超声探头或采用消毒探头隔离套。

8. 准备量杯，准备细胞学、组织标本及生化检测采样瓶。

9. 依据不同心包病变类型和治疗目的准备相应的心包腔注射药物（抗生素、抗肿瘤药物、激素）。

（三）操作步骤

1. 超声心动图探查区域 剑下、胸骨旁和心尖区。

2. 超声心动图观察切面及观察内容

（1）超声心动图观察切面：剑下四腔心切面；胸骨旁左心室长轴切面；胸骨旁左心室心尖、乳头肌和二尖瓣口短轴切面；心尖左心室长轴、两腔和四腔切面。

（2）超声心动图观察内容：①心包积液量及其分布。明确舒张末期或收缩末期心前、心尖和心底心包积液深度；②心包有无增厚及粘连分隔；③心包内有无占位性病变；④观察心脏摆动情况。重点观察心脏房室壁与心包壁层的时间和空间位置关系。

3. 标记 依据穿刺距离最近、液体厚度最大和避开肺组织及膈肌的原则，选取诊断性穿刺和置管的部位并用标记笔在体表标记。

4. 麻醉 常规消毒、铺巾和局部麻醉（1%～2% 利多卡因）。

5. 呼吸控制 保持呼吸平静，应在呼气末期停止吸气时进针，以减少穿刺针对肝脏和肺脏损伤机会。

6. 心电图和血压监控 观察有无室性心律失常出现；观察有无血压突然降低或增高。

7. 进针角度和方向控制

（1）进针角度

1）剑突下途径：盲穿时常用。剑突左侧，肋缘下 1cm 处进针。进针方向：朝左肩关节、与腹壁成 30°～40° 角。剑突下途径的穿刺道往往过肝脏左叶，这是允许的。缺点：损伤左肝、膈神经、损伤膈肌、损伤胃。

2）胸骨旁途径：左侧胸骨旁途径是最常使用的心包穿刺途径。进针位置：左侧胸骨旁，4～5 肋间隙、5～6 肋间隙，在左侧第 5 肋间心浊音界内 2cm 左右进针，穿刺针自下而上，向脊柱方向缓慢刺入心包腔。此途径可以避免损伤左肺，也可以避免损伤左侧乳内动脉。缺点：损伤左肺，导致气胸。

（2）在全程超声监控下，选用最短穿刺距离、心包积液舒张期最大宽度和心脏房室壁最小摆动幅度切面引导进针。

（3）避开肺或肝组织的遮挡。

（4）进针方向尽量与心室壁平行，减少心脏损伤机会。

（5）在超声引导下缓慢进针直至突破感或落空感出现和液体抽出。

8. 进针深度判断 依据超声测量和实时超声图像，显示针尖位置，掌控进针深度。

9. Seldinger 法 对于置管引流或心包腔内药物注射的患者，应在超声引导下采用 Seldinger 法置入，即按以下步骤完成操作。超声引导下将穿刺针刺入心包积液、拔出针芯、抽出少量积液、插入导丝、拔出针鞘、用扩张导管扩张针道、顺导丝插入引流管、接引流袋并计量、固定引流管。

10. 引流液送检 根据不同病情可选取体液常规、细胞学检查、细菌培养 + 药敏等其中一项或全部。

（四）操作要点和注意事项

1. 术前检查超声心动图，全面了解情况，预备急救设备和药品。

2. 穿刺针不宜过深，达到积液即可。抽液过程中应密切监视针尖位置，切勿让针尖触及心脏。

3. 心包积液置管引流时，应将引流导管置于心包低位，以利于积液的有效引流。

4. 抽液和引流速度均不宜太快，特别是大量积液时，抽出液体达 100～150mL 后，应减慢速度或间歇引流。如果是慢性积液，一次引流量不要超过 1000mL。

5. 置管后需长期引流心包积液时，应适当应用抗生素预防感染。

6. 注射药物应缓慢进行，避免注射过快刺激心脏导致心律失常。

7. 注意避免肋间动脉和乳内动脉损伤。

（五）术后处理

1. 术后压迫止血 10～15 分钟，心电监护 4 小时，卧床休息 4～8 小时，普通进食，保持伤口干燥，禁止剧烈运动 1 周。告知可能并发症，如有异常随诊。

2. 置管术后保持半卧位，及时询问患者有无不适。

3. 将引流管连接引流袋。注意不要负压引流，因为负压引流增加导管堵塞率。

4. 引流管植入后，每 4～6 小时使用生理盐水 5mL 冲管。

5. 注意观察患者临床情况，如果发现在心包引流条件下出现心脏压塞症状恶化，则是手术治疗的强烈指征。

（六）并发症

①冠状动脉和（或）心肌损伤、急性出血性心脏压塞；②肝脏或肺脏损伤导致的出血和气胸；③严重室性或房性心律失常；④右心室和右心房急性扩张伴心力衰竭；⑤先天性心包缺失导致左心耳或右心耳嵌顿；⑥胸膜破裂致心包积液漏入胸膜腔；⑦心包积液引流导管感染或刺激反应。

二、经皮心内膜心肌活检术

（一）适应证与禁忌证

1. 适应证 ①心脏移植术后排斥反应监测；②临床疑诊心肌炎（如感染性心肌炎、自身免疫性心肌炎、嗜酸粒细胞性心肌炎、巨细胞性心肌炎等）；③疑诊浸润性心肌病（如限制性心肌病、心肌淀粉样变、糖原贮积病、含铁血黄素沉着症等）；④系统性疾病或化疗药物、毒物等可能累及心肌；⑤ 2 周及以内新发心力衰竭，无论心脏大小是否正常；⑥新发心力衰竭超过 2 周，仍合并左心室扩大及新发室性心律失常、二度或三度房室传导阻滞，或常规治疗 1～2 周无法完全恢复正常者；⑦心脏肿瘤；⑧无法解释的肥厚型心肌病或疑诊致心律失常性右心室发育不良 / 右心室心肌病等。

2. 禁忌证 ①出血性疾病、严重血小板减少症及正在接受抗凝治疗者；②急性心肌梗死、左心室内附壁血栓形成或室壁瘤形成者禁忌左心室活检；③心脏明显扩大伴严重左心功能不全者；④近期有感染者；⑤不能很好配合的患者；⑥分流缺损是相对禁忌证，应避免左心室活检，以免引起矛盾性体循环栓塞。

（二）操作准备

1. 术前需完善常规实验室检查、心电图、超声心动图和心脏磁共振检查。

2. 由于冠心病是导致心肌病变及心力衰竭最常见的原因，所有患者在心内膜心肌活检前务必先排除冠心病。所有患者心内膜心肌活检前均不要进行抗凝或抗血小板治疗，服用华法林者需停药，国际标准化比值（INR）≤ 1.5 时方可进行检查；应用肝素或低分子量肝素治疗的患者，检查前应停药至少 16 小时，检查结束 12 小时后且无并发症时方可恢复抗凝治疗。

3. 径路选择和引导方式：绝大多数心内膜心肌活检在室间隔右心室面取材即可，只有病变主要累及左心室或存在左心室肿瘤时才需要做左心室活检。心内膜心肌活检既可以在 X 线引导下进行，也可经超声心动图引导，或者二者结合使用，尤其是右心房或右心室肿瘤活检时。

4. 器材准备：四腔或六腔漂浮导管、Argon 心肌活检钳（Jawz 2.2 mm Forceps，Maxi-Curved，50 cm）、床旁超声心动图机。

5. 人员配备：术者（负责右心导管检查及心肌活检操作），助手（协助血流动力学测量、术中采集血气标本及移动检查床），导管室护士（器材准备及血流动力学数据记录），超声科医师（穿刺引导，必要时在活检过程中协助定位）。

（三）操作步骤

1. 右心导管检查

（1）患者进入导管室后去枕仰卧位，头部左偏约 30°，取右侧颈部胸锁乳突肌三角顶点为穿刺点，常规消毒铺巾，1% 利多卡因局麻，穿刺右侧颈内静脉成功后，置入 7 F 或以上血管鞘。穿刺右侧颈内静脉可在超声引导下进行，可提高穿刺成功率、减少穿刺并发症。

（2）进行右心导管检查，测量上腔静脉压、右心房压、右心室压、肺动脉压、肺小动脉楔压及心排血量等血流动力学参数，并在上述不同部位抽血进行血气分析。根据血流动力学检查结果进行肺高血压诊断分类，以指导制定治疗策略。

2. 右心室心内膜心肌活检操作

（1）检查 Argon 心肌活检钳钳瓣工作是否正常，并用肝素盐水冲洗表面。

（2）推送活检钳时保持钳瓣处于关闭状态。在后前位 X 线透视下将活检钳送至右心房中下约 1/3 处，此时右手逆时针旋转活检钳手柄使其头端指向三尖瓣，跨过三尖瓣后在透视下逆时针调整方向并继续推送，如推送不顺利可退回右心房重新进入，接触室间隔右心室面后可感觉到心脏跳动；心电监护可见室性早搏；后前位 X 线透视可见活检钳头端位于脊柱左缘 4～7cm 处。需注意，推送过程中不要张开钳瓣，以免心脏穿孔。

（3）当确认活检钳位置抵住室间隔后，回撤 1～2cm，透视下张开钳瓣，仔细观察如张开的钳瓣与推送杆组成典型的 Y 字形提示位置正确，否则可能指向右心室游离壁，应重新调整方向。确认方向正确后继续向前推送至遇到阻力且心电图出现室性期前收缩，右手拇指用力按压手柄关闭钳瓣，轻拽活检钳使其脱离室间隔，如轻拽 2～3 次仍不能使之脱离，则可能是钳咬的组织块过大或为腱索，应松开钳柄，撤出活检钳，冲洗钳瓣后重新操作。若回撤活检钳时有明显离断感，则说明已钳取到心肌组织，保持钳瓣处于关闭状态，将其撤回至右心房后撤出，将活检钳头置于盛有生理盐水的器皿中，轻柔取下心肌组织，避免二次损伤。

（4）肝素盐水中冲洗活检钳，继续进行心内膜心肌活检。术后，询问患者有无胸闷、憋气、胸痛等不适，即刻行床旁超声心动图检查，观察是否有心包积液征象。如一切正常，拔鞘包扎，送回病房常规监测。

（四）操作要点和注意事项

1. 活检钳推送过程应全程在 X 射线透视下进行，如遇到阻力应旋转手柄通过，不要强行推送。

2. 在后前位投射体位时，钳尖位置应离开胸骨左缘至少 4cm，否则活检钳可能没有完全进入右心室或指向右心室游离壁。

3. 避免活检钳进入冠状静脉窦（操作过程中活检钳似乎进入右心室但无室性早搏时，应考虑活检钳误入冠状静脉窦可能，可在左前斜 45°～60° 下验证，一旦确定进入冠状静脉窦应立即将活检钳退到右心房，调整方向重新操作）。

4. 操作过程中可联合超声心动图引导操作。

5. 一旦钳夹应保持钳瓣处于闭合状态，撤至体外后方可再次打开。

（五）术后处理

心内膜心肌活检术后第 2 天，应常规检查穿刺部位有无血肿；复查心电图有无新出现的传导阻滞；复查胸片有无气胸或血胸；复查超声心动图观察有无心包积液或原有心包积液有无增多等。

（六）并发症

①血管迷走性晕厥；②心脏穿孔；③心脏压塞；④心源性休克；⑤室上性和室性心律失常；⑥罕见心房穿孔；⑦气胸；⑧血管损伤；⑨神经损伤；⑩ 肺栓塞；⑪ 冠状动脉心腔瘘；⑫ 出血；⑬ 三尖瓣损伤。

第四节　消化系统疾病诊疗技术

一、胃管置管术

（一）适应证与禁忌证

1. 适应证　①营养支持：多种原因造成的无法经口进食而需鼻饲者；②清除胃内毒物，进行胃液检查；③胃肠减压；④上消化道出血患者出血情况的观察和治疗；⑤钡剂检查或手术治疗前的准备。

2. 禁忌证　①严重颌面部损伤；②鼻咽部有癌肿或急性炎症；③近期食管腐蚀性损伤；④食管或贲门狭窄或梗阻；⑤严重的食管静脉曲张；⑥腐蚀性胃炎；⑦严重呼吸困难；⑧精神异常或极度不合作者。

（二）操作准备

1. 术前向患者及家属解释置入胃管的目的、操作过程及可能的风险，签署知情同意书。

2. 训练患者插管时的配合动作，以保证插管顺利进行。

3. 选择鼻胃管：临床上成人多采用 12～16 号胃管，儿童采用 6～8 号胃管，新生儿常选用 6 号胃管。

4. 检查胃管是否通畅，长度标记是否清晰。

5. 插管前检查鼻腔通气情况，选择通气顺利一侧鼻孔插管。

（三）操作步骤

1. 患者取坐位或半卧位，无法坐起者取右侧卧位，昏迷者取去枕平卧位，头向后仰。

2. 用液状石蜡润滑胃管前段，左手持纱布托住胃管，右手持镊子夹住胃管前段，沿一侧鼻孔缓慢插入到咽喉部（14～16cm），嘱患者做吞咽动作，同时将胃管送下，插入深度为 45～55cm（相当于患者发际到剑突的长度），然后用胶布固定胃管于鼻翼处。

3. 检查胃管是否在胃内。

（1）抽：胃管末端接注射器抽吸，如有胃液抽出，表示已插入胃内。

（2）听：用注射器从胃管内注入少量空气，同时置听诊器于胃部听诊，如有气过水声，表示胃管已插入胃内。

（3）看：将胃管末端置于盛水碗内应无气体逸出，若有气泡连续逸出且与呼吸相一致，表示误入气管内。

（4）术后 X 线检查：确认胃管在胃内的金标准。

4. 证实胃管在胃内后，封闭胃管末端，置患者枕旁备用。

（四）术后处理

胃管留置时间过长可导致食管下段括约肌松弛，引起胃食管反流甚至误吸，术后可抬高床头，适当应用抑酸及促进胃动力药物。

（五）并发症

①胃食管反流和误吸；②鼻腔出血；③食管糜烂。

二、纤维胃镜检查

（一）适应证与禁忌证

1. 适应证 ①凡有上消化道症状，经钡餐、B 超等检查不能确诊者；②良、恶性溃疡的鉴别；③疑为早期胃癌需确诊者；④上消化道出血病因未明者；⑤观察临床治疗疗效者；⑥治疗：包括夹取异物、电凝止血、切除息肉及导入激光治疗贲门和食管恶性肿瘤、硬化剂注射治疗食管静脉曲张破裂出血及食管曲张静脉的套扎术等；⑦已确诊的上消化道病变需随访复查或进行治疗者，上消化道手术后仍有症状需确诊者。

2. 禁忌证 ①严重心脏疾病或极度衰竭不能耐受检查者；②严重脊柱成角畸形或纵隔疾患如胸主动脉瘤等；③疑有溃疡急性穿孔或吞食腐蚀剂的急性期；④精神病或严重智力障碍不能合作者；⑤严重高血压。

（二）操作准备

1. 仪器准备 插镜前检查器械是否完整，有无故障。为了插入顺利，胃镜头端弯曲部分可涂以润滑油。

2. 患者准备

（1）患者于检查前禁食 8～12 小时。有幽门梗阻、胃潴留的患者应在睡前洗胃，次晨抽尽胃液再进行检查。患者于检查前应行乙肝表面抗原检查。

（2）复习病史，阅读有关 X 线片，以了解病情及上消化道大致情况，掌握适应证。

（3）钡餐检查后，须过 3 日才能做胃镜检查，以免钡剂潴留，影响观察。

（4）术前口服局部黏膜麻醉药及除泡剂。

（5）术前 15 分钟可予阿托品 0.5mg 及地西泮 10mg 肌内注射。

（三）操作步骤

1. 患者取左侧卧位，两腿微曲，松开领口及裤带，取下活动义齿及眼镜，头部略向后仰，使咽喉部与食管成一直线。嘱患者不要紧张，咬好口垫，保护纤维胃镜。

2. 循咽腔正中插管，并嘱患者做吞咽动作配合插入。循腔进境，直至十二指肠球，然后循序退镜观察球部、幽门口、胃窦、胃角、胃体、胃底、贲门及食管。必要时可充气以协助检查。观察内容包括：①黏膜色泽、有无溃疡、糜烂、出血及肿块，以及是否透见黏膜下血管；②黏膜皱襞有无肥大、萎缩及充血、水肿等；③管腔形态、胃壁形态有无僵硬感；④分泌物色泽及胆汁反流情况等。

3. 根据病变情况决定是否需要进行病理活检和（或）脱落细胞检查。

4. 对慢性胃炎及溃疡病等患者进行幽门螺杆菌检查，作为临床治疗中药物选择的依据。

（四）操作要点和注意事项

1. 操作要轻柔 通过贲门、幽门时宜缓慢，应在其开放时准确插入，切忌盲目、粗暴地通过、插入。当镜面被黏液污染而影响观察时可给水将镜面冲洗干净。

2. 胃内各部分的观察

（1）幽门及胃窦部：正常幽门收缩时呈星芒状，开放时为一圆形开口，经幽门腔可看到十二指肠的部分黏膜，甚至可观察到球部溃疡或糜烂。胃窦部尤其是胃窦小弯侧是胃癌的好发区域，胃镜检查中应在俯视全貌后做近镜仔细观察，注意有无溃疡、糜烂、结节、局部褪色、僵直变形等病灶。发现胃癌病灶后应仔细观察幽门管开发是否正常、对称，以了解胃癌是否已累及幽门管。一般而言，早期胃癌极少累及幽门管。

（2）胃角切迹：胃角切迹是由胃小管黏膜转折而成，侧面像为拱桥样，纤维胃镜居高直视下为脊背状，胃角及其附近两侧是早期胃癌最常见的部位，必须重点观察。

（3）胃体：胃体腔范围较大，从胃角部观看胃体部近乎垂直，大弯侧黏膜皱襞则呈脑回状。胃体部的观察一般采用U形倒镜以及倒镜与退镜观察相结合的方法，发现可疑病变时将镜头贴近病变部位做重点观察。部分病例的病变位于胃体大部大弯侧偏后壁或小弯侧偏后壁，需退镜观察并左右转动角度钮方可发现。

（4）贲门及胃底部：此部位可采用高位或中位U形翻转法观察。如需全面观察贲门及胃底部，检查手法的关键是多方位转动镜身及提拉纤维胃镜，这种检查手法也是当前提高早期贲门癌诊断水平中最重要的内镜操作环节。

3. 照相和录像 通过纤维胃镜对病灶进行不同角度的摄影，对胃部疾病的诊断、治疗、随访及复查都很有好处。胃内照相应注意以下事项。

（1）为使图像清晰，照相应在活检取材之前进行。

（2）调整好自动控制曝光及曝光指数，调节好焦距，应在纤维胃镜中视野最清楚、病灶暴露最充分时照相。

（3）一般情况下照相应摄入病灶的位置标记物，如幽门、胃角等。

（4）照相应采取远距离的全貌相和近距离的重点相结合的方法。

4. 胃黏膜活体组织检查 内镜直视下胃黏膜活体组织检查是早期胃癌诊断中最重要的一环，活检必须力争准确无误。

（1）活检部位：发现病灶后首先调节好纤维胃镜的方向，使病灶置于视野正中部位，纤维胃镜的头端离病灶的距离适中（3～5cm）。隆起病灶应取其顶部（易于发现糜烂、恶变等）及其基底部的组织。糜烂、微凹或黏膜粗糙、色泽改变等平坦性病灶，应在病灶周围黏膜皱襞中断处及中央处取材。胃癌时以溃疡凹陷性病灶最常见，应在溃疡隆起边缘上特别是在结节性隆起及溃疡边缘内侧交界处下钳，因为胃癌的组织坏死处取材阳性率较低。

（2）活检数量：早期胃癌的活体组织检查次数与阳性率成正比，在多块活体组织检查标本中只有1块甚至只有1块中的小部分为胃癌组织的情况并不少见。发现病灶后不要急于下钳，应仔细观察病灶与周围黏膜的“地形”。第1块活体组织检查应努力选择阳性率可能最高的部位下钳，因为活体组织检查后引起的出血势必会影响以后几块活体组织检查的准确性。除非病灶较小，一般活体组织检查为4～8块。不同部位的活体组织检查标本应分装在不同的试管中，标本应注意浸入甲醛（福尔马林）固定液中。

（五）并发症

①吸入性肺炎；②出血；③穿孔；④心血管意外；⑤药物的不良反应；⑥假急腹症；⑦腮腺、颌下腺肿胀；⑧下颌关节脱臼；⑨胃镜嵌顿；⑩菌血症、感染或败血症。

三、纤维结肠镜检查

（一）适应证与禁忌证

1. 适应证 ①原因不明的慢性腹泻，疑有炎症性肠病、慢性结肠炎等；②原因不明的下消化道出血；便血或反复持续大便隐血试验阳性，经上消化道内镜检查未发现可解释的病变；③腹部肿块原因待查，不能排除来自结肠的肿块；④钡灌肠发现病变不能确诊者；⑤经钡灌肠检查阴性，但不能解释结肠症状者；⑥结肠息肉性质待定；⑦纤维结肠治疗内镜，包括息肉电切、电凝或激光治疗等；⑧结肠手术后复查；⑨大肠癌普查。

2. 禁忌证 ①各种严重结肠急性炎症，包括严重的活动性结肠炎；②严重心、肺功能不全，不能耐受检查者；③疑有肠穿孔或急性腹膜炎者；④严重原发性高血压、冠心病及精神病；⑤妊娠及月经，妊娠期纤维结肠镜检查可致流产和早产；⑥腹腔及盆腔术后有广泛粘连者需慎重使用。

（二）操作准备

1. 一般准备

（1）询问病史，做腹部检查，阅读相关临床资料。

（2）术前向患者做好解释和说明，消除患者的紧张情绪。必要时签署手术同意书。

（3）电切息肉术前应做血常规、血型及凝血功能等检查。

2. 患者准备

（1）饮食准备：检查前 1～3 日吃流质或半流质饮食，当日早餐禁食。

（2）导泻：是清洁肠道最常用的方法，可单独运用，也可结合灌肠方法。常用导泻方法有如下。

1）净肠冲剂法：大黄 15g，芒硝 15g，甘草 10g。术前 1 日下午泡水 500mL，分 2 次口服，服后 2 小时开始腹泻，腹泻 3～5 次后肠道清洁率达 97%。此法无须严格饮食准备，方法易行，无须煎煮，饮水量小，易于接受，对大肠黏膜不产生化学刺激作用。

2）口服电解质液洗肠法：氯化钠 6.14g，碳酸氢钠 2.94g，氯化钾 0.75g，溶于 1000mL 温开水配成口服液。检查前 2～3 小时开始口服，每 4～5 分钟饮 250mL，1 小时内饮完 3000～3500mL。

3）口服甘露醇法：检查前 2 小时饮 20% 甘露醇 250mL，稍停后再饮 10% 葡萄糖盐水 500mL（亦可用白糖 50g、食盐 5g 加温开水 500mL 配成）。甘露醇被肠道内细菌分解可产生高浓度的氢和甲烷，当达到可燃浓度时如进行高频电切术，可引起爆炸。因此，高频电凝电切治疗前禁用此法。

4）导泻剂：蓖麻油 30mL、番泻叶 4.5g 泡水 500mL 或 4.15mol/L（50%）硫酸镁 30～40mL，任选一种，于检查前晚服 1 次，必要时检查前清洁灌肠 2 次。

5）中药：大承气汤。

（3）术前用药：对焦虑不安的患者，可给予地西泮 5～10mg 肌内注射。高度肠痉挛或过多肠蠕动时，给予阿托品 0.5mg 肌内注射。

（三）操作步骤

1. 患者常取左侧卧位，臀部与肛门尽量靠近检查台边缘，大腿与背弯成 90°。插镜困难时通常至脾曲后改成仰卧位。过脾曲或过肝曲困难时，可改成右侧卧位或膝胸卧位。通常以左侧卧位、仰卧位最多用。

2. 将内镜涂以润滑剂后从肛门缓慢插入，循腔进镜，采用变换角度、退镜找腔、适当注气、变换体位及钩拉等方法进镜，插至回盲部，然后退镜观察。

3. 观察黏膜色泽、光滑度，有无溃疡、糜烂、出血，血管纹理、管腔大小，有无狭窄、憩室或肿块等。

（四）操作要点和注意事项

1. 判断结肠镜插入部位 ①直肠黏膜呈淡红色，黏膜皱襞 3～5 条，黏膜下血管纹理较模糊。直肠和乙状结肠交界处肠管可能发现弯曲；②乙状结肠黏膜呈橙黄色，肠腔呈圆形，黏膜下血管纹理清晰。乙状结肠和降结肠交界处可出现肠腔弯曲；③降结肠脾曲处黏膜可见圆形发蓝的黏膜，黏膜下可见血管网，脾曲可见盲袋，进入横结肠处可为一个门状皱襞，肠腔弯曲；④横结肠黏膜呈灰色，黏膜皱襞大而规则，呈三角形。血管纹理清晰，部分病例横结肠中部下垂到骨盆呈 V 形的锐角；⑤结肠肝曲黏膜呈灰蓝色，肝曲呈盲袋状，可见凹面向后的弧形皱襞，黏膜下血管呈淡红色，肝曲有好几处弯曲；⑥升结肠黏膜呈橘红色，直端肠腔较大，有典型的皱襞和直而短的斜行皱襞，回盲瓣和阑尾开口为定位标志。

2. 活体组织检查

（1）准备工作：①术前了解有无出血性疾病，必要时测定出、凝血时间。②将活检钳浸于 75% 乙醇中消毒，并检查活检钳性能，开启、闭合是否自如。③活体组织检查前准备好固定液，一般是 10% 甲醛溶液。④剪长条形小滤纸片备用。

（2）不同病变的取材方法：①弥散性病变可分散钳取数块。②凹陷性病变在边缘部取材。③隆起病变在顶部或基底部取材为佳。④黏膜下肿物应深压钳瓣，或采用 2 次活体组织检查的方法。

（3）注意事项：①有出血倾向或疑为血管病变者，除高度怀疑诊断者应避免活体组织检查，如要进行，应做好止血准备。②常退镜时进行，但对于一些细小病变，估计退镜时难以再次发现，应在进镜时。③黏膜凹陷性病变，先抽气使肠管收缩增厚以保安全。④活体组织检查时局部持续出血，应局部喷洒 0.1% 去甲肾上腺素或凝血酶、巴曲酶溶液，亦可用高频电凝器止血。⑤疑有出血或穿孔者必须留院观察。

3. 术后处理 对有下列情况者应做适当处理。

（1）活体组织检查多处，渗血较多，为防止出血应肌内注射或口服止血药，并观察

1～2 小时后方可回家。

（2）腹胀、腹痛剧烈或术后便血，应立即进行相应检查，如腹平片检查等，排除肠孔，并禁食、补液留观。

（3）术后肠内积气较多、一时不能排出者，2～3 小时内少活动。活体组织检查及电术后患者 1～2 日内应进流质或半流质饮食。

（4）术中发现炎症严重者，应给予抗生素口服。

（五）并发症

①肠壁穿孔；②出血；③心血管并发症；④腹绞痛；⑤中毒性巨结肠；⑥透壁电灼伤综合征。

第五节　血液系统疾病诊疗技术

超声引导下脾脏穿刺活检

（一）适应证与禁忌证

1. 适应证　①各种影像学检查发现的脾脏局灶性病变且不能明确诊断者；②淋巴瘤或血液病患者需要了解脾脏浸润情况；③脾脏外恶性肿瘤患者怀疑脾脏转移；④免疫缺陷患者发现脾脏局灶性病变；⑤怀疑疟疾或黑热病而血液、骨髓病原学检查未能证实者，可做脾脏细针活检；⑥不明原因发热，脾脏发现异常病灶；⑦囊性病变，怀疑脓肿或恶性肿瘤坏死液化。

2. 禁忌证　①凝血功能异常不能纠正；②缺少安全的穿刺路径；③患者不能配合，如频繁咳嗽、躁动、意识不清等；④严重心肺功能不全或全身衰竭；⑤传染病的急性期；⑥因淤血或肿瘤引起脾脏明显肿大，或脾周有大量积液应视为相对禁忌证；⑦邻近脾门的病灶应视为相对禁忌证。

（二）操作准备

1. 检查血常规及凝血功能，正常者可行穿刺，异常者需进行相关处理，调整至正常后方可穿刺。

2. 术前禁食、禁饮 8～12 小时。

3. 术前谈话，向患者说明穿刺意义、风险及配合方法，签署知情同意书。

4. 穿刺使用设备、针具及环境符合消毒要求。

5. 复习影像学资料，选择最安全的穿刺路径。如果是全身多发病灶，尽量选择非脾脏部位的病灶穿刺。

（三）操作步骤

1. 一般采用平卧位或右侧卧位，抬高左臂，也可依据病灶位置采用其他体位。

2. 可采用肋缘下进针或肋间隙进针，如病灶位置较高需要经肋间隙进针，要注意避开肺及胸膜腔。

3. 常规消毒铺巾、局麻，探头扫查确定穿刺路径。

4. 通过引导器将引导针穿刺至腹膜壁层。

5. 患者适度呼吸后屏气，迅速将穿刺针送达靶部位，针尖显示清楚后进行穿刺活检。

6. 穿刺活检取出的组织置于滤纸片上，放入10%甲醛溶液中固定后送病理检查。需做电镜检查的标本用戊二醛固定。要求新鲜标本送检者特殊处理。

7. 细针穿刺抽吸物推注于玻片上，涂片2张以上放入95%酒精中固定，送细胞学检查。如果怀疑感染病灶，抽出物应按无菌操作，放入无菌容器内送检。

8. 消毒穿刺局部皮肤，腹带加压包扎。

（四）操作要点和注意事项

1. 经肋间隙进针时探头应与肋骨走向平行，沿肋骨上缘进针。

2. 脾脏上极活检时，进针处应在肋膈角以下2～3cm，避免损伤肺组织。

3. 穿刺应避免在脾脏边缘较薄处进行，防止引起脾脏穿通伤。

4. 穿刺时患者必须屏住呼吸，避免针尖划破脾脏。

5. 脾脏张力过大时穿刺，可引起脾脏破裂。

（五）术后处理

脾脏穿刺后应留观4小时以上。观察有无疼痛、咳嗽、呼吸困难等症状。测量脉搏、血压。观察4小时后无异常者可以离开医院，但仍需卧床休息24小时，近期避免剧烈运动及重体力劳动。

（六）并发症

①出血；②脾破裂；③气胸。

第六节　泌尿系统疾病诊疗技术

一、耻骨上膀胱穿刺术

（一）适应证与禁忌证

1. 适应证　①急慢性尿潴留导尿失败者；②不适合长期留置导尿管者；③需要经穿

刺采取膀胱尿液做检验及细菌培养；④小儿、年老体弱不宜导尿者；⑤特殊手术需穿刺法置管建立膀胱造瘘者；⑥阴茎或尿道损伤者；⑦下尿路手术后确保尿路愈合，如尿道整形、吻合手术或膀胱手术后；⑧化脓性前列腺炎、急性前列腺炎、尿道炎、尿道周围脓肿等需要引流尿液者。

2. 禁忌证 ①膀胱无法充盈或充盈不佳者；②已知膀胱肿瘤者；③存在下腹部手术史，腹膜返折与耻骨粘连固定者；④全身情况不稳定以及存在出血性疾病；⑤膀胱挛缩者；⑥过度肥胖，腹壁太厚者。

（二）操作准备

1. 向患者或家属解释耻骨上膀胱穿刺术的目的和必要性，消除患者紧张心理取得患者的合作，征得患者及其家属的同意后在手术同意书上签字。

2. 穿刺前避免进餐，患者采取平卧位。

3. 充盈膀胱。如膀胱充盈欠佳、无尿潴留，又能置入导尿管者，可注入生理盐水300～400mL，充盈膀胱。条件允许，可行B超了解膀胱和男性患者的前列腺情况，并引导穿刺。

4. 整理和准备相应的穿刺包、穿刺器械、消毒用具、尿管、静脉切口包等操作物品。

（三）操作步骤

1. 患者取平卧位，两腿分开，充分暴露下腹部。

2. 清洁下腹壁，剃除耻骨上区多余毛发。

3. 术者洗手、穿消毒衣、戴灭菌手套，常规消毒铺巾。

4. 确认膀胱已经充盈，取耻骨联合上方二横指处为穿刺点（4～5cm）并进行局部麻醉。

5. 选好穿刺点后，在穿刺点做一皮肤小切口1～1.5cm，将穿刺针垂直或70°～80°斜向膀胱进针穿刺进入膀胱腔内。

6. 拔出针芯，即有尿液溢出，抽取尿液并送检，随后留置尿管固定并做好标志、包扎伤口。

（四）操作要点和注意事项

1. 操作中要注意无菌原则，穿刺前，膀胱内必须有一定量的尿液，穿刺前可使用空针确定膀胱是否充盈，穿刺点切忌过高，以免穿入腹腔。

2. 过度充盈的膀胱，抽吸尿液宜缓慢，一般控制在400～500mL，以免膀胱内压降低过速而出血，或诱发休克。

3. 对曾经有下腹部手术史的患者需特别慎重，以防穿入腹腔伤及肠管，必要时超声引导穿刺。

4. 穿刺后务必妥善固定并留置尿管，避免尿管脱落、滑出导致尿外渗发生。

5. 存在膀胱出血者，用生理盐水或 0.1% 的呋喃西林低压冲洗，以保持造瘘管通畅。

6. 对于需要长期留置造瘘管者，应根据具体情况定期更换造瘘管，一般情况下每月更换一次。

（五）并发症

①穿刺后出血；②低血压和膀胱内出血；③术后膀胱痉挛或膀胱刺激征；④ 尿液引流不畅或外漏；⑤腹腔内脏损伤；⑥感染；⑦继发膀胱结石。

二、膀胱镜检查

（一）适应证与禁忌证

1. 适应证 ①了解膀胱病变或采取活体组织；②排泄性尿路造影显影不满意或不能确诊，需做逆行尿路造影；③通过逆行插管收集和检查两侧肾盂尿或测定分侧肾功能；④确定泌尿系邻近器官病变是否累及泌尿系统；⑤通过膀胱镜进行治疗，如肾盂灌注、输尿管套石、膀胱肿瘤电灼、电切、碎石和取异物等。

2. 禁忌证 ①急性膀胱炎和尿道炎者不做此检查；②膀胱容量小于 50mL 常易招致膀胱穿孔；③尿道狭窄；④骨关节疾病影响体位，以致不能安全置镜；⑤病情严重，一般情况极差，不能耐受膀胱镜检查；⑥月经期；⑦全身出血性疾病不应做此项检查；⑧一星期内不做重复检查。

（二）操作准备

1. 医生准备 检查前医生应认真复习病史，并阅读各项检查资料。需做逆行尿路造影者，应阅读排泄性尿路造影片，确认需做逆行造影片。

2. 患者准备

（1）如需用全身麻醉或脊椎麻醉，应进行麻醉前常规准备。

（2）检查前应清洁会阴部、剃毛、洗澡、排空膀胱。

（3）精神比较紧张的患者，检查前或当日早上给予适量镇静药。

（4）膀胱镜检查后需进行尿路逆行造影者，应洗肠。

（5）若尿路有感染，检查前两日应先给予适当抗感染药物。

（6）检查前饮水 400mL 左右，以便检查时注射靛胭脂后可正确观察两肾排出靛胭脂的情况。

（7）临检查前先行排尿，以便镜检正确地测定膀胱残余尿量。

（三）操作步骤

1. 患者取膀胱截石位：会阴部常规消毒铺巾。一般采用地卡因尿道黏膜麻醉，不合作者可用骶麻，小儿用全麻。并由尿道口注入尿道黏膜清洁剂。

2. 置镜：女患者比较容易放入。男患者应先提起阴茎，放入膀胱镜，待插至球部尿道时，将阴茎及膀胱镜轻向下倒，使镜体滑入膀胱。

3. 取出闭孔器，收集残余尿，冲洗膀胱。用蒸馏水灌洗膀胱，使膀胱适度充盈，以便于观察。

4. 观察膀胱：按一定顺序观察，以防遗漏。

5. 插输尿管导管：使物镜尽量贴近输尿管口，插管多可成功。若有困难，可利用调节器改换导管方向，即可插入输尿管内。一般成人插入 25～27cm 即达肾盂，此时可分别收集两侧尿液进行常规化验或培养。静脉注入酚红进行分侧肾功能测定，或经导管注入对比剂进行逆行造影。

6. 取出镜体：先将膀胱放空，并放回闭孔器，轻轻向外退镜。若已进行输尿管插管，则应一边向外退镜，一边向膀胱内推送输尿管导管，以免退镜时将导管带出。

7. 填写好膀胱镜检查记录单。

（四）操作要点和注意事项

1. 防止向膀胱内注入过多的空气 ①冲水管道内的空气须事先排空；②膀胱镜末端稍抬高，则镜体通道内有些空气也可在冲水过程中排出而不致进入膀胱，当看到膀胱黏膜皱褶变平时即可停止冲水，以防止注水过多引起不适。

2. 插入观察镜后如看不到膀胱内 ①纤维膀胱尿道镜未接光源或未打开光源的开关；②接物镜紧贴黏膜；③观察镜装错方向，镜面未朝向膀胱镜。

（五）并发症

①血尿；②发热；③腰痛；④尿道损伤；⑤膀胱损伤。

第七节　内分泌系统和营养代谢性疾病诊疗技术

甲状腺细针穿刺术

（一）适应证与禁忌证

1. 适应证 ①临床诊治工作中根据国际上相关实践指南认为有必要快速、微创地获取甲状腺结节病理学诊断证据者，无论是在治疗前、治疗中或在治疗后的随访过程中；②超声影像高度疑似甲状腺乳头状癌、髓样癌或未分化癌等恶性肿瘤，需在外科切除手术前或超声引导下经皮消融治疗前明确病理性质者；③甲状腺结节检查初期无明显的超声和（或）临床恶性证据，但超声随访观察显示结节的实性区域动态增大、血流信号动态增多、出现沙砾样钙化或断续的环状钙化灶等征象者；④超声影像诊断虽倾向于良性甲状腺结节，但患方要求获得病理诊断结论者；⑤有必要经FNA行进一步甲状腺肿瘤基因检测者；⑥超声影像高度疑诊甲状腺相关的颈部恶性淋巴结或者不能排除恶性可能者。

2. 禁忌证 ①患者存在严重出血倾向；②患者存在尚未纠正的高凝血倾向，有发生颈内静脉血栓潜在风险者；③患者存在不稳定型颈动脉斑块，斑块有脱落风险者；④患者因意识障碍或颈部伸展障碍，或发生持续剧烈咳嗽，难以有效配合穿刺操作者；⑤甲状腺结节的超声影像特征高度趋于滤泡性结节，且经治医院病理科医师对滤泡性结节细胞学标本缺乏诊断经验者；⑥对最大径小于5mm的结节，穿刺操作者不能确信可准确命中目标者；⑦超声影像不能清晰显示拟穿刺的结节。

（二）操作准备

1. 询问相关病史 重点关注患者是否有利多卡因过敏史、缺血性心脏病史、高凝血病史（下肢静脉血栓、脑梗死等）、出血性疾病史，是否长期使用抗凝血或活血化瘀药物。纠正凝血功能障碍或停用抗凝药物至少7天方可实施穿刺。

2. 超声影像评估 术前由穿刺操作者对甲状腺左、右叶及峡部分别行自上而下全面扫查，确定拟穿刺目标结节是否真正来源于甲状腺或是否来自异位的甲状腺；确定甲状腺结节尤其是拟穿刺目标结节的数量、位置、血供、重要毗邻结构，并储存动态和（或）静态图像。同时，仔细行双侧颈动脉检查，明确是否有斑块形成，评估斑块的性质及脱落风险。

3. 穿刺器具的评估 根据结节的超声影像特征，准备好不同长短（针长5～10cm）和不同粗细（外径22～25G）规格的穿刺活检针，以及负压抽吸辅助用品等。25G、23G、22G的穿刺针分别与国内5号注射针、6号注射针和7号注射针外径相近。

4. 标本处置准备 根据经治医院病理医师的要求准备好载玻片（交由穿刺现场技术人员直接涂片）或液基细胞保存液容器（交由病理医师处置标本与涂片）。

5. 知情同意 术者充分告知患者或其家属穿刺活检的价值、风险、预期结果、术中和术后的注意事项。各项内容均须取得患者的完全自愿与同意，医患双方签署规范、有效的知情同意书。

（三）操作步骤

1. 患者体位 常规取仰卧位穿刺，患者颈部轻度过伸，充分暴露颈部及乳头连线以上的胸部皮肤。对合并心肺疾病者应行心电、血压、血氧监测，并予吸氧。

2. 消毒与麻醉

（1）探头消毒：目前最常用的是灭菌套隔离法：使用经消毒灭菌处理的菲薄塑料灭菌套，将探头和电缆线放入灭菌套内进行包裹隔离，再向灭菌套内注入少量生理盐水，驱除灭菌套与探头晶片匹配层间气体，封闭探头端灭菌套即可。

（2）术野消毒：穿刺者戴无菌口罩、帽子、手套后，对穿刺操作区域皮肤（术野）

进行消毒，最小消毒范围应为穿刺点旁开 7～10cm，以确保穿刺者在有效的消毒术野内进行无菌操作。

（3）局部麻醉：使用 1% 利多卡因溶液 5mL，行皮肤穿刺点和皮下进针路径局部麻醉，以减少穿刺引起的疼痛与不适。

3. 超声引导方法 全程超声监护引导是实施甲状腺结节 FNA 取材安全、成功的基本要求。根据穿刺过程中是否使用探头导针器，超声引导分为有导针器和无导针器两种方法。

4. 穿刺入路 根据穿刺目标及其周围解剖结构特点，充分利用探头声束与穿刺针空间位置交互关系予以不同组合，设计安全、有效的穿刺入路。当穿刺针进入人体到达穿刺目标前和进入穿刺目标后，穿刺操作者需确保穿刺针尖始终处于超声影像清晰显示状态，并确认穿刺入路是否规避了危险区域、穿刺针是否准确命中目标、是否滑脱出目标、是否伤及目标后的重要结构等。

5. 穿刺抽吸 FNA 是借助针腔内负压吸引力而完成的，标本均是在负压作用下被吸入针腔。细针刺入目标病灶拔除针芯后，细针针腔内压力低于外界大气压，处于自然负压状态，针腔产生毛细现象，提针时针腔内负压更加明显，负压将标本吸入针腔内。遇结节质地较致密或伴有钙化时，针腔内自然负压不足以吸入足量的标本，需要在穿刺针针座连接上可造成更大负压的抽吸装置，如常用的注射器。

6. 穿刺幅度与速度

（1）穿刺幅度足够大：在目标结节内针尖须作较大幅度来回提插移动，最理想的幅度是从目标结节的近穿刺点达其远穿刺点，以获取穿刺针道上最大量的标本。

（2）穿刺速度不求快：在目标结节内针尖近似原地快速、小幅度“颤动式”提插是不合适、不可取的操作方式。取材结束时，穿刺针退出结节时的速度亦不宜过快。

（3）不见针尖不动针：提插穿刺针时，声像图针尖显示务必保持清晰可见，始终坚持“不见针尖不动针”，尤其是要坚持“不见针尖不进针”的原则。

7. 穿刺针数 穿刺取材应尽可能包罗目标病灶的最广发区域，以避免取材质量和数量的局限性而影响诊断的准确性。一般认为穿刺次数应不少于 3 次，必要时一个结节的穿刺针数可多达 11 次。

（四）术后处理

穿刺后应向患者和家属详细说明注意事项，患者按压进针处皮肤至少 10 分钟，避免颈部剧烈运动，门诊观察 30 分钟，并再次超声确认穿刺部位无出血方可让患者离院。患者离院后，如出现颈部肿胀、持续疼痛等体征应及时就医检查处理。

（五）并发症

①出血；②感染；③针道种植；④休克。

第八节　风湿性疾病诊疗技术

一、唇腺活检术

（一）适应证与禁忌证

1. 适应证　干燥综合征，并除外其他可导致唾液腺功能减退的疾病，如颌颈头面部放疗史、丙型肝炎病毒感染、获得性免疫缺陷综合征、淋巴瘤、结节病、应用抗乙酰胆碱药病史。

2. 禁忌证　①出血性疾病、凝血功能异常、血小板异常及接受抗凝治疗的患者；②有精神疾病或不能配合的患者；③局部皮肤黏膜存在感染的患者。

（二）操作准备

1. 充分告知患者操作的价值、风险，征得患者同意。

2. 准备器械及药品：手术刀柄、手术刀、镊子、持针器、止血钳、组织剪、纱布、棉球、带针缝合线、刀片、1～2mL 空针、利多卡因、聚维酮碘溶液。

（三）操作步骤

1. 患者坐于口腔检查椅上。

2. 选取唇部的小涎腺做检查，通常选取下唇肉眼观正常的无创伤部位，尽量偏两侧、偏唇缘，此处血供欠佳，可避免大量出血。

3. 于下唇颊黏膜两侧塞入棉球，避免唾液大量分泌污染手术野。

4. 将唇腺表面的皮肤黏膜及上下唇消毒后铺无菌洞巾，使用利多卡因于下唇取活检处行局部麻醉。

5. 将下唇翻开，充分暴露手术野，在手术部位做梭形切口，剪去黏膜上皮，分离黏膜及其他组织，找到唇腺组织，用镊子夹住腺体并稍微提起，用组织剪剪下该组织，避免损伤小唾液腺下方的感觉神经纤维。

6. 将组织放入福尔马林液中固定该组织并送检。

7. 缝合伤口，局部消毒，使用 2% 碘酊棉球轻压伤口后再用干棉球压迫创口，2～3 天后可拆除缝线。

（四）操作要点和注意事项

1. 选取部位尽量为下唇偏两侧、偏唇缘处，此处血供不丰富，可避免大量出血。

2. 术后 2 小时进食温凉流质或半流质饮食，可用含氯制剂漱口液漱口，起到消毒杀菌作用，3 天内禁食辛辣物，避免刺激伤口。

3. 术后避免使用抑制唾液腺分泌的抗胆碱能作用的药物，如阿托品、山莨菪碱等。

（五）并发症

①出血；②感染；③面神经或三叉神经损伤；④麻药过敏。

二、膝关节穿刺术

（一）适应证与禁忌证

1. 适应证 ①感染性关节炎、关节肿胀；②关节创伤，关节积液、积血；③骨性关节炎、关节积液；④关节腔内药物注射治疗；⑤不明原因的关节积液。

2. 禁忌证 ①穿刺部位局部皮肤有破溃、严重皮疹或感染；②严重凝血机制障碍，如血友病等；③关节结构已经破坏，关节间隙消失呈强直性或纤维性；④糖尿病血糖控制不佳者及急性全身感染者慎用。

（二）操作准备

1. 器械准备 治疗车、治疗盘，碘伏 1 瓶，膝关节穿刺包、5mL 或 10mL 注射器，用 7 号针头，2% 利多卡因、无菌手套、无菌纱布、胶布，胶布、棉签，砂轮 1 枚，治疗药物等。如积液较多，需准备 20～50mL 注射器。

2. 患者准备

（1）询问患者的心肺功能情况，是否有急性传染病和感染性疾病，是否有糖尿病。

（2）完善血尿常规、肝肾功能和血糖检查、凝血功能检查等。

（3）向患者说明穿刺的目的、意义，操作过程及并发症，以及注意事项，征得同意和合作。

（4）术前给予穿刺处皮肤清洁处理并备皮。

3. 医生准备

（1）规范着装戴口罩、帽子，规范洗手。

（2）核对患者信息，姓名、年龄、需要穿刺的关节，避免差错。

（3）查询必要的实验室检查结果，例如血常规、肝肾功能、血糖、凝血常规等。

（4）测量血压与脉搏。

（三）操作步骤

1. 对患者进行浮髌试验检查。

2. 穿刺体：仰卧位、坐位，或可微屈 30°。

3. 选定膝关节穿刺点应避开血管、神经、肌腱或皮损等。可通过活动关节并触摸关节间隙来证实穿刺点。穿刺部位选定后，以龙胆紫作一标志。

4. 关节腔穿刺：打开膝关节穿刺包，戴无菌手套，手术配合者协助穿刺部位皮肤碘伏消毒，自内向外，二遍以上，消毒直径 15cm 以上。然后取出穿刺包内的无菌洞巾覆盖穿刺点。手术配合者递以无菌注射器和 2% 利多卡因，进行局麻（注意回抽）。局麻后行关节腔穿刺，进针前用手指撑开进针点两侧皮肤，使其稍绷紧，进针速度要快，边抽取边向前推进，遇到骨性阻挡宜略退针并稍改换穿刺方向，切忌在深部大幅度改变方向或反复穿刺。

5. 穿刺完毕，拔除针头，压迫 3～5 分钟，以碘酒消毒穿刺点，覆盖无菌纱布，胶布固定，整理用物，观察术后反应。如果关节积液过多，于抽吸后应适当加压固定。

6. 对穿刺液进行送检，穿刺过程进行记录（穿刺时间、部位、关节液的量、颜色、送检项目、所注射的药物及剂量等）。

（四）操作要点和注意事项

1. 关节腔穿刺器械及操作均需严格无菌，穿刺的全程应遵守无操作，以防无菌的关节腔渗液发生继发感染。

2. 动作要轻柔，不要刺入太深，避免损伤关节软骨。穿刺如遇骨性阻挡宜略退针少许并稍改换穿刺方向。

3. 如关节积液过多，于抽吸后适当加压固定包扎。如果液体较多，一般可以每周穿刺两次。

4. 应边抽吸边进针，注意有无新鲜血液，如有说明刺入血管，应将穿刺针退出少许，改变方向后再继续进针。

5. 反复在关节内注射类固醇药物，可造成关节损伤，因此，任何关节内注射皮质类固醇药物，1 年内同关节注射的次数最好不超过 3 次。

6. 抽出的液体除需做镜下检查、细菌培养和药敏试验（抗生素敏感试验），还应作认真地肉眼观察，初步判定其性状，给予及时治疗。正常为草黄色，澄清透明，若为暗红色陈旧性血液，往往为外伤性；抽出的血液含有脂肪滴，则可能为关节内骨折，浑浊的液体提示有感染，若为脓液，则感染的诊断确定无疑。

7. 膝关节穿刺术后，患者应尽可能休息 1～2 天，针眼处 6 小时内不要接触水，48 小时内不宜涂抹外用药。

（五）并发症

①注射部位出现疼痛、肿胀、皮疹、瘙痒等症状，一般 2～3 天可自行消退；②关节疼痛加重、关节腔积液；③穿刺部位血肿或关节积血；④关节腔感染；⑤关节软骨损伤；⑥断针。

参考文献

[1] 中华医学会呼吸病学分会介入呼吸病学学组．成人诊断性可弯曲支气管镜检查术应用指南（2019 年版）. 中华结核和呼吸杂志，2019，42（8）：573-590.

［2］ 中国医师协会整合医学分会呼吸专业委员会．内科胸腔镜诊疗规范．中华肺部疾病杂志（电子版），2018，11（1）：6-13.

［3］ 中国抗癌协会肿瘤介入学专业委员会，中国抗癌协会肿瘤介入学专业委员会胸部肿瘤诊疗专家委员会．胸部肿瘤经皮穿刺活检中国专家共识（2020年版）．中华医学杂志，2021，101（3）：185-198.

第八章 体格检查

第一节　一般状态、皮肤、浅表淋巴结检查

【学习目的】

掌握　一般检查及皮肤、浅表淋巴结检查的内容及方法。

一、操作目的

了解受检者的一般状态，了解受检者的皮肤、浅表淋巴结有无异常。

二、用物准备

听诊器、血压计、温度计等器材。

三、操作流程

（一）一般状态检查

为整个体格检查的第一步，包括：性别、年龄、体温、呼吸、脉搏、血压、发育与体型、营养状态、意识、面容与表情、体位、步态。检查以视诊为主，配合触诊、听诊、嗅诊及检查器材进行检查。

（二）皮肤检查

颜色、湿度、弹性、皮疹、脱屑、皮下出血、蜘蛛痣与肝掌、水肿、皮下结节、瘢痕及毛发情况。

（三）淋巴结检查

浅表淋巴结分布在头颈部的有：耳前淋巴结、耳后淋巴结、枕淋巴结、颌下淋巴结、颏下淋巴结、颈前淋巴结、颈后淋巴结、锁骨上淋巴结；分布在上肢的有：腋窝淋巴结、滑车上淋巴结；分布在下肢的有：腹股沟淋巴结、腘窝淋巴结。

检查淋巴结时，应由浅入深地进行滑动触诊，皮肤和肌肉需要处于松弛状态，以利于触摸。依次触摸头颈部、上肢区域、下肢区域的淋巴结，发现淋巴结肿大时，应记录淋巴结的部位、大小、数目、硬度、移动度，有无压痛、粘连，局部皮肤有无红肿、瘢痕、溃疡、瘘管等（图 2-8-1、图 2-8-2）。

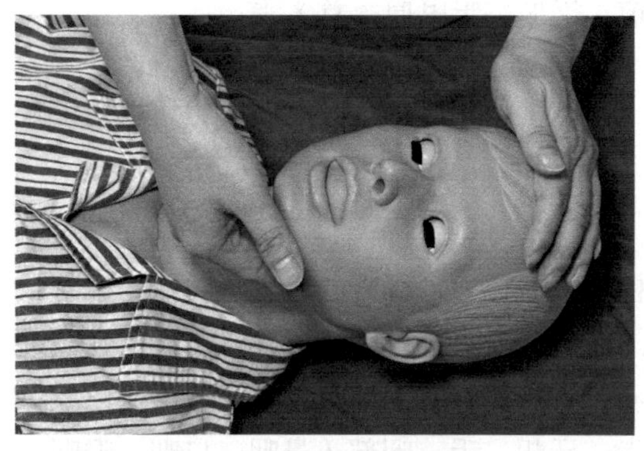

图 2-8-1 颈部淋巴结触诊

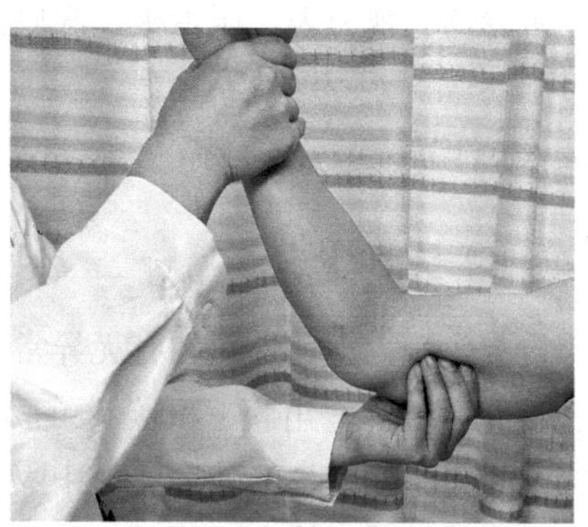

图 2-8-2 滑车上淋巴结触诊

四、注意事项

血压检查知识点多，易出错，予单独列出。

血压测量方法：

1. 受检者半小时内禁刺激性饮食，排空膀胱，安静情况下接受检查。

2. 受检者取仰卧位或坐位，上肢裸露伸直并轻度外展，血压计“0”点、肘部、心脏位于同一水平，将袖带均匀紧贴皮肤缠于上臂，袖带下缘位于肘窝以上 2～3cm，袖带中央位于肱动脉表面。

3. 检查者触及肱动脉搏动后，将听诊器体件置于搏动上准备听诊。向袖带内充气，边充气边听诊，待肱动脉搏动声消失后再继续充气至汞柱升高 30mmHg，缓慢放气（汞柱下降速度为 2～3mm/s），双眼平视汞柱表面，根据听诊结果读出血压值。

4. 血压至少测量 2 次，间隔 1～2 分钟；若收缩压或舒张压 2 次读数相差 5mmHg 以上，应再次测量，以 3 次测量的平均值作为结果。记录方法是：收缩压 / 舒张压，如 120/70mmHg。

第二节 头部、颈部检查

【学习目的】

掌握 头颈部检查的内容及方法。

一、操作目的

了解受检者的头部、颈部有无异常。

二、用物准备

听诊器、视力表、压舌板、眼底镜、耳镜、皮尺、手电筒、音叉等。

三、操作流程

（一）头部

检查头颅大小、外形和有无异常活动；检查眼的视力、视野、色觉等功能，检查眼睑、泪囊、结膜、角膜、巩膜、虹膜、瞳孔、眼球、眼底有无异常；检查外耳、中耳、乳突及听力；检查鼻的外形、鼻中隔、鼻腔黏膜、鼻窦，有无鼻翼扇动、鼻出血以及鼻腔分泌物的性质；检查口唇、口腔黏膜、牙齿、牙龈、舌、咽部（鼻咽、口咽、喉咽）、扁桃体、喉、口腔的气味、腮腺。

（二）颈部

颈部检查分为外形与分区、姿势与运动、皮肤与包块、颈部血管、甲状腺、气管等几个部分，注意颈部外形、姿势、活动度，皮肤有无蜘蛛痣、感染（疖、痈、结核）等，颈部包块检查时应注意其部位、数目、大小、质地、活动度、与邻近器官的关系和有无压痛等特点。

四、注意事项

甲状腺触诊检查知识点多，易出错，予单独列出。

1. 甲状腺峡部检查 检查者站于受检者前面用拇指或站于受检者后面用食指，从胸骨上切迹向上触摸，感到气管前软组织，判断有无增厚。请受检者吞咽，可感到软组织的滑动，判断有无肿大和肿块。

2. 甲状腺侧叶检查

（1）前面触诊：检查者站于受检者前面，一手拇指施压于一侧甲状软骨，将气管推向对侧，另一手食、中指在对侧胸锁乳突肌后缘向前推挤甲状腺侧叶，拇指在胸锁乳突肌前缘触诊，配合吞咽动作，可触及被推挤的甲状腺（图 2-8-3）。

（2）后面触诊：检查者站于受检者后面，一手食指、中指施压于一叶甲状软骨，将气管推向对侧，另一手拇指在对侧胸锁乳突肌后缘向前推挤甲状腺，食、中指在其前缘触诊甲状腺，配合吞咽动作，重复检查（图 2-8-3、图 2-8-4）。

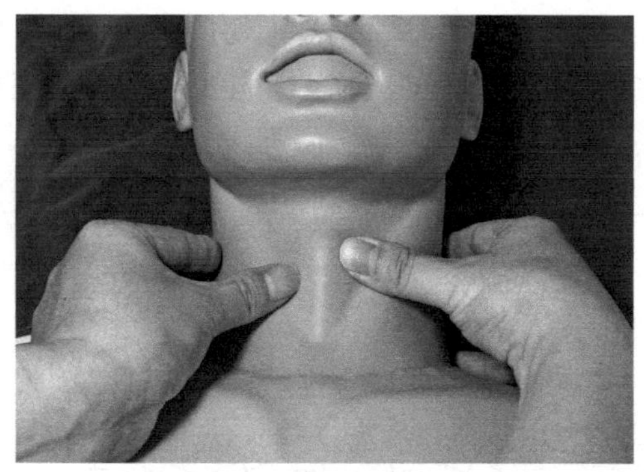

图 2-8-3 甲状腺触诊（前面）

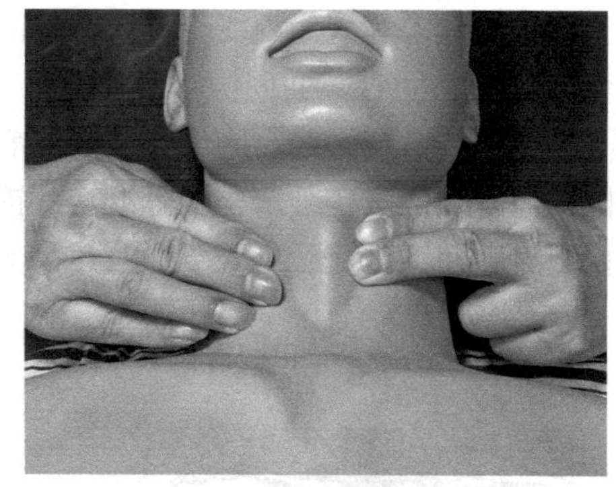

图 2-8-4 甲状腺触诊（后面）

第三节 胸壁、肺脏检查

【学习目的】

1. 了解 胸部的体表标志（包括骨骼标志、垂直线标志、自然陷窝、肺和胸膜的界限）。
2. 熟悉 胸壁检查内容及常见异常胸廓和脊柱畸形的类型。
3. 掌握 呼吸运动、呼吸频率、呼吸节律的检查方法。
4. 掌握 胸部触诊（胸廓扩张度、语音震颤、胸膜摩擦感）的检查方法。
5. 掌握 胸部叩诊的检查（叩诊方法、肺界叩诊、肺下界移动度）。
6. 掌握 胸部听诊的检查（听诊方法、语音共振、胸膜摩擦音）。
7. 掌握 乳房的检查方法（视诊、触诊）。

一、操作目的

了解受检者的胸壁、肺脏有无异常。

二、用物准备

听诊器、直尺、记号笔等器材。

三、操作流程

（一）胸部体表标志及分区

为标记胸廓内各脏器的轮廓和位置、体格检查时异常征象的部位和范围，需借助胸廓上的自然标志和人为划线与分区。骨骼标志包括：胸骨柄、胸骨上切迹、胸骨角、腹上角、剑突、肋骨、肋间隙、肩胛骨、脊柱棘突、肋脊角；体表标志线包括：前正中线、锁骨中线、胸骨线、胸骨旁线、腋前线、腋后线、腋中线、肩胛线、后正中线；自然陷窝与解剖区域：腋窝、胸骨上窝、锁骨上窝、锁骨下窝、肩胛上区、肩胛区、肩胛下区、肩胛间区。（图 2-8-5、图 2-8-6）

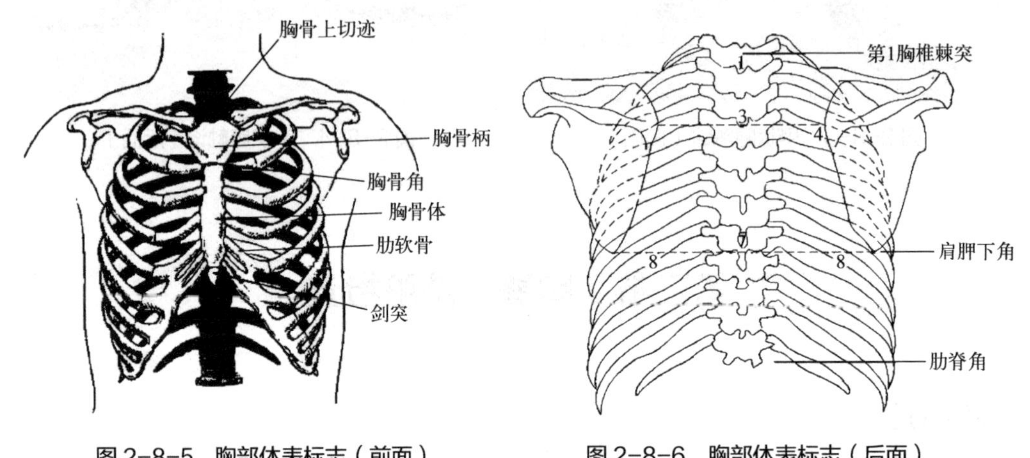

图 2-8-5　胸部体表标志（前面）　　图 2-8-6　胸部体表标志（后面）

（二）胸廓、胸壁的检查

指对胸廓外形、前后径与左右径之比，有无畸形；胸壁的静脉有无充盈或曲张、肋间隙有无回缩或膨隆、胸壁有无压痛、有无皮下气肿等进行检查。以视诊、触诊为主。检查时解开衣服，充分暴露前胸部和背部。常见异常胸廓和脊柱畸形的类型：扁平胸、桶状胸、佝偻病胸、胸廓一侧变形、胸廓局部隆起、脊柱畸形引起的胸廓改变。

（三）呼吸运动、呼吸频率、呼吸节律的检查

受检者取坐位或仰卧位，充分暴露前胸部，检查者在受检者前面或右侧。

1. 呼吸运动　正常男性和儿童的呼吸以膈肌运动为主，胸廓下部及上腹部动度较大，形成腹式呼吸。女性的呼吸以肋间肌的运动为主，形成胸式呼吸。

2. 计数呼吸频率　静息状态下，呼吸为 12～20 次 / 分，与脉搏之比为 1∶4。新儿呼吸约 44 次 / 分，随着年龄的增长而逐渐减慢。

3. 呼吸节律　观察呼吸节律是否均匀而整齐。

（四）胸部触诊

1. 胸廓扩张度检查

（1）前方检查

1）检查者双手拇指展开在胸骨下端，中间相隔一指远，两手掌及其余四指分开紧

贴于两侧前下胸部。

2）嘱被检者做深呼吸，观察比较两手的移动度是否一致（图 2-8-7）。

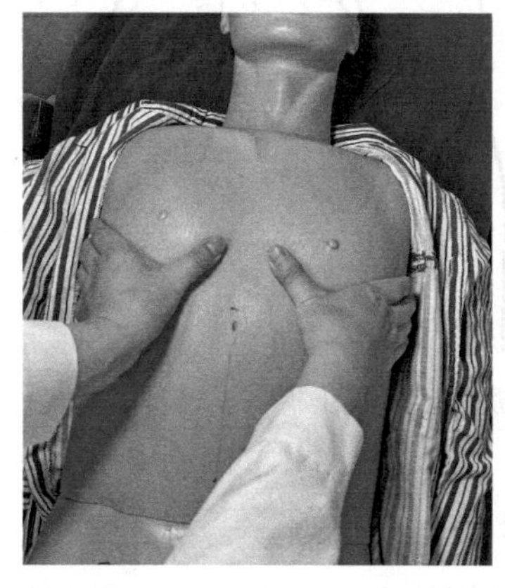
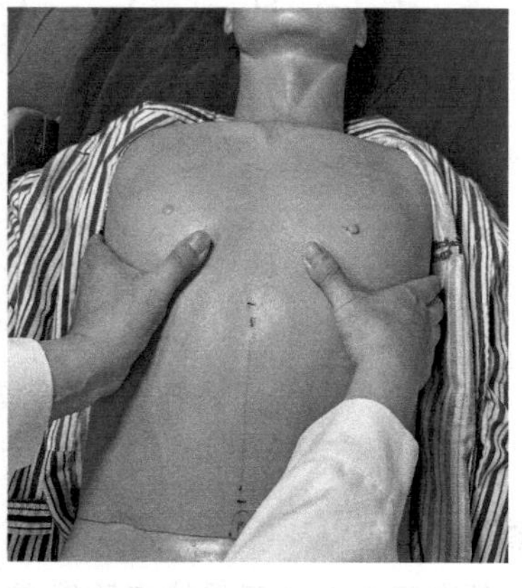

A　　B

图 2-8-7　检查胸廓扩张度的方法

A.前胸部呼气；B.前胸部吸气相

（2）后方检查

1）检查者将两手掌面贴于肩胛区对称部位，拇指与中线平行，其余四指并拢放于腋下并将两侧皮肤向中线轻推。

2）嘱被检者做深呼吸，观察比较两手的移动度是否一致。

2. 语音震颤检查

（1）受检者取坐位或仰卧位，充分暴露前胸部或胸背部，检查者在受检者前面或右侧；坐位时站在受检者前面或后面。

（2）检查者将左右手掌的尺侧缘轻放于两侧胸的对称部位，嘱受检者用同等的强度重复发“yi”长音，并双手交换，自上至下、从内到外比较两侧相应部位语音震颤的异同，强度如何、是否对称（图 2-8-8、图 2-8-9）。

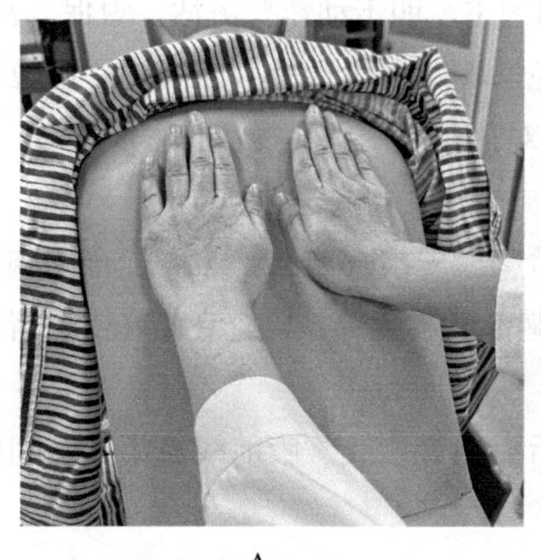
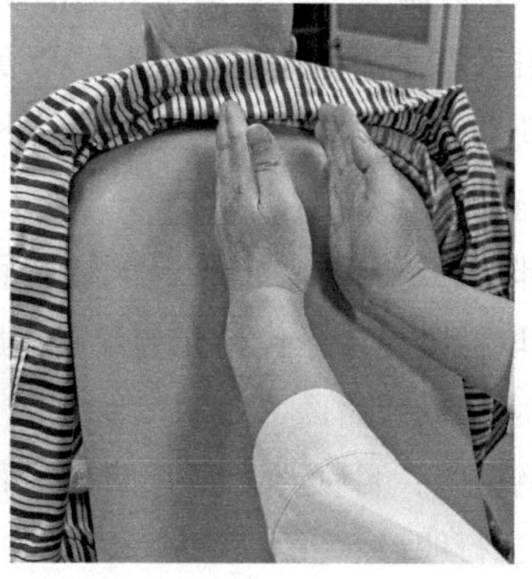

A　　B

图 2-8-8　语音震颤检查方法

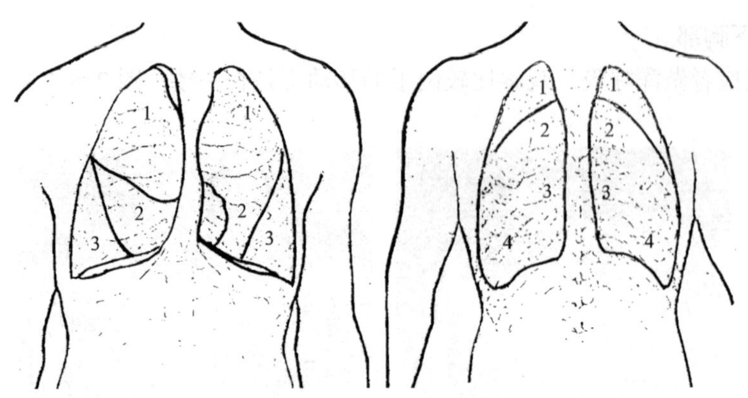

图 2-8-9 语音震颤检查部位及顺序

3. 胸膜摩擦感检查

（1）检查者将双手掌置于受检者胸廓前下侧部或腋中线第 5、6 肋间处。

（2）嘱受检者深慢呼吸，注意吸气相和呼气相时有无如皮革互相摩擦的感觉；嘱受检者屏住呼吸，重复前述检查。

（五）胸部叩诊

1. 平静呼吸时胸（肺）部间接叩诊检查的方法和顺序

（1）检查方法

1）受检者取仰卧位或坐位，充分暴露前胸部和胸背部，检查者站在受检者右侧（坐位时站在受检者前面或后面）。检查者将左手中指第 2 指节紧贴于叩诊部位，其他手指稍抬起。勿与体表接触。右手指自然弯曲，用中指指端叩击左手中指末端指关节处或第 2 节指骨的远端。板指平贴肋间隙，与肋骨平行，逐个肋间进行叩诊。

2）叩肩胛间区时，板指应与脊柱平行。

3）叩击方向应与叩诊部位的体表垂直。

4）叩诊时以腕关节与掌指关节的活动为主，叩击动作要灵活、短促、富有弹性。

5）叩击后右手中指应立即抬起，以免影响对叩诊音的判断。同一部位可连续叩击 2～3 次。叩诊时应遵循左右、上下、内外对比的原则。

（2）检查顺序

1）胸部分为三部分：前胸、侧胸、后胸。先检查前胸，然后检查侧胸，最后为背部。受检者取仰卧位或坐位，充分暴露前胸部和胸背部，检查者站在受检者右侧（坐位时站在受检者前面或后面）。

2）前胸检查：自锁骨上窝开始，然后沿锁骨中线、腋前线自第 1 肋间隙从上至下逐一肋间隙进行叩诊。

3）侧胸检查，嘱受检者举起上臂置于头部，自腋窝开始沿着腋中线、腋后线叩诊，向下检查至肋缘。

4）最后检查后胸，受检者向前稍低头，双手交叉抱肘，尽可能使肩胛骨移向外侧方，上半身略向前倾斜，叩诊自肺尖开始，沿肩胛线逐一肋间隙向下检查，直至肺底膈活动范围被确定为止。

2. 肺界叩诊

（1）肺上界叩诊检查：受检者取仰卧位或坐位，充分暴露前胸部和胸背部，检查者站在受检者右侧。自斜方肌前缘中央部开始叩诊为清音，逐渐叩向外侧，当由清音变为浊音时，即为肺上界的外侧终点。然后再由上述中央部叩向内侧，直至清音变为浊音时，即为肺上界的内侧终点。该清音带（又称 Kronig 峡）的宽度即为肺尖的宽度，正常为 5cm。

（2）肺下界叩诊检查：受检者取仰卧位或坐位，充分暴露前胸部和胸背部，检查者站在受检者右侧。嘱受检者均匀呼吸，板指平贴肋间隙，与肋骨平行，逐个肋间进行叩诊。分别检查右锁骨中线、左右腋中线和左右肩胛线处肺下界的位置。在右锁骨中线当清音转变为实音时为肺下界；在左右腋中线和左右肩胛线当清音转变为浊音时为肺下界。

3. 肺下界移动度检查 受检者取坐位，充分暴露胸背部，检查者站在受检者后面。于平静呼吸时在受检者右肩胛线上叩出肺下界，然后嘱受检者深吸气后屏气，同时向下叩诊，在清音变浊音时做一标记，再嘱受检者深呼气后屏气，自下而上浊音转变为清音时做标记。测量两标记之间的距离即为肺下界移动度，正常人为 6～8cm（图 2-8-10）。

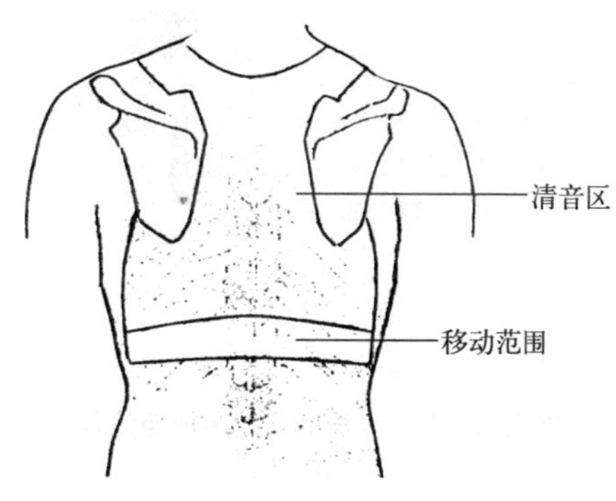

图 2-8-10 肺叩诊

（六）胸部听诊

1. 听诊方法 受检者取仰卧位或坐位，充分暴露前胸部和胸背部，检查者站在受检者右侧。听诊一般由肺尖开始，自上而下分别检查前胸部、侧胸部、背部，与叩诊相同，听诊前胸部应沿锁骨中线和腋前线；听诊侧胸部应沿腋中线和腋后线；听诊背部应沿肩胛线，自上至下逐一肋间进行，而且要在上下、左右对称的部位进行对比。受检者微张口做均匀的呼吸，必要时可做较深的呼吸或咳嗽数声后立即听诊，这样更有利于察觉呼吸音及附加音的改变。听诊内容包括：呼吸音听诊（支气管呼吸音、肺泡呼吸音、支气管肺泡呼吸音）是否正常，是否闻及异常呼吸音；是否闻及干、湿啰音、捻发音；除了一般听诊外，还需听诊语音共振和胸膜摩擦音。

2. 语音共振 受检者取坐位或仰卧位，充分暴露前胸部或胸背部，检查者站在受检者前面或右侧（坐位时站在受检者前面或后面）。检查者将听诊器放于受检者两侧胸壁的对称部位，然后嘱受检者用同等的强度重复发“yi”长音，自上至下、从内到外，比较两侧相应部位语音共振的异同，注意有无增强或减弱。

3. 胸膜摩擦音 受检者取仰卧位或坐位，充分暴露前胸部，检查者站在受检者右侧或前面。检查者将听诊器的模型体件置于前下侧胸壁或腋中线第5～6肋间等处进行听诊，嘱受检者屏住呼吸或深呼吸时重复听诊，胸膜摩擦音在吸气末与呼气初明显，屏住呼吸时胸膜摩擦音消失，深呼吸时增强。

（七）乳房的检查方法（视诊、触诊）

1. 乳房视诊检查 受检者取仰卧位或坐位，充分暴露前胸部，检查者站在受检者右侧或前面。观察两侧乳房是否对称；皮肤有无发红、溃疡、橘皮样改变等；乳头的位置、大小、对称性；乳头有无内缩和分泌物。

2. 乳房触诊检查 受检者取仰卧位或坐位，充分暴露前胸部，检查者站在受检者右侧或前面。检查者的手指和手掌平置在乳房上，应用指腹，轻施压力，以旋转或来回滑动进行触诊。先从健侧乳房开始检查（正常乳房检查先左后右）。按照外上（包括角状突出）、外下、内下、内上、中央（乳头、乳晕）各区的顺序由浅入深滑动触诊（图2-8-11）。乳房触诊检查时应着重注意有无红肿、热痛和包块，当触及包块时应关注肿物的大小、位置、硬度、活动度、有无压痛，同时关注乳头有无硬结、弹性消失和分泌物产生。

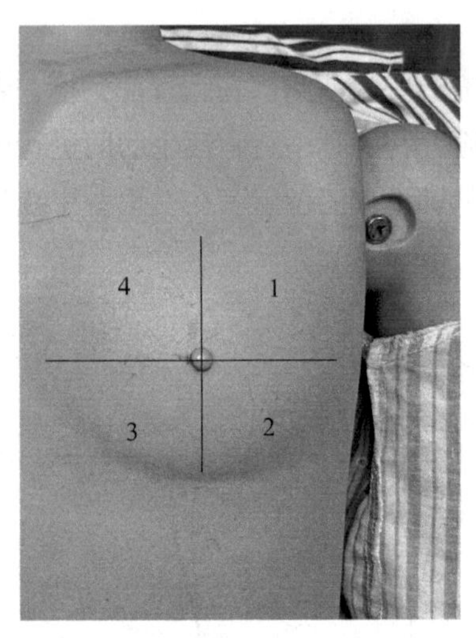

图2-8-11 乳房病变的定位与分区

四、注意事项

肺上、下界，肺下界移动度的叩诊方法比较复杂，也不容易叩出，应多加练习。

第四节 心脏、血管检查

【学习目的】

1. 掌握 心脏视诊（心前区隆起与凹陷、心尖搏动、心前区异常搏动）的检查方法。

2. 掌握 心脏触诊（心尖搏动及心前区异常搏动、震颤、心包摩擦感）的检查方法。

3. 掌握 心脏叩诊（心界叩诊及左锁骨中线距前正中线距离的测量）的检查方法。

4. 掌握 心脏听诊［心脏瓣膜听诊区、听诊顺序、听诊内容（心率、心律、心音、心音改变、额外心音、心脏杂音、心包摩擦音）］的检查方法。

5. 掌握 外周血管检查的方法：脉搏（脉率、脉律）、血管杂音（静脉杂音、动脉杂音）、周围血管征。

一、操作目的

了解受检者的心脏、血管有无异常。

二、用物准备

听诊器（具备膜型和钟型两种胸件）、软尺、记号笔、玻片等器材。

三、操作流程

（一）心脏视诊检查

受检者取仰卧位或坐位，充分暴露前胸部，检查者站在受检者右侧或前面。检查时视线自上向下，必要时检查者下蹲，以切线方向观察，与胸部同水平视诊。包括：心前区有无异常隆起或凹陷；心尖搏动或心脏搏动的位置、范围及程度；心前区有无异常搏动。正常心尖搏动处位于第五肋间，左侧锁骨中线内 0.5～1.0cm 处，波动范围直径 2.0～2.5cm（图 2-8-12）。

（二）心脏触诊检查

1. 心尖搏动及心前区搏动 受检者取仰卧位或坐位，充分暴露前胸部，检查者站在受检者右侧或前面。检查者先用右手全手掌置于心前区开始检查，然后逐渐缩小到用手掌尺侧（小鱼际）或食指和中指指腹并拢（必要时也可使用单指指腹）放在受检部位。触知心脏的搏动，确定心尖搏动的准确位置、范围、强度和有无抬举性（图 2-8-13）。

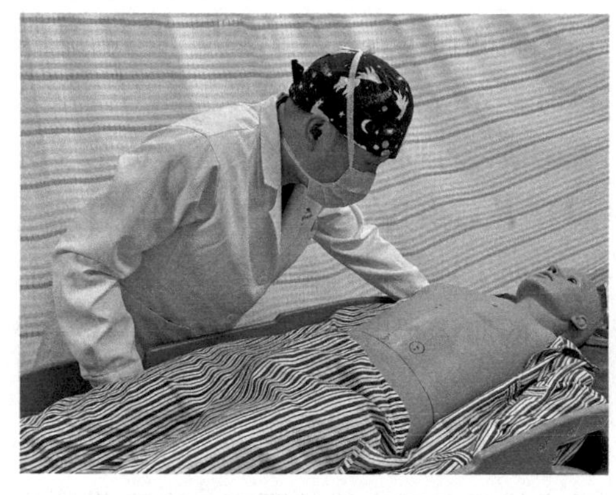

图 2-8-12 心脏视诊

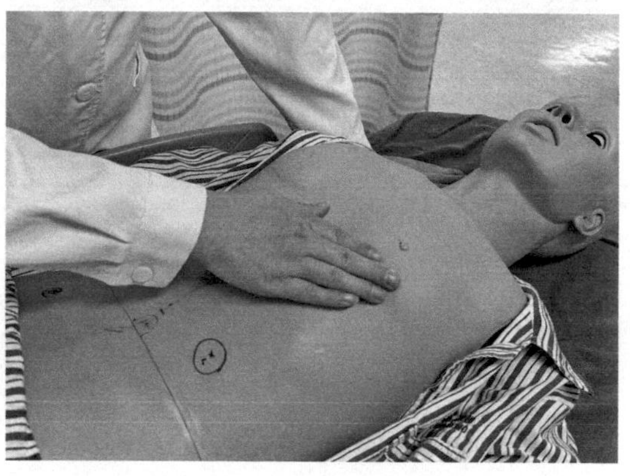

图 2-8-13 心脏触诊

2. 震颤 受检者取仰卧位或坐位，充分暴露前胸部，检查者站在受检者右侧或前面。用手掌尺侧（小鱼际）在各瓣膜区触诊。

心脏瓣膜的 5 个听诊区：

（1）二尖瓣区：位于心尖搏动最强点，又称心尖区。

（2）肺动脉瓣区：在胸骨左缘第 2 肋间。

（3）主动脉瓣区：位于胸骨右缘第 2 肋间。

（4）主动脉瓣第二听诊区：在胸骨左缘第 3 肋间，又称 Erb 区。

（5）三尖瓣区：在胸骨下端左缘，即胸骨左缘第 4、5 肋间。

3. 心包摩擦感 受检者取仰卧位或坐位，充分暴露前胸部，检查者站在受检者右侧或前面。在心前区或胸骨左缘第 3、4 肋间用小鱼际或并拢四指的掌面触诊。嘱受检者屏气，检查心包摩擦感有无变化。

（三）心脏叩诊检查

受检者取仰卧位或坐位，充分暴露前胸部，检查者站在受检者右侧或前面。检查者用间接叩诊法，将左手中指第 2 指节紧贴于叩诊部位，其他手指稍抬起，勿与体表接触。右手手指自然弯曲，用中指指端叩击左手中指末端指关节处或第 2 节指骨的远端。叩击方向应与叩诊部位的体表垂直。叩诊时以腕关节与掌指关节的活动为主，叩击动作要灵活、短促、富有弹性。叩击后右手中指应立即抬起，以免影响对叩诊音的判断。同一部位可连续叩击 2～3 次。受检者取坐位时，检查者板指与肋间垂直，与心缘平行；受检者取仰卧位时，检查者板指与肋间平行。注意叩诊的力度要适中和均匀，板指每次移动的距离不超过 0.5cm。

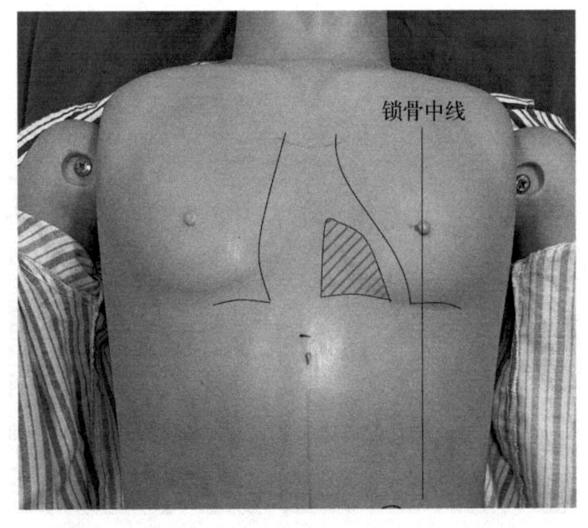

图 2-8-14 心脏绝对浊音界和相对浊音界

心脏相对浊音界：顺序为先叩出左界、后右界。左界叩诊时，在心尖搏动外 2～3cm 处开始（一般为第 5 肋间），逐个肋间向上，直至第 2 肋间。右界叩诊时，先沿右锁骨中线自上而下，叩诊音由清变浊时为肝上界（一般为第 5 肋间），然后由其上一肋间由外向内，逐一肋间向上叩诊，直至第 2 肋间。当各个肋间的叩诊音由清音变为浊音时逐一做标记，用左、右第 2、3、4、5 肋间距前正中线的距离（cm）表示，并注明左锁骨中线至前正中线的距离。准确测量并记录（图 2-8-14）。

正常人心脏相对浊音界：

右界（cm）	肋间	左界（cm）
2～3	Ⅱ	2～3
2～3	Ⅲ	3.5～4.5
3～4	Ⅳ	5～6
/	Ⅴ	7～9

注：左锁骨中线到前正中线的距离为 8～10cm

（四）心脏听诊检查

受检者取仰卧位或坐位，必要时可使受检者改变体位。充分暴露前胸部，检查者站在受检者右侧或前面。听诊时，先将听诊器体件置于心尖搏动最强处（二尖瓣区），然后按各瓣膜区顺序听诊（逆时针方向依次听诊心尖区、肺动脉瓣区、主动脉瓣区第一听诊区、主动脉瓣第二听诊区、三尖瓣区），心尖区听诊时间不少于 30 秒。包括：心率、心律、心音（强度，有无分裂，P 与 A 的比较）、额外心音（奔马律、开瓣音、喀喇音等）、心脏杂音（部位性质、时间、强度、传导方向、运动、与呼吸的关系）、心包摩擦音（在胸骨左缘 3、4 肋间听诊）。

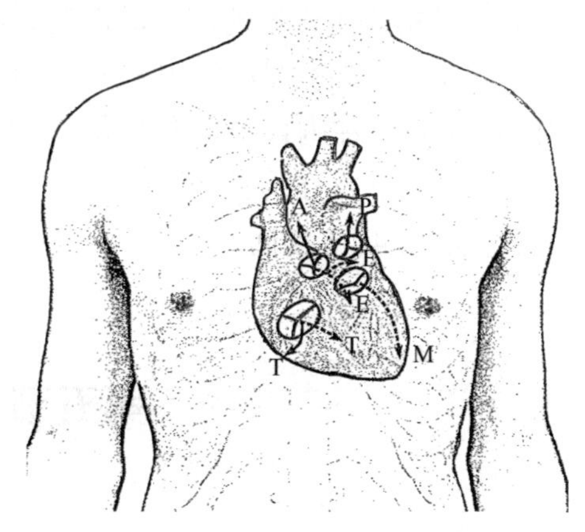

图 2-8-15　心脏瓣膜解剖部位及瓣膜听诊区：M 二尖瓣区、A 主动脉瓣区、E 主动脉瓣第二听诊区、P 肺动脉瓣区、T 三尖瓣区

心脏瓣膜的 5 个听诊区（图 2-8-15）：

（1）二尖瓣区：位于心尖搏动最强点，又称心尖区。

（2）肺动脉瓣区：在胸骨左缘第 2 肋间。

（3）主动脉瓣区：位于胸骨右缘第 2 肋间。

（4）主动脉瓣第二听诊区：在胸骨左缘第 3 肋间，又称 Erb 区。

（5）三尖瓣区：在胸骨下端左缘，即胸骨左缘第 4、5 肋间。

（五）外周血管检查

1. 脉搏检查　受检者取仰卧位，检查者站在受检者右侧。用食指、中指和环指三指触摸桡动脉，计时 1 分钟，注意脉搏的频率和节律。

2. 血管杂音检查　受检者排尿后取仰卧位，检查者站在受检者右侧。

（1）静脉杂音如下。①颈静脉“营营”音：在颈根部近锁骨处，尤其是右侧，可出现低调、柔和、连续性杂音，坐位及站立时明显。指压颈静脉暂时中断血流，杂音可消失，属于无害性杂音。②腹壁静脉曲张：肝硬化门静脉高压引起腹壁静脉曲张时，可在脐周或上腹部闻及连续性杂音。

（2）动脉杂音如下。①甲状腺功能亢进：甲状腺侧叶听到连续杂音。②冠状动脉静脉瘘：胸骨中下段听到杂音。

3. 周围血管征 受检者排尿后取仰卧位，检查者站在受检者右侧。

（1）枪击音：在外周较大动脉表面，常选择股动脉，轻放听诊器膜型体件时可闻及与心跳一致短促如射枪的声音。

（2）杜氏双重杂音：以听诊器钟型体件稍加压力于股动脉，并使体件开口方向稍偏向近心端，可闻及收缩期与舒张期双期吹风样杂音。

（3）毛细血管搏动征：用手指轻压受检者指甲末端或以玻片轻压受检者口唇黏膜，使局部发白，当心脏收缩和舒张时，发白的局部边缘发生有规律的红、白交替改变。

（4）水冲脉：检查者握紧受检者手腕掌面，将其前臂高举过头部，可明显感知桡动脉犹如水冲的急促而有力的脉搏冲击为阳性。

四、注意事项

心脏各瓣膜所产生的声音沿血流方向传到胸壁最易听清的部位，称心脏瓣膜听诊区。心脏5个瓣膜区的听诊顺序如下。①二尖瓣区：位于心尖搏动最强点，又称心尖区。②肺动脉瓣区：在胸骨左缘第2肋间。③主动脉瓣区：位于胸骨右缘第2肋间。④主动脉瓣第二听诊区：在胸骨左缘第3肋间，又称Erb区。⑤三尖瓣区：在胸骨下端左缘，即胸骨左缘第4、5肋间。

第五节　腹部检查

【学习目的】

1. 掌握　腹部视诊（腹部的体表标志及分区、腹部外形、腹围、呼吸运动、腹壁静脉、胃肠型和蠕动波）的检查方法。

2. 掌握　腹部听诊（肠鸣音、血管杂音）的检查方法。

3. 掌握　腹部叩诊（腹部叩诊音、肝浊音界、移动性浊音、肋脊角叩击痛、膀胱叩诊）的检查方法。

4. 掌握　腹部触诊（腹壁紧张度、压痛及反跳痛、肝脾触诊及测量方法、腹部包块、液波震颤、振水音）的检查方法。

一、操作目的

了解受检者的腹部有无异常。

二、用物准备

听诊器、卷尺等器材。

三、操作流程

（一）腹部视诊检查

1. 腹部体表标志及腹部分区

（1）肋弓下缘、腹上角、腹中线、腹直肌外缘、髂前上棘、腹股沟韧带、脐。

（2）腹部四分法：以肚脐为中心，画一水平线与垂直线，依次把腹部分为四个部分，即左上腹、左下腹、右上腹、右下腹（图 2-8-16A）。

（3）腹部九分法：用两条水平线和两条垂直线将腹部分为九个区。上水平线为两侧肋弓下缘连线，下水平线为两侧髂前上棘连线，左、右髂前上棘至腹中线连线的中点为两条垂直线，四线相交将腹部划分为"井"字形九区。即左、右上腹部（季肋部），左、右侧腹部（腰部），左、右下腹部（髂窝部）及上腹部，中腹部（脐部）和下腹部（耻骨上部）（图 2-8-16A、B）。

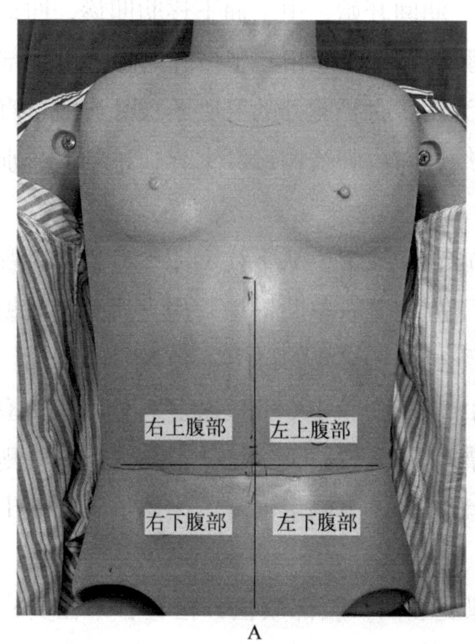

A

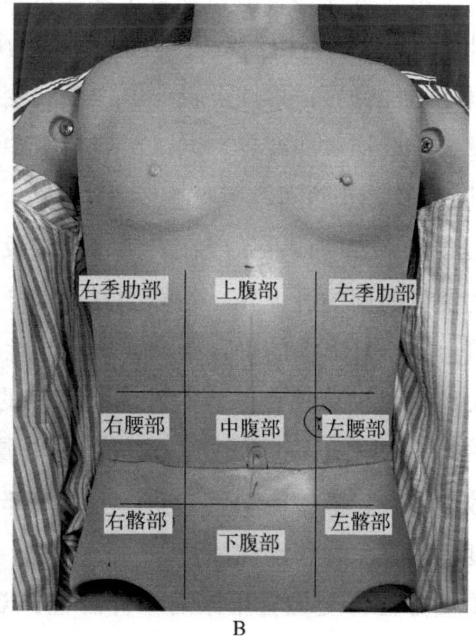

B

图 2-8-16 腹部体表分区（A：四分法；B：九分法）

2. 视诊检查步骤 腹部视诊时，受检者排尿后取仰卧位，检查者站在受检者右侧。首先，检查者俯视全腹，一般自上而下视诊全腹部，有时为发现腹部外形异常，可略微以不同角度仔细视诊。观察腹式呼吸、皮肤（溃疡、窦道、瘢痕、色素沉着、皮疹）、腹壁静脉、胃肠型、蠕动波。然后，视线与受检者腹平面处于同一水平，自侧面沿切线方向观察：异常隆起和凹陷。

（二）腹部听诊检查

受检者排尿后取仰卧位，腹部放松，检查者站在受检者右侧。首先听诊肠鸣音，将听诊器膜型体件置于腹壁上，全面听诊各区，尤其在脐周或右下腹部听诊，听诊时间不少于 1 分钟。正常时肠鸣音大约每分钟 4～5 次，在脐部听得最清楚；然后将听诊器体件置于脐周和脐部两侧上方听诊，检查腹主动脉和两侧肾动脉有无杂音；接着将体件置于腹壁静脉进行听诊，当静脉血流增多时，可闻及血管杂音。

（三）腹部叩诊检查

1. 腹部叩诊音　受检者排尿后取仰卧位，双腿屈曲，腹部放松，检查者站在受检者右侧。采用间接叩诊法，从左下腹开始，沿逆时针方向进行全腹叩诊，最后以脐止中结束。正常情况下，腹部叩诊大部分区域为鼓音，只有在肝、脾所在部位，增大的膀胱和子宫占据的部位以及两侧腹部近腰肌处叩诊为浊音。

2. 肝浊音界检查

（1）肝上界叩诊：沿右锁骨中线，自第 2 肋间开始，由上而下逐肋叩诊，叩诊至第 5 肋间时，当叩诊音由清音转为浊音时即为肝上界，此处相当于被肺遮盖的肝顶部，故又称肝相对浊音界；再往下轻叩，由浊音变为实音时，此处的肝脏不被肺遮盖，直接贴近胸壁，称肝绝对浊音界。同法沿着右腋中线、右肩胛线叩诊肝上界，正常人分别位于第 7 肋间和第 10 肋间。

（2）肝下界叩诊：一般在右锁骨中线及前正中线上，从下往上叩诊，当叩诊音由鼓音变为浊音时即为肝下界，匀称型者正常肝下界位于右季肋下缘。用直尺测量右锁骨中线上肝上界至肝下缘的垂直距离，即为肝上下径，正常人的肝上下径为 9～11cm。

3. 移动性浊音检查　当腹腔内有较多的游离液体（1000mL 以上）时，如受检者仰卧，液体多积聚于腹腔低处，含气的肠管漂浮其上，故叩诊腹中部呈鼓音，两侧呈浊音；改侧卧位，液体流动后，叩诊上侧腹部为鼓音，下侧呈浊音。因体位不同而出现浊音区变动的现象称移动性浊音。

检查方法：受检者排尿后取仰卧位，双腿屈曲，腹部放松，检查者站在受检者右侧。先让受检者仰卧，检查者先叩击受检者腹中部，再叩击两侧腹部，腹中部叩诊呈鼓音，两侧腹部因腹水积聚叩诊呈浊音。检查者自腹中部脐水平面开始向受检者左侧叩诊，发现浊音时，板指固定不动，嘱受检者右侧卧，再度叩诊，如呈鼓音，表明浊音移动。同样方法向右侧叩诊，叩得浊音后嘱受检者左侧卧，以核实浊音是否移动（图 2-8-17A、B、C）。

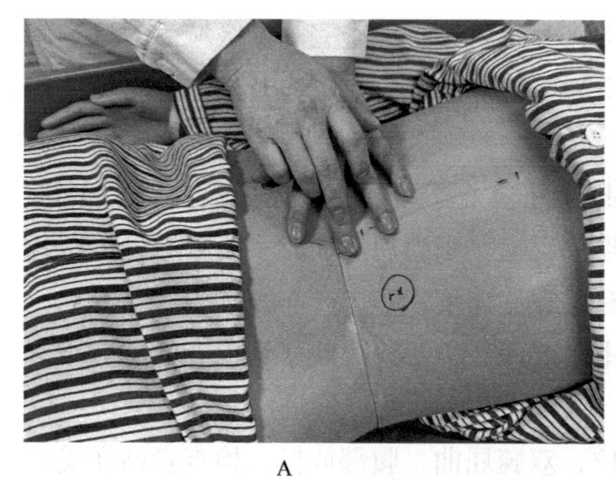
A

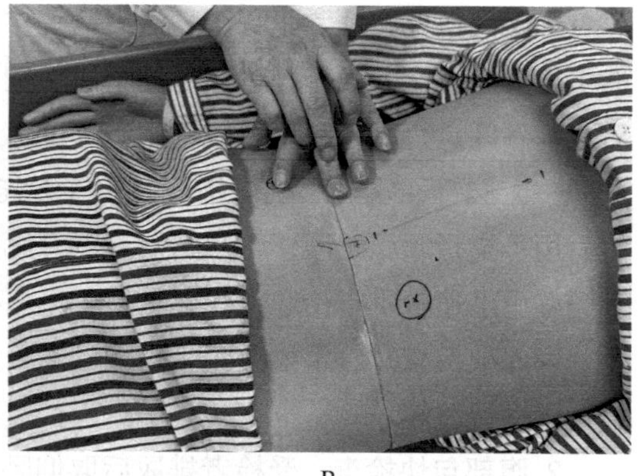
B

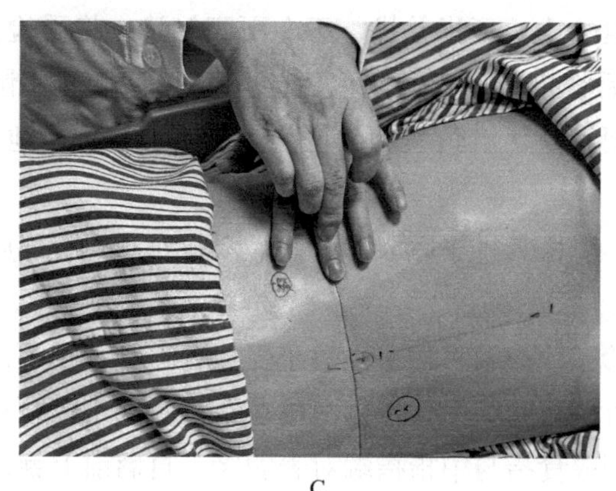
C

图 2-8-17　移动性浊音叩诊法

4. 肋脊角叩击痛检查　肋脊角是第 12 肋与脊柱之间的夹角。受检者排尿后取坐位或侧卧位，检查者站在受检者后方或右侧。检查者用左手掌平放在受检者肋脊角处（肾区），右手握拳用由轻到中等的力量叩击左手背，每叩击 1～2 次停一下，反复 2～3 次，同时询问受检者感觉，两侧进行对比叩击。

5. 膀胱检查　受检者取仰卧位，双腿屈曲，腹部放松，检查者站在受检者右侧。先视诊耻骨联合上方下腹部有无膨隆。检查者以右手自脐开始向耻骨方向触摸，触及肿块后应详尽检查，以判断其为膀胱、子宫或其他肿物。自脐部开始，沿受检者腹中线向下叩诊，板指与腹中线垂直，逐渐向耻骨联合方向移动（边叩击边移动），直至叩诊音由鼓音转为浊音，即可能为充盈膀胱之上界。下腹左右两侧按照同样方法叩诊，叩出凸面向上的半圆形浊音区。

（四）腹部触诊检查

1. 腹壁紧张度和腹部压痛、反跳痛检查　受检者排尿后取仰卧位，双腿屈曲，腹部放松，做腹式呼吸，检查者站在受检者右侧。

（1）腹壁紧张度检查：检查者以全手掌放于腹壁上，让受检者适应片刻，检查者此时可感受受检者腹壁紧张程度，然后以轻柔动作开始触诊。检查完一个区域后，检查者的手应提起并离开腹壁，再以上述手法检查下一区域。一般自左下腹开始，逆时针方向对腹部各区进行触诊，最后检查病痛部位。

（2）腹部压痛、反跳痛检查：检查者先以全手掌放于腹壁上，让受检者适应片刻，然后用手指指腹压于腹壁，观察受检者有无疼痛反应。当出现疼痛时手指在原处停留片刻，然后迅速将手指抬起，观察受检者疼痛有无骤然加重。

做此项检查时，手要温暖，动作轻柔，由浅入深，边触诊边观察受检者的反应与表情，以进行比较。

2. 腹部包块检查 受检者排尿后取仰卧位，双腿屈曲，腹部放松，检查者站在受检者右侧。检查者右手食、中、环指并拢，于左下腹触诊，将受检者腹壁下压至少 2cm，以了解包块情况。然后将指端逐渐触向包块，并做滑动触摸，滑动方向与包块长轴垂直。当触及包块时，要注意了解包块的部位、大小、形态、质地、活动度、有无搏动、压痛等。

3. 肝脏触诊检查 受检者排尿后取仰卧位，双腿屈曲，腹部放松，检查者站在受检者右侧。

（1）右手单手触诊：检查者将右手平放于受检者右侧腹壁上，腕关节自然伸直，四指并拢，掌指关节伸直，与肋缘大致平行地放在右上腹部（或脐右侧）估计肝下缘的下方，以食指前端的桡侧或食指与中指指端对着肋缘，自髂前上棘连线水平、右侧腹直肌外侧开始自下而上，逐渐向右季肋缘移动。嘱受检者作慢而深的腹式呼吸运动，随受检者呼气时，手指压向腹壁深部，吸气时，手指缓慢抬起朝肋缘向上迎触下移的肝缘，如肝脏肿大，则可触及肝下缘从手指端滑过。若未触及，则反复进行，直至触及肝缘或肋缘。用上述方法在右锁骨中线及前正中线上，分别触诊肝缘并测量其与肋缘或剑突根部的距离，以 cm 表示。触诊时要注意了解肝脏的大小、质地、边缘和表面状态、有无压痛等（图 2-8-18）。

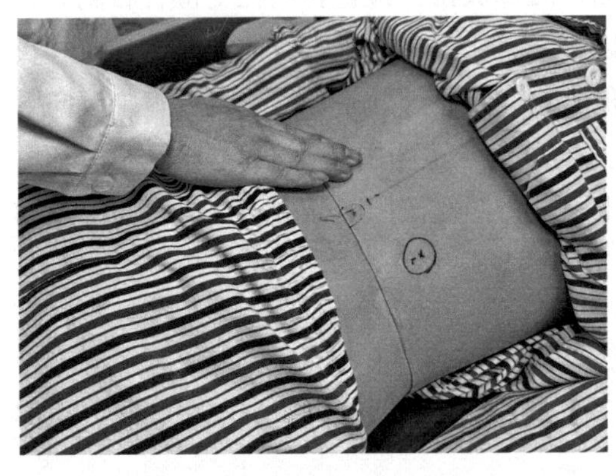
图 2-8-18 肝脏右手单手触诊法

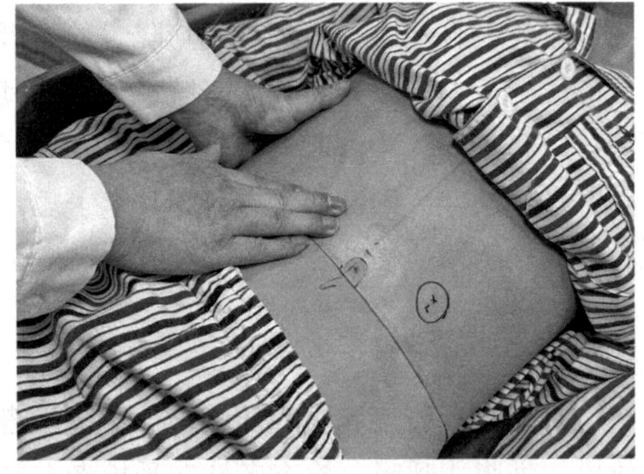
图 2-8-19 肝脏双手触诊法

（2）双手触诊法：可提高触诊效果。检查者右手位置同单手法，用左手掌托住受检者右后腰部，左手拇指张开置于右肋缘，在吸气的同时，左手向前推，使肝下缘紧贴前腹壁下移，并限制右下胸扩张，以增加膈肌下移的幅度，如此，随吸气下移的肝下缘就更易碰到迎触的右手指。用上述方法在右锁骨中线及前正中线上，分别触诊肝缘并测量其与肋缘或剑突根部的距离，以 cm 表示。触诊时要注意了解肝脏的大小、质地、边缘和表面状态、有无压痛等（图 2-8-19）。

4. 脾脏触诊检查 受检者排尿后取仰卧位，双腿屈曲，腹部放松，做腹式呼吸，检查者站在受检者右侧；受检者取右侧卧位时，双腿屈曲或右下肢伸直，左下肢屈曲。脾脏明显肿大而位置较表浅时，用单手浅部触诊即可触及。如肿大的脾脏位置较深，应用双手触诊法进行检查。检查者左手绕过受检者腹前方，手掌置于其左胸下部第 9～11 肋处，将脾脏从后向前托起，并限制了胸廓运动，右手掌平放于上腹部，与左肋弓成垂直方向，以稍弯曲的手指末端轻压向腹部深处，自脐平面开始配合呼吸，如同触诊肝脏一样，由下而上逐渐迎触脾尖，直至触到脾缘或左肋缘为止。

脾脏轻度肿大而仰卧位不易触到时，可嘱受检者改换右侧卧位，右下肢伸直，左下肢屈髋、屈膝，用双手触诊较易触及。触及脾脏后应注意其大小、质地、表面形态、有无压痛及摩擦感等。

脾肿大分度：深吸气时脾脏在肋下不超过 2cm，为轻度肿大；超过 2cm 且在脐水平线以上，为中度肿大；超过脐水平线或前正中线为重度肿大。

脾脏测量方法：脾轻度肿大时，只作Ⅰ线测量，即在左锁骨中线与左肋缘交点至脾下缘的垂直距离，以 cm 表示（下同）；脾脏明显肿大时，应加测Ⅱ线和Ⅲ线，Ⅱ线为左锁骨中线与左肋缘交点至最远脾尖之间的距离。Ⅲ线为脾右缘到前正中线的距离（图 2-8-20、图 2-8-21）。

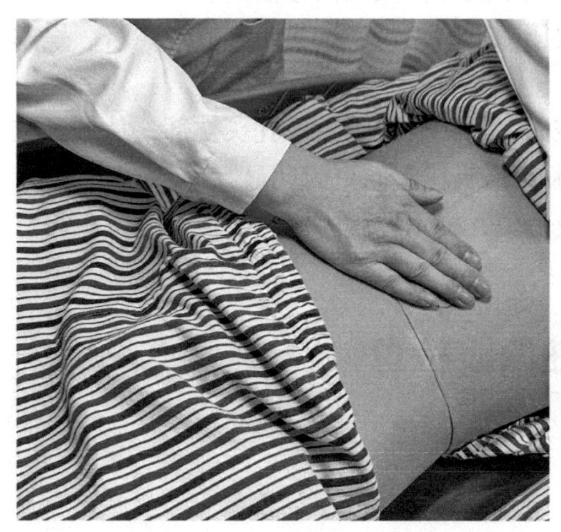

图 2-8-20 脾脏右手单手触诊法

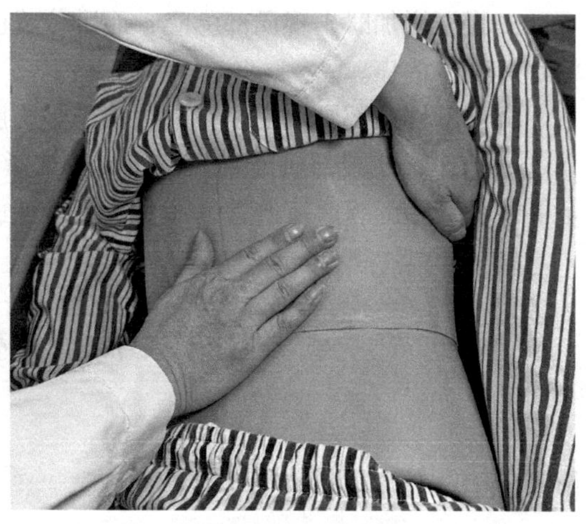

图 2-8-21 脾脏双手触诊法

5. 胆囊触诊检查 受检者排尿后取仰卧位，双腿屈曲，腹部放松，检查者站在受检者右侧。正常胆囊不能触及。胆囊肿大时，在右肋缘下腹直肌外缘处可触及一梨形或卵圆形、张力较高、随呼吸而上下移动的肿块，其质地和压痛视病变性质而定。检查者以左手掌平放于受检者右胸下部，以拇指指腹勾压于右肋下胆囊点（右锁骨中线和右肋弓的交点）处，然后嘱受检者缓慢深吸气。在吸气过程中发炎的胆囊下移时碰到用力按压的拇指，即可引起疼痛，此为胆囊触痛，如因剧烈疼痛而致吸气中止称 Murphy 征阳性。

6. 振水音检查 受检者排尿后取仰卧位，双腿屈曲，腹部放松，检查者站在受检者右侧。检查者以一耳凑近上腹部，同时以右手四指并拢冲击触诊法振动胃部，即可听到气、液冲撞的声音。

7. 液波震颤 受检者排尿后取仰卧位，双腿屈曲，腹部放松，检查者站在受检者右侧。检查者以一手掌面贴于受检者一侧腹壁，另一手四指并拢屈曲，用指端叩击对侧腹壁（或以指端冲击式触诊），如有大量液体存在，则贴于腹壁的手掌有被液体波动冲击的感觉，即波动感。为防止腹壁本身的震动传至对侧，可让另一人将手掌尺侧缘压于脐部腹中线上。

四、注意事项

当触及异常包块时，可根据以下情况初步判断。

1. 局部膨隆呈长形者，多见于肠梗阻、肠扭转、肠套叠和巨结肠症等所致的肠道病变；呈圆形者，常见于炎性包块、囊肿或肿瘤。

2. 膨隆伴搏动可为动脉瘤，也可能由压在动脉上的肿大脏器或肿块传导其搏动。

3. 膨隆随呼吸移动，多为膈下脏器或其肿块。

4. 隆随体位改变而移动明显者，可能为卵巢囊肿等带蒂肿块游走肿大的脾或肾、肠系膜或大网膜上的肿块。腹膜后脏器肿块，一般不随体位改变而移位。

5. 腹压增加时出现局部膨隆，而卧位或腹压减低后消失者，见于腹股沟、脐、手术瘢痕等部位的疝。

6. 为鉴别局部肿块是位于腹壁上还是腹腔内，可嘱受检者双手托头枕部，从仰卧位作起坐动作，使腹部肌肉紧张，如肿块被紧张的腹肌托起而更为明显，提示在腹部上，如肿块被紧张的腹肌所遮盖，而变得不清楚或消失，提示在腹腔内。

第六节 脊柱四肢检查

【学习目的】

1. 掌握 脊柱检查（脊柱弯曲度、脊柱活动度、脊柱压痛与叩击痛）的方法。
2. 掌握 四肢、关节检查的方法。

一、操作目的

了解受检者的脊柱、四肢、关节有无异常。

二、用物准备

叩诊锤、测量尺等检查器具。

三、操作流程

（一）脊柱检查

受检者取坐位或站立位，充分暴露躯干，检查者站在受检者后面。

1. 视诊 从脊柱后方视诊：检查脊柱是否正直，及有无侧弯畸形。从脊柱侧方视诊：观察脊柱生理弯曲（颈曲、胸曲、腰曲、骶曲）是否存在，及是否存在病理性前凸和后凸畸形。

2. 触诊 嘱受检者取端坐位，身体稍向前倾，检查者以右手拇指从枕骨粗隆开始自上而下逐个按压脊椎棘突。随即按压椎旁肌肉。

3. 叩诊 直接叩击法：用中指或叩诊锤垂直叩击各椎体的棘突，多用于检查胸椎与腰椎，从 C7 开始到骶椎结束。间接叩击法：嘱受检者取坐位，医师将左手掌置于其头部，右手半握拳以小鱼际肌部位叩击左手背，了解受检者脊柱各部位有无疼痛。

4. 动诊 颈椎活动度检查：检查者双手固定受检者双肩，嘱受检者做颈部前屈、后伸、侧弯、旋转等动作，观察受检者颈椎活动度。腰椎活动度：检查者双手固定受检者骨盆，嘱受检者做腰部前屈、后伸、侧弯、旋转等动作，观察受检者腰椎活动度。

（二）肌力检查

受检者取仰卧位，检查者站在受检者前面或右侧。

1. 检查时令受检者作肢体伸缩动作，检查者从相反方向给予阻力，测试受检者对阻力的对抗力量。

2. 分别检查肩关节、肘关节、腕关节、髋关节、膝关节、踝关节等，注意两侧比较。

肌力共六个级别：

肌力	描述
0 级	完全瘫痪，无肌肉收缩。
1 级	仅测到肌肉收缩，但不能产生动作。
2 级	肢体能在床上平行移动，但不能抵抗自身重力，即不能抬离床面。
3 级	肢体可以克服地心引力，能抬离床面，但不能抵抗阻力。
4 级	肢体能做对抗外界阻力的运动，但不能完全对抗阻力。
5 级	肌力正常，可完全对抗阻力。

（三）肌张力检查

受检者取仰卧位，检查者站在受检者前面或右侧。在受检者肌肉松弛时，检查者的双手握住患者肢体，用不同的速度和幅度，反复作被动的伸屈和旋转运动，感到的轻度阻力就是这一肢体有关肌肉的张力，以同样方法进行各个肢体及关节的被动运动，并作两侧比较。

1. 肌张力增高 肌肉坚硬，被动运动阻力增大，关节运动范围缩小，可表现为痉挛性或强直性肌张力增高。

（1）痉挛性肌张力增高：在被动运动开始时阻力较大，终末时突感减弱，称为折刀现象，见于锥体束损害。

（2）强直性肌张力增高：指一组拮抗肌群的张力均增加，作被动运动时，伸肌与屈肌的张力同等增强，如同弯曲铅管，故称铅管样强直，见于锥体外系损害。

2. 肌张力减弱 肌肉弛缓松软，被动运动时阻力减退或消失，关节运动范围扩大，有时呈过度屈伸现象。见于周围神经、脊髓前角灰质及小脑病变等。

（四）手部及其关节视诊检查

受检者取立位、坐位或仰卧位，双手自然放松并充分暴露，检查者站在受检者前面或右侧。

1. 手部皮肤 观察受检者双手有无红肿、皮肤破损、皮下出血，有无肌萎缩等。

2. 手部关节 双手指关节有无畸形、肿胀、活动受限等。

3. 手指末端 观察手指末端有无发绀、苍白，有无杵状指（图 2-8-22）、反甲（匙状指）等。

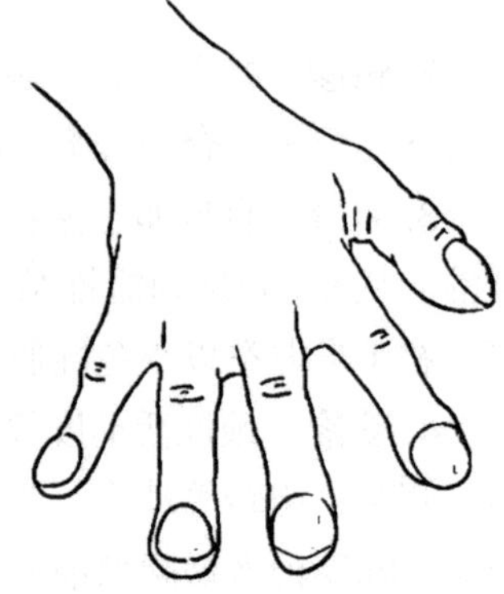

图 2-8-22 杵状指

（五）手和腕关节运动检查

受检者取坐位或仰卧位，双手自然放松并充分暴露。检查者站在受检者前面或右侧。

1. 检查腕关节的屈伸是否正常，再检查腕关节的桡侧（拇指侧）和尺侧（小指侧）运动是否正常。

2. 检查手指的屈伸是否正常，再检查手指的外展和内收是否正常。

3. 检查拇指的屈伸是否正常，再检查对掌功能是否正常。

4. 两侧对比检查。

（六）小腿和膝关节检查

受检者取坐位或仰卧位，双小腿自然放松并充分暴露。检查者站在受检者前面或右侧。

1. 双小腿和膝关节视诊

（1）受检者双小腿有无皮损或溃烂、皮下出血、粗细不等、肿胀、表浅静脉曲张等。

（2）双膝关节有无畸形、肿胀、活动受限等。

2. 双小腿和膝关节触诊

（1）检查者按压胫前皮肤，观察有无肿胀和凹陷；按压膝关节，观察膝关节有无压痛、肿胀。

（2）浮髌试验：受检者取平卧位，下肢伸直放松，医师一手虎口卡于患膝髌骨上极，并加压压迫髌上囊，使关节液集中于髌骨底面，另一手食指垂直按压髌骨并迅速抬起，按压时髌骨与关节面有碰触感，松手时髌骨浮起，即为浮髌试验阳性，提示有中等量以上关节积液（积液量＞50mL）（图 2-8-23）。

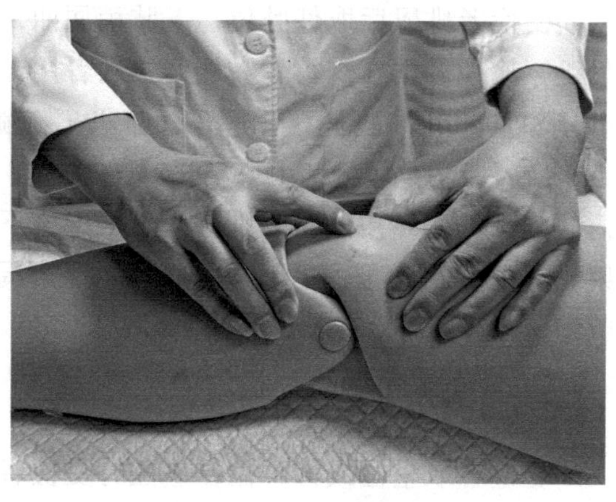

图 2-8-23　浮髌试验

3. 膝关节活动度检查　屈曲受检者膝关节，观察小腿后部与大腿后部能否相贴，关节能否伸直，膝关节活动度：伸直 5°～10° →屈曲 120°～150°。

第七节　神经反射检查

【学习目的】

1. 掌握　浅反射（腹壁反射）、深反射（肱二头肌、肱三头肌、桡骨膜反射、膝反射、跟腱）的检查方法。

2. 掌握　病理反射（Babinski 征、Oppenheim 征、Gordon 征、Chaddock 征）的检查方法。

3. 掌握　脑膜刺激征（颈强直、Kernig 征、Brudzinski 征）的检查方法。

一、操作目的

了解受检者的神经反射有无异常。

二、用物准备

叩诊锤、棉签等检查器具。

三、操作流程

（一）腹壁反射检查

受检者排尿后取仰卧位，下肢稍屈曲，使腹壁松弛，检查者站在受检者右侧。检查者用钝头竹签分别沿肋缘下（胸髓 7～8 节）、脐平（胸髓 9～10 节）及腹股沟上（胸髓 11～12 节）的方向，由外向内轻划两侧腹壁皮肤，分别称为上、中、下腹壁反射（图 2-8-24）。正常反应是上、中或下部局部腹肌收缩。检查者需检查双侧反射。

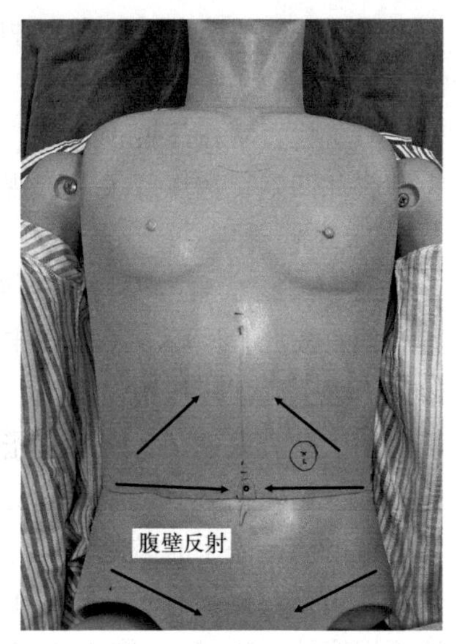

图 2-8-24　腹壁反射检查示意图

（二）肱二头肌反射检查

受检者取坐位或仰卧位，坐位时受检者双上肢自然悬垂于躯干两侧，仰卧位时双上肢自然伸直置于躯干两旁、双下肢自然伸直，检查者站在受检者右侧。

1. 坐位检查　检查者左手托起受检者肘部并使受检者屈肘，前臂稍内旋置于检查者前臂上，检查者左手拇指置于肱二头肌肌腱上，右手持叩诊锤叩击检查者拇指（图 2-8-25）。检查者需检查双侧反射。

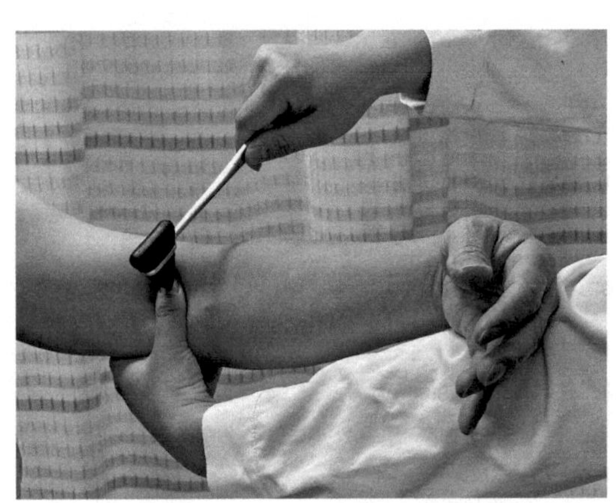
图 2-8-25　肱二头肌反射

2. 卧位检查　检查者左手托起受检者肘部并使受检者屈肘，前臂稍内旋置于受检者腹部，检查者左手拇指置于肱二头肌肌腱上，右手持叩诊锤叩击检查者拇指。检查者需检查双侧反射。

（三）肱三头肌反射检查

让受检者取坐位或者仰卧位。受检者外展上臂，半屈肘关节，检查者用左手托住其前臂，右手用叩诊锤直接叩击鹰嘴上方的肱三头肌肌腱，可使肱三头肌收缩，引起前臂伸展。检查者应检查双侧。

（四）桡骨膜反射

受检者取坐位或者仰卧位，前臂置于半屈半旋前位，检查者以左手托住其腕部，并使腕关节自然下垂，随即以叩诊锤叩桡骨茎突，可引起肱桡肌收缩，发生屈肘和前臂旋前动作。检查者应检查双侧。

（五）膝反射

1. 卧位检查 受检者取仰卧位，检查者站在受检者右侧。检查者以左手托起受检者膝关节使之屈曲约 120°，用右手持叩诊锤叩击膝盖髌骨下方股四头肌肌腱，可引起小腿伸展（图 2-8-26）。检查者应检查双侧。

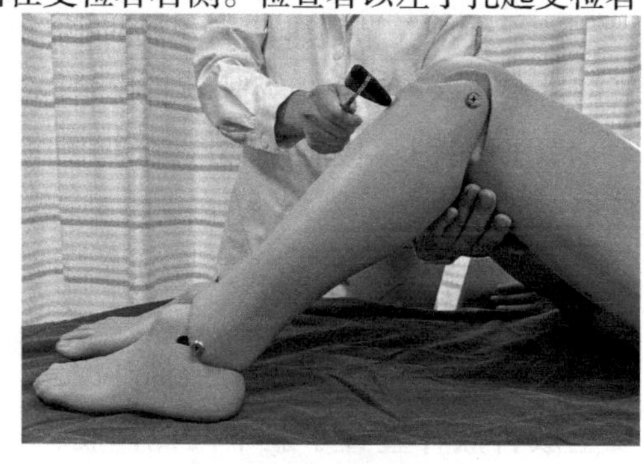

图 2-8-26 膝反射检查（卧位）

2. 坐位姿势 1 受检者取坐位并自然屈曲膝关节成 90° 左右，检查者站在受检者右侧。检查者左手置于受检者膝关节处，轻轻托起受检者膝关节，右手持叩诊锤叩击髌骨下缘和胫骨粗隆之间的股四头肌肌腱（图 2-8-27A）。检查者应检查双侧。

3. 坐位姿势 2 受检者取坐位并自然屈曲膝关节成 90° 左右，将一侧下肢架于另一侧下肢之上，放松（架二郎腿姿势），检查者站在受检者右侧。检查者左手食指位于受检者髌骨上方，右手持叩诊锤叩击髌骨下缘和胫骨粗隆之间的股四头肌肌腱（图 2-8-27B）。检查者应检查双侧。

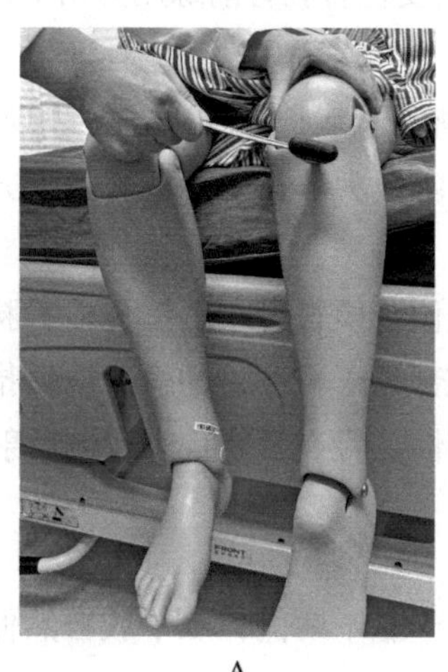

A

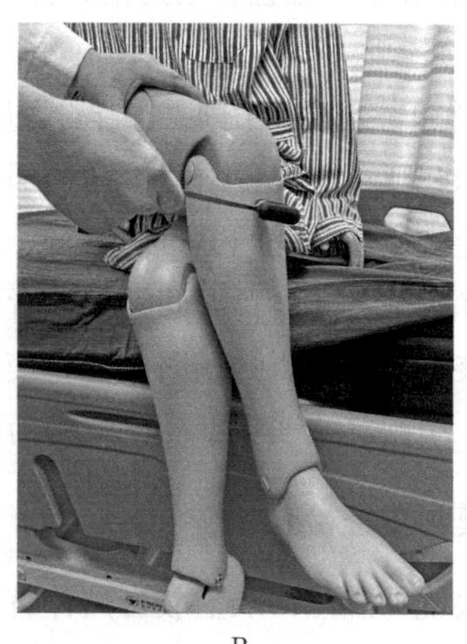

B

图 2-8-27 膝反射检查（坐位）

（六）跟腱反射

1. 跪位姿势检查 受检者双膝跪位并背对检查者，臀部上抬，双侧踝关节自然悬垂。检查者右手持叩诊锤叩击受检者跟腱。检查者须检查双侧。

2. 仰卧位检查 受检者取仰卧位，外展下肢并屈曲髋、膝关节。检查者左手推压受检者足掌，使其踝关节过伸，右手持叩诊锤叩击跟腱，正常表现为腓肠肌收缩，足向跖面屈曲（图 2-8-28）。检查者须检查双侧反射。

3. 俯卧位检查 受检者取俯卧位，屈髋屈膝90°。检查者左手握持受检者足趾，使踝关节过伸，右手持叩诊锤叩击跟腱，正常表现为腓肠肌收缩，足向跖面屈曲。检查者需检查双侧反射。

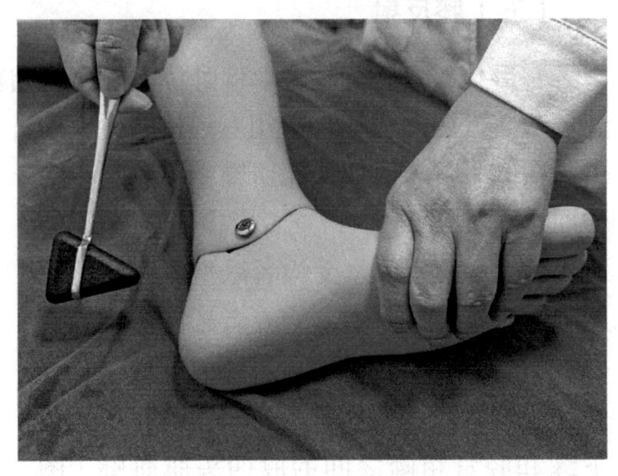

图2-8-28 跟腱反射

（七）病理反射检查

1. Babinski 征 受检者取仰卧位，双上肢自然伸直置于躯干两侧，髋、膝关节伸直，检查者站在受检者右侧，嘱受检者放松。检查者左手持受检者踝部，右手用竹签沿受检者足底外侧缘，由后向前至小趾根部，再转向拇趾侧。正常出现足趾向跖面屈曲，称Babinski征阴性。如出现拇趾背伸，其余四趾呈扇形分开，称Babinski征阳性。检查者须检查双侧反射。

2. Oppenheim 征 检查者用拇指和食指沿受检者胫骨前缘用力由上而下划压，阳性表现同Babinski征。

3. Gordon 征 检查者用手以适当的力量握受检者腓肠肌，阳性表现同Babinski征。

4. Chaddock 征 检查者用叩诊锤柄部末端钝尖部在受检者外踝下方由后向前轻划至跖趾关节处止，阳性表现同Babinski征。

5. Hoffmann 征 受检者取仰卧位或者坐位。检查者左手持受检者腕部，然后以右手中指与食指夹住患者中指并稍向上提，使腕部处于轻度过伸位。以拇指迅速弹刮受检者的中指指甲，引起其余四指掌屈反应则为阳性。检查者须检查双侧反射。

（八）脑膜刺激征检查

受检者取去枕仰卧位，双上肢自然伸直置于躯干两侧，双下肢自然伸直，检查者站在受检者右侧，嘱受检者放松。

1. 颈强直检查

（1）检查者左手置于受检者枕部，托扶并左右转动受检者头部，通过观察或感觉被动运动时的阻力和询问有无疼痛，以了解受检者是否有颈部肌肉或椎体病变。

（2）检查者右手轻按压受检者胸前，左手托扶受检者枕部并做屈颈动作，体会受检者颈部有无抵抗感及其程度。颈强直阳性表现为被动屈颈时抵抗力增强。

2. Kernig 征 检查者左手固定受检者右侧或左侧膝关节，右手托持于受检者右侧或左侧足跟部，屈曲髋、膝关节使之均呈90°屈曲，右手抬高受检者小腿并使之伸膝。检查者需检查双侧Kernig征。阳性表现为伸膝受阻伴有疼痛或下肢屈肌牵拉痉挛（图2-8-29）。

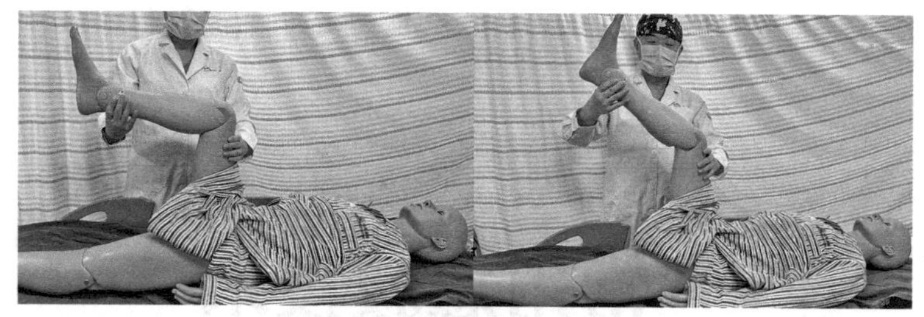

图 2-8-29 Kernig 征

3. Brudzinski 征　检查者一手托起受检者枕部，另一手按于其胸前，前屈头部，观察双髋与膝关节有无屈曲动作。阳性表现为双侧膝关节和髋关节屈曲（图 2-8-30）。

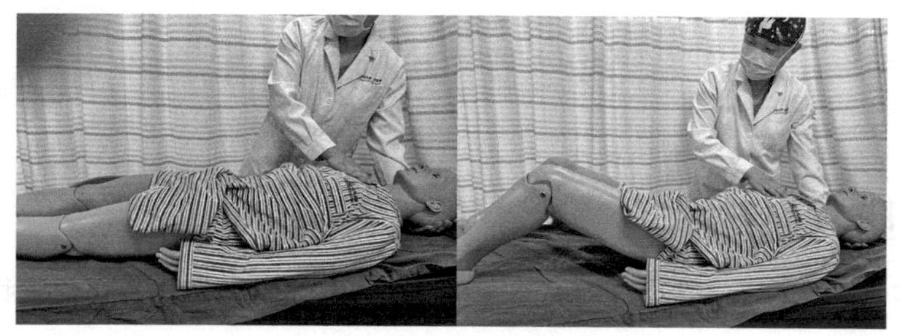

图 2-8-30 Brudzinski 征

参考文献

[1] 万学红，卢雪峰．诊断学．第 7 版．北京：人民卫生出版社，2018.

[2] 戴万亨．诊断学基础．第 2 版．北京：中国中医药出版社，2012.

第九章 常用急救技术

第一节　心肺复苏术

【学习目的】

掌握　成人基础生命支持技术中心肺复苏技术的适应证及操作流程。

一、操作目的

及时发现和确定心跳、呼吸骤停的患者；维持患者的循环和呼吸；使患者的自主呼吸、循环恢复。

适应证：各种原因导致的心跳、呼吸骤停。

二、操作评估

操作前评估环境是否安全、评估患者意识状态、评估患者呼吸和脉搏情况。

三、用物准备

一般无。

四、操作流程

（一）评估环境

确定现场有无威胁患者和急救者安全的风险，如落石、倒塌等，如有应及时躲避或脱离危险，否则尽可能不移动患者。

（二）判断意识、启动救助系统

1. 判断意识　轻拍患者双肩并分别在两侧耳边呼叫，观察患者有无反应。对无反应者应采取平卧位，便于实施心肺复苏（图 2-9-1）。

2. 启动救助系统　立即叫周边的人拨打急救电话（120 或院内急救电话），拨打时应向对方说明发生事件的位置、简单经过、患者人数、状况，特别指出患者可能发生了心搏骤停。

（三）同时判断呼吸和脉搏

1. 判断呼吸　观察患者胸廓是否有起伏，口鼻有无呼吸气流，确定患者是否有呼吸异常。

2. 判断有无脉搏　通过触摸颈动脉搏动来评估，选择抢救者同侧的颈动脉。颈动脉触摸法：食指及中指并拢，先触及气管正中，然后向旁侧滑动 2～3cm，在肌肉间隙触摸颈动脉搏动；同时观察循环征象（口唇、面色、皮肤颜色）（图 2-9-2）。

同时判断呼吸和脉搏，判断时间 5～10 秒。

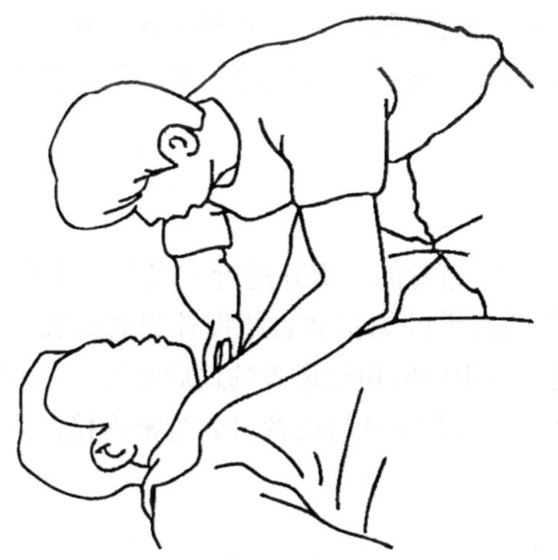

图 2-9-1　判断意识

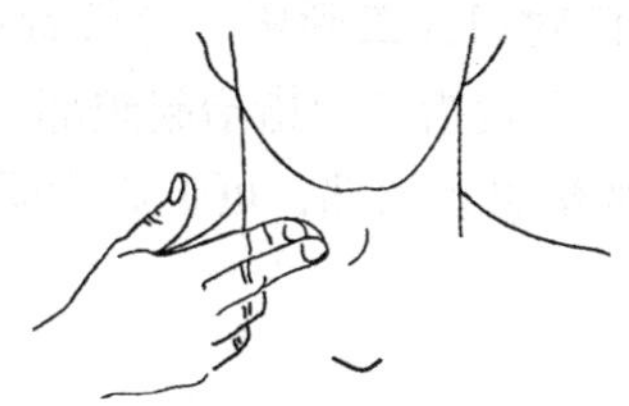

图 2-9-2　检查颈动脉搏动

（四）胸外心脏按压

1. 按压部位　两乳头连线与胸骨交界处。

2. 按压方法　患者取仰卧位，平卧于硬质平面上，急救者以一手掌根置于按压部位，掌根长轴与胸骨长轴一致，另一手掌叠放，两手指交叉扣紧；身体稍前倾，双上肢伸直，使肩、肘、腕关节连线与患者身体平面垂直，用上身的重力按压。按压频率 100～120 次 / 分，按压深度 5～6cm，按压与放松时间 1 ∶ 1，放松时手掌不脱离胸壁，强调高质量的心肺复苏，要求以足够的频率和幅度进行按压，保证按压后胸廓的回弹（图 2-9-3）。

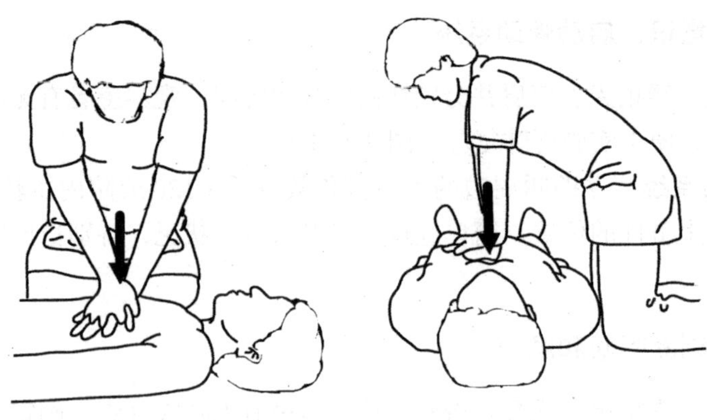

图 2-9-3　胸外心脏按压

（五）开放气道

将患者头偏向外侧，抠出口中异物；解除舌根后坠或异物阻塞，畅通气道。打开气道的方法如下。

1. 仰头抬颏法　患者取仰卧位，若急救者位于患者右侧，用左手小鱼际按压患者前额，使头部后仰，右手食指和中指并拢后放在患者颏部，向上抬颏（图 2-9-4）。

2. 托颌法　当高度怀疑患者有颈椎受伤时，急救者位于患者头侧，两手拇指置于患者口角旁，其余四指托住患者下颌部向上抬起。

（六）人工呼吸

急救者在进行 30 次胸外心脏按压后，开放患者的气道并进行 2 次人工呼吸。

1. 口对口人工呼吸　急救者用按压前额的手的拇指和食指捏住患者鼻翼，封闭鼻孔，另一手食指和中指抬起颏部，自然吸气后用口唇包住患者的口后吹气，时间不短于 1 秒，观察患者胸部，可见胸廓明确起伏。急救者注意与患者口腔紧密连接，防止漏气（图 2-9-5）。

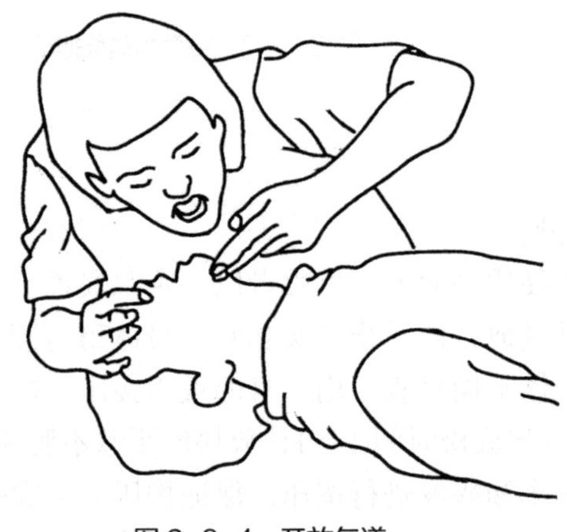

图 2-9-4　开放气道

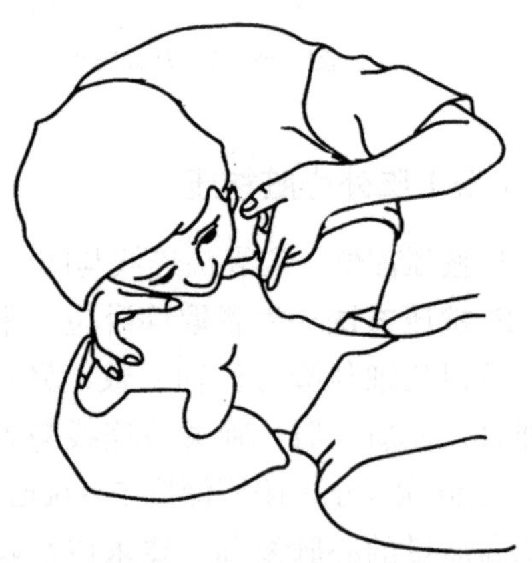

图 2-9-5　口对口人工呼吸

2. 球囊面罩通气 使用球囊面罩进行正压通气，潮气量为 500～600mL（6～7mL/kg）。如果为双人操作，一人开放气道同时压紧面罩，另一人挤压球囊通气。

（七）除颤

在给予心肺复苏的同时进行早期除颤是提高心肺复苏成功率的关键。

如果心脏骤停现场有 AED（自动体外除颤器）或除颤仪，急救者应进行心肺复苏，并尽快使用 AED 或除颤仪，除颤后继续予以胸外按压和人工通气（30∶2）（方法见电击除颤术章节）。

五、注意事项

1. 对于可触及颈动脉搏动（有自主循环）的患者，每 5～6 秒做一次人工通气，每 2 分钟检查一次脉搏。

2. 人工通气时要确认气道处于开放状态。

3. 在建立人工气道后，通气频率可维持在每分钟 10 次左右，胸外按压与人工通气不需要按 30∶2 比例进行。

4. 胸外心脏按压时，注意保持在正确的按压部位，上肢肩、肘、腕关节连线与患者身体平面垂直，用上身的重力按压，下压后放松手掌，保持手掌不离胸壁；避免冲击性按压。

第二节 电击除颤术

【学习目的】

1. 掌握 电击除颤的操作步骤。
2. 掌握 电击除颤的适应证、禁忌证。

一、操作目的

电击除颤术，是将一定强度的电流通过心脏，心肌同时除极后心脏的最高自律性起搏点（通常是窦房结）重新主导心脏节律。用于治疗室颤和无脉搏室性心动过速，维持血流动力学稳定。

二、操作评估

评估患者是否为突发意识丧失、大动脉搏动消失，以及合并有抽搐、发绀等症状。如有心电监测，则快速判断是否为室颤或无脉搏室性心动过速。

三、用物准备

除颤仪（完好充电备用状态）、心电监测导联线、电极片、导电凝胶、纱布、棉签等相关物品。

四、操作流程

1. 患者去枕平卧于硬板床，暴露胸部，确定皮肤干燥清洁。

2. 连接电源打开开关、检查连线、电极板，调至监护位置，评估患者病情，判断室颤类型及有无伴随症状。监测患者心电图，再次确认患者处于心脏除颤指征。

3. 两个电极板均匀涂抹导电糊。

4. 设置除颤仪模式，选择非同步电除颤，双相波 120～200J。

5. 将正极电极板（APEX）置于患者左腋中线第五肋间，将负极电极板（STERNAL）置于患者右锁骨下胸骨右缘，与皮肤紧密接触、压力适当（图 2-9-6、图 2-9-7）。

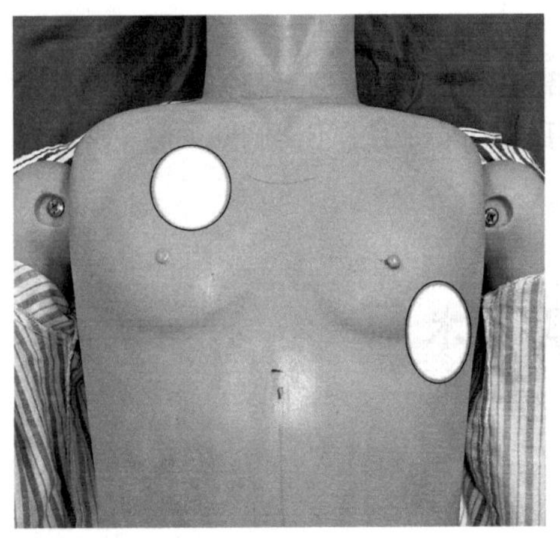

图 2-9-6　电极板放置位置

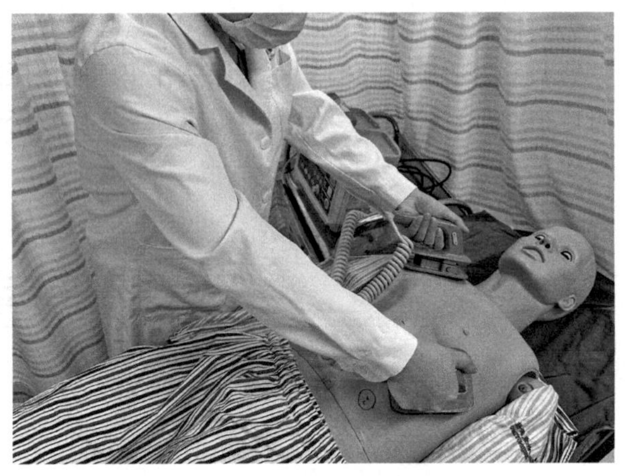

图 2-9-7　除颤仪操作示意图

6. 按下充电按钮充电，充电完毕再次观察心电图，确认是否除颤。除颤前请“旁人离开”，操作者身体离开床沿并确定周围人员无接触患者及床。

7. 双手拇指同时按压两电极板放电按钮电击除颤，除颤结束，移开电极板，立即行胸外心脏按压。观察心电图，了解除颤效果，是否需要再次除颤。旋钮回位，清洁电极板后正确归位。

五、注意事项

1. 装有心脏起搏器者，除颤时应避免电极板靠近起搏器。

2. 电极板与皮肤接触处应涂导电凝胶，电极板应紧贴患者皮肤并稍加压。

3. 肋间隙明显凹陷者可使用盐水纱布包裹电极板，以改善电极与皮肤的接触。

4. 两电极板之间避免因导电胶或盐水相连而造成短路。

5. 确认所有工作人员离开床沿及患者。

六、适应证及禁忌证

1. 适应证

（1）心室颤动、心室扑动。

（2）无脉搏室性心动过速（心室的搏动频率极快，伴血流动力学障碍或心室完全丧失射血功能）。

2. 禁忌证 无绝对禁忌证。

第三节 经口气管插管术

【学习目的】

1. 掌握气管插管术的操作步骤。

2. 掌握气管插管术的适应证和禁忌证。

一、操作目的

将气管导管准确插入气管内，建立可靠的人工气道。

二、操作评估

核对患者身份，评估患者状态（生命体征、病情情况），判断患者是否存在困难气道可能；检查患者有无松动牙齿、义齿，呼吸道有无出血、感染、分泌物、梗阻。

三、用物准备

合适大小的气管导管（检查导管套囊密闭性）、喉镜及合适大小的镜片（检查灯光）、管芯、5～10mL 注射器、牙垫、胶布、润滑剂、听诊器、吸痰装置、简易呼吸器（球囊面罩）、急救药品等。

四、操作流程

1. 患者取仰卧位，摆放头位（头后仰，颈上抬），使口、咽、气管成一直线。

2. 右手拇指推开患者下唇与下颌，食指抵住门齿，必要时使用开口器，清除呼吸道内异物。

3. 左手持喉镜沿右侧口角进入口腔，压住舌背，显露悬雍垂。慢推镜片达舌根，见到会厌后稍进镜使镜片顶端抵达会厌谷，上提喉镜显露声门。进镜时不可以门齿作为支撑点（图 2-9-8）。

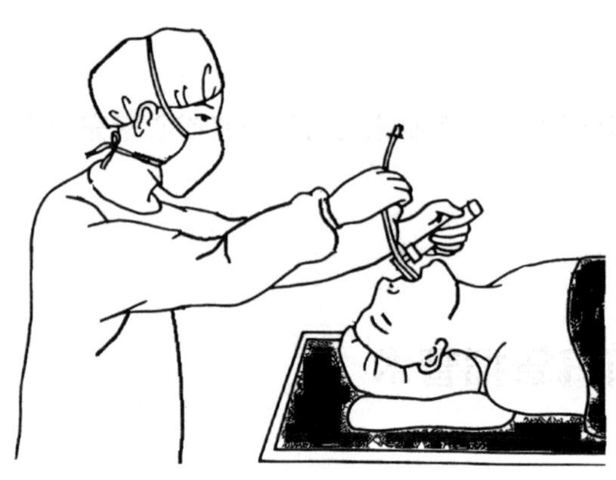

图 2-9-8　气管插管操作示意图

4. 右手持气管导管沿喉镜压舌板凹槽放入，气管导管到声门时旋转导管进入气管，同时取出导芯，把气管导管再轻轻送入 3～6cm，注意插管深度（成人：导管距门齿的距离 22～24cm），安置牙垫，拔出喉镜。

5. 向导管的气囊内充气 3～5mL，注意压力适中。用简易呼吸器压入气体，观察胸廓起伏情况，或者用听诊器听双肺呼吸音有无对称，以确定导管位置正确。

6. 胶布固定气管导管与牙垫。

五、注意事项

1. 插管前应给患者使用简易呼吸器通气 2 分钟左右，以提高氧储备。插管过程中持续监测脉搏血氧饱和度。

2. 对于清醒患者及不合作患者，可予静脉麻醉药品，用药前须全面评估气道，避免用药后出现“既无法插管，又无法通气”的紧急状况出现。

3. 依患者年龄、性别、体形选择合适大小的气管导管及合适大小的喉镜片。

4. 插管动作要轻柔。

5. 上提喉镜时严禁将上门齿作为支点用力。

6. 气管插管完成后，需要确定气管导管位置是否正确。

六、适应证及禁忌证

1. 适应证

（1）心跳呼吸骤停，需要紧急建立人工气道。

（2）呼吸衰竭患者辅助通气治疗。

（3）对气道保护性反射减弱，有误吸风险患者，进行气道保护。

（4）气管插管全身麻醉。

（5）呼吸道内有血液或分泌物无法自行排出者进行吸引治疗。

（6）经气管给药。

2. 禁忌证

（1）急性喉炎、急性喉头水肿、急性喉头血肿。

（2）颈椎骨折。
（3）合并有胸主动脉瘤，压迫或侵犯气管壁者。
（4）严重凝血功能障碍者。

第四节 简易球囊呼吸器的使用

【学习目的】

1. 掌握 简易球囊呼吸器的使用方法。
2. 掌握 简易球囊呼吸器使用的适应证。

一、操作目的

简易球囊呼吸器（球囊 + 面罩）是机械通气装置的一种，可应用于呼吸停止及呼吸衰竭的患者，用于改善缺氧和二氧化碳潴留，提高患者的通气和换气功能。

二、操作评估

操作前判断患者是否处于呼吸停止或呼吸衰竭的状态，监测基本生命体征。如患者意识清醒，嘱其配合操作者操作。

三、用物准备

简易球囊呼吸器（球囊 + 面罩）、中央供氧装置（或氧气瓶）、湿化瓶、输氧管等器材。

四、操作流程

1. 患者取仰卧位，头后仰，颈上抬，操作者站于患者头顶端，通过托起下颌的方式打开患者气道。

2. 使用输氧管将简易球囊呼吸器连接到氧源，调节氧流量为 8～10L/min。

3. 选择合适大小的面罩，以能恰好覆盖患者口鼻为准，一手以“EC”手法固定面罩并开放气道，另一手挤压及放松呼吸囊，挤压时使气体进入患者气道，放松时肺内气体排出；注意挤压球囊的幅度和速度：使每次通气量达到 500～600mL，通气频率 10～12 次 / 分（图 2-9-9）。

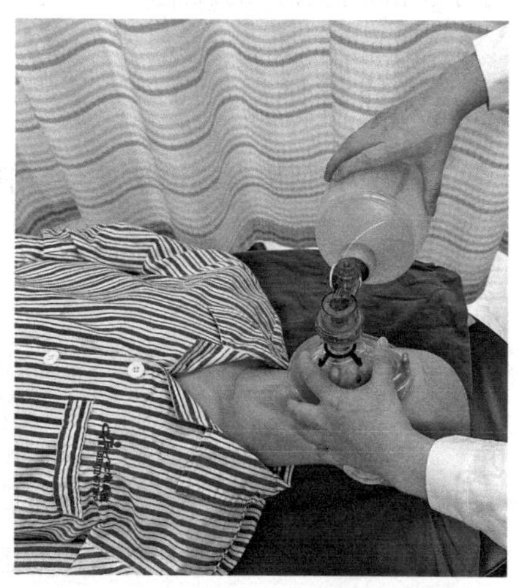

图 2-9-9 简易球囊呼吸器使用示意图

五、注意事项

1. 面罩需要与面部紧密贴合，避免漏气。

2. 对于有自主呼吸患者，操作者通气操作应与患者自主呼吸同步，在患者吸气时顺势挤压呼吸球囊，达到预定潮气量时立即松开球囊。

3. 减少每次通气量可解决球囊面罩通气产生的胃胀气以及包括反流、误吸和肺炎在内的副作用。

六、适应证

1. 各种原因所致的呼吸停止或呼吸衰竭及临床麻醉期间的短时间呼吸管理。

2. 机械通气患者因外出检查等原因需要短时间脱离呼吸机时。

3. 呼吸机因各种原因无法正常工作时。

第五节　成人气道梗阻（窒息）急救

【学习目的】

1. 掌握　成人气道梗阻（窒息）急救的方法，重点掌握膈下腹部冲击法。

2. 掌握　成人气道梗阻（窒息）急救的适应证。

一、操作目的

早期识别成人气道梗阻并予以解除，重新建立良好的通气功能，提高机体氧合，预防呼吸和心搏骤停的发生。

二、操作评估

操作前评估患者气道情况及一般状况，确认为完全气道梗阻或部分气道梗阻。

三、用物准备

一般无。

四、操作流程

1. 识别有反应的成人窒息：如患者意识清醒但咳嗽微弱、无力或完全没有咳嗽，吸气时出现尖锐的噪声或完全没有噪声，呼吸困难，发绀，无法说话，并用手抓住自己的颈部，则询问其是否窒息，如患者点头但无法说话，表明已发生严重的气道梗阻，则告知他你将为其提供帮助。

2. 解除有反应的成人窒息：实施膈下腹部冲击法，又称海姆立克手法（HeimLich maneuver)(图 2-9-10)。

具体方法：

（1）施救者站在或跪在患者身后，将双手环绕在患者腰部。

（2）一手握拳，将该手拇指侧紧抵患者脐上与胸骨下的腹中线中点。

（3）另一只手握住攥拳的手，用向上、向内的力量快速按压腹部，按压冲击须单独、有力。

（4）反复按压冲击，直到异物从患者气道内排出且能呼吸、咳嗽或讲话，或患者转为昏迷。

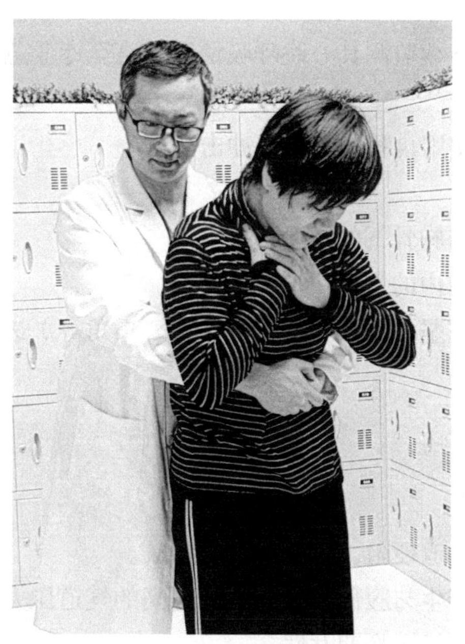

图 2-9-10 膈下腹部冲击法

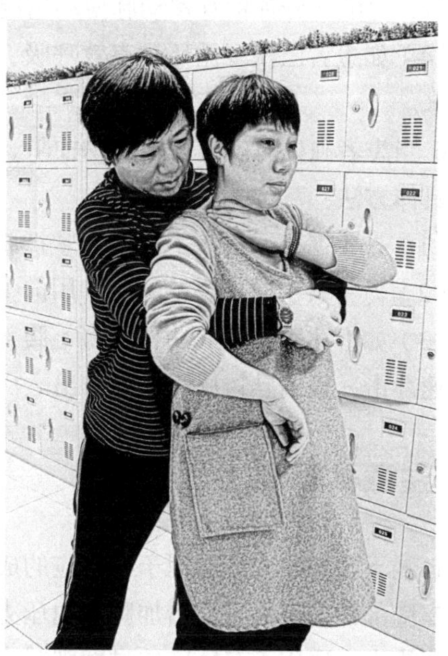

图 2-9-11 胸部冲击法

3. 对于过度肥胖者或妊娠晚期女性，应选择胸部冲击法（图 2-9-11）。

具体方法：

（1）施救者站于患者背后，双手环绕在患者胸部。

（2）一手握拳，将该手拇指侧朝向患者胸骨，另一只手握住攥拳的手，并置于胸骨的下半段。

（3）用向后的力量进行按压冲击，直至异物从患者气道内排出且能呼吸、咳嗽或讲话，或患者转为昏迷。

4. 如患者转为昏迷，则立即实施心肺复苏（CPR）。具体步骤：

（1）启动应急反应系统（EMS）并设法获取体外自动除颤器（AED）。

（2）将患者取仰卧位，立即实施胸外心脏按压。

（3）按压30次后开放气道，查看口腔内有无异物，有异物立即去除。

（4）尝试吹气（1次/秒），如胸廓未见抬起，则调整患者头部位置后再次尝试。

（5）持续进行CPR，按压－通气比值30∶2，直至患者能讲话或呼吸，或至专业人员到达后接管患者。

5. 施救者吹气时，观察患者胸部是否有抬高，或发现有异物排出等征象，确定梗阻解除。在异物去除后，施救者进行如下操作：

（1）给予2次呼吸。

（2）触摸颈动脉有无搏动，如果没有，立即实施胸外心脏按压，有条件时使用AED或其他除颤仪除颤。

（3）如自主循环已恢复，但没有呼吸，应继续行人工呼吸，按10～12次/分的频率进行，每隔2分钟检查颈动脉搏动情况。

（4）如患者已恢复循环和有效呼吸，则继续监测其心跳呼吸情况，直至专业急救人员到来。

6. 当患者独处时发生气道异物梗阻，可使用自我膈下腹部冲击法。

具体方法：

（1）一手握拳，将该手拇指侧紧抵脐上与胸骨下的腹中线中点。

（2）另一只手握住攥拳的手，用向上、向内的力量快速按压腹部。

（3）如上述手法未成功，可将上腹部抵住坚硬物体表面（如椅背、桌角等）进行反复快速冲击，直到异物从气道内排出。

五、注意事项

1. 膈下腹部冲击法适用于有反应的成人气道梗阻，可能需重复多次。

2. 胸部冲击法可明显增加胸腔内压力，产生与腹部冲击相同或更高的气道压力而利于异物排出。适用于有反应的过度肥胖成人或妊娠晚期女性。

3. 昏迷患者应立即实施CPR。

4. 昏迷患者在实施CPR 2分钟后应查看口腔内有无异物，查看过程从快，不能延误通气和胸外按压。

5. 手指挖异物法仅限专业人员在看见固体异物时运用，避免盲目挖异物。

6. 经腹部或胸部冲击成功解除梗阻后，患者应去医院检查，确保未发生并发症。

7. 严禁在真人身上练习膈下腹部及胸部冲击手法。

六、适应证

气体交换不良的部分气道梗阻和完全性气道梗阻。

第六节 环甲膜穿刺术

【学习目的】

1. 掌握 环甲膜穿刺术的操作流程。
2. 掌握 环甲膜穿刺术的适应证及禁忌证。

一、操作目的

对上呼吸道梗阻或暂不具备插管条件的患者可通过环甲膜穿刺紧急开放气道；还可经环甲膜穿刺行气管内给药。

二、操作评估

操作前核对患者身份，评估患者状态（意识状况、生命体征、主要病情），检查环甲膜穿刺点皮肤情况。

三、用物准备

无菌手套、治疗盘、环甲膜穿刺针或7～9号粗注射针头、无菌注射器、2%利多卡因、纱布、皮肤消毒剂、棉签或无菌棉球、胶带等。

四、操作流程

（一）操作前准备

1. 核对患者信息。
2. 向患者或其家属解释操作的目的、意义、风险和需要配合的事项，用语言安慰患者，消除其紧张情绪。签署知情同意书。
3. 操作者规范着装，戴口罩、帽子，规范洗手。

（二）操作步骤

1. 体位：患者取去枕平卧位，肩部垫高，头后仰，使气管向前突出。
2. 选择穿刺点：在甲状软骨下缘与环状软骨之间正中处可触及一椭圆形凹陷，即环甲膜。
3. 消毒及麻醉：穿刺部位用皮肤消毒剂消毒2次，范围直径大于15cm，戴无菌手套，用2%利多卡因逐层作皮肤、皮下、筋膜下局部浸润麻醉。

4. 穿刺：以左手食指和中指固定环甲膜两侧，右手持带针注射器自正中线环甲膜处刺入，针尖朝向患者足部，到达喉腔时可感到阻力突然消失，回抽注射器有大量气泡，此时患者常有咳嗽反应。

5. 固定注射器，可注入少量局麻药，如丁卡因等，后根据穿刺目的进行其他操作。如穿刺目的是开通气道，则需刺入环甲膜穿刺针或 7～9 号粗注射针头。

6. 如仅为注射药物，则在注射结束后拔出注射器，穿刺点用无菌棉球压迫止血。

7. 如为开通气道，则在环甲膜穿刺针尾端连接简易呼吸器或高频喷射呼吸机进行通气。

8. 术后观察患者穿刺点局部情况，有无皮下气肿及出血等。整理物品，向患者讲明注意事项（图 2-9-12）。

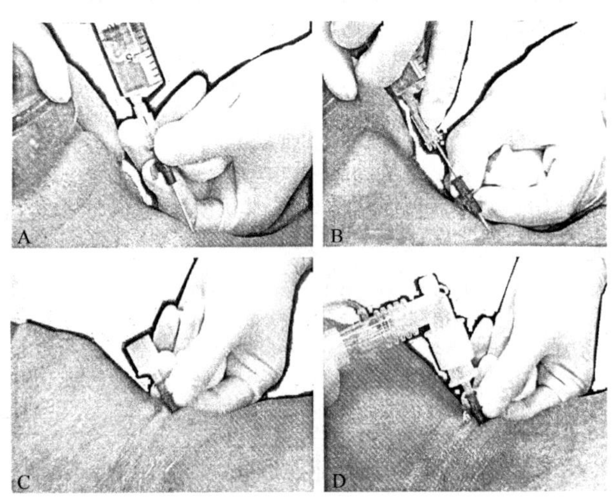

图 2-9-12　环甲膜穿刺操作步骤

A.确定穿刺成功；B.除去穿刺针芯及注射器；C.外套管接气管导管接头；D.连接呼吸器通气

五、注意事项

1. 环甲膜穿刺通常是用于开放气道的一种急救措施，应在尽可能短的时间内实施。病情危急时可不做消毒及麻醉步骤。

2. 在患者初期复苏成功后，应改为气管切开。

3. 环甲膜穿刺时务必在颈正中线，以免损伤大血管。

4. 穿刺进针深度需要控制好，以免损伤后壁黏膜。

5. 注射药物时嘱患者勿咳嗽，快速注射后迅速拨出注射器及针头。

6. 注入药物应以等渗盐水配制，以减少对气管黏膜的刺激。

7. 患者有时会在术后咳出血性分泌物，一般 1～2 天内可消失。

六、适应证及禁忌证

1. 适应证

（1）各种原因引起的上呼吸道完全或不完全急性阻塞，需紧急开放气道，但来不及或不适宜行气管切开者。

（2）需行气管切开，但缺乏必要器械时。

（3）诊断和治疗需要在气管内注射药物者。

2. 禁忌证

（1）无绝对禁忌证。但对于低血小板或凝血功能障碍者需仔细评估。

（2）呼吸道阻塞明确发生在环甲膜水平以下时。

第七节　电动洗胃机洗胃法

【学习目的】

1. 掌握　电动洗胃机洗胃法的操作流程。
2. 掌握　电动洗胃机洗胃法的适应证及禁忌证。

一、操作目的

为了清除胃内尚未被吸收的毒物或清洁胃腔而进行洗胃操作，具体方法是向胃腔内灌入一定成分的液体，混合胃内容物后再抽出，重复多次。临床上用于食物、药物中毒、胃部手术及胃部检查前准备等。

二、操作评估

操作前了解患者病情、意识状况、服用的毒物名称、剂量及服用时间，了解患者口鼻皮肤及黏膜情况。

三、用物准备

洗胃液（温开水或生理盐水或 1：5000 高锰酸钾溶液或 2% 碳酸氢钠溶液等）、电动洗胃机及附件（进水管、出水管、进胃管）、手套、弯盘、胃管、压舌板、纱布、棉签、液状石蜡、甘油注射器、胶带、咬口器、血管钳、有刻度的水桶和污物桶、检验标本容器等。

四、操作流程

（一）操作前准备

1. 向患者或其家属解释操作的目的、必要性、风险和需要配合的事项，用语言安慰患者，消除其紧张情绪。签署知情同意书。

2. 操作者戴口罩、帽子，规范洗手。

3. 携带用品至患者床边，核对患者信息（姓名、床号、住院号），评估床单位周围环境是否便于操作。

4. 连接好进水管、出水管及进胃管管道。

5. 接通电源，按“启动”键后将管道内气体排出，关闭“启动”键后将出水管放入污物桶内。

（二）洗胃操作

1. 清醒患者取半卧位或左侧卧位，昏迷患者取平卧位或左侧卧位。取下患者的活动假牙并清洁口腔。

2. 插胃管：用液状石蜡润滑胃管后，经鼻腔或口腔插入胃管，插入深度为 55～70cm，抽取胃液留作标本。

3. 连接胃管，按“启动”键，每次灌入量 300～500mL，调节好出入量平衡，同时观察患者病情及洗胃液情况。

4. 反复灌入、吸出，直至洗出液转为澄清状态。

5. 拔管：先将胃管与洗胃机脱开，夹闭胃管，在患者吸气末拔出胃管。对于有机磷农药中毒者，应留置胃管 24h 以上，便于反复洗胃。

6. 记录洗胃液量以及患者情况。操作完成后，清洗、消毒、保养洗胃机及附件。

五、注意事项

1. 强腐蚀性物质中毒时，不宜进行插管洗胃，以免引起黏膜损伤或出血。

2. 昏迷患者洗胃时，应将患者头偏向一侧，去枕平卧，以降低误吸风险。

3. 密切观察患者病情变化，嘱患者配合操作；若出现腹痛或有出血、血压下降等情况，应立即停止操作并积极处理。

4. 洗胃时，应保持吸引器通畅，压力适中。

5. 拔除胃管时，应保持管内一定的负压并在吸气末拔出，以防误吸。

六、适应证及禁忌证

1. 适应证

（1）经口摄入有毒物质，如农药、过量药物、食物中毒者。

（2）检查或术前准备：幽门梗阻伴大量胃潴留患者，急性胃扩张需排出胃内容物。

2. 禁忌证

（1）摄入强腐蚀剂（强酸、强碱）的患者，胃穿孔、上消化道出血急性期患者。

（2）存在食管静脉曲张、主动脉瘤、严重心脏病及妊娠患者。

参考文献

［1］ 美国心脏协会医务人员基础生命支持—学员手册 . 杭州：浙江大学出版社，2011.

［2］ 沈洪 . 急诊医学 . 北京：人民卫生出版社，2008.

［3］ 周玉杰 . 现代心肺复苏 . 北京：人民卫生出版社，2006.

第十章 内科基本技能与诊疗操作

第一节 胸腔穿刺术

【学习目的】

1. 掌握 胸腔穿刺术的适应证和禁忌证。
2. 掌握 胸腔穿刺术的操作步骤。
3. 熟悉 胸膜反应的处理方式。

胸腔穿刺是一种常用的辅助检查，用于确定胸腔内有无液体，并通过化验及病理检查，确定胸腔积液的性质或病因，还可以通过抽液或抽气减轻胸腔内的压迫，或注入药物进行疾病治疗。

一、操作前评估

1. 适应证

（1）胸腔积液的性质不明，需要抽取积液检验及病理检查。

（2）抽出胸膜腔的积液、积血和积气，缓解患者呼吸困难等症状。

（3）胸腔灌洗治疗。

（4）胸腔内给药，可胸腔注入抗生素或抗癌药物等。

2. 禁忌证

（1）体质衰弱、剧烈咳嗽、病情危重难以耐受穿刺者。

（2）凝血功能障碍、出血性疾病和服用抗凝药物治疗者，应做相应处理后再行此术。

（3）穿刺部位有肿瘤、炎症、外伤。

（4）胸膜粘连导致胸膜腔消失。

二、操作前准备

1. 医患沟通：自我介绍，核对患者信息，解释穿刺目的、必要性及可能出现的并发症，讲明操作步骤，需要配合的动作，安抚患者，减少焦虑，签署知情同意书。

2. 器械准备：一次性胸腔穿刺包、2% 利多卡因 1 支、无菌手套 2 副、5mL 注射器 1 个及 50mL 注射器 1 个，放置胸腔积液所需容器（如需抽液减压）、无菌胸腔引流管及引流瓶（如需引流）。

3. 准备带椅背椅子 1 把，屏风、锐器盒、可回收垃圾桶及医疗垃圾桶等。

4. 备用药品：胸膜腔给药所需药品或抢救用药等。

三、操作步骤

1. 洗手 双人操作，术者穿工作服，按 7 步洗手法认真清洗双手后，准备操作。戴帽子、口罩。

2. 穿刺点选择 患者取坐位（图 2-10-1），两前臂放在椅背上，前额伏于前臂上；不能坐位者，可半卧位，患侧前臂抱头。穿刺点选择在胸部叩诊实音最明显处，一般常选肩胛线第 7～9 肋间隙，也可选腋前线第 5 肋间隙或腋中线第 6～7 肋间隙；穿刺前可采用超声定位协助。气胸选择在锁骨中线第 2 肋间隙。为避免损伤肋间神经和血管，应选择下一肋骨的上缘进针。

3. 检查器械 术者查看包装完整性，核对有效期，打开一次性胸腔穿刺包，戴无菌手套，检查胸腔穿刺包内物品，注意胸穿针与抽液用注射器连接后检查是否通畅，同时检查是否有漏气情况，助手将注射器打开交给术者。

4. 消毒 使用穿刺包中的消毒物品进行皮肤消毒，以穿刺点为中心进行同心圆形消毒，消毒范围直径约 15cm，重复三次，后一次消毒半径小于前一次，不留白，最后消毒的范围大于无菌洞巾的直径，铺无菌洞巾，再用酒精棉球脱碘。消毒后的棉球、弯止血钳置于消毒碗内由助手取走。

5. 麻醉 助手核对 2% 利多卡因（或其他麻醉药物）是否在有效期内，并掰开麻药安瓿，术者以 5mL 注射器抽取 2～5mL，在穿刺部位由表皮至胸膜壁层进行局部浸润麻醉。麻醉皮肤局部应有皮丘，注药前应回抽，观察无血液、胸水后，方可推注麻醉药。

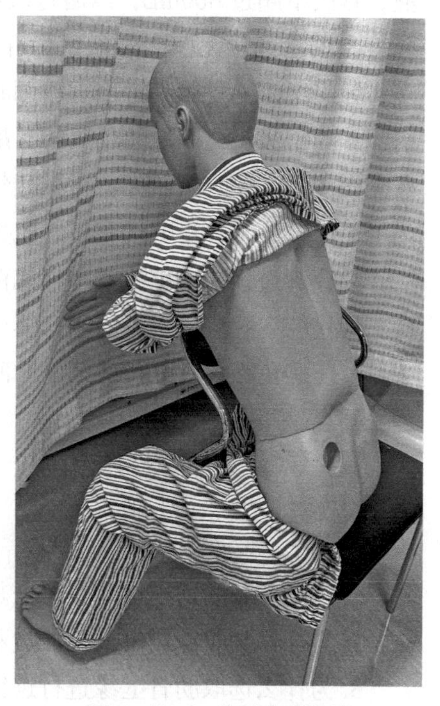

图 2-10-1 胸腔穿刺体位

6. 穿刺 将胸穿针与抽液用注射器连接，并关闭两者之间的开关保证紧密闭合不漏气。术者用左手食指与中指固定穿刺部位皮肤，右手持穿刺针沿麻醉处缓缓进针，当针尖抵抗感突然消失时，打开注射器开关使其与胸腔连通，进行抽液。助手戴手套后，用止血钳（或胸穿包的备用钳）协助固定穿刺针，以免刺入过深损伤肺组织。注射器抽满后，关闭开关，留取检验标本，其余液体放入容器内，统计抽液量。

7. 加压固定 抽液结束后拔出穿刺针，局部消毒后覆盖无菌纱布，稍用力加压片刻，之后用胶布固定。

8. 术后处理 协助患者穿衣复位，复测生命体征。嘱穿刺点 24h 保持干燥，整理物品，医疗垃圾分类处理。再次洗手，书写操作记录，将标本送检。

四、注意事项

1. 操作中应密切观察患者的反应，如患者有头晕、出汗、心悸、面色苍白、胸部压迫感或剧痛、晕厥等胸膜过敏反应，或持续性咳嗽、咳泡沫样痰时，应立即停止抽液，并皮下注射 0.1% 肾上腺素 0.3～0.5mL，并进行其他对症处理，注意血压变化，以防休克。

2. 穿刺针进入胸膜腔不宜过深，以免损伤到肺组织，一般针头进入胸膜腔 0.5～1.0cm 为宜。在抽吸过程中，如遇患者突然咳嗽，应将针头迅速退到胸壁内，待患者咳嗽停止后再进针抽吸。一次抽液不应过多、过快。诊断性抽液取 50～100mL 即可。减压性抽液，首次不超过 600mL，以后每次不超过 1000mL。若为脓胸，则每次应尽量抽净，若脓液黏稠，可用无菌生理盐水稀释后再行抽液。过多、过快抽液或引流使胸腔压力骤降、肺组织快速复张，可出现单侧肺水肿，伴有不同程度的缺氧和低血压。此时应停止引流，给予吸氧，静脉使用吗啡，酌情应用糖皮质激素及利尿药，控制液体入量，严密监测病情，必要时给予无创机械通气，甚至气管插管行有创机械通气。低心排血量所致的低血压可给予容量替代和正性肌力药物治疗。

3. 穿刺过程中必须注意严格无菌操作，防止空气进入胸膜腔，始终保持胸膜腔的负压。操作前、后测量患者的生命体征，操作后嘱患者卧床休息 30 分钟。

4. 应避免在肩胛下角线第 9 肋间和腋后线第 8 肋间以下穿刺，以免穿透膈肌损伤腹腔脏器。

五、思考题

1. 胸腔穿刺的适应证和禁忌证是哪些？

2. 为什么胸腔穿刺每次抽液量不宜过多、过快？

3. 为什么选取肋骨上缘进行进针？

第二节　腹腔穿刺术

【学习目的】

1. 掌握　腹腔穿刺术的适应证和禁忌证。
2. 掌握　腹腔穿刺术的操作步骤。
3. 熟悉　放腹水的容量要求。

腹腔穿刺术又称腹膜腔穿刺术，是借助穿刺针直接从腹前壁刺入腹膜腔的一项诊疗技术，用于明确腹水性质、穿刺给药、抽取积液等，进而诊断和治疗疾病。

一、操作前评估

1. 适应证

（1）腹腔积液原因不明者。

（2）大量腹水需减压治疗者。

（3）人工气腹。

（4）需腹腔内注射药物或腹水浓缩再回输者。

2. 禁忌证

（1）广泛腹膜粘连者。

（2）有严重肠管胀气、棘球蚴病、巨大卵巢囊肿者及腹腔内巨大肿瘤（尤其是动脉瘤）。

（3）有肝性脑病先兆、电解质紊乱者不宜放腹水。

（4）妊娠中后期。

（5）有明显出血倾向以及躁动不能合作者。

二、操作前准备

1. 医患沟通：自我介绍，核对患者信息，解释穿刺目的、必要性及可能出现的并发症，讲明操作步骤，需要配合的动作，安抚患者，减少焦虑，签署知情同意书。测量腹围、脉搏、血压、检查腹部体征。术前嘱患者排尿，以免损伤膀胱。

2. 器械准备腹腔穿刺包、无菌手套 2 副、5mL 注射器 1 个及 50mL 注射器 1 个、2% 利多卡因 1 支、多头腹带、放置腹腔积液所需容器（如需抽液减压）等。

3. 备用药品：0.9% 氯化钠溶液、抢救用药，如需腹腔内注药则准备所需药品。

三、操作步骤

1. 洗手　双人操作，术者穿工作服，戴帽子、口罩，按 7 步洗手法认真清洗双手后，准备操作。

2. 穿刺点选择 一般让患者取平卧位，选择脐与左髂前上棘连线的中外1/3交界处，或者脐与耻骨联合上缘连线的中点上方1cm、偏左或右1.5cm。腹水量少者取侧卧位，选择脐水平线与腋前线或腋中线交点，最好在超声定位后或超声引导下穿刺。

3. 检查器械 术者查看包装完整性，核对有效期，打开腹穿包（注意外层剩下最后的1/4，内层需要用无菌持物钳或戴无菌手套后打开），戴无菌手套，检查穿刺包内物品，注意穿刺针与抽液用注射器连接后检查是否通畅，同时检查是否有漏气情况，助手将注射器打开交给术者。

4. 消毒 使用穿刺包中的消毒物品进行皮肤消毒，以穿刺点为中心进行同心圆形消毒，消毒范围直径约15cm，重复三次，后一次消毒半径小于前一次，不留白，最后消毒的范围大于无菌洞巾的直径，铺无菌洞巾，再用酒精棉球脱碘。消毒后的棉球、弯止血钳置于消毒碗内由助手取走。

5. 麻醉 助手核对2%利多卡因（或其他麻醉药物）是否在有效期内，并掰开麻药安瓿，术者以5mL注射器抽取2～5mL，自皮肤至腹膜壁层作局部浸润麻醉。麻醉皮肤局部应有皮丘，注药前应回抽，观察无血液、腹水后，方可推注麻醉药。

6. 穿刺 再次检查穿刺针及乳胶管通畅性，术者将乳胶管夹闭，左手固定穿刺部位皮肤，右手持针沿穿刺点“Z”字形进针，穿刺进针时先斜后直，待针尖抵抗感突然消失时停止进针，确认进入腹腔，助手戴无菌手套后，用血管钳协助固定针头，术者打开乳胶管开关，抽取腹水，注射器抽满后，关闭开关，留取检验标本，剩余液体放至容器内，记数抽液量。

7. 加压固定 抽液完毕，拔出穿刺针，覆盖无菌纱布，稍用力压迫穿刺部位数分钟，用胶布固定，大量放液后，需束以多头腹带，以防腹压骤降。

8. 术后处理 填写检查单，样本送检。协助患者穿衣复位，复测血压等生命体征，交代术后注意事项。整理物品，医疗垃圾分类处理。摘手套，再次洗手，书写操作记录，下达术后医嘱。

四、注意事项

1. 术中密切观察患者，如有头晕、恶心、心悸、气短、脉搏增快及面色苍白等，应立即停止操作，并进行适当处理。

2. 术前要复核患者的凝血功能，左下腹穿刺点不宜偏内，避开腹壁下血管，但又不可过于偏外，以免伤及旋髂深血管。对腹水量较多者，穿刺针自穿刺点斜行方向刺入皮下，然后再使穿刺针与腹壁呈垂直方向刺入腹膜腔，以防腹水自穿刺点滑出。

3. 放液不宜过快、过多，肝硬化患者一次放液一般不超过3000mL，过多放液可诱发肝性脑病、电解质紊乱、血压下降甚至休克。

4. 放液前后均应测量腹围、脉搏、血压、检查腹部体征，以观察病情变化。嘱患者卧床休息30分钟。

5. 腹水为血性者于取得标本后，应立即停止抽吸或放液。

五、思考题

1. 腹腔穿刺的禁忌证有哪些？
2. 为何肝硬化患者一次放液不宜过多？
3. 为防止腹腔穿刺后出现渗液，常采取哪些措施？

第三节 腰椎穿刺术

【学习目的】

1. 掌握 腰椎穿刺术的适应证和禁忌证。
2. 掌握 腰椎穿刺术的操作步骤。
3. 熟悉 蛛网膜下腔有无阻塞的判断方法。

腰椎穿刺是神经内科广泛应用的通过采集脑脊液样本反映颅内或脊髓病变的辅助检查，对神经系统感染性疾病、蛛网膜下腔出血、免疫炎性疾病、脱髓鞘疾病、脑膜癌以及阿尔兹海默病、帕金森病等神经系统变性疾病的诊断及鉴别诊断具有重要的价值，也可以测定颅内压以及通过注射药物进行疾病治疗。

一、操作前评估

1. 适应证

（1）需采集脑脊液标本和测定颅内压力的中枢神经系统疾病。

（2）需鞘内注射药物或减压引流治疗者。

（3）对颅内出血、炎症或颅脑手术后，引流刺激性脑脊液减轻临床症状。

2. 禁忌证

（1）脑疝或脑疝先兆者。

（2）颅高压伴视盘水肿者。

（3）可疑后颅窝占位病变者。

（4）穿刺部位有感染，或腰椎畸形、骨质破坏。

（5）有严重的凝血功能障碍患者。

（6）休克、衰竭或濒危状态。

二、操作前准备

1. 医患沟通：自我介绍，核对患者信息，解释穿刺目的、必要性及可能出现的并发症，讲明操作步骤，需要配合的动作，安抚患者，减少焦虑，签署知情同意书。

2. 准备无菌腰穿刺包、5mL 注射器 2 个、无菌手套、2% 利多卡因 2 支，按需准备鞘内注射药物、酒精灯、火柴、培养管等。

3. 备用药品：0.9% 氯化钠注射液、甘露醇、抢救用药等。

三、操作步骤

1. 洗手 双人操作，术者穿工作服，戴帽子、口罩按 7 步洗手法认真清洗双手后，准备操作。

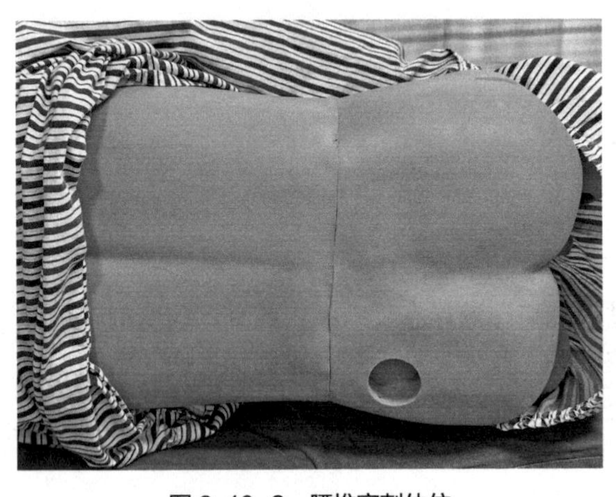

图 2-10-2 腰椎穿刺体位

2. 穿刺点选择患者排空膀胱，侧卧在硬板床上（图 2-10-2），取去枕头，背部齐床沿，头向胸前弯曲，双膝向腹部弯曲，双手抱膝，腰背尽量向后弓起，使椎间隙增宽，有利于穿刺。穿刺部位一般取双侧髂棘最高点连线与后正中线交汇点（相当于 L_3～L_4 椎间隙），也可选择上一或者下一椎间隙，做好标记。

3. 检查器械 术者查看包装完整性，核对有效期，打开腰穿包，戴无菌手套，检查穿刺包物品齐全，注意穿刺针与抽液用注射器连接后检查是否通畅，同时检查是否有漏气情况，助手将注射器打开交给术者。

4. 消毒 使用穿刺包中的消毒物品进行皮肤消毒，以穿刺点为中心进行同心圆形消毒，消毒范围直径约 15cm，重复三次，后一次消毒半径小于前一次，不留白，最后消毒的范围大于无菌洞巾的直径，铺无菌洞巾，再用酒精棉球脱碘。消毒后的棉球、弯止血钳置于消毒碗内由助手取走。

5. 麻醉 助手核对 2% 利多卡因（或其他麻醉药物）是否在有效期内，并掰开麻药安瓿，术者以 5mL 注射器抽取 2～5mL，于穿刺点斜行进针，皮下注射形成皮丘，逐层浸润麻醉，注药前应回抽，观察无血液后，方可推注麻醉药。

6. 穿刺 术者左手食指和拇指固定穿刺点皮肤，右手持腰椎穿刺针（套上针芯），沿腰椎间隙垂直进针，缓慢刺入（成人深度为 4～6cm，儿童为 2～4cm）。在进针过程中会感到两次突破感，第一次是突破棘间黄韧带，第二次是突破硬脊膜，当感到阻力突然消失时，表明针头已进入蛛网膜下腔，拔出针芯，可见脑脊液自动流出，此时让患者全身放松，平静呼吸，双下肢和头部略伸展，接上压力管，可见液面缓缓上升，到一定平面后可见液平面随呼吸而波动，此读数即为脑脊液压力；如压力明显增高，针芯则不能完全拔出，使脑脊液缓慢滴出，以防脑疝形成。

7. 测压 在放液前先接上测压管测量压力。正常人侧卧位脑脊液压力为 70～

180mmH_2O 或 40～50 滴 / 分。需要了解蛛网膜下腔有无阻塞，可作动力试验（亦称压颈试验）。即于测定初压后压迫患者一侧颈静脉 10 秒，进行观察判断：①若脑脊液压力于压颈后立即上升至原来水平 1 倍，解除压迫后，在 20 秒内迅速下降至原来水平，表明蛛网膜下腔无阻塞；②若脑脊液压力于压颈后不上升，表明蛛网膜下腔完全阻塞；③若脑脊液压力于压颈后缓慢上升，解除压迫后又缓慢下降或不下降，表明蛛网膜下腔有不完全阻塞。

8. 固定 接取脑脊液 3～5mL 于无菌试管中送检。如需作细菌培养，应用无菌试管接取脑脊液，然后送检。如需作鞘内注射，将药液缓慢注入。术毕套上针芯，拔出腰椎穿刺针，无菌棉球或纱布按压穿刺点 2～3min，消毒后覆盖无菌纱布，以胶布固定，1 周内勿沾湿穿刺处。

9. 术后处理 协助患者穿衣复位，复测生命体征。整理物品，医疗垃圾分类处理。再次洗手，书写操作记录，将脑脊液标本送检。

四、注意事项

1. 穿刺过程中注意观察患者意识、瞳孔、脉搏、呼吸的改变，若病情突变，应立即停止操作，并协助抢救。穿刺后嘱患者去枕平卧 4-6 小时，颅压高者平卧 12～24 小时，继续观察患者有无头痛、恶心，腰痛等反应。

2. 防止低压性头痛，主因穿刺针过粗或过早起床或脑脊液自穿刺孔处外漏所引起。患者站立时头痛加重，平卧后缓解，经 1～3 天可消失，长者可达 7～10 天。一旦发生，应让患者平卧，多饮用盐水，或静脉补液生理盐水 500～1000mL，或加垂体后叶素，以促进脑脊液的分泌。

3. 穿刺部位有化脓感染者，禁止穿刺，以免引起蛛网膜下腔感染。

4. 颅内压增高者，不宜作腰椎穿刺，以避免脑脊液动力学的突然改变，使颅腔与脊髓腔之间的压力不平衡，导致脑疝形成。

5. 穿刺过程中如出现脑疝症状时（如瞳孔不等大、意识不清、呼吸异常等），应立即停止放液，并向椎管内注入生理盐水（10～12mL），静脉滴注 20% 甘露醇 250mL。

6. 鞘内注射药物，需放出等量脑脊液，药物要以生理盐水稀释，注射应极缓慢。

7. 有躁动不安和不能合作者，可在镇静剂或基础麻醉下进行，需由助手辅助摆体位。

五、思考题

1. 腰椎穿刺的禁忌证有哪些？

2. 腰椎穿刺术穿刺点常选用哪里？为什么？

3. 为什么颅高压的患者进行腰椎穿刺会容易形成脑疝？

第四节　骨髓穿刺术

【学习目的】

1. 掌握骨髓穿刺术的适应证和禁忌证。
2. 掌握骨髓穿刺术的操作步骤。
3. 熟悉“干抽”的原理和处理方法。

骨髓穿刺术是取骨髓液的一种常用诊断技术，其检查内容包括骨髓细胞学、原虫和细菌学、免疫分型、遗传学分析等几个方面。适用于各种血液病的诊断和鉴别诊断，包括不明原因的红细胞、白细胞、血小板数量增多或减少及形态学异常，不明原因的发热，骨髓涂片找寄生虫等。也可以用于观察疗效和判断预后、为骨髓移植提供骨髓。

一、操作前评估

1. 适应证

（1）血液病的诊断、治疗及随访。

（2）诊断某些感染性和代谢性疾病。

（3）协助诊断类脂质蓄积病。

（4）恶性肿瘤可疑骨髓转移者。

（5）了解骨髓造血功能，有无造血抑制，指导抗癌药及免疫抑制药的使用。

（6）对于儿童患者，紧急情况下可用于输液。

2. 禁忌证

（1）血友病等有出血倾向的患者。

（2）穿刺部位皮肤有感染者。

（3）晚期妊娠者。

二、操作前准备

1. 医患沟通：自我介绍，核对患者信息，解释穿刺目的、必要性及可能出现的并发症，讲明操作步骤，需要配合的动作，安抚患者，减少焦虑，签署知情同意书。

2. 检查凝血四项，有严重凝血功能障碍者需输血浆或相应凝血因子纠正后再实施。

3. 器械准备：骨髓穿刺包（弯盘 1 个、18 号、16 号或 12 号骨髓穿刺针 1 个、消毒碗 1 个、镊子 1 把、止血弯钳 1 把、消毒杯 2 个、纱布 2 块、干棉球数个、无菌洞巾）、无菌手套（1 副）、5mL 注射器 1 个及 20mL 注射器 1 个、2% 利多卡因 2 支、载玻片 10 张、推片 1 个，碘酒及酒精少许等。

4. 备用药品：0.9% 氯化钠注射液、抢救用药等。

三、操作步骤

1. 洗手 双人操作，术者穿工作服，戴帽子、口罩，按 7 步洗手法认真清洗双手后，准备操作。

2. 穿刺点选择 髂后上棘穿刺选择骶椎两侧、臀部上方突出的部位，患者取侧卧位。髂前上棘穿刺选择髂前上棘后 1～2cm 处，患者取仰卧位（图 2-10-3）。胸骨穿刺选择胸骨柄、胸骨体相当于第 1、2 肋间隙的部位，患者取仰卧位。应注意此处胸骨较薄，且其后有大血管和心房，穿刺时需特别小心，以防穿透胸骨而发生意外。当其他部位穿刺失败时，可选此部位。小儿采用胫骨穿刺时，患者取仰卧位。

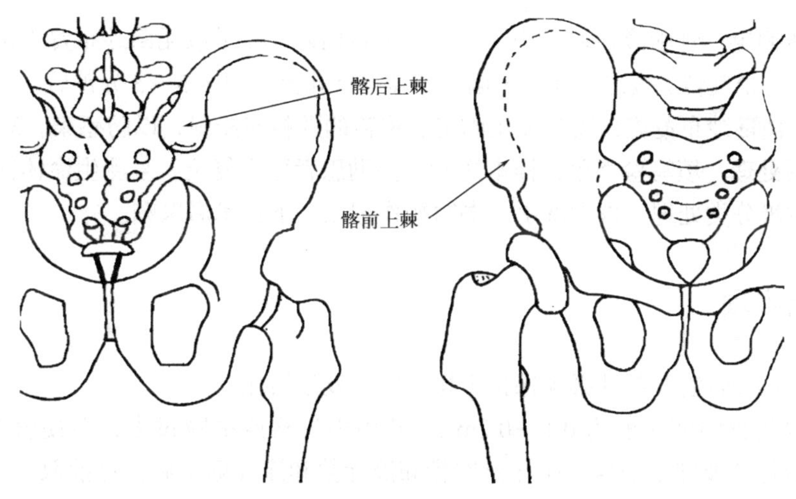

图 2-10-3 髂后上棘、髂前上棘穿刺点

3. 检查器械 术者查看包装完整性，核对有效期，打开穿刺包，戴无菌手套。检查穿刺包物品齐全；检查骨髓穿刺针是否通畅，成人用 16 号或 18 号穿刺针，儿童用 12 号穿刺针，将骨髓穿刺针的固定器固定在适当的长度上（髂骨穿刺约 1.5cm，胸骨穿刺约 1.0cm）；助手将注射器打开交给术者。

4. 消毒 使用穿刺包中的消毒物品进行皮肤消毒，以穿刺点为中心进行同心圆形消毒，消毒范围直径约 15cm，重复三次，后一次消毒半径小于前一次，不留白，最后消毒的范围大于无菌洞巾的直径，铺无菌洞巾，再用酒精棉球脱碘。消毒后的棉球、弯止血钳置于消毒碗内由助手取走。

5. 麻醉 助手核对 2% 利多卡因（或其他麻醉药物）是否在有效期内，并掰开麻药安瓿，术者以 5mL 注射器抽取 2～5mL，左手拇指、食指固定穿刺部位皮肤，右手用 2% 利多卡因做局部皮肤、皮下和骨膜麻醉。注意先水平进针、打一直径约 0.5cm 的皮丘，再垂直骨面一直麻醉到坚硬的骨膜，并应上、下、左、右多点麻醉，取出注射器后，纱布覆盖穿刺点右手拇指稍用力按压以充分浸润，注药前应回抽，观察无血液后，方可推注麻醉药。

6. 穿刺 术者左手拇指和食指固定穿刺部位皮肤，右手持骨髓穿刺针与骨面垂直刺入，若为胸骨穿刺则应与骨面成角 30°～45°（穿刺针向头侧偏斜）。当穿刺针针尖接触坚硬的骨质后，沿穿刺针的针体长轴左右旋转穿刺针，并向前推进，缓缓刺入骨质（注意向下压的力量应大于旋转的力量，以防针尖在骨面上滑动）。当突感穿刺阻力消失，且穿刺针已固定在骨内时，表明穿刺针已进入骨髓腔。如果穿刺针尚未固定，则应继续刺入少许以达到固定为止。

7. 抽取骨髓液 用干燥的 20mL 注射器先抽出少量空气，拔出穿刺针针芯，接注射器，抽取骨髓液。抽吸骨髓时患者感到有特殊的酸痛，随即便有红色骨髓液进入注射器。抽取的骨髓液一般为 0.1～0.2mL，迅速将骨髓液滴在载玻片上，助手立即制备骨髓液涂片数张。制备的髓片应头、体、尾分明并有一定的长度，使细砂样浅肉色的骨髓小粒分布均匀。

8. 加压固定 骨髓液抽取完毕，将针芯重新插入。左手取无菌纱布置于穿刺处，右手将穿刺针（稍旋转）拔出，并将无菌纱布盖在针孔上，加压 3～5 分钟后，局部酒精棉球消毒，换消毒纱布覆盖，胶布加压固定。覆盖的敷料勿浸湿，以防感染，3 天后取下。

9. 术后处理 填写检查单，样本送检。协助患者穿衣复位，复测生命体征。整理物品，医疗垃圾分类处理。再次洗手，书写操作记录，下达术后医嘱。

四、注意事项

1. 注射器和骨髓穿刺针必须保持干燥，以免发生溶血。

2. 抽取的骨髓液一般为 0.1～0.2mL，若用力过猛或抽吸过多，会使骨髓液稀释。如果需要做骨髓液细菌培养，应在留取骨髓液计数和涂片标本后，再抽取 1～2mL，以用于细菌培养。若未能抽取骨髓液，则可能是针腔被组织块堵塞或“干抽”，此时应重新插上针芯，稍加旋转穿刺针或再刺入少许。如未能抽得骨髓液，可能是针腔被皮肤、皮下组织或骨片填塞，也可能是进针太深或太浅，针尖未在髓腔内，此时应重新插上针芯，稍加旋转或再钻入少许或再退出少许，拔出针芯，如见针芯上带有血迹，再行抽吸可望获得骨髓液。多次干抽时应进行骨髓活检。

3. 穿刺针针头进入骨质后要避免过大摆动，以免折断穿刺针。胸骨穿刺时不可用力过猛、穿刺过深，以防穿透内侧骨板而发生意外，尤其是穿透胸骨内侧骨板，伤及心脏和大血管非常危险，因此，胸骨穿刺时固定穿刺针长度很重要，一定要固定在距针尖约 1cm 处，轻轻地缓慢旋转，特别是对老年骨质疏松者和多发性骨髓瘤患者，需由高年资或主治级别以上操作者进行。

五、思考题

1. 骨髓穿刺的适应证是什么？

2. 骨髓穿刺出现干抽可能是由于什么原因？

3. 在抽取骨髓液时应该抽取多少毫升？

第五节　深静脉穿刺术

【学习目的】

1. 掌握　深静脉穿刺术的适应证和禁忌证。
2. 掌握　深静脉穿刺术的操作步骤。

深静脉穿刺是经体表穿刺至相应的静脉，插入各种导管至大血管腔内或心腔。利用其测定各种生理学参数，同时也可为各种治疗提供直接便利途径。为急诊抢救和危重手术提供创伤性血流动力学监测，以及临床输血输液扩容、输注全静脉营养液，甚至是安装临时起搏器的前提。乃是重症病房、大手术和救治危重患者不可缺少的手段。

一、操作前评估

深静脉穿刺一般优先选择锁骨下静脉，其次是颈内静脉，再次是股静脉。锁骨下一般选择右侧，左侧有胸导管。

1. 适应证

（1）治疗：外周静脉穿刺困难；需长期输液治疗；大量、快速扩容通道；需行胃肠外营养治疗；药物治疗（化疗、高渗、刺激性）；血液透析、血浆置换术。

（2）监测：危重患者抢救和大手术期行中心静脉压（CVP）监测；Swan-Ganz 导管监测；心导管检查明确诊断。

（3）急救：放置起搏器电极；急救用药。

2. 禁忌证

（1）广泛上腔静脉系统血栓形成。

（2）凝血功能障碍。

（3）穿刺局部有感染。

（4）不合作，躁动不安的患者。

（5）近期安装过起搏器的患者最好在 4～6 周后再进行中心静脉置管。

二、操作前准备

1. 医患沟通：自我介绍，核对患者信息，解释穿刺目的、必要性及可能出现的并发症，讲明操作步骤，需要配合的动作，安抚患者，减少焦虑，签署知情同意书。

2. 如果部位需要，可先行局部备皮。

3. 准备中心静脉穿刺包、无菌手套、口罩、帽子、手术衣络合碘、2% 利多卡因、肝素稀释液（肝素 15～20mg，加入 100mL 生理盐水中）、肝素帽、1% 甲紫、5mL 注射器、缝针、无菌敷料。

4. 备用药品：0.9% 氯化钠注射液、抢救用药等。

三、操作步骤

（一）经锁骨上穿刺术

1. 洗手　双人操作，术者穿工作服，戴帽子、口罩，按 7 步洗手法认真清洗双手后，准备操作。

2. 穿刺点选择　采用头后仰肩高位或平卧位，头转向对侧，显露胸锁乳突肌的外形，用 1% 甲紫划出该肌锁骨头外侧缘与锁骨上缘所形成之夹角，该角平分线之顶端或其后 0.5cm 左右处为穿刺点（图 2-10-4）。

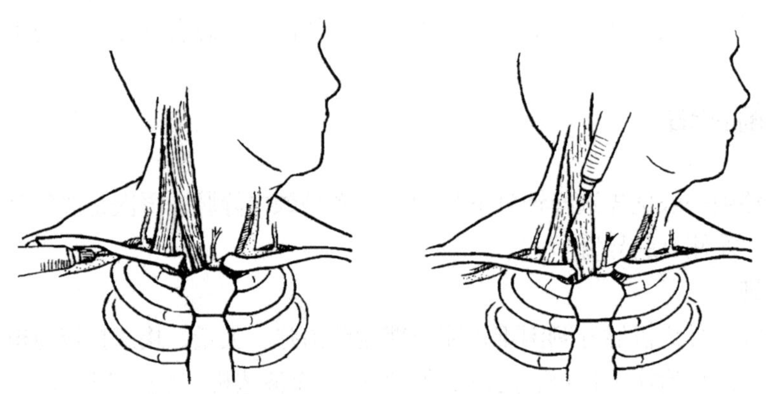

图 2-10-4　颈内静脉穿刺局部解剖图

3. 检查器械　术者查看包装完整性，核对有效期，打开穿刺包，戴无菌手套。检查穿刺包物品齐全，助手将注射器打开交给术者。

4. 消毒　使用穿刺包中的消毒物品进行皮肤消毒，以穿刺点为中心进行同心圆形消毒，消毒范围直径约 15cm，重复三次，后一次消毒半径小于前一次，不留白，最后消毒的范围大于无菌洞巾的直径，铺无菌洞巾，再用酒精棉球脱碘。消毒后的棉球、弯止血钳置于消毒碗内由助手取走。

5. 穿刺　助手核对 2% 利多卡因（或其他麻醉药物）是否在有效期内，并掰开麻药安瓿，术者以 5mL 注射器抽取 2～5mL，于事先标记的进针点作皮内与皮下浸润麻醉，针尖指向胸锁关节，进针角度 30°～40°，边进针边抽回血，试穿锁骨下静脉，以探测进针方向、角度与深度。一般进针 2.5～4cm 即达锁骨下静脉。按试穿的方位将穿刺针边进针边回抽迅速通过皮肤，再穿刺锁骨下静脉，抽吸见静脉回血后固定穿刺针，取下注射器，经穿刺针置入引导钢丝至一定深度，退出穿刺针，沿引导钢丝插入皮肤扩张管，扩张皮肤及皮下组织，退出扩张管，沿引导钢丝送入静脉留置导管，插入长度 15cm 左右，退出导引钢丝，用肝素稀释液回抽排空空气，接上输液导管。

6. 加压固定 将小纱布垫于进针点处，其上以无菌纱布覆盖，胶布固定。或用一次性无菌贴膜覆盖，固定。如系小儿，可在穿刺点处穿一缝线，将导管结扎固定，以便长期保留。肝素稀释液封管。

（二）经锁骨下穿刺术

1. 体位及准备同上。

2. 穿刺点选择取锁骨中点内侧 1～2cm 处（或锁骨中点与内 1/3 之间）锁骨下缘为穿刺点，一般多选用右侧。

3. 检查器械及常规皮肤消毒同上。

4. 用 5mL 注射器抽取 2% 利多卡因 5mL，在选定之穿刺点处进针，针尖指向头部方向，与胸骨纵轴约呈 45°，与皮肤呈 10°～30°。进针时针尖先抵向锁骨，然后回撤，再抬高针尾，紧贴锁骨下缘负压进针，深度一般为 4～5cm。若通畅抽出暗红色静脉血，则移去注射器，导入导引钢丝。

5. 按上述锁骨上穿刺法置入深静脉留置导管。

四、注意事项

1. 必须严格无菌操作，以防感染。

2. 尽量避免反复穿刺，一般穿刺 3 次不成功应停止。

3. 如抽出鲜红色血液表示误入动脉，应立即拔出，压迫穿刺点至少 5 分钟。

4. 导管外敷料一般每日更换 1 次，局部皮肤可用乙醇棉球消毒。

5. 穿刺后妥善压迫止血，防止局部血栓形成。

6. 锁骨下静脉穿刺时气胸的发生率较高，出现气胸后应及早作胸膜腔穿刺抽气或胸腔闭式引流。如穿刺后患者应用机械正压通气，则有引起张力性气胸的可能，表现为低血压或低氧血症，应加以防范。

五、思考题

1. 深静脉穿刺的适应证和禁忌证是什么？

2. 锁骨下静脉穿刺有哪几种术式？穿刺点怎么定位？

第六节　肾穿刺活体组织检查术

【学习目的】

熟悉肾穿刺活体组织检查术的操作步骤。

肾穿刺活体组织检查术是诊断肾脏疾病尤其是肾小球疾病必不可少的重要方法，为临床医师提供病理学诊断依据，对确定诊断、指导治疗及评估预后均有重要意义。肾活检方法有开放性肾活检，腹腔镜肾活检、经静脉肾活检、经皮穿刺肾活检、经尿道肾活检等。

一、操作前评估

1. 适应证

（1）原发性肾病综合征。

（2）肾移植排斥反应。

（3）伴有蛋白尿、异常尿沉渣或肾衰竭的全身性免疫性疾病。

（4）原因不明的肾小球性蛋白尿伴尿沉渣异常或尿蛋白＞1.0g/24h。

（5）持续性或复发性肾小球性血尿。

（6）肾小球肾炎导致的快速进展性肾衰竭。

（7）原因不明的急性肾衰竭少尿期延迟。

2. 禁忌证

（1）肾脏缩小的终末期肾衰竭。

（2）多囊肾。

（3）重度高血压未控制。

（4）精神病或不能配合操作者。

（5）感染性急性肾小管间质疾病。

（6）孤立肾。

（7）高度腹水、衰弱、妊娠等。

（8）出血倾向、凝血机制障碍。

二、操作前准备

1. 医患沟通：自我介绍，核对患者信息，解释穿刺目的、必要性及可能出现的并发症，讲明操作步骤和需要配合的动作，安抚患者减少焦虑，并签署知情同意书。

2. 器械准备无菌手套、2% 利多卡因、常规消毒治疗盘一套、Tru-cut 型穿刺针、腰穿针等。

3. 备用药品：0.9% 氯化钠注射液、抢救用药等。

三、操作步骤

1. 洗手：双人操作，术者穿工作服，戴帽子、口罩，按 7 步洗手法认真清洗双手后，准备操作。

2. 穿刺点选择：患者取俯卧位，腹部肾区相应位置下垫 10～16cm 长布垫，使肾脏紧贴腹壁，避免穿刺时滑动移位。

3. 局部消毒，盖无菌洞巾。以 2% 利多卡因皮内、皮下、肌肉逐层麻醉。然后换腰穿针逐层刺入，直至脂肪囊深层被膜外（进肾囊前应让患者屏住呼吸，过肾囊壁多有穿透感，到被膜常有顶触感，此时针应随呼吸同步运动），记下腰穿针的刺入深度。将腰穿针拔至肾囊外，再注射 2% 利多卡因少许，以麻醉深层软组织，然后拔针。

4. 用手术刀切开穿刺点皮肤，参考腰穿刺针所测深度将穿刺针刺入。患者屏气后刺入肾囊达被膜外，确实见穿刺针随呼吸同步运动后嘱患者吸气后屏气，助手抽吸注射器造成负压，术者用负压吸引穿刺针立即快速刺入肾脏 3cm 左右，取肾组织后迅速拔出。完成取材操作后让患者正常呼吸。助手加压压迫穿刺点 5 分钟以上。

5. 在解剖显微镜下证实标本内有肾小球后结束手术。亦可用穿刺探头（B 超探头上有进针狭缝或附加导针装置）导针直视穿刺。

6. 标本取出后可通过显微镜现场检查有无肾小球，若无肾小球应重复取材。现多数人主张，即使有肾小球也应重复一次取材，这样才能保证病理材料充分，且并不增加术后并发症。

7. 取材足够后立即送电子显微镜、光学显微镜及免疫荧光显微镜检查，送检前应使用不同溶液及方法予以固定。

8. 术后处理：填写检查单，样本送检。协助患者穿衣复位，复测生命体征。整理物品，医疗垃圾分类处理。再次洗手，书写操作记录，下达术后医嘱。

四、注意事项

1. 术前应解释肾穿的目的、意义，征得本人及家属同意，并让患者练习屏气及卧床排尿（术后需卧床 24 小时）。

2. 术前应检查肾功能，作同位素肾图，通过 B 超了解肾脏的大小、位置及活动度。

3. 检查血小板计数、出血时间、活化部分凝血活酶时间及凝血酶原时间。验血型，备血。术前 2～3 天肌注维生素 K。

4. 术后常见的并发症有血尿、肾周血肿、感染、损伤其他脏器，肾撕裂伤、腰痛及腹痛等。

5. 鼓励患者多饮水，避免肾出血形成血块梗阻尿路口，并在术后 2～3 天予以抗生素和止血药。

6. 术后患者应卧床 24 小时，有肉眼性血尿时延长卧床时间。密切观察心率、血压，并留尿作离心沉渣检查。

7. 几乎每例患者术后均有血尿，一般常在 1～3 天内自行消失，如发现严重血尿，甚至排除较大血块，患者心率增快甚至血压下降，提示肾脏严重损伤，应及时输液、输血补充血容量，抗休克，并及时做好外科手术准备。

8. 术后应压迫穿刺部位 5 分钟以上，盖无菌纱布，用胶布固定，最后再用多头腹带捆绑固定，用担架推车送回病房。

五、思考题

1. 肾穿刺活体组织检查术的适应证有哪些？
2. 肾穿刺后需要观察哪些指标？

第七节　淋巴结穿刺术

【学习目的】

熟悉淋巴结穿刺术的操作步骤。

淋巴结分布于全身各部，许多原因可使淋巴结肿大，如感染（细菌、病毒、真菌、丝虫）、结核病、造血系统肿瘤（白血病、淋巴瘤）、转移瘤等。淋巴结穿刺取得抽出液，以其制作涂片作细胞学或细菌学检查可协助上述疾病的诊断。

一、操作前评估

1. 适应证　疑诊淋巴瘤、癌转移、淋巴结结核、黑热病及真菌病等。

2. 禁忌证　可能的或已肯定的原发性恶性肿瘤；肿大的淋巴结直接靠近大动脉或神经。

二、操作前准备

1. 医患沟通：自我介绍，核对患者信息，解释穿刺目的、必要性及可能出现的并发症，讲明操作步骤，需要配合的动作，安抚患者，减少焦虑，签署知情同意书。

2. 器械准备无菌手套、2% 利多卡因、常规消毒治疗盘一套、10mL 注射器、载玻片。

3. 备用药品：0.9% 氯化钠注射液、抢救用药等。

三、操作步骤

1. 穿刺对象选择明显肿大的体表淋巴结。

2. 常规消毒穿刺部位皮肤，同时消毒术者手指。

3. 术者以左手拇指和食指固定淋巴结，右手持 10mL 干燥注射器，将针头以垂直方向或成 45° 角方向刺入淋巴结内，边拔针边回抽，利用负压将淋巴结内的液体和细胞成分吸出。不必等有组织液进入注射器内即固定注射器内栓并拔出针头，拔出针头时勿使抽吸物进入注射器内。将注射器取下充气后再将针头内的抽出液喷射到载玻片上，均匀涂片，备染色镜检。

4. 穿刺部位以无菌纱布覆盖，用胶布固定。

四、注意事项

1. 一般在饭前穿刺，以免抽取液中含脂质过多，影响染色。

2. 选择穿刺的淋巴结不宜太小，应远离大血管，且易于固定。

3. 如未能获得抽出液，可将针头由原穿刺点进入，向不同方向穿刺、抽吸数次，只要未发生出血直到获得抽出液为止。

4. 做涂片前应仔细观察抽出液的外观性状。

五、思考题

1. 局部淋巴结肿大常见于哪些疾病？

2. 为什么原发性恶性肿瘤不能进行淋巴结穿刺术？

第八节　心电图检查

【学习目的】

掌握　心电图的描记方法，正常心电图的各波图像，心电图的分析步骤及心电图各波形的意义，各类型心律失常心电图表现，心肌缺血的心电图表现，心肌梗死各阶段的心电图动态改变。

心脏在每个心动周期中，由起搏点、心房、心室相继兴奋，伴随着生物电的变化，通过心电描记器从体表引出多种形式的电位变化的图形（简称 ECG）。心电图是心脏兴奋的发生、传播及恢复过程的客观指标。心电图是冠心病诊断中最早、最常用和最基本的诊断方法。

一、操作前准备

1. 物品准备　心电图机及其导线，棉签，生理盐水，污物桶。

2. 环境准备

（1）室温要求保暖（不低于 18℃），避免因寒冷引起肌电干扰。

（2）使用交流电源的心电图机必须连接可靠的专用地线。

（3）放置心电图机的位置应使其电源线尽可能远离检查床和导联电缆，床旁不要摆放其他电器及穿行的电源线。

（4）检查床的宽度不应窄于 80cm。

3. 人员准备

（1）向受检者做好解释工作，消除紧张心理。

（2）检查前受检者应充分休息，检查时放松肢体，保持平静呼吸。

二、操作步骤

1. 打开心电图机电源，预热。

2. 将受检者的双侧腕部及两侧内踝上部暴露，涂上导电液体，保持皮肤与电极良好接触，将电极片按照右手腕——红色，左手腕——黄色，左脚踝——绿色，右脚踝——黑色的要求固定好。

3. 胸导联连接位置（图 2-10-5、图 2-10-6）如下。

V1：探查电极放在胸骨右缘第 4 肋间——红色。

V2：探查电极放在胸骨左缘第 4 肋间——黄色。

V3：探查电极放在 V2 与 V4 连线的中点——绿色。

V4：探查电极放在锁骨中线与第 5 肋间的交点上——棕色。

V5：探查电极放在左腋前线与第 5 肋间的交点上——黑色。

V6：探查电极放在左腋中线与第 5 肋间的交点上——紫色。

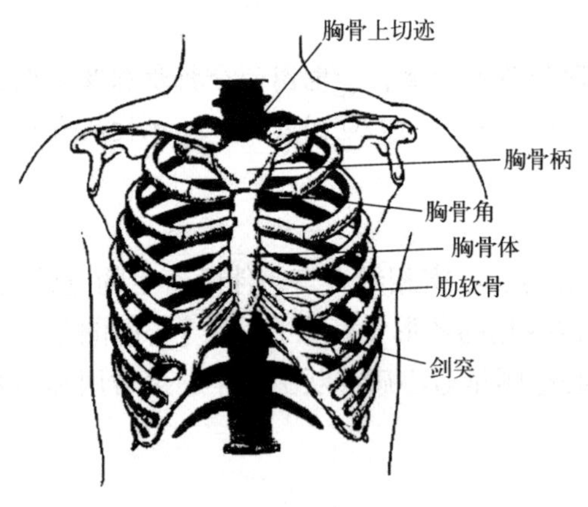

图 2-10-5　胸前区解剖图

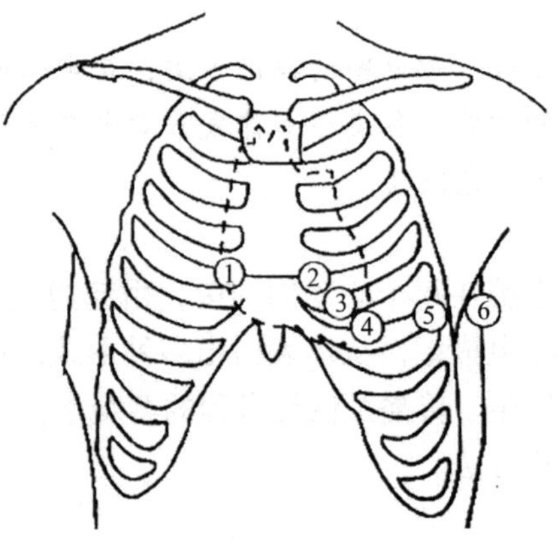

图 2-10-6　胸前导联的位置

4. 校正心电图机的走纸速度。

5. 描记心电图。

6. 检查完毕后再核对一遍，并记录受检者姓名及检查时间。

7. 关闭电源开关，撤除各个导线。

三、注意事项

记录心电图前，受检者不应剧烈运动、饱餐、饮茶、喝酒、吃冷饮或吸烟。

参考文献

[1] 陈文彬，潘祥林. 诊断学. 第7版. 北京：人民卫生出版社，2012.

[2] 戴万亨，诊断学基础. 第2版. 北京：中国中医药出版社，2012.

[3] 李灿东. 中医诊断学. 第四版. 北京：中国中医药出版社，2016

[4] 张新民. 执业医师心电图必读. 北京：人民卫生出版社，2010.

[5] 张新民. 临床心电图分析与诊断. 北京：人民卫生出版社，2007.

（冯晓娜）

第十一章 外科基本技能与诊疗操作

第一节 刷 手

【学习目的】

1. 掌握　外科刷手的目的及适应证。
2. 熟悉　肥皂水刷手法的操作要领及注意事项。
3. 了解　其他刷手法的操作要领及注意事项。

手术前刷手，作为术前消毒的重要步骤之一，可有效预防和控制病原体传播到患者手术部位，预防术后感染的发生。

一、适应证

凡进入手术室直接参加手术的医护人员均须术前刷手。

二、禁忌证

参与手术人员手臂皮肤破损或有化脓性感染。

三、操作者准备

更换手术室专用鞋、洗手衣（上衣下沿掖于裤内、衣袖至肘上 10cm 以上），戴好消毒口罩、帽子。口罩必须遮住口与鼻孔，帽子应完全遮住头发。

四、操作步骤

手臂消毒方法很多，现介绍 5 种方法供手术人员选择应用。

（一）肥皂洗刷乙醇浸泡法

1. 将双手及手臂先用肥皂擦洗 1 遍，再用自来水冲洗干净。

2. 取消毒毛刷沾消毒肥皂水，按顺序交替刷洗双侧指尖、手指、手掌、手背、前臂、肘部至肘上 10cm。应特别注意刷洗甲缘、指蹼、掌纹及腕部的皱褶处。刷洗动作要稍用力并稍快，刷完一遍后用自来水冲洗干净。在刷洗和冲洗过程中，应保持手指在上，手部高于肘部，使污水顺肘部流下，以免流水污染手部。

3. 另换一个毛刷，按上法再洗刷 2 遍。刷洗 3 遍时间共计 10 分钟。

4. 用无菌干毛巾自手指向上臂方向依次拭干已刷洗过的部位 。

5. 将手和臂部浸泡于 70%～75% 乙醇中 5 分钟，浸泡范围到肘上 6cm。

6. 在刷洗过程中，如不慎污染了已刷洗的部位，则必须重新刷洗。如经消毒液浸泡处理后不慎被污染，必须重新刷洗 5 分钟，拭干，并重新在 70%～75% 乙醇中浸泡 5 分钟。浸泡手臂时，手在乙醇中手指要张开、悬空，并时时移动。

7. 浸泡 5 分钟后，悬空举起双手前臂，使手上乙醇沿肘流入浸泡桶中，双手上举胸前呈拱手姿势进入手术间内，待手臂上消毒液干后再穿无菌手术衣和戴无菌手套。担任消毒患者皮肤者，应在替患者消毒皮肤后再在乙醇内泡手 1～3 分钟，方可穿无菌手术衣和戴无菌手套。

（二）聚维酮碘洗手法

首先用肥皂水洗双手、前臂至肘上 10cm，清水冲净，再用浸透 0.5% 聚维酮碘纱布涂擦手、前臂至肘上 2 遍，第 1 遍擦至肘上 10cm，第 2 遍擦至肘上 6cm，共 5 分钟，稍干后穿手术衣及戴手套。

（三）消毒液洗手法

1. 按普通七步卫生洗手法将双手及前臂用肥皂液清洗，并用流水冲净。

2. 用无菌毛刷蘸手术洗手消毒液（如灭菌王溶液）3～5mL 刷手、前至肘上 10cm 处，约 3 分钟，流水冲净，用无菌小毛巾擦干。

3. 用吸足手术洗手消毒液（如灭菌王溶液）的纱布或海绵块涂擦，从手指尖到肘上 6cm 处，自然待干。

（四）氨水洗手法

1. 取消毒脸盆 2 个，各盛温热水 2000mL，每盆内加入 10% 氨水 10mL，配成 0.05% 氨水。氨水温度最好在 30～39℃，温度过高则氨分解快，过低则离子活动差。每盆内放入消毒小毛巾 2 块，可供 2 人使用，但 2 人必须同洗第 1 盆后再洗第 2 盆，不得各洗 1 盆后再交叉使用。

2. 将双手及臂部先用普通肥皂刷洗一遍后，用自来水冲洗干净。

3. 在第 1 盆氨水中，用小毛巾按顺序交替揉擦双侧指尖、手指、手掌、手背、前臂肘部至肘上 10cm 处。注意擦洗甲缘、指蹼、掌纹和腕部的皮肤皱褶处，避免遗漏，擦洗时间为 3 分钟。

4. 在第 2 盆氨水中，按上法重复擦 1 遍，时间也为 3 分钟。

5. 擦洗完毕后拧干毛巾，从手向上臂方向依次拭干已洗过的部位。

6. 将手及臂部浸泡于 70%～75% 乙醇（或其他消毒液）中 5 分钟，浸泡范围到肘上 6cm。

（五）连续手术洗手法

如有两台手术需连续进行，手套与手术衣的更换，以及洗、泡手的方法如下。

1. 手术后洗净手套上的血迹，先脱手术衣，后脱手套。脱手术衣时，将手术衣自背部向前反折脱去。此时，手套的腕部就随之翻转于手上。先用仍戴手套的右手脱去左手手套，注意右手手套不能接触左手的皮肤；然后以左手拇指伸入右手手套掌部之下，并用其他各指协助提起右手手套的翻转部，将右手手套脱下。

2. 双手在 70%～75% 乙醇（或其他消毒液）内浸泡 5 分钟后，悬空举起双手前臂待干，然后再穿手术衣，戴手套。

3. 进行第 1 个手术时，如双手已被污染或第 1 个手术为有菌手术，则在做第 2 个手术之前，必须重新洗手、泡手。

（六）急诊手术洗手法

在情况十分紧急的情况下，来不及做常规手臂消毒准备，偶可按下列步骤于 2～3 分钟内完成，即可参加手术。

1. 更换手术室的洗手衣、裤及鞋子，戴好口罩、帽子。

2. 用肥皂洗手臂，只要求一般清洁，不用毛刷，也不用乙醇等消毒液浸泡。

3. 戴干手套。将手套上端翻转部展开盖于腕部，然后穿无菌手术衣，将衣袖留在手套腕部外面，由手术室洗手护士用无菌纱布条将衣袖口扎紧，然后在第一双手套外面再戴一双无菌手套，并使手套翻转部将手术衣袖口盖住。

除上述方法外，在紧急情况下也可用 2.5%～3% 碘面涂擦手及前臂 1 次，再用 75% 乙醇擦净碘酊，接着戴手套和穿手术衣（如上法），但不用纱布条扎紧衣袖口。

五、注意事项

1. 刷手要求适当用力，均匀一致，交替上行，不可逆行，不可留空白区，各部位刷手时间不是均匀分配的。在夹缝、质朴皮肤、皱褶、肘部等区域应着重刷洗。

2. 冲洗时应始终保持手朝上、肘朝下的姿势，防止水从肘部以上流向前臂及手。

3. 擦手时注意，毛巾用过的部分不能再擦用，擦过肘部的毛巾不可再擦前臂，抓毛巾的手不可接触毛巾用过的部分。

4. 经消毒液浸泡后或涂擦后的手臂，应待其自然干燥，而非用干无菌巾擦拭，这样可使其在皮肤上形成一薄膜。以增加灭菌效果。

5. 洗手消毒完毕后，要保持拱手姿势，远离胸部 30cm 以外。

6. 穿手术衣时应选择手术室内比较空旷的区域，防止穿衣时碰到其他物品。

六、思考题

1. 洗手的目的是什么？
2. 肥皂刷手与氨水洗手的原理是什么？
3. 肥皂刷手与氨水洗手各需多长时间？
4. 洗手后在化学消毒剂中手臂应该浸泡多长时间？

第二节　手术区消毒

【学习目的】

1. 掌握　手术区域消毒的目的、消毒方法及原则。
2. 熟悉　手术区域消毒的基本步骤。
3. 了解　不同手术区域皮肤的消毒范围。

手术区消毒的目的是消灭切口、穿刺区域及其周围皮肤上的病原微生物，防止其进入创口内，预防术后切口感染。

一、适应证

凡是准备经皮肤、黏膜接受手术者均应进行手术区域的消毒。

二、禁忌证

对消毒剂（2.5% 碘酊 +75% 乙醇、0.5% 聚维酮碘、0.5% 碘尔康溶液、1∶1000 苯扎溴铵）有过敏史者应更换其他消毒剂进行消毒。

三、操作前准备

1. 患者术前准备　择期手术患者在病情允许的情况下，术前一天应沐浴、更衣，洗净皮肤，尤其是手术区域的皮肤必须洗净。注意清除脐孔和会阴等处的积垢，以免影响手术台上的皮肤消毒。手术前应对手术区域清洗备皮（剔除毛发）并加以保护。择期手术若发现患者皮肤切口及周围的皮肤有红疹、毛囊炎、小疖肿等炎症，应延迟手术，以免造成切口感染。

2. 操作者准备 更换洗手衣，戴帽子、口罩，刷手完毕。

3. 物品准备 消毒剂、托盘 1 只、卵圆钳 2 把、消毒棉球、消毒剂等。

四、消毒步骤

1. 消毒步骤

（1）护士或助手检查消毒包完好性，且在有效期内。用手打开包装外层 3/4，用卵圆钳打开包装外层 1/4 及内层，检查灭菌指示卡，灭菌合格。

（2）消毒一般由第一助手完成，首先检查消毒区域皮肤清洁情况。

（3）消毒者及器械护士刷手，器械护士穿衣、戴无菌手套。

（4）消毒者自器械护士手中接过消毒盘及卵圆钳，注意消毒者不要触碰器械护士。

（5）消毒者站于患者右侧，用卵圆钳夹持已浸润消毒液的小纱布或棉球（无滴液），自切口中心开始，由内向外消毒切口周围皮肤 15～20cm 范围。

（6）待第一遍消毒液晾干后，再用同样方式均匀消毒 2 遍，每次消毒范围之间不留空白，后一遍不超出前一遍范围。

2. 消毒方式 环形或螺旋形消毒适用于小手术术野消毒，平行或叠瓦式消毒适用于大手术术野消毒。

3. 消毒原则 离心消毒（由内向外），适用于清洁刀口消毒；向心消毒（由外向内），适用于感染伤口或会阴、肛门消毒。

4. 手术野皮肤消毒范围 对创口周围至少 15cm 范围皮肤进行消毒。

（1）头部手术皮肤消毒范围（图 2-11-1A）：头及前额。

（2）口唇部手术皮肤消毒范围：面、唇、颈及上胸部。

（3）颈部手术皮肤消毒范围（图 2-11-1B）：上至下唇，下至乳头，两侧至斜方肌前缘。

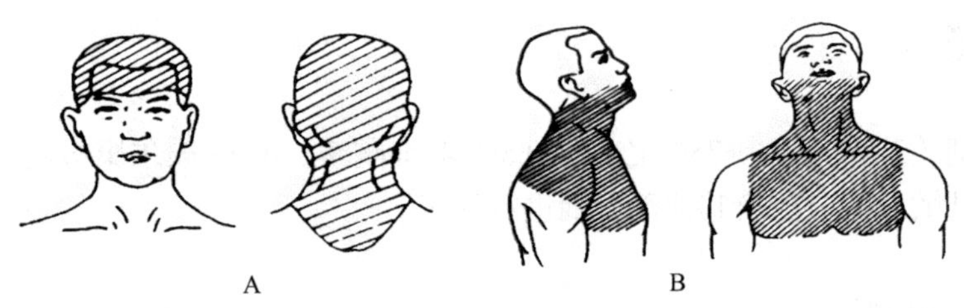

图 2-11-1 头部及颈部手术消毒范围

（4）锁骨部手术皮肤消毒范围：上至颈部上缘，下至上臂上 1/3 处和乳头上缘，两侧过腋中线。

（5）胸部手术皮肤消毒范围（侧卧位）（图 2-11-2）：前后过中线，上至颈部、腋窝及上臂 1/3 处，下至脐水平线下可达髂前上棘。

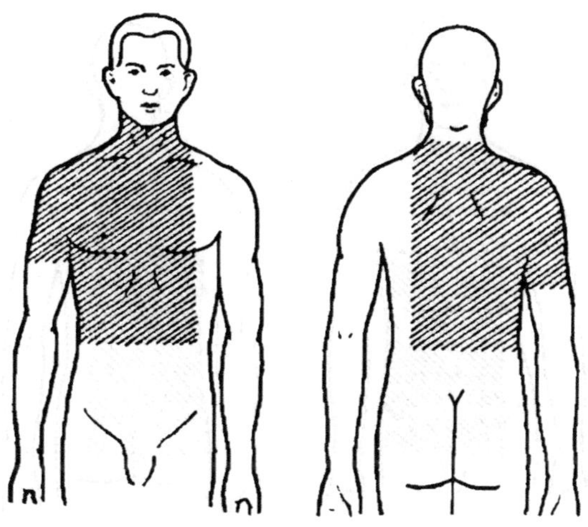

图 2-11-2 胸部手术皮肤消毒范围

（6）乳腺癌根治手术皮肤消毒范围：前至对侧锁骨中线，后至腋后线，上达颈部，并消毒上臂及腋窝，下过脐水平线。如大腿取皮，则大腿过膝周围消毒。

（7）上腹部手术皮肤消毒范围（图 2-11-3）：上至乳头，下至耻骨联合，两侧至腋中线。

（8）下腹部手术皮肤消毒范围：上至剑突，下至大腿上 1/3，两侧至腋中线。

（9）腹股沟及阴囊部手术皮肤消毒范围（图 2-11-4）：上至脐水平线，下至大腿中上 1/3，两侧至腋中线。

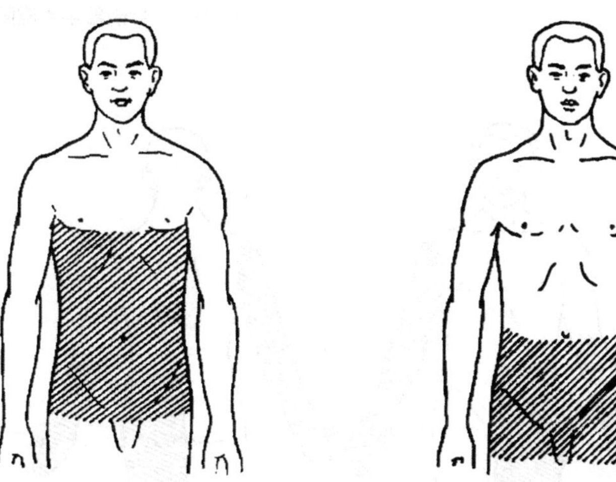

图 2-11-3 上腹部手术皮肤消毒范围　　图 2-11-4 腹股沟及阴囊部手术消毒范围

（10）颈椎手术皮肤消毒范围：上至颅顶，下至两腋窝连线。

（11）胸椎手术皮肤消毒范围：上至肩，下至髂棘连线，两侧至腋中线。

（12）腰椎手术皮肤消毒范围：上至两腋窝连线，下过臀部，两侧至腋中线。

（13）肾脏手术皮肤消毒范围（图 2-11-5）：前后过中线，上至腋窝，下至腹股沟。

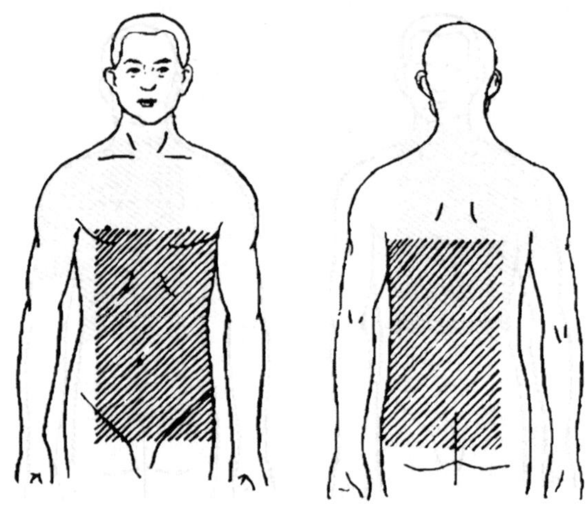

图 2-11-5　肾脏手术皮肤消毒范围

（14）会阴部手术皮肤消毒范围（图2-11-6）：耻骨联合、肛门周围及臀部，大腿中上 1/3 内侧。

（15）四肢手术皮肤消毒范围（图2-11-7）：周围消毒，上下各超过一个关节。

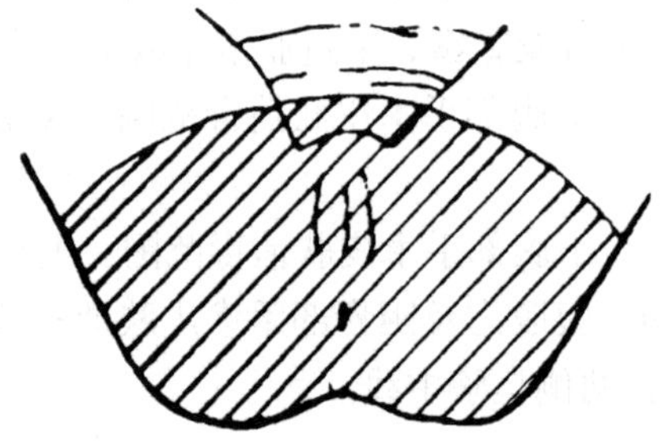

图 2-11-6　会阴部手术皮肤消毒范围

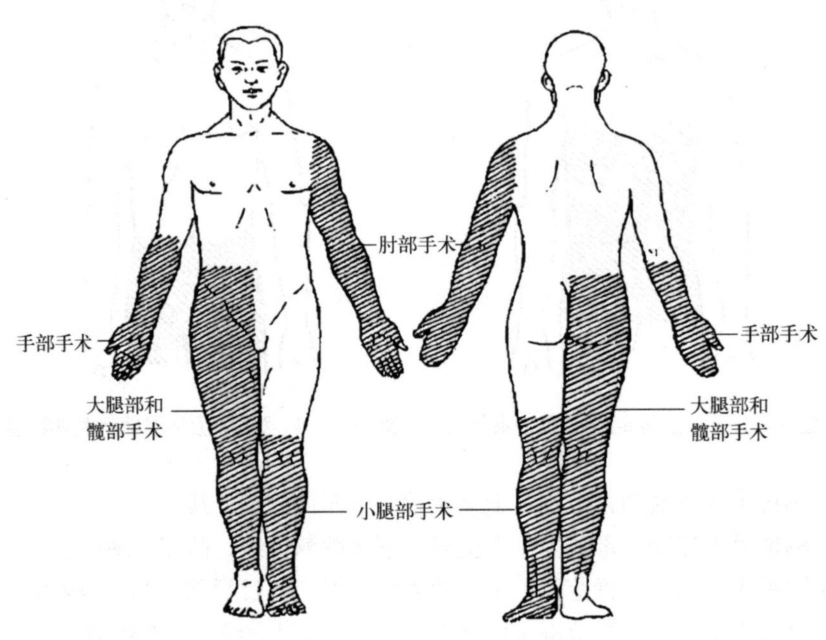

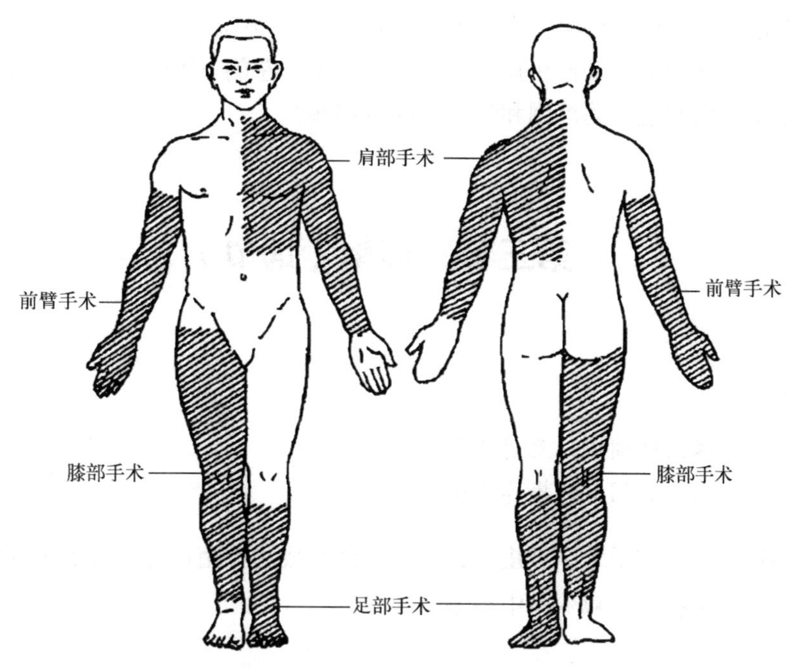

图 2-11-7 四肢手术皮肤消毒范围

五、注意事项

1. 面部、口唇和会阴部黏膜、阴囊等处不能耐受碘酊的刺激，宜用刺激性小的0.5% 聚维酮碘溶液消毒。

2. 涂擦各种消毒液时应稍用力，以便增加消毒剂的渗透力。

3. 清洁伤口应以切口为中心向四周消毒；感染伤口、肛门会阴部、肠道口关闭术等，则应由手术区外周开始向感染伤口或有细菌污染处消毒。已接触消毒范围边缘或污染部位的消毒棉球或纱布，不能再返擦清洁处。

4. 消毒范围要包括手术切口周围 15～20cm 的区域，如需延长切口则应扩大消毒范围。

5. 消毒过程中留白处，不应返回消毒，留待下一遍消毒时涂擦消毒；腹部消毒从脐部开始。

6. 消毒棉球或纱布勿蘸过多消毒液，以免洒落烧伤皮肤。脱碘必须干净。

7. 卵圆钳始终保持头低柄高位。

8. 消毒后棉球（纱布）、卵圆钳、消毒碗等注意摆放位置，卵圆钳不可放回手术器械台。

9. 每次消毒后将用过的消毒棉球或纱布放入指定的医疗垃圾桶内。

六、思考题

患者，男性，25 岁，因跌倒致左踝部外伤 2h 入院。查体：患者神志清，精神可，血压 125/78mmHg，心率 86 次 / 分，呼吸 20 次 / 分，体温 37.3℃，左踝部开放性创口，肢体活动受限，无明显活动性出血。X 线检查显示：左侧三踝骨折。拟对该患者行踝部骨折内固定术，请问消毒的范围和注意事项有哪些？

第三节　铺单（铺巾）

【学习目的】

1. 掌握　手术区域铺巾的无菌原则。
2. 熟悉　手术区域铺巾的操作步骤。

铺巾的目的是显露手术区域皮肤，使手术区域成为无菌环境；遮盖手术区外的躯体其他部位，以避免或尽量减少术中污染。

一、适应证

手术操作均须铺巾。

二、禁忌证

对一次性消毒包内的巾、单材料过敏者，宜选用纯棉制的或其他不易致敏材质的巾、单。

三、操作前准备

1. 患者准备　患者已完成手术前安全核对。除局麻手术外，手术患者已完成相应的麻醉工作。手术区域皮肤准备良好，已消毒。

2. 操作者准备

（1）需要两人操作，一人铺巾，另一人作为器械护士或参与手术的医生，负责传递手术巾及相关的配合操作。

（2）操作者均已更换洗手衣，完成刷手步骤，器械护士已刷手、穿手术衣。

（3）手术前核查完成。

3. 物品准备

（1）根据不同手术需要准备相应的一整套手术敷料包。

（2）薄膜手术巾 1 块，如没有薄膜手术巾，常规准备巾钳 4 把。

（3）护士或助手检查手术敷料包的完整性在有效期内。用手打开包外层 3/4，用持物钳打开包外层剩下 1/4 及内层，检查灭菌指示卡，灭菌有效。

四、操作步骤

1. 以腹部手术为例，操作者位于患者右侧，器械护士传递手术巾给操作者，手术巾按照 1/4 和 3/4 折叠，前 3 块折边朝向操作者，第 4 块朝向器械护士。

2. 铺巾顺序根据情况分为以下 2 种。

（1）操作者未穿手术衣时，操作者接第 1 块手术巾，手术巾在距皮肤 10cm 以上高度放下，盖住切口下方（图 2-11-8），第 2 块手术巾盖住切口对侧，第 3 块手术巾盖住切口的上方，第 4 块手术巾盖住操作者的近侧。

（2）操作者已穿手术衣时，操作者接第 1 块手术巾，先铺操作者的近侧，第 2 块手术巾盖住切口的下方，第 3 块手术巾盖住切口的对侧，第 4 块手术巾盖住切口的上方。

3. 器械护士递巾钳给操作者，固定无菌巾（图 2-11-9）或用薄膜手术巾覆盖切口。

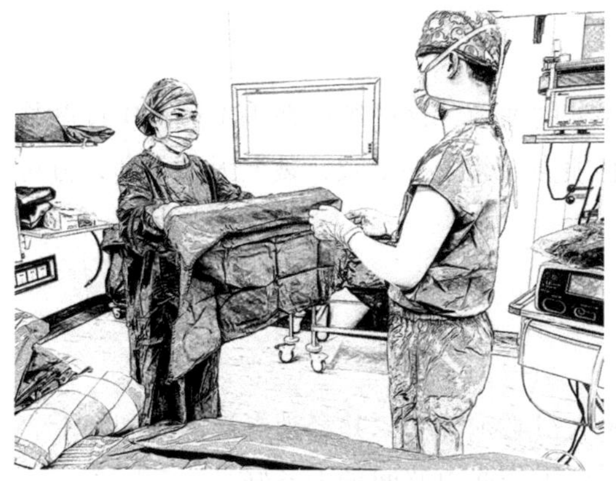

图 2-11-8　手术铺巾

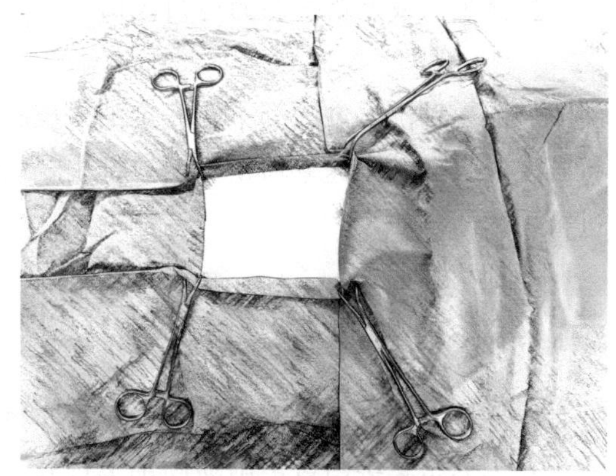

图 2-11-9　铺巾固定

4. 器械护士协助操作者铺中单，先铺足侧，再铺头侧，操作者重新刷手消毒，穿手术衣，戴手套。

5. 器械护士及操作者配合铺剖腹单（大孔单）：首先确定大孔单方向，器械护士将一端递给操作者，将孔对准手术部位放下，展开大孔单时应将手包裹在大孔单边缘内（先头端再足端），大孔单头端应盖过麻醉架，再向下展开，盖住手术托盘和手术床尾，遮盖除手术区以外身体其余部位。两侧和足端应下垂超过手术台边缘 30cm。

五、注意事项

1. 铺巾全过程，操作者不能接触器械护士。

2. 铺巾时每块手术巾的反折部靠近切口。

3. 消毒的手臂不能接触靠近手术区的灭菌敷料，铺巾时双手只接触手术巾的边角部。

4. 手术巾一旦铺好不能随便移动，如需调整只能由内向外移动，否则重新铺巾。

5. 铺巾过程中如被单污染应立即更换。

六、思考题

针对腹部手术患者，当铺巾医生已穿好手术衣，应该采用什么顺序进行铺巾？

第四节　穿脱手术衣、戴无菌手套

【学习目的】

1. 掌握　穿脱手术衣、戴无菌手套的基本步骤。
2. 熟悉　戴无菌手套的适用范围。

任何一种洗手方法都不能完全消灭皮肤深处的细菌，这些细菌在手术过程中逐渐移行到皮肤表面并迅速繁殖生长，故洗手之后必须穿上无菌手术衣，戴上无菌手套，方可进行手术。

一、操作前准备

1. 在穿无菌手术衣与戴无菌手套前，手术人员必须洗手，并经消毒液泡手和晾干。
2. 无菌手术衣包事先由巡回护士打开，无菌手套亦由巡回护士备好。

二、操作步骤

1. 穿无菌手术衣

（1）从已打开的无菌衣包内取出无菌手术衣 1 件，在手术间内找一较空旷的地方穿衣。先认准衣领，用双手提起衣领的两角，充分抖开手术衣，注意勿将手术衣的外面对着自己（图 2-11-10）。

（2）看准袖筒的入口，将衣服轻轻抛起，双手迅速同时伸入袖筒内，两臂向前平举伸直，此时由巡回护士在后面拉紧衣带，双手即可伸出袖口（图 2-11-11）。

（3）若为传统后开襟式手术衣，由巡回护士从背后系好颈部衣带（图 2-11-12），穿衣者双臂交叉，双手提起腰带的下端略向后递给巡回护士（不可触及巡回护士的手），巡回护士协助将腰带及后部的衣带系好（图 2-11-13）。

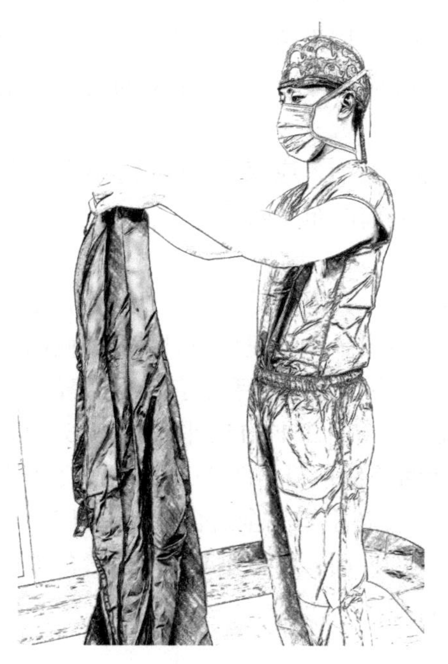

图 2-11-10　充分抖开全衣

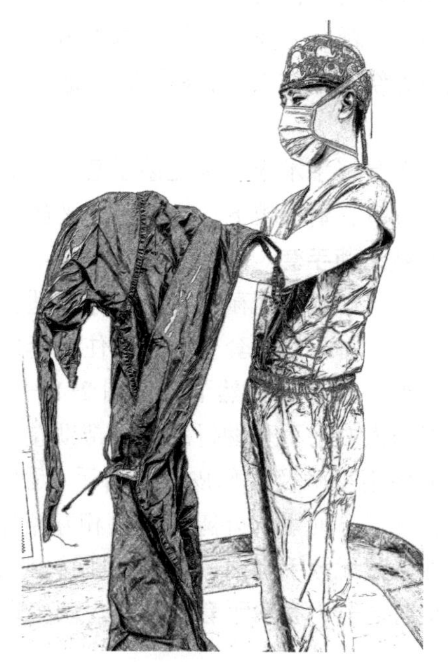

图 2-11-11　抛起手术衣，双手插入衣袖

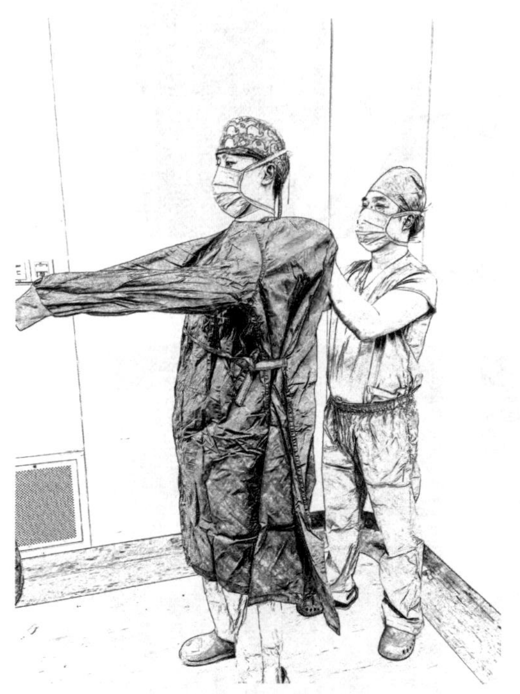

图 2-11-12　巡回护士协助穿衣

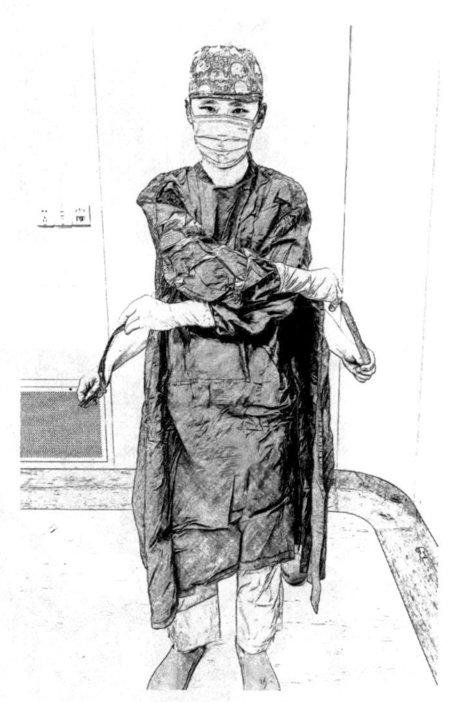

图 2-11-13　巡回护士协助系腰带

（4）若为后包式手术衣，双手戴好无菌手套后，解开并提起前襟的腰带，将右手的腰带递给已戴好无菌手套的手术人员，或由巡回护士用无菌持物钳夹持（不得自行将腰带从后方绕至前方），自身向左后旋转，使腰带绕穿衣者 1 周，穿衣者自行在左侧腰间系紧。

（5）穿好手术衣、戴无菌手套，在等待手术开始前，应双手互握置于胸前。双手不可高举过肩、垂于腰下，也不可交叉放于腋下或胸前的布兜内。

2. 戴无菌手套

（1）接触式戴无菌手套法：选取适合型号的手套，巡回护士打开外包装，术者取出内层套袋，将两只手套合掌并捏住手套口翻折部取出。左手捏住两只手套内侧的套口翻折部并使手套各指自然下垂（图 2-11-14）。先将右手插入右手手套，再用戴好手套的右手指插入左手手套翻折的内部帮助左手插入手套（图 2-11-15、图 2-11-16），原则是手套外面不可触及手部皮肤。将手套翻折部翻回盖住袖口（图 2-11-17），交替整理袖口，套扎后不使手腕外露；双手相互略做调整，使各手指完全贴合手套（图 2-11-18）。注意在未戴无菌手套前，手指不能接触无菌手套的外面；已戴手套后，手套的外面不能接触皮肤。若为有粉手套，需用无菌生理盐水冲净。

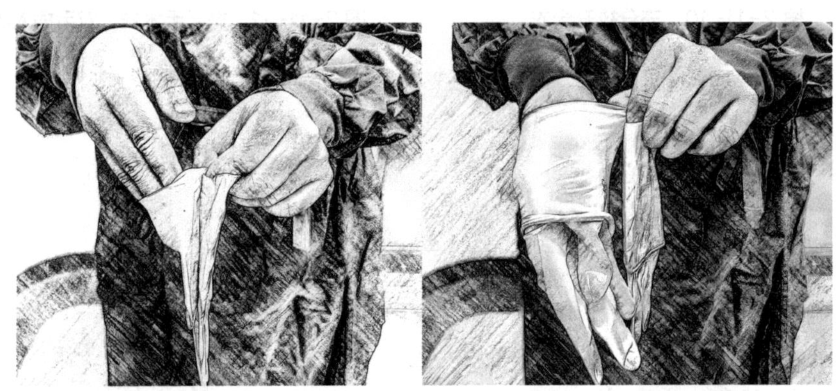

图 2-11-14　戴第一只手套

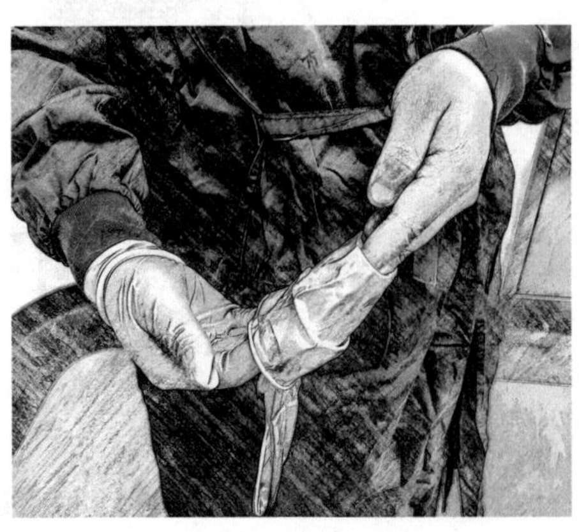

图 2-11-15　戴另一只手套

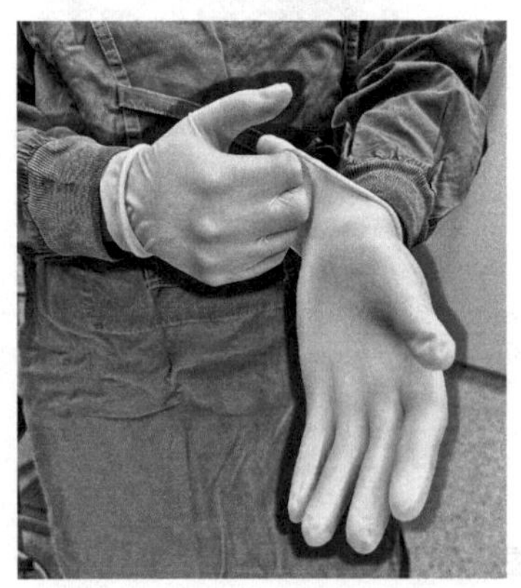

图 2-11-16　上提手套翻折面

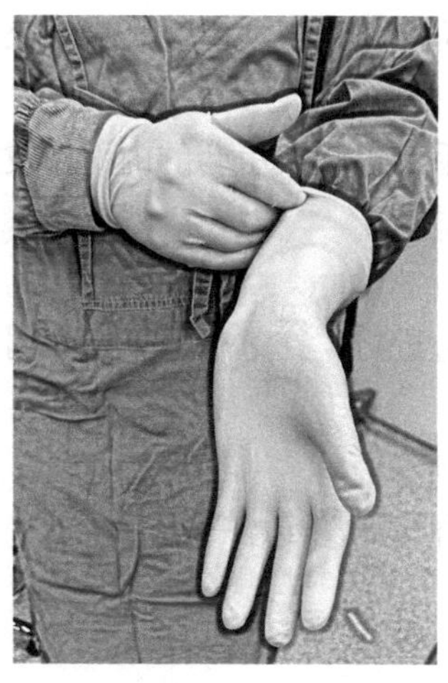

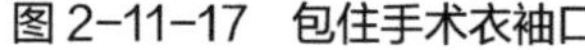

图 2-11-17 包住手术衣袖口

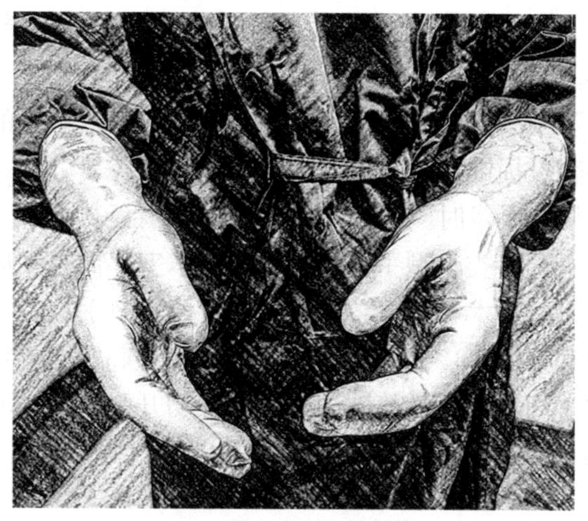

图 2-11-18 戴好手套

（2）无接触戴手套法：穿上无菌手术衣后，双手伸至袖口处，手不出袖口。选用合适型号的手套，由巡回护士拆开外包装，术者隔着衣袖取出内层套袋，打开并平铺于无菌台上。左手在袖口内，手掌朝上摊平，右手隔着衣袖取左手套放于左手手掌上，手套的手指指向自己，各手指相对。左手四指隔着衣袖将套口翻折部的一侧双层折边抓住，右手隔着衣袖将另一侧双层折边翻于袖口上，包住左手四指，然后将单层折边向上提拉并包住整个左手。右手隔着衣袖向上提拉左手衣袖。左手顺势伸出衣袖并迅速伸入手掌手套内。同法戴右手手套。双手最后略作调整，使各手指完全贴合手套。

3. 脱手术衣

（1）他人协助脱手术衣法：脱衣者双手向前微屈肘，巡回护士从其背后解开各衣带，转至前方面对脱衣者，抓住衣领将手术衣从肩膀向肘部翻转，然后再向手的方向扯脱，如此，则手套的腕部就随之翻转于手上。

（2）单人脱手术衣法：巡回护士解开脱衣者背后的衣带，脱衣者左手抓住右肩手术衣外面，自上向下拉至腕部，使衣袖翻向外。右手隔着衣袖用同法拉下左肩手术衣，最后脱下全部手术衣，使衣里外翻，此时手套的腕部翻转于手上。将手术衣扔于污衣袋内，保护手臂及洗手，衣裤不被手术衣外面所污染。

4. 脱手套 一手捏住另一手腕部外侧，脱下手套；脱掉手套的手拇指伸入另一手套及手掌之间，翻转脱下另一手套。

三、注意事项

1. 拿手术衣时勿触碰其他衣服，手术衣污染时要更换。

2. 穿手术衣时，手臂避免高于肩部。

3. 穿手术衣时，不得用未戴手套的手牵拉衣袖或接触手术衣其他部位，以免污染。

4. 穿好手术衣后，肩部以下、腰部以上、腋前线前、双上肢为无菌区域。不可触碰有菌区、物品及其他人员。如发现手术衣的无菌区部位有破损、浸湿或疑有污染，应立即更换。

5. 不戴手套的手不可触及手套的外面，戴手套的手不可触及手套的内面及皮肤。若发现手套破损或疑有污染应立即更换。

6. 接台手术时应先脱手术衣，再脱手套。

7. 下列各类小型手术一般不在手术室，而是在床边进行，在进行这类操作时，术者不需穿无菌手术衣，但必须在洗手后戴无菌手套。

（1）穿刺术：如胸腹腔穿刺、骨髓穿刺、腰椎穿刺术等。

（2）切开术：如静脉切开、脓肿切开引流、中心静脉压测定术等。

（3）清创术：如清创缝合等。

四、思考题

1. 穿手术衣是应注意哪些无菌技术事项？

2. 哪些手术可以仅戴无菌手套不穿手术衣？

第五节　手术基本操作

【学习目的】

1. 掌握　手术切开皮肤、单纯间断缝合、单手打结的方法。

2. 熟悉　手术切开的原则及常用的临床缝合方法。

手术基本操作是所有临床外科医生（但不仅限于外科医生）从事临床工作首先要掌握的基本技能。这些基本操作技能包括：切开、缝合、结扎、止血等，是外科手术的基本技巧。熟练掌握外科操基本操作技术，对全面提高外科手术质量，提高医疗服务水平有非常重要的意义。

一、切开技术

切开是外科手术的第一步，是指使用某种器械（通常为各种手术刀）在组织或器官上造成切口的外科操作过程，是外科手术最基本的操作之一。

1. 切开前的基本准备

（1）手术部位标记。

（2）核查：切开前务必核对患者信息、病变部位和预定术式，使手术切口与病变部位及手术方式一致。

（3）完成手术区消毒、铺巾及麻醉；手术人员完成切开前的无菌准备。

2. 切开的器械准备 切开的主要器械是手术刀，手术刀分为刀片和刀柄两部分。刀片通常有圆和尖两种类型。使用前用持针器夹持刀片背侧上方，刀尖对外侧，和刀柄的沟槽嵌合推入即可，不可徒手操作。术毕用持针器夹住刀片的下方，取出刀片。

3. 执刀方式 根据切口的部位、大小和性质的不同，执刀的方式常有以下 4 种（图 2-11-19）。

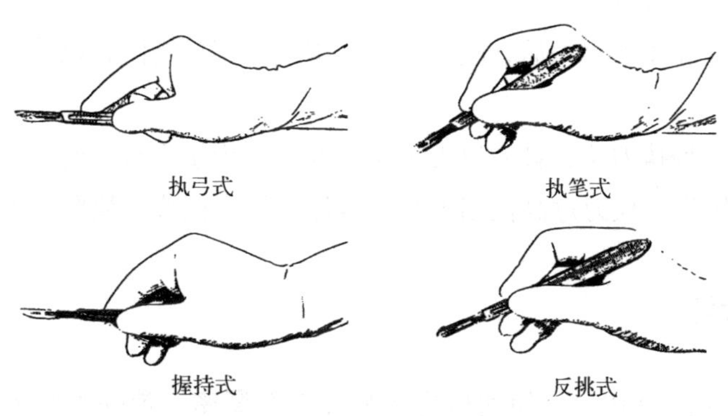

图 2-11-19 执刀的方式

（1）执弓式：适用于较大的胸腹部切口。

（2）执笔式：适用于小的皮肤切口或较为精细的切口。

（3）握持式：适用于范围较广的大块组织切割，如截肢等。

（4）反挑式：先将刀锋刺入组织，再向上反挑，适用于管道的切开，脓肿切开。

4. 操作步骤

（1）小切口由术者用拇指及食指在切口两旁固定。较大的切口由术者与助手用手在切口两旁或上下将皮肤固定。

（2）术者拿手术刀，将刀腹刃部与组织垂直，防止斜切，刀尖先垂直刺入皮肤，然后再转至与皮面成 45° 斜角，用刀均匀切开皮肤及皮下组织，直至预定切口的长度，再将刀转成 90° 与皮面垂直方向，将刀提出切口。

5. 手术切口选择原则

（1）切口应选择于病变部位附近，通过最短途径以最佳视野显露病变。

（2）切口应对组织损伤小，不损伤重要的解剖结构如血管、神经等，不影响该部位的生理功能，创伤小，失血少，切开和关闭便捷。

（3）力求快速而牢固的愈合，并尽量照顾美观，不遗留难看的瘢痕，如颜面部手术切口应与皮纹一致，并尽可能选取较隐蔽的切口。

（4）切口必须有足够的长度，长短适宜，使之能容纳手术的操作和放进必要的器械，切口宁可稍大而勿太小，并且需要时应易于延长。

（5）应根据患者的体型、病变深浅、手术的难度及麻醉条件等因素来计划切口的大小。

6. 注意事项

（1）切开时要掌握用刀力度，力求一次切开全层皮肤，使切口呈线状，切口边缘平滑，避免多次切割导致切口边缘参差不齐影响愈合。

（2）切开时也不可用力过猛，以免误伤深部重要组织。

（3）皮下组织已与皮肤同时切开，并须保持同一长度，若皮下组织切开长度较皮肤切口为短，则可用剪刀剪开。

（4）切开皮肤和皮下组织后，随即用手术巾覆盖切口周围，以隔离和保护伤口免受污染。

（5）无论哪一种执刀法，都应以刀刃突出面与组织呈垂直方向，逐层切开组织，不要以刀尖部用力操作。执刀过高控制不稳，过低又妨碍视线，故要适中。

二、基本缝合法

1. 目的 通过缝合切口，使切口边缘相互对合紧密，消除组织腔隙，维持切口张力，促进组织愈合。

2. 适应证 适用于手术切口和新鲜可以缝合的创口。

3. 禁忌证 禁用于感染的创口。

4. 器械及物品准备

（1）常用器械：手术刀、有齿镊和无齿镊、持针器、线剪、止血钳、缝合针，合适型号的无菌手套等。

（2）缝合线：外科缝合材料有多种，适用的范围各不相同，应注意合理选择缝线。目前常用的缝合线有丝线、金属线、单纤维尼龙线、多纤维尼龙线、可吸收线等。

5. 常见的缝合方法

（1）单纯间断缝合法（图 2-11-20）：每缝一针单独打结。多用于皮肤、皮下组织、肌肉、腱膜的缝合。

（2）单纯连续缝合法（图 2-11-21）：在第一针缝合后打结，继而用该缝线缝合整个创口，结束前的一针，将线尾拉出留在对侧，形成双线与缝线打结。常用于缝合腹膜、胃肠道和血管等。

（3）连续锁边缝合法（图 2-11-22）：缝合过程中每次将线交错。多用于胃肠道断端的关闭、皮肤移植时的缝合。

（4）“8”字缝合法（图 2-11-23）：由两个间断缝合组成，缝扎牢固省时。如筋膜的缝合。

（5）以上均属单纯缝合法。其他还有内翻缝合法、外翻缝合法、减张缝合法、皮内缝合法。

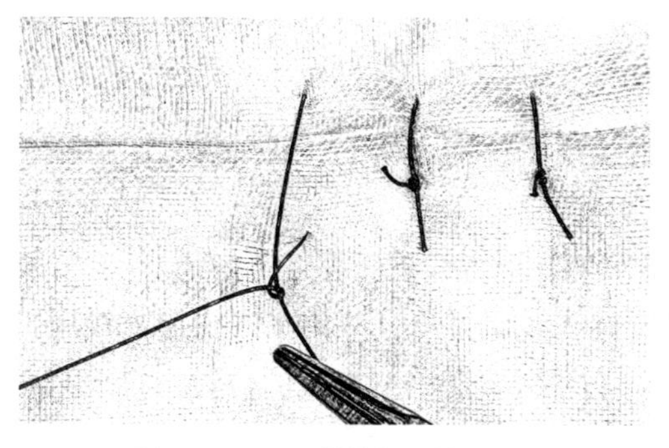

图 2-11-20 单纯间断缝合法

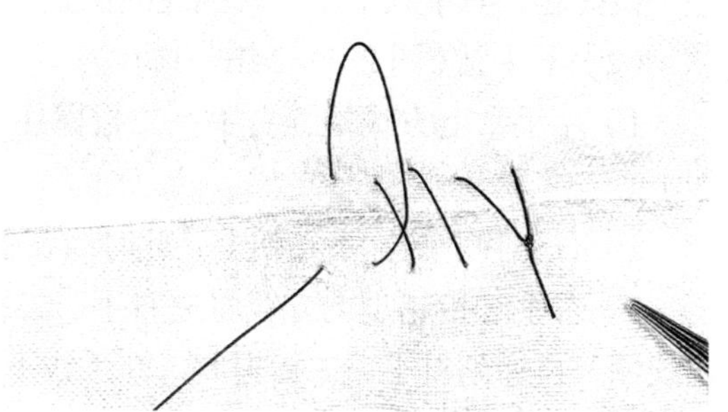

图 2-11-21 单纯连续缝合法

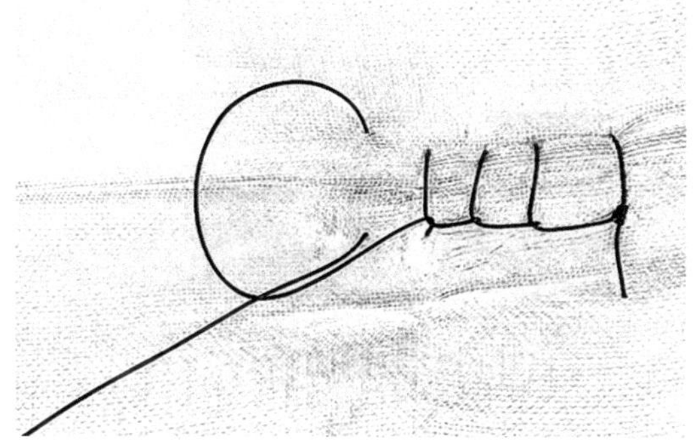

图 2-11-22 连续锁边缝合法

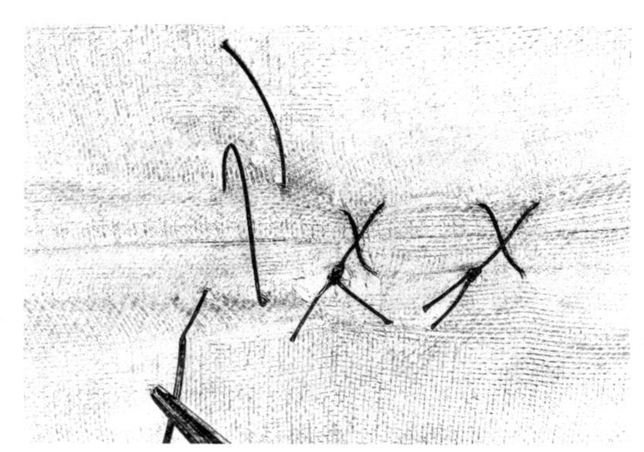

图 2-11-23 “8”字缝合法

6. 组织缝合的基本原则和要求

（1）原则：由深到浅、按层次对合。

（2）要求：无论何种缝合线均为异物，应尽可能选用较细的线或少用线；一般选用线的拉力大于组织张力即可；不同的组织和器官有不同的缝合方法，选择适当的缝合方法是做好缝合的前提条件；缝合须对称，针距、边距对等，对合整齐；不能留无效腔，松紧度适宜；已经感染的伤口除皮肤外，不宜用丝线缝合；剪线时，持剪者将线剪尖略微张开，沿线滑下，在接近线头 3～4mm 处剪刀斜度 45°，保留 2～3mm 线头处将线剪断。

三、打结

1. 单手打结 简便迅速，临床最为常用。

（1）上手结（图 2-11-24A～D）

1）左手拿起下方线端，右手一指与三指握住上方线尾端，右手食指在右手线端外侧向左侧勾线，同时向左侧移动，靠近下方线。

2）右手食指将线勾往左侧后，上下两根线接触形成一个线圈，食指用指腹勾住下方线，并用指背将右手原握在一三指中的线尾从线圈中挑出，改由右手一二指持线尾，左手线提起，右手线下压，交换线的位置，打成第一个上手结。

（2）下手结（图 2-11-24E～H）

1）左手拿上方线端，右手一二指握住下方线线尾，手心朝下，同时将三四指压于线上。

2）右手翻手腕，手心朝上，此时线在手指掌侧，上方线下压靠近下方线。

3）右手三指越过上方线将原右手一二指所持线线尾挑出，并用三四指夹紧线尾带出线圈，再递到右手一二指捏紧，左手线下压，右手线提起，交换线的位置，打成第二个下手结。

一个上手结和一个下手结组成一个完整的方结。

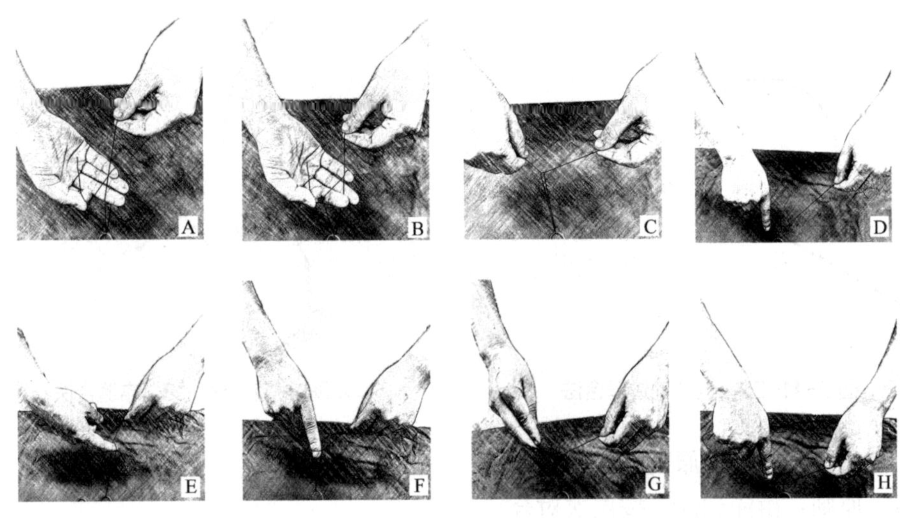

图 2-11-24 单手打结法

2. 持针器打结 持针器打结法通过绕长线夹短线进行打结，用于深部结扎或线头太短徒手打结有困难时的结扎。

3. 注意事项

（1）无论何种打结方法，打结后注意必须交换线的位置。

（2）无论用何种方法打结，相邻两个单结的方向不能相同，否则易作成假结而松动。

（3）打结时两手用力点和结扎点三点应成一条直线，压线时应用打结手压线结使之牢固结扎于相应位置。

（4）选择适当长短和粗细的结扎线。

（5）打结时避免用力提拉组织，避免结扎线将组织或血管撕裂。

（6）遇张力较大的组织结扎时，助手可用一把无齿（钳夹住第一结扣待收紧第二结扣时再移除器械。

第六节 换 药

【学习目的】

1. 掌握 术后换药的操作流程。
2. 熟悉 不同伤口的换药时机。

通过换药可检查伤口，清除伤口分泌物，去除伤口内异物和坏死组织，通畅引流，控制感染，促进伤口愈合。

一、适应证

1. 术后无菌的伤口，如无特殊反应，3～5 日后第 1 次换药。一般在术后 7～9 日拆线。

2. 感染伤口，分泌物较多，应每日换药 1 次。

3. 新鲜肉芽创面，隔 1～2 日换药 1 次。

4. 严重感染或置引流的伤口及粪瘘等，应根据其引流量的多少，决定换药的次数。

5. 烟卷引流伤口，每日换药 1～2 次，并在术后 12～24 小时转动烟卷，并适时拔除引流。橡皮膜引流，常在术后 48 小时内拔除。

6. 橡皮管引流伤口术后 2～3 日换药，引流 3～7 日更换或拔除。

二、操作前准备

1. 准备干净的换药场所，穿工作服，洗净双手。

2. 物品准备无菌治疗碗 2 个，盛无菌敷料；弯盘 1 个（放污染敷料）、镊子 2 把、剪刀 1 把；另备乙醇棉球、干棉球、纱布、引流条、盐水、棉球、胶布等。

3. 让患者采取舒适的卧位或坐位，利于暴露创口。

三、操作方法

1. 用手取下外层敷料（勿用镊子），再用镊子取下内层敷料。与伤口粘住的最里层敷料，应先用盐水浸湿后再揭去，以免损伤肉芽组织或引起创面出血。

2. 用两把镊子操作，一把镊子接触伤口，另一把接触敷料。用乙醇棉球清洁伤口周围皮肤，用 0.9% 氯化钠注射液棉球清洁创面，轻沾吸去分泌物。清洗时由内向外，棉球的一面用过后，可翻过来用另一面，然后弃去。

3. 分泌物较多且创面较深时，宜用 0.9% 氯化钠注射液冲洗。

4. 高出皮肤或不健康的肉芽组织，可用剪刀剪平，或先用硝酸银棒腐蚀，再用0.9% 氯化钠注射液中和，或先用纯石炭酸腐蚀，再用 75% 乙醇中和。肉芽组织有较明显水肿时，可用高渗盐水湿敷。

5. 一般创面可用消毒凡士林纱布覆盖，必要时用引流物，上面加盖纱布或棉垫，包扎固定。

四、注意事项

1. 严格遵守无菌外科技术，换药者如已接触伤口的绷带和敷料，不应再接触换药车或无菌的换药碗。需要物件时可由护士供给或洗手后再取。各种无菌棉球、敷料从容器取出后，不得放回原容器内。污染的辅敷料须立即放入污物盘或敷料桶内。

2. 换药者应先换清洁的伤口，如拆线等，然后再换感染伤口，最后为严重感染的伤口换药。

3. 换药时应注意取出伤口内的异物，如线头、死骨、弹片、腐肉等，并核对引流物的数目是否正确。

4. 换药动作应轻柔，保护健康组织。

5. 每次换药完毕，须将一切用具放回指定的位置，认真洗净双手后，方可给其他患者换药。

第七节　拆　线

【学习目的】

1. 掌握　术后拆线的适应证和禁忌证。

2. 熟悉　不同伤口的拆线方法。

一、适应证

1. 无菌手术切口，局部及全身无异常表现，已到拆线时间，切口愈合良好者。面颈部术后 4～5 日拆线；下腹部、会阴部术后 6～7 日拆线；胸部、上腹部、背部、臀部术后 7～9 日拆线。四肢 10～12 日拆线。近关节处缝线可延长一些时间拆线，减张缝线 14 日方可拆线。

2. 伤口术后有红、肿、热、痛等明显感染者，应提前拆线。

二、禁忌证

遇有下列情况应延迟拆线。

1. 严重贫血、消瘦、轻度恶病质者。
2. 严重失水或水、电解质紊乱尚未纠正者。
3. 老年患者及婴幼儿。
4. 咳嗽没有控制时，胸、腹部切口应延迟拆线。

三、操作前准备

1. 操作者准备 穿工作服，戴帽子、口罩，洗手。

2. 物品准备

（1）拆线包：包含治疗盘2个，止血钳2把（或平镊1把、有齿镊1把），拆线剪1把。

（2）消毒剂、无菌生理盐水、棉球、纱布、胶带、无菌手套、卵圆钳。

四、操作步骤

1. 清洁伤口拆线操作步骤

（1）做好拆线前的准备（操作者、患者、物品）：用手打开换药包外层，卵圆钳打开内层敷料，查看灭菌指示卡；夹持棉球倒消毒液，合理摆放器械，划分区域。

（2）暴露伤口：使患者取舒适体位，去除衣物，观察敷料渗液、颜色。敷料清洁时可用手接外层敷料（必要时戴手套），内面向上置于弯盘，用镊子揭去内层敷料。若有粘连，用无菌生理盐水湿润后，缓慢揭除敷料。

（3）观察伤口：观察伤口有无红、肿、出血，有无分泌物及特殊颜色，用镊子触诊伤口周围，有无疼痛、波动及落空感。

（4）清理伤口：两把镊子分为直接接触伤口的镊子（有齿镊），从换药碗夹取物品用相对清洁的镊子（平镊）。用平镊夹取蘸有消毒液的棉球，传递给直接接触伤口的有齿镊。两把镊子应无接触，注意使平镊处于高位。由内向外，消毒 2 遍，范围为伤口周边 5cm，依次递减。

（5）剪线：用有齿镊轻提缝合口上打结的线头，使埋于皮肤的缝线露出针眼之外 1～2mm，将剪尖插进线结下空隙，紧贴针眼，再由皮肤内拉出的部分将线剪断。

（6）拉线：随即向线结方向轻轻抽出，避免将暴露在皮肤外面的缝线经皮下拉出。

（7）再次消毒剂消毒：75% 乙醇棉球或 0.5% 聚维酮碘再次擦拭 1 次。

（8）覆盖固定：无菌敷料（根据伤口选择敷料、引流等，8～12 层）覆盖伤口，胶布垂直于肢体长轴固定，胶布边缘距敷料 0.5cm。

（9）整理患者衣物，告知注意事项。

2. 感染伤口拆线操作步骤

（1）物品准备：同清洁伤口拆线。

（2）取样及清洁伤口：伤口有感染或渗出物时，消毒前用拭纸取样培养，由外向内用 0.5% 聚维酮碘消毒 2 遍。待脓肿排尽（也可用无菌生理盐水棉球拭去脓液），探查伤口深度，有无间隔，将凡士林纱条一端填塞脓腔，另一端放在伤口外引流。

（3）覆盖固定：无菌敷料（根据伤口选择敷料、引流等，8～12 层）覆盖伤口，胶布垂直于肢体长轴固定，胶布边缘距敷料 0.5cm。

（4）整理患者衣物，告知注意事项。

五、思考题

1. 初期完全缝合的切口，分哪三类?

2. 伤口愈合分哪几级?

第八节　体表肿块切除术

【学习目的】

1. 掌握　体表肿块切除的适应证和禁忌证。

2. 熟悉　体表肿块切除操作步骤。

一、适应证

1. 体表肿物　皮脂腺囊肿、表皮样囊肿、腱鞘囊肿等。

2. 体表良性肿瘤　如脂肪瘤、纤维瘤、表浅的血管瘤等。

3. 表浅淋巴结　如颈部、腹股沟、腋窝淋巴结等。

二、禁忌证

1. 肿块及周围皮肤感染，包括脓肿形成。

2. 体表不可切除的恶性肿瘤或通过切除治疗效果欠佳的肿瘤。

3. 存在手术及麻醉禁忌，如女性患者处于月经周期、应用抗凝药物、可能存在影响凝血功能的情况需择期手术。

4. 患者一般情况差，合并器官功能障碍。无法耐受手术或者麻醉。

三、操作步骤

1. 操作前准备

（1）术者准备：穿工作服，戴帽子、口罩，洗手。

（2）物品准备：切开缝合包、持物钳、无菌棉球、无菌纱布、一次性无菌洞巾、圆刀片、缝针、缝线、5mL 和 10mL 注射器、消毒用品、2% 利多卡因注射液、无菌手套、医用胶带、标本瓶。

（3）评估周围环境，保护患者隐私。

（4）核对患者身份，取得知情同意。

（5）监测患者生命体征。

（6）协助患者摆放体位，触诊肿块，标记手术切口。

2. 操作过程

（1）戴无菌手套，打开器械包的外层 1/4 及内层，检查灭菌指示卡是否灭菌合格，清点整理物品。

（2）消毒、铺巾：离心式消毒，由中央向四周进行消毒，消毒范围超过 15cm，消毒 3 遍，消毒不留空隙，每次范围小于前一次，末次范围大于手术洞巾的孔径，铺巾。

（3）麻醉：抽取 2% 利多卡因排气，选择局部浸润麻醉，先行皮丘注射，注射麻醉药前回抽无血后推注。测试麻醉效果。

（4）切开：根据肿物性质选择合适的切口，注意左手固定切口处皮肤，切开动作规范。

（5）切除肿块：逐层切开皮肤、皮下组织，寻找肿块位置，可用组织钳将一侧皮缘提起，协助暴露切口，用组织剪沿肿块包膜外锐性或钝性分离，肿块切除需完整。术中注意基底部是否有滋养血管，注意结扎、止血。

（6）取出标本，检查标本完整性，创面彻底止血，必要时用生理盐水进行冲洗。

（7）缝合切口：根据切口的深度选择全程缝合或者逐层缝合，必要时放置引流。

（8）对合皮肤，75% 乙醇棉球消毒皮肤，纱布覆盖切口，撤去洞巾，胶布固定。

3. 操作后处理

（1）术后再次监测患者生命体征，观察切口有无渗血。

（2）术后宣教：术后注意休息，避免剧烈活动，保持敷料清洁、干燥，注意观察切口有无疼痛及渗出，定期进行换药，将病理结果及时告知患者，如有不适随时就诊。

四、注意事项

1. 切口选择：脂肪瘤、纤维瘤、淋巴结活检等常采用横切口，皮脂腺囊肿、表皮样囊肿、血管瘤常采用梭形切口，髋关节处肿块需涉及特殊切口，如“Z”形或“S”形切口。

2. 皮脂腺囊肿切除过程中，若出现囊肿破裂，需尽量将囊肿壁清除，必要时用生理盐水及过氧化氢反复冲洗切口，必要时放置引流，术后容易复发。

3. 特殊部位的肿块，如腱鞘囊肿，常采用沿皮纹横切口，注意缝合关节囊，避开重要血管、神经，保护关节功能。

4. 术前怀疑肿块有恶性可能性，可适当扩大切除范围，术中送检冰冻病理，若病理报告为恶性，视恶性程度及切缘情况，必要时扩大手术范围。

第九节　体表脓肿切开引流术

【学习目的】

1. 掌握　体表脓肿切开引流术的适应证和禁忌证。
2. 熟悉　体表脓肿切开引流术的操作步骤。

一、适应证

1. 浅部脓肿已有明显波动。
2. 深部脓肿经穿刺证实有脓液。
3. 口底蜂窝织炎、手部感染及其他特殊部位的脓肿，应于脓液尚未聚集成明显脓肿前施行手术。

二、禁忌证

1. 炎症早期还没有形成脓肿，无波动感。
2. 抗感染等保守治疗有效，炎症逐渐局限吸收。
3. 合并全身出血性疾病。
4. 无混合性感染的结核性冷脓肿。

三、操作步骤

1. 操作前准备

（1）术者准备：穿工作服，戴帽子、口罩，洗手。

（2）物品准备：切开缝合包、持物钳、无菌棉球、无菌纱布、一次性无菌洞巾、尖刀片、5mL 注射器、0.5% 聚维酮碘、2% 利多卡因、注射用生理盐水、无菌凡士林纱布条、无菌手套、医用胶带、无菌培养瓶等。

（3）评估周围环境，保护患者隐私。

（4）核对患者身份，取得知情同意。

（5）监测患者生命体征。

（6）协助患者摆放体位，触诊肿块，标记手术切口。

2. 操作过程

局部皮肤常规消毒、戴手套、铺无菌巾。

（1）浅部脓肿切开引流

1）用 2% 利多卡因沿切口做局部麻醉。

2）用尖刀刺入脓腔中央，向两端延长切口，如脓肿不大，切口最好达脓腔边缘。

3）切开脓腔后，以手指伸入其中，如有间隔组织，可轻轻地将其分开，使成单一的空腔，以利排脓。如脓腔不大，可在脓肿两侧切开作对口引流。

4）松松填入湿盐水纱布或碘仿纱布，或凡士林纱布，并用干纱布或棉垫包扎。

（2）深部脓肿切开引流

1）选用适当的有效麻醉。

2）切开之前先用针穿刺抽吸，找到脓腔后，将针头留在原处，作为切开的标志。

3）先切开皮肤，皮下组织，然后顺针头的方向，用止血钳钝性分开肌层，到达脓腔后，将其充分打开，并以手指伸入脓腔内检查。

4）手术后置入干纱布条，一端留在外面，或置入有侧孔的橡皮引流管。

5）若脓肿切开后，腔内有多量出血时，可用干纱布按顺序紧紧地填塞整个脓腔，以压迫止血，术后 2 日，用 0.9% 氯化钠注射液浸湿全部填塞之敷料后，轻轻取出，改换烟卷或凡士林纱布引流。

6）术后做好手术记录，特别应注明引流物的数量。

3. 操作后处理

（1）术后再次监测患者生命体征，观察切口有无渗血。

（2）术后宣教：避免剧烈活动，保持敷料清洁、干燥，注意观察切口有无疼痛及渗出，定期进行换药。

（3）脓液送细菌培养 + 药敏试验，医疗垃圾处理规范。

四、思考题

1. 脓肿切开引流的目的是什么？
2. 脓肿切开引流术的基本原则是什么？

第十节　伤口清创缝合术

【学习目的】

1. 掌握　清创缝合术的适应证和禁忌证。
2. 熟悉　清创缝合术的操作方法。

3. 了解　不同伤口缝合的时机。

一、适应证

1. 新鲜创伤伤口在受伤后 8～12 小时内应予清创缝合。

2. 伤口污染严重或处理时间已超过伤后 8～12 小时，可予清创和延期缝合。

二、禁忌证

化脓感染伤口不宜缝合。战伤伤口应早期清创，延期缝合。

三、操作前准备

1. 器械准备：消毒钳、持针器、镊子（有齿及无）、缝合线、剪刀、引流条或橡皮膜、0.9% 氯化钠注射液、纱布、棉垫、绷带、胶布、75% 乙醇等。

2. 术者洗手，戴手套。

四、操作方法

1. 清洗去污

（1）用无菌纱布覆盖伤口。

（2）剪去毛发，除去伤口周围的污垢油腻（用肥皂水、松节油），用外用 0.9% 氯化钠注射液清洗创口周围皮肤。

2. 伤口的处理

（1）常规麻醉后，消毒伤口周围的皮肤，取掉覆盖伤口的纱布，铺无菌巾。换手套，穿无菌手术衣。

（2）检查伤口，清除血凝块和异物。

（3）切除失去活力的组织。

（4）必要时可扩大伤口，以便处理深部创伤组织。

（5）伤口内彻底止血。

（6）最后再次用 0.9% 氯化钠注射液和过氧化氢溶液反复冲洗伤口。

3. 缝合伤口

（1）更换手术单、器械和手术者手套。

（2）按组织层次缝合创缘。

（3）污染严重或留有无效腔时应置引流物或延期缝合皮肤。

（4）伤口覆盖无菌纱布或棉垫，以胶布固定。

五、思考题

1. 清创缝合术适用于何种伤口？

2. 清创术的目的是什么？

参考文献

[1] 赵小刚，王立祥．临床技能操作实用教程．第一版．北京：北京大学医学出版社，2022.

[2] 吴钟琪．医学临床三基训练医师分册．第五版．长沙：湖南科学技术出版社，2017.

[3] 张允岭．中医临床技能实训教程．第一版．北京：人民卫生出版社，2019.

第十二章 骨伤科诊疗操作

第一节 骨与关节检查法

【学习目的】

1. 掌握 常见骨与关节特殊检查的操作方法，肌力测定方法与测定标准。
2. 熟悉 骨与关节特殊检查法的临床意义。
3. 了解 骨伤科骨与关节检查一般原则。

一、骨伤科骨与关节检查一般原则

骨伤科检查的目的在于发现身体的客观征象，从而进行诊断，判断是否存在骨折、脱位、扭伤等异常情况，同时确定异常的位置、性质、程度、紧急程度以及可能的并发症。这种方法是一种诊断手段，需要经过仔细、详尽的程序，以免出现误诊或遗漏。

在进行骨与关节检查时，必须进行周密的比较，将检查对象与正常的解剖结构和运动功能进行对照，通常采用与健康一侧进行对比。在局部检查时，应从问题区域以外的部位开始，首先检查健康的肢体或症状较轻的部分，对于儿童患者，这一点尤其重要，因为他们可能因为疼痛而对检查产生抵触。

对于症状复杂、难以确定诊断的患者，需要进行全面系统的检查，并且可能需要定期、多次、反复地进行检查。特别是在评估神经功能方面，更需要如此，以确保得出正确的诊断，避免延误治疗。

总的来讲，骨与关节检查应遵循以下总体原则。

1. 尊重患者并确保其感觉舒适。
2. 给予患者明确的指令，让其清楚医生需要他完成的动作。
3. 在尊重患者的前提下充分显露检查部位。
4. 体格检查时并非仅仅观察检查部分，应将患者作为一个整体进行观察。

5. 双侧同时对比。
6. 在触诊时要观察患者表情。
7. 主动和被动运动范围都要进行评估。
8. 特殊的检查是为了帮助确定其他发现。
9. 检查相邻的上下关节并同时进行血管神经评估。
10. 不增加患者的痛苦。

二、体格检查工具

骨科基础体格检查工具包括测量卷尺、量角器和叩诊锤。除此之外，笔、钥匙和硬币可用于分析手的功能（图 2-12-1）。

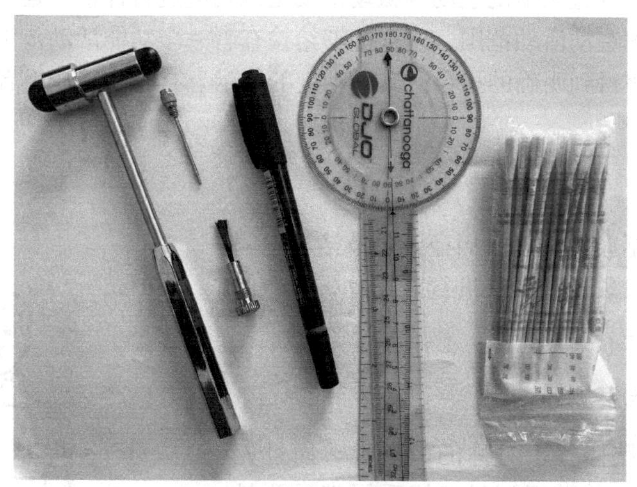

图 2-12-1 体格检查工具

三、检查方法和顺序

首先要熟悉被检查部位的解剖和生理功能，明确每项检查的目的。骨与关节是运动系统，在不同的体位其表现不一，同时因肌张力的改变，使邻近关节产生代偿性体位的变化。因此，在检查某关节时，要注意身体的姿势、关节的体位，并常需在关节的不同运动体位下进行检查。检查时应遵循“对比”原则，即患侧与健侧对比；如果两侧都有伤病时可与健康人对比；对不能肯定的体征须进行反复检查；对急性疾患、损伤和肿瘤的患者，手法要轻巧，以减少患者的痛苦和病变扩散的机会。

骨与关节局部检查一般可按下列顺序进行：视诊→触诊→叩诊→听诊→关节活动→测定肌力→测量→特殊试验（特殊检查）→神经功能→血管检查等。结合病情每项检查都各有重点，如一些骨与关节畸形的检查，望诊、关节活动、测量、特殊试验等比较重要；对肿块的检查，则以触诊为主；对神经麻痹如脊髓灰质炎后遗症的检查，以步态、关节活动、肌力检查更为重要。

1. 视诊　视诊是任何体格检查的开始，从不同的角度观察体格检查部位非常重要。例如，肩关节应该从前、后、侧方观察，并检查腋窝。如果足部检查没有检查足底和足趾，是不完善的。观察肢体时，任何的瘢痕、肤色的改变、肿胀、震颤、肌肉萎缩、外形及姿势的改变都应该注明。瘢痕可能是外伤或之前手术造成的。肤色改变可能是因为感染、血管危象或疼痛综合征。

2. 触诊　开始触诊前应该洗净双手或涂抹抗菌洗手液，并摩擦双手使其变得温暖，这样能使患者感到舒适。关节的触诊检查应该参照解剖标志系统地进行，一些解剖位置较深的关节，如髋关节和肩关节，无法像浅表关节，如手关节、肘关节、脊柱关节、膝关节、足和踝关节一样通过触诊获得明显的信息。通过了解这些关节的浅表解剖，相关区域的压痛可能具有诊断意义。例如，肘关节外上髁的压痛提示网球肘，膝关节的内侧压痛提示内侧半月板撕裂。

3. 动诊　对被检查关节的主动及被动活动范围均应进行评估。建议在进行被动活动范围检查前先检查主动活动范围，这样能够给检查者一个功能活动范围及相关疼痛的大致印象。患者应该得到明确的指令或者活动度的演示。有时演示让患者更容易理解。

四、测量检查

测量检查包括肢体长度、周径及关节活动度测量，与健侧做比较。通过量法进行对比分析，能使辨证既准确又具体。

（一）肢体长度测量法

测量时应将肢体置于对称的位置上，而且先定出测量的标志，并做好记号，然后用带尺测量两标志点间的距离。四肢长度测量方法如下（图 2-12-2）。

1. 上肢长度　从肩峰至桡骨茎突尖（或中指尖）。

2. 上臂长度　肩峰至肱骨外上髁。

3. 前臂长度　肱骨外上髁至桡骨茎突，或尺骨鹰嘴至尺骨茎突。

4. 下肢长度　髂前上棘至内踝下缘，或脐至内踝下缘（骨盆骨折或髋部病变时使用）。

5. 大腿长度　髂前上棘至膝关节内缘。

6. 小腿长度　膝关节内缘至内踝，或腓骨头至外踝下缘。

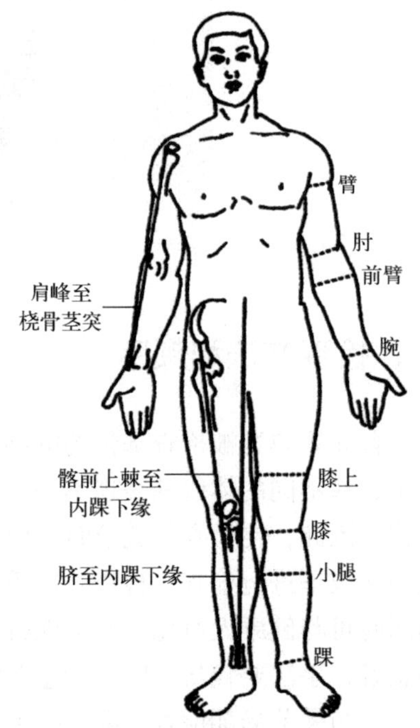

图 2-12-2　四肢长度测量方法

（二）肢体周径测量法

两肢体取相应的同一水平测量，测量肿胀时取最肿处，测量肌萎缩时取肌腹部。如下肢常在髌上 10～15cm 处测量大腿周径，在小腿最粗处测定小腿周径等。肢体有无肿胀及肌肉有无萎缩可通过测量进行分析，临床上常见几种情况如下：

1. 粗于健侧 较健侧显著增粗并有畸形者，多属骨折、关节脱位。如无畸形而量之较健侧粗者，多系筋伤肿胀等。

2. 细于健侧 多由于陈伤误治或有神经疾患而致筋肉萎缩。

（三）关节活动范围测量法

主要测量各关节主动活动和被动活动的角度。可用特制的量角器来测量关节活动范围，并以角度记录其屈伸旋转的度数，与健侧进行对比，如小于健侧，多属关节活动功能障碍。测量角度的方法有中立位 0° 法和邻肢夹角法，临床应用记录多为中立位 0° 法，人体各关节功能活动范围见表 2-12-1。

表 2-12-1 人体各关节功能活动范围（中立位 0° 法）

关节	中立位	前后	左右	旋转	内外展	上举
颈椎	面部向前，双眼平视	前屈、后伸 35°～45°	左右侧屈 45°	左右旋转 60°~80°		
腰椎	腰伸直自然体位	前屈 90°，后伸 30°	左右侧屈 20°～30°	左右旋转 30°		
肩关节	上臂下垂，前臂指向前方	前屈 90°，后伸 45°		内旋 80°，外旋 30°	外展 90°，内收 20°～40°	上举 90°
肘关节	前臂伸直，掌心向前	屈曲 140°，过伸 0°～10°		旋前 80°～90°，旋后 80°～90°		
腕关节	手与前臂成直线，手掌向下	背伸 35°～60°，掌屈 50°～60°	桡偏 25°～30°，尺偏 30°～40°	旋前及旋后均为 80°～90°		
髋关节	髋关节伸直，髌骨向前	屈曲 145°，后伸 40°		内旋和外旋均为 40°～50°（屈曲膝关节）	外展 30°～45°，内收 20°～30°	
膝关节	膝关节伸直，髌骨向前	屈曲 145°，过伸 10°～15°		内旋 10°，外旋 20°（屈曲膝关节）		
踝关节	足外缘与小腿成 90°，无外翻或内翻	背伸 20°～30°，跖屈 40°～50°				

1. 中立位 0° 法 先确定每一关节的中立位为 0°，如肘关节完全伸直时定为 0°，完全屈曲时可成 140°。

2. 邻肢夹角法 以两个相邻肢体所构成的夹角计算。如肘关节完全伸直时定为 180°，完全屈曲时可成 40°，那么关节活动范围是 140°（180°～40°）。

五、肌力检查

肌力检查包括肌容量、肌张力及肌力测定，肌力检查是神经系统评估不可或缺的一部分，最好以系统的方式从近端到远端进行。

（一）肌力检查内容

1. 肌容量 观察肢体外形有无肌肉萎缩、挛缩、畸形。测量肢围（周径）时，应根据患者具体情况，规定测量的部位。如测量肿胀时取最肿处，测量肌萎缩时取肌腹部。

2. 肌张力 在静止状态时肌肉保持一定程度的紧张度称为肌张力。检查时，嘱患者肢体放松做被动运动以测其阻力，亦可用手轻捏患者的肌肉，以体验其软硬度。如肌肉松软，被动运动时阻力减低或消失，关节松弛而活动范围扩大，称为肌张力减低；反之，肌肉紧张，被动运动时阻力较大，称为肌张力增高。

3. 肌力 是指肌肉主动运动时的力量、幅度和速度。肌力检查可以测定肌肉的发育情况和用于神经损伤的定位，对神经、肌肉疾患的预后和治疗也有一定价值。肌力降低时，需要对肌力进行测定。

（二）肌力测定方法与测定标准

1. 肌力测定方法 是通过嘱患者主动运动关节或施加以阻力的方法，来了解肌肉（或肌群）收缩和关节运动情况，从而判断肌力是否正常、稍弱、弱、甚弱或完全丧失。检查时应两侧对比，观察和触摸肌肉、肌腱，了解收缩情况。在做肌力检查时，要耐心指导患者，分别做各种能表达被检查肌肉（或肌群）作用的动作，可进行演示以便于患者理解和更好地检查。

2. 肌力测定标准 可以使用 MRC 评分记录（表 2-12-2）。

表 2-12-2 肌力 MRC 评分

分级	表现
0	无肌肉收缩(完全瘫痪)
1	有肌肉收缩，但不能够移动关节(接近完全瘫痪)
2	无法抵抗重力活动(重度瘫痪)
3	能够抵抗重力活动(轻度瘫痪)
4	能够抵抗重力及部分阻力活动(接近正常)
5	完全正常

六、临床检查法

（一）摸法

摸法又称摸诊。通过术者的手对损伤局部进行认真触摸，以了解损伤的性质、程度，判断有无骨折、脱位，以及骨折、脱位的移位方向等。摸法的用途极为广泛，在骨伤科临床上的作用十分重要。《医宗金鉴·正骨心法要旨》曰："以手扪之，自悉其情。""摸者，用手细细摸其所伤之处，或骨断、骨碎、骨整、骨软、骨硬、筋强、筋柔、筋歪、筋正、筋断、筋走、筋粗、筋翻、筋寒、筋热，以及表里虚实，并所患之新旧也。"在缺少影像设备的情况下，依靠长期临床实践积累的经验，运用摸法，亦能对许多骨伤科疾患做出比较正确的诊断。

1. 主要用途

（1）摸压痛：根据压痛的部位、范围、程度来鉴别损伤的性质种类，直接压痛可能是局部有骨折或筋伤，而间接压痛（如纵轴叩击痛）常提示骨折的存在。长骨干完全骨折时，在骨折部出现环状压痛。斜形骨折时，压痛范围较横断骨折大。压痛面积较大，程度相仿，表示是筋伤的可能。

（2）摸畸形：当发现有畸形时，结合触摸体表骨突变化，可以了解骨折或脱位的性质、移位方向，以及呈现重叠、成角或旋转畸形等情况。

（3）摸肤温：根据局部皮肤冷热的程度，可以辨别是热证或是寒证，并可了解患肢血运情况。热肿一般表示新伤或局部积瘀化热、感染；冷肿表示寒性疾患；伤肢远端冰凉、麻木，动脉搏动减弱或消失，则表示血运障碍。摸肤温时一般用手背测试并与对侧比较。

（4）摸异常活动：在肢体没有关节处出现了类似关节的活动，或关节原来不能活动的方向出现了活动即为异常活动，多见于骨折和韧带断裂。检查骨折患者时，不要主动寻找异常活动，以免增加患者的痛苦和加重局部组织的损伤。

（5）摸弹性固定：脱位的关节常保持在特殊的畸形位置，在摸诊时手中有弹力感。这是关节脱位特征之一。

（6）摸肿块：首先应区别肿块的解剖层次，是在骨骼还是在肌腱、肌肉等组织中。其次是区别肿块是骨性的或囊性的。其他还须触摸其大小、形状、硬度，边界是否清楚，推之是否可以移动及表面光滑度等。

2. 常用手法

（1）触摸法：以拇指或拇、食、中三指置于伤处，稍加按压之力，细细触摸。范围先由远端开始，逐渐移向伤处，用力大小视部位而定。触摸时仔细体验指下感觉，古人有“手摸心会”的要领。通过触摸可了解损伤和病变的确切部位，病损处有无畸形、摩擦感，皮肤温度、软硬度有无改变，有无波动征等。触摸法往往在检查时最先使用，然后在此基础上再根据情况选用其他手法。

（2）挤压法：用手掌或手指挤压患处上下、左右、前后，根据力的传导作用来诊断骨骼是否折断。如检查肋骨骨折时，常用手掌挤压胸骨及相应的脊骨，进行前后挤压；检查骨盆骨折时，常用两手挤压两侧髂骨翼；检查四肢骨折，常用手指挤捏骨干。此法有助于鉴别是骨折还是挫伤。但检查骨肿瘤或感染患者，不宜在局部过多或过于用力挤压。

（3）叩击法：以掌根或拳头对肢体远端的纵向叩击所产生的冲击力，来检查有无骨折的一种方法。检查股骨、胫腓骨骨折，有时采用叩击足跟的方法。检查脊椎损伤时可采用叩击头顶的方法。检查四肢骨折是否愈合，亦常采用纵向叩击法。

（4）旋转法：用手握住伤肢下端，做轻轻的旋转动作，以观察伤处有无疼痛、活动障碍及特殊的响声。旋转法常与屈伸关节的手法配合应用。

（5）屈伸法：用一手握关节部，另一手握伤肢远端，做缓慢的屈伸活动。若关节部出现剧痛，说明有骨与关节损伤。关节内骨折者，可出现骨摩擦音。此外，患者主动的屈伸与旋转活动常与被动活动进行对比，以此作为测量关节活动功能的依据。

（6）摇晃法：用一手握于伤处，另一手握伤肢远端，做轻轻的摇摆晃动，结合问诊与望诊，根据患部疼痛的性质、异常活动、摩擦音的有无，判断是否有骨与关节损伤。

（二）骨与关节特殊检查法

1. 肩关节

（1）搭肩试验（肩关节内收试验）：患者端坐位或站立位，肘关节取屈曲位，将手搭于对侧肩部，如果手能够搭于对侧肩部，且肘部能贴近胸壁即为正常。如果手能够搭于对侧肩部，但肘部不能贴近胸壁；或者肘部能贴近胸壁，但手不能够搭于对侧肩部，均为试验阳性（图 2-12-3），提示可能有肩关节脱位。

（2）肱二头肌抗阻力试验：患者屈肘 90°，检查者一手扶住患者肘部，另一手扶住腕部，嘱患者用力屈肘，前臂旋后，检查者拉前臂抗屈肘，如果结节间沟处疼痛为试验阳性（图 2-12-4）。表示肱二头肌长头肌腱炎或肱二头肌腱滑脱。

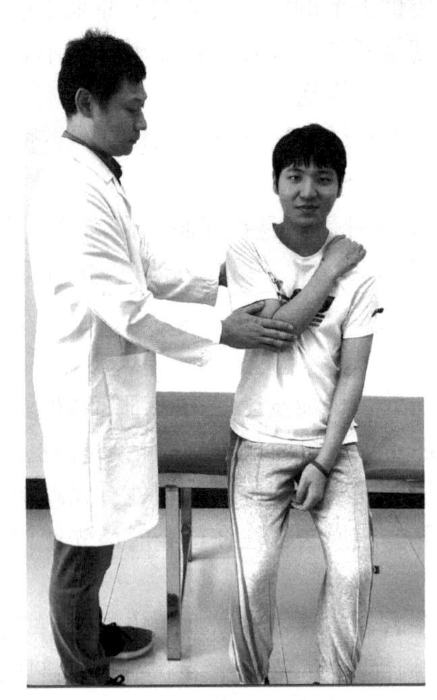

图 2-12-3 搭肩试验

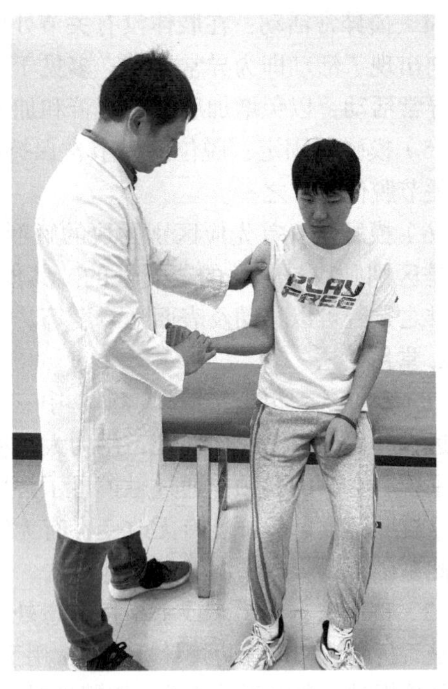

图 2-12-4 肱二头肌抗阻力试验

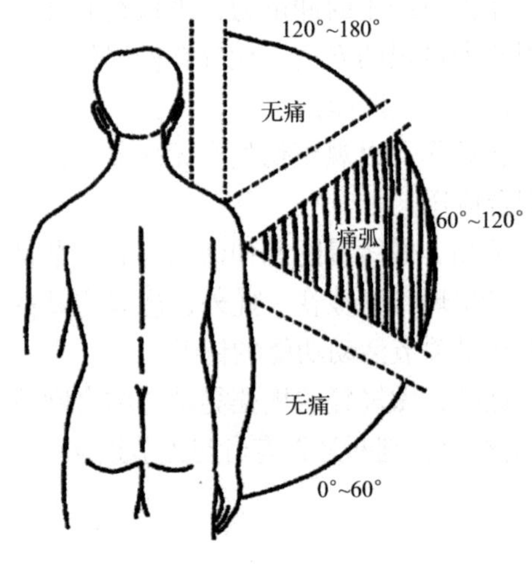

图 2-12-5 疼痛弧试验

（3）疼痛弧试验：嘱患者肩外展或被动外展其上肢，当肩外展到 60°～120° 范围时，肩部出现疼痛为阳性（图 2-12-5）。这一特定区域的外展痛称为疼痛弧，由于冈上肌腱在肩峰下摩擦所致，说明肩峰下的肩袖有病变，多见于冈上肌腱炎。

（4）吹号手征（Hornblower 征）：让患者将手放到嘴的位置。如果患者不得不把自己的肘关节抬高超过自己手的高度才能够到嘴，即吹号征阳性（图 2-12-6），提示冈下肌 - 小圆肌严重损伤。

（5）空罐试验（Jobe 试验）：肩关节水平位内收 30°，冠状位外展 80°～90°，肩内旋、前臂旋前使拇指指尖向下，双侧同时抗阻力上抬（图 2-12-7）。检查者于腕部施以向下的压力。患者感觉疼痛、无力者为阳性，提示冈上肌损伤。

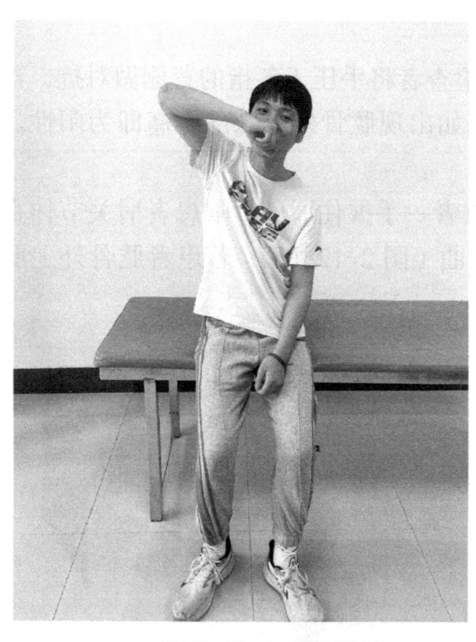

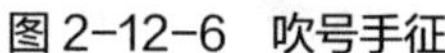
图 2-12-6　吹号手征

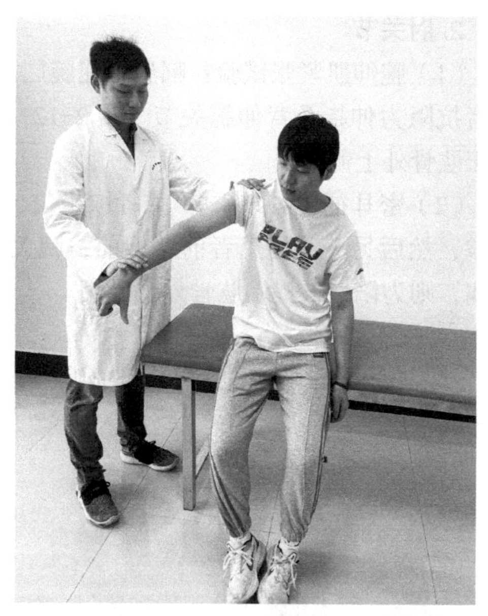
图 2-12-7　空罐试验

（6）抬离试验（Lift off test）：患者将手背置于下背部，手心向后。然后嘱患者将手抬离背部，必要时可以适当给予阻力（图 2-12-8）。若患者手无法抬离背部，则为阳性，提示肩胛下肌损伤。

（7）Neer 征：检查者立于患者背后，一手固定肩胛骨，另一手保持肩关节内旋位，使患肢拇指尖向下，然后使患肩前屈过顶（图 2-12-9），若诱发出疼痛，即为阳性。常提示肩撞击综合征。

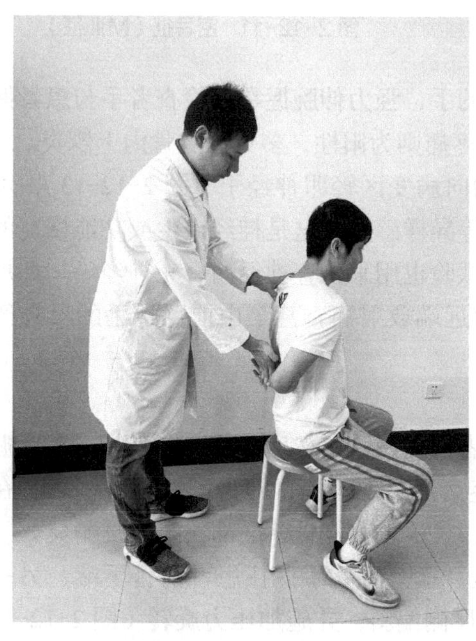
图 2-12-8　抬离试验

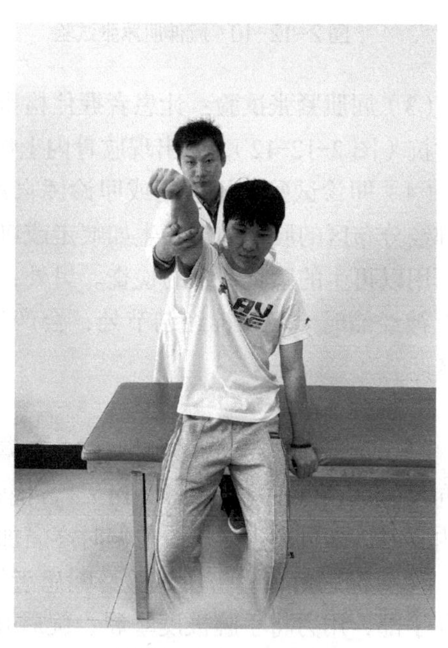
图 2-12-9　Neer 征

2. 肘关节

（1）腕伸肌紧张试验：嘱患者屈腕屈指，检查者将手压于各指的背侧做对抗，再嘱患者抗阻力伸指及背伸腕关节（图 2-12-10），如出现肱骨外上髁部疼痛即为阳性。多见于肱骨外上髁炎。

（2）密耳征（Mill 征）：患者取坐位，检查者一手握住肘部，嘱患者肘关节伸直位握拳，然后另一手使患者前臂旋前，腕关节屈曲（图 2-12-11），若患者肱骨外上肘部疼痛，则为阳性，提示肱骨外上髁炎。

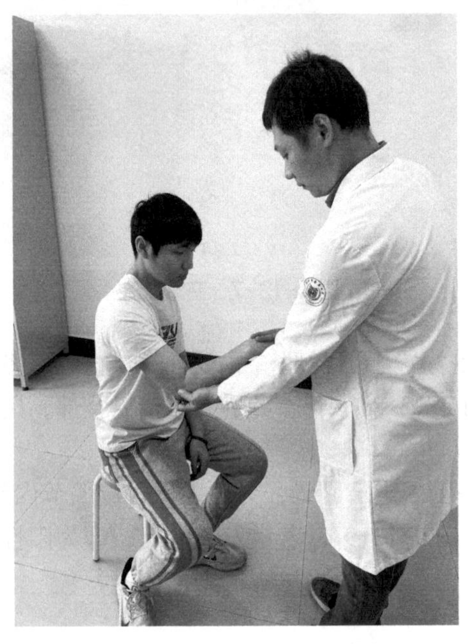

图 2-12-10　腕伸肌紧张试验

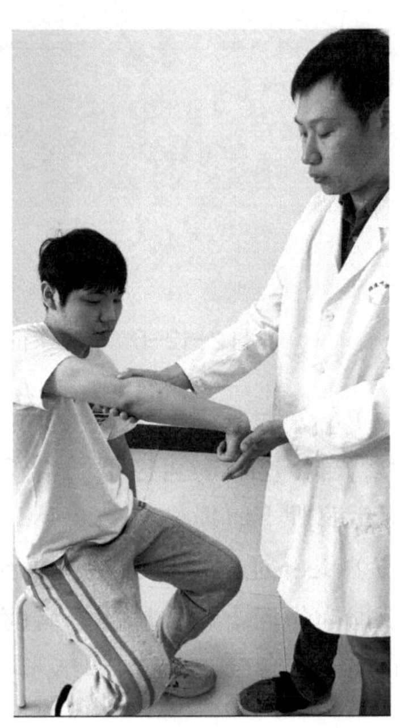

图 2-12-11　密耳征（Mill 征）

（3）屈肌紧张试验：让患者握住检查者的手，强力伸腕握拳，检查者手与患者握力做对抗（图 2-12-12），如出现肱骨内上髁部疼痛则为阳性，多见于肱骨内上髁炎。

（4）叩诊试验：用手指或叩诊锤自远端向病变区轻叩神经干（图 2-12-13），可在该神经分布区的肢体远端产生如蚁走或刺痛等异样感觉，这是神经再生或功能恢复的症状，用以再生的感觉纤维的检查。另外，本试验也用来检查神经内有无神经瘤。如尺神经有神经瘤时，轻叩神经结节处，会产生向远端放射痛，甚至由前臂达手的尺神经分布区。

3. 腕关节

（1）握拳试验：又称为尺偏试验。嘱患者拇指内收，然后屈曲其余各指，在紧握拳后向尺侧倾斜屈曲（图 2-12-14），若桡骨茎突部出现疼痛，即为阳性。有些患者在拇指内收时，即可产生疼痛，尺偏时疼痛加重，表示患有桡骨茎突部狭窄性腱鞘炎。

（2）腕三角软骨挤压试验：嘱患者端坐，检查者一手握住患者前臂下端，另一手握住手部，用力将手腕极度掌屈、旋后并向尺侧偏斜，并施加压力旋转（图 2-12-15），若在尺侧远端侧方出现疼痛，即为阳性体征。说明有三角软骨损伤。

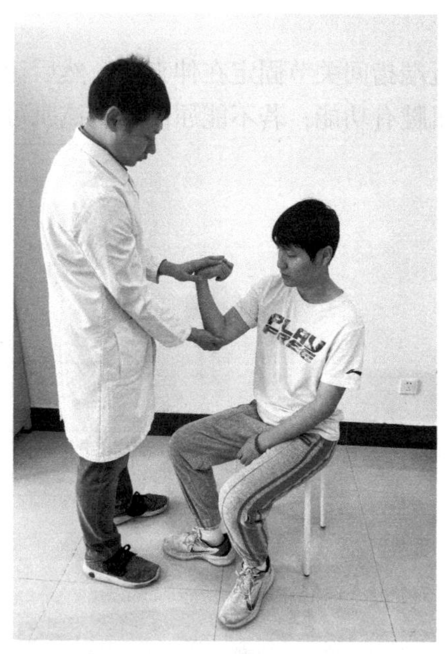

图 2-12-12　屈肌紧张试验

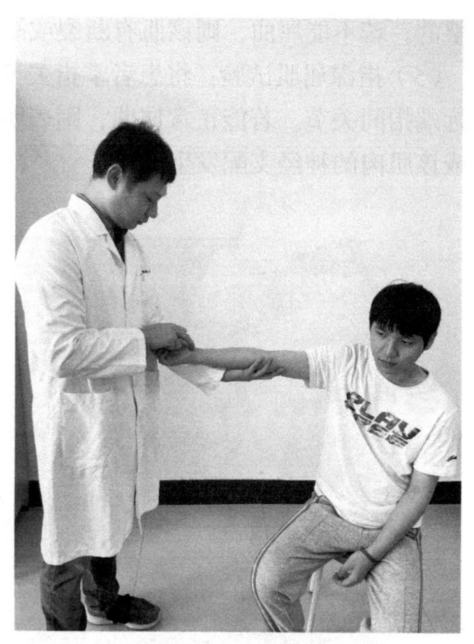

图 2-12-13　叩诊试验

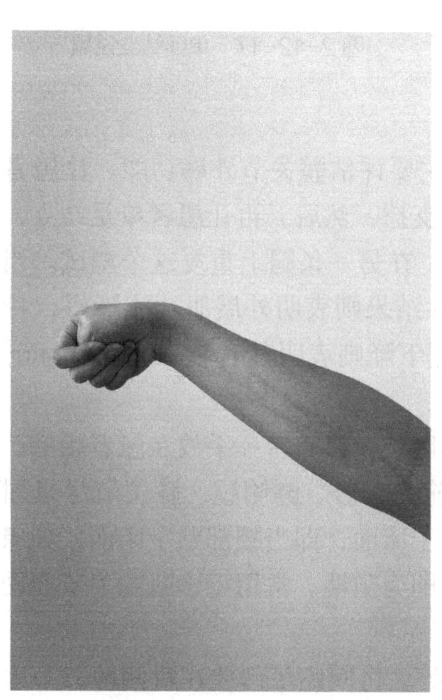

图 2-12-14　握拳试验

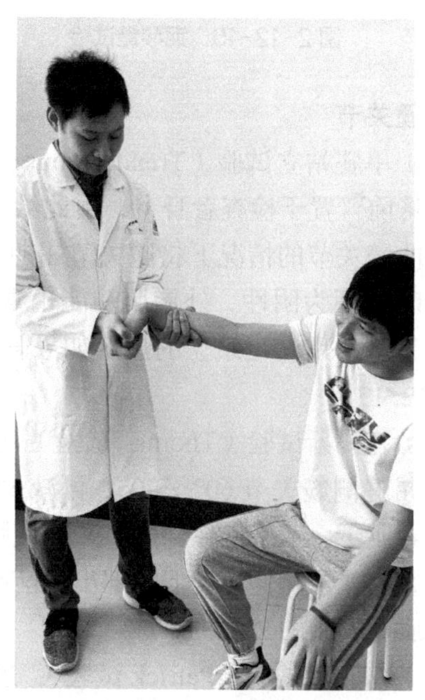

图 2-12-15　腕三角软骨挤压试验

（3）钢琴键试验：肘关节屈曲放在坚固的表面上，检查者用手指在掌侧方向稳定患者前臂远端，拇指在尺骨远端按下，移位增加提示背侧半脱位（图 2-12-16）。

（4）指浅屈肌试验：将患者的手指固定于伸直位，然后嘱患者屈曲须检查的手指的近端指间关节，这样可以使指浅屈肌单独运动。如果关节屈曲正常，则表明指浅屈肌是完整的；若不能屈曲，则该肌有断裂或缺如。

（5）指深屈肌试验：将患者掌指关节和近端指间关节固定在伸直位，然后让患者屈曲远端指间关节。若能正常屈曲，则表明该肌腱有功能；若不能屈曲，则该肌可能有断裂或该肌肉的神经支配发生障碍。

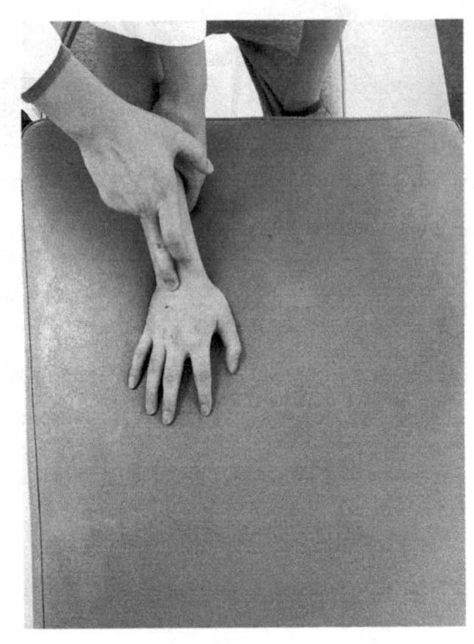

图 2-12-16　钢琴键试验

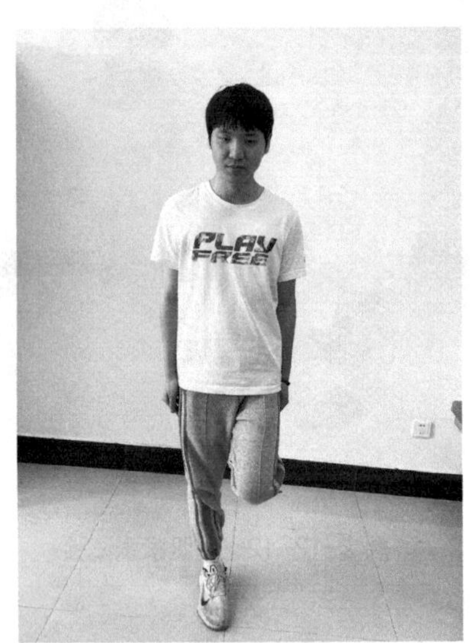

图 2-12-17　单腿站立试验

4. 髋关节

（1）单腿站立试验（Trendelenburg 征）：主要评估髋关节外展功能。让患者面对检查者，将前臂置于检查者身上，由此给予患者支撑，然后，再让患者单足站立，另一边在不屈曲髋关节的情况下将膝关节屈曲至 90°。在另一条腿上重复这个测试。当骨盆保持水平时此征为阴性，外展肌功能正常。阳性结果则表明外展肌功能障碍，骨盆无负重侧会下降。用右足站立的患者如果骨盆左侧下降则表明其右侧 Trendelenburg 征阳性（图 2-12-17）。

（2）托马斯试验（Thomas 试验）：患者仰卧位，检查者一手放在患者腰部，掌心向上。如屈腱侧髋关节 60°～90°，可减少脊柱前突畸形。健侧髋、膝关节尽量屈曲，使大腿贴着躯干，双手抱住膝关节，并使腰部贴于床面，即当腰部贴于床面，如患髋不能完全伸直，或虽能伸直，但腰部出现前凸时，即为阳性。常用于诊断髋关节僵硬、强直或髂腰肌痉挛（图 2-12-18）。

（3）“4”字试验（Patrick 试验）：患者仰卧，将同侧足部放在对侧膝关节上，形成“4”字位置。同侧腿部放松，下落并外旋到某一程度。当这一动作到达终止点时，检查者将一手放在屈曲的膝关节上，另一手放在对侧的髂前上棘上，并在屈曲的膝关节上轻微地向下按压。这个试验可以引起疼痛加剧，说明有骶髂关节病变（图 2-12-19）。

（4）前撞击试验：患者仰卧，髋关节屈曲 90°，然后内收加内旋。阳性结果会出现腹股沟区的疼痛。阳性试验有时可能伴随着发出“咔嗒声”或有折断感觉。常提示髋关节内病变，特别是髋臼盂唇撕裂（图 2-12-20）。

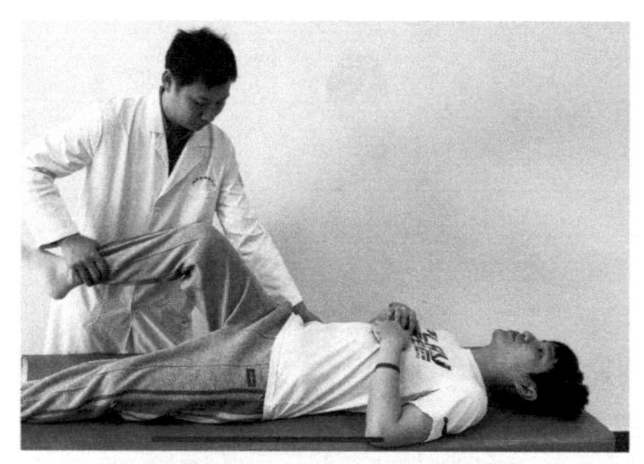
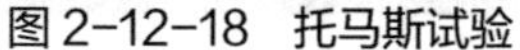
图 2-12-18　托马斯试验

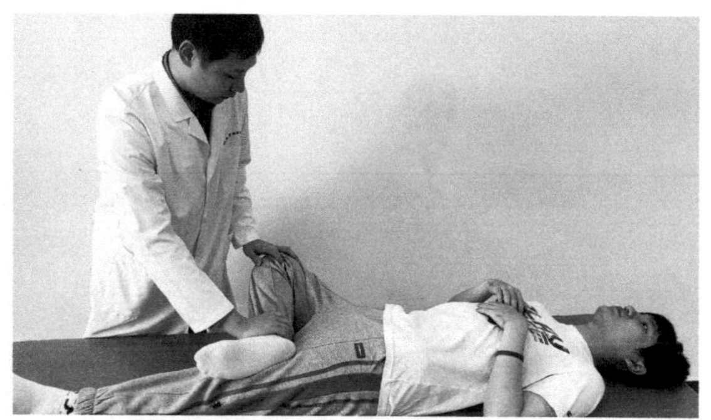
图 2-12-19　“4”字试验

（5）后撞击试验：患者仰卧在检查床的边缘，受累侧腿悬垂。另一侧腿保持屈曲，检查者充分伸展受累侧髋关节，同时外展和外旋。腹股沟深部疼痛即为阳性（图 2-12-21）。

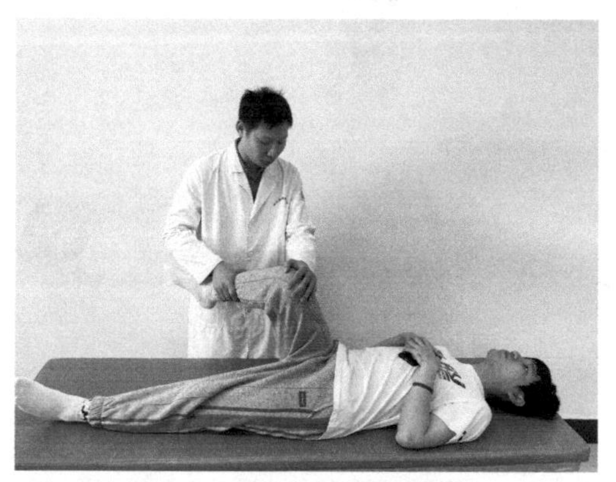
图 2-12-20　前撞击试验

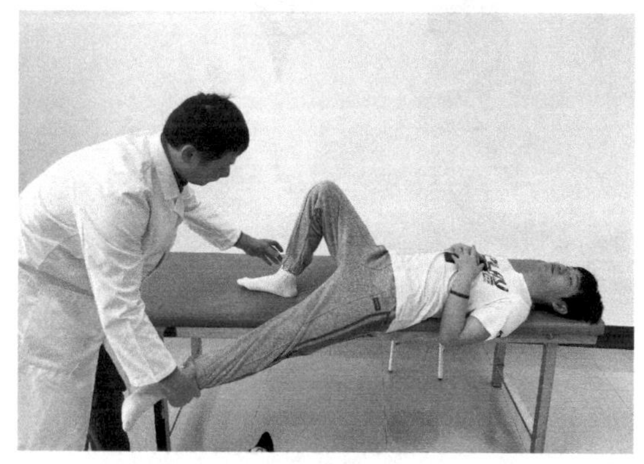
图 2-12-21　后撞击试验

（6）Ober 试验：患者健侧卧位，受累侧髋关节屈曲并外展 45°，然后缓慢伸展。正常情况下，当髋关节被缓慢伸展时，可以将髋关节内收至中线。当腿部仍然处于外展位置，即为阳性。常提示髂胫束或阔筋膜紧张（图 2-12-22）。

（7）髋关节过伸试验：患者俯卧位，屈膝 90° 检查者一手握踝部，将下肢提起，使髋关节过伸，若骨盆亦随之抬起，即为阳性，说明有腰大肌脓肿、髋关节早期结核或髋关节强直（图 2-12-23）。

（8）“望远镜”试验：患者仰卧位，髋、膝关节伸直，一助手固定骨盆，检查者一手置于大转子部，另一手持小腿或膝部将大腿抬高约 30°，并上推下拉股骨干，若股骨头有上下活动或打气筒的抽筒样感，即为阳性。用于检查婴幼儿先天性髋关节脱位，往往进行双侧对照检查（图 2-12-24）。

（9）蛙式试验：患者仰卧位，使双膝屈曲 90°，并使患儿双髋做外展、外旋至蛙式位，双下肢外侧接触到检查床面为正常。若一侧或两侧下肢的外侧不能接触到床面，即为阳性，提示有先天性髋关节脱位（图 2-12-25）。

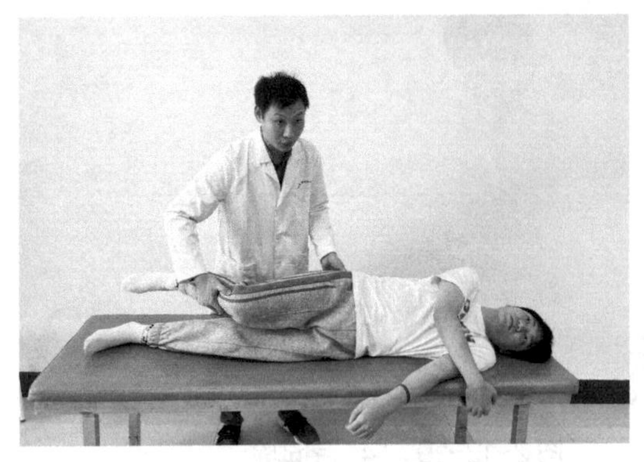

图 2-12-22 Ober 试验

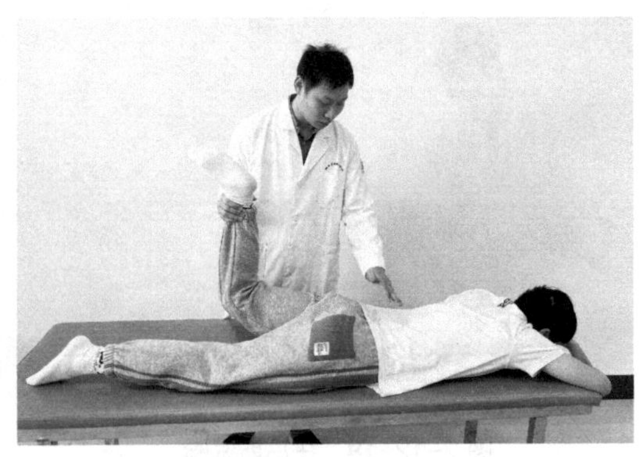

图 2-12-23 髋关节过伸试验

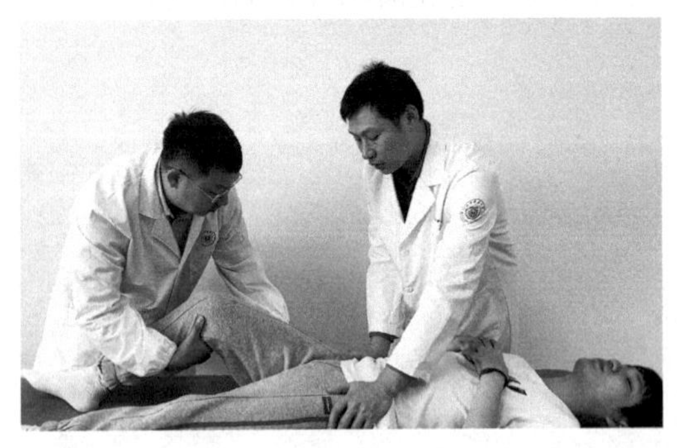

图 2-12-24 “望远镜”试验

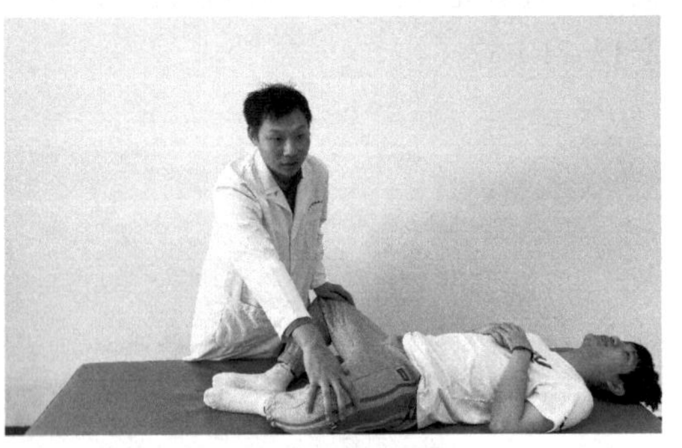

图 2-12-25 蛙式试验

（10）下肢短缩试验：患者取仰卧位，两腿屈髋屈膝并拢，两足并齐，放于床面，观察两膝的高度，如两膝等高为正常。若一侧膝部比另一侧低，即为阳性。表明有髋关节后脱位，股骨、胫骨短缩，先天性髋关节脱位等（图 2-12-26）。

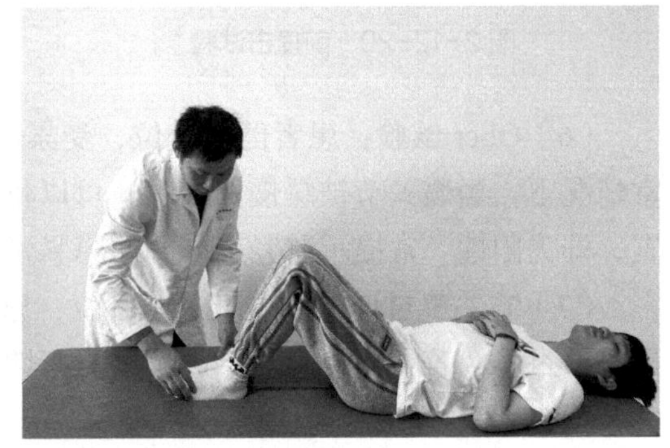

图 2-12-26 下肢短缩试验

5. 膝关节

（1）回旋挤压试验：患者取仰卧位，使患侧髓关节和膝关节充分屈曲，尽量使足跟碰触臀部。检查内侧半月板时，检查者一手握膝部以稳定大腿及注意膝关节内的感觉，另一手握足部使小腿在充分内收、外旋位伸直膝关节，在伸直过程中，股骨髁经过半月板损伤部位时，因产生摩擦可感触到或听到弹响声，同时患者感觉膝关节内侧有弹响和疼痛。检查外侧半月板时，在使小腿充分外展、内旋位伸直膝关节时，出现膝关节外侧有弹响和疼痛。用于检查膝关节半月板有无损伤（图 2-12-27）。

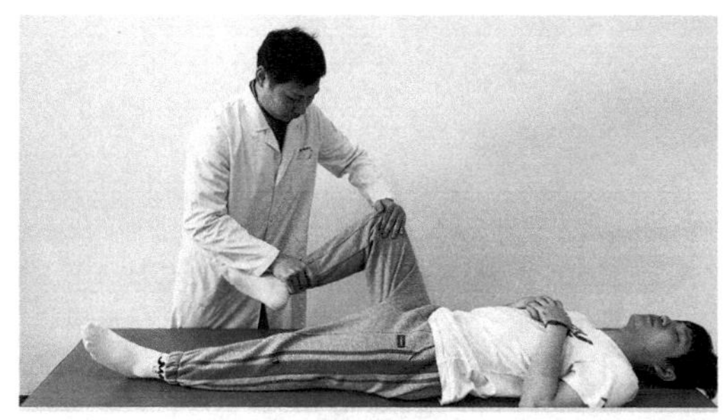
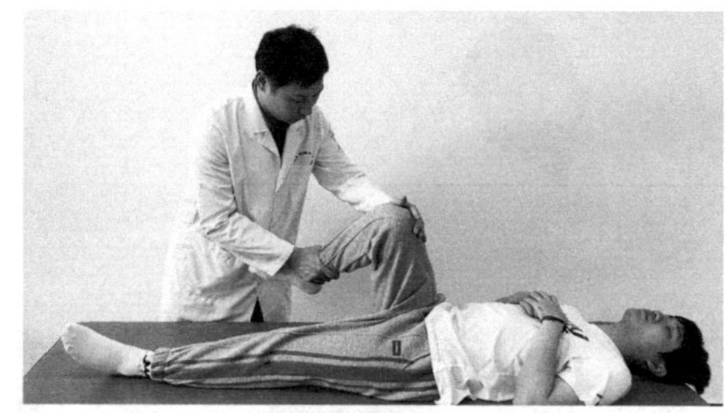

图 2-12-27　回旋挤压试验

（2）挤压研磨试验：又称膝关节旋转提拉或旋转挤压试验。患者俯卧位，膝关节屈曲 90°，检查者用小腿压在患者大腿下端后侧做固定，在双手握住足跟沿小腿纵轴方向施加压力的同时做小腿的外展外旋或内收内旋活动，若有疼痛或有弹响，即为阳性，表明外侧或内侧的半月板损伤（图 2-12-28）。

（3）抽屉试验：患者取坐位或仰卧位，膝部屈曲 90°，检查者一肘压住患者足踝部，双手握住小腿上段推拉，如能明显拉向前方约 1cm，即前抽屉试验阳性，提示有前交叉韧带损伤；若能推向后约 1cm，即后抽屉试验阳性，则为后交叉韧带损伤；若前后均能推拉 1cm，即为前后抽屉试验阳性，说明有前后交叉韧带损伤（图 2-12-29）。

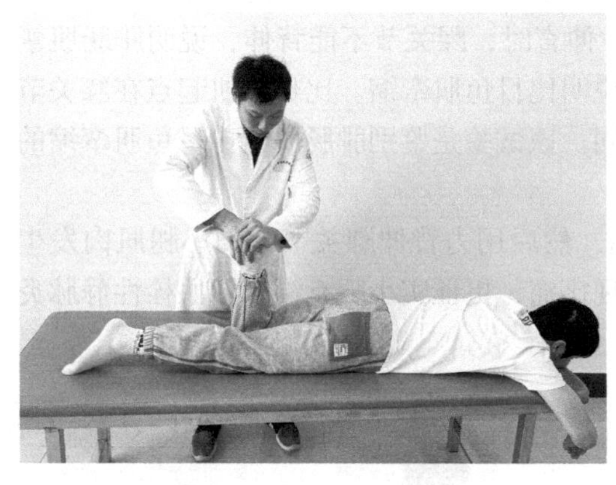
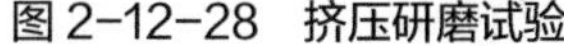

图 2-12-28　挤压研磨试验

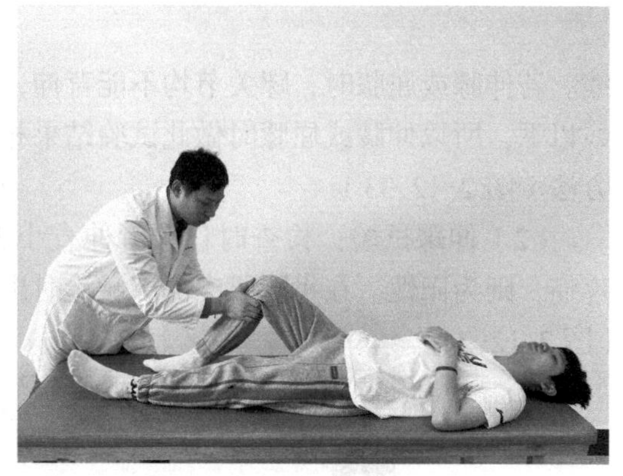

图 2-12-29　抽屉试验

（4）侧方挤压试验：又称为膝关节分离试验、侧位运动试验、波勒征。患者伸膝，并固定大腿，检查者用一手握踝部，另一手扶膝部，做侧位运动检查内侧或外侧副韧带，若有损伤，检查牵扯韧带时，可以引起疼痛或异常活动（图 2-12-30）。

（5）浮髌试验：嘱患者取仰卧位，下肢伸直，股四头肌处于松弛状态。检查者一手虎口压在髌上囊部，向下挤压使积液局限于关节腔。然后另一手拇、中指固定髌骨内、外缘，食指按压髌骨，即感髌骨有漂浮感，重压时下沉，松指时浮起，为浮髌试验阳性，说明关节腔内有积液（图 2-12-31）。

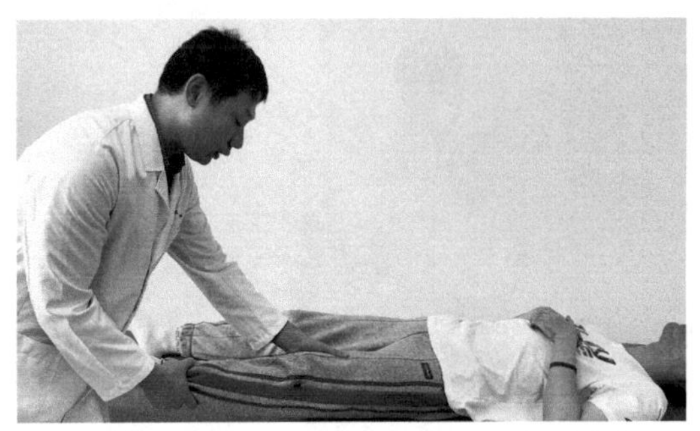

图 2-12-30　侧方挤压试验

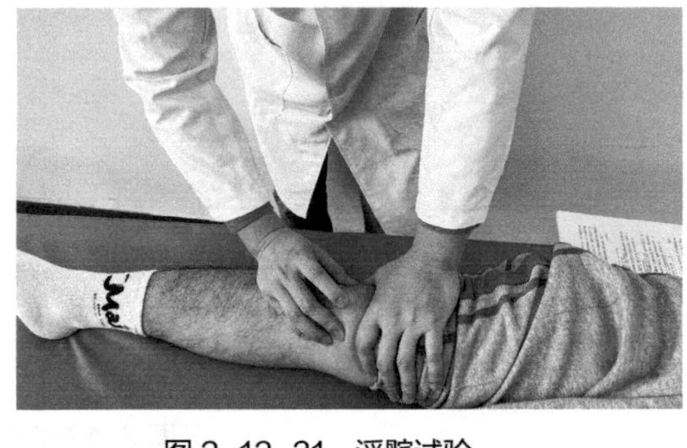

图 2-12-31　浮髌试验

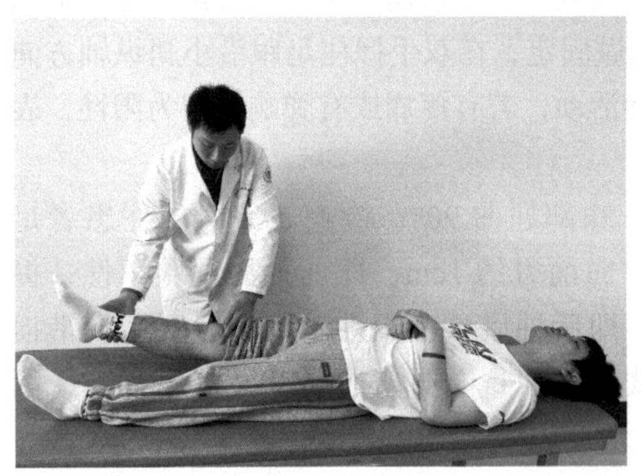

图 2-12-32　挺髌试验

（6）挺髌试验：又称 Clarke 试验，检查者一手放在患者髌上囊，轻微在髌骨上极施压，嘱患者收缩股四头肌或尝试直腿抬高。如出现髌股关节疼痛则提示病变的存在，如软骨软化和髌股关节炎（图 2-12-32）。

6. 踝关节

（1）踝关节背伸试验：患者屈曲膝关节，由于腓肠肌起点在膝关节线上，此时腓肠肌松弛，踝关节能背伸；当膝关节伸直时，踝关节不能背伸，说明腓肠肌挛缩。若伸膝或屈膝时，踝关节均不能背伸，说明比目鱼肌挛缩。比目鱼肌起点在膝关节线以下，所以伸膝或屈膝时做此试验结果相同。该试验是鉴别腓肠肌与比目鱼肌挛缩的方法（图 2-12-33）。

（2）伸踝试验：检查时让患者伸直小腿，然后用力背伸踝关节，如小腿肌肉发生疼痛，则为阳性。在小腿肌肉深部触诊时出现疼痛，更证实小腿有深静脉血栓性静脉炎（图 2-12-34）。

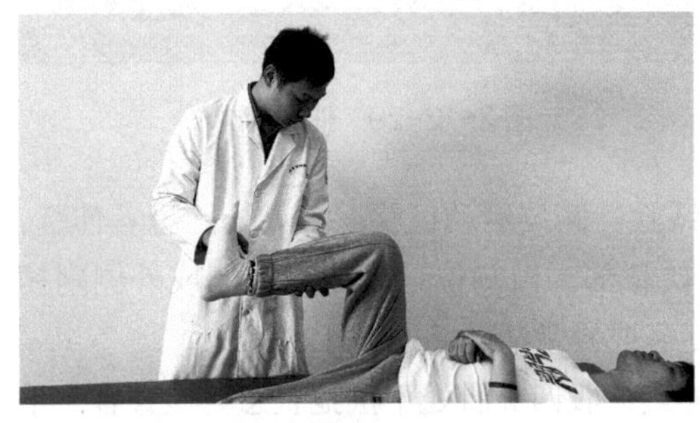

图 2-12-33　踝关节背伸试验

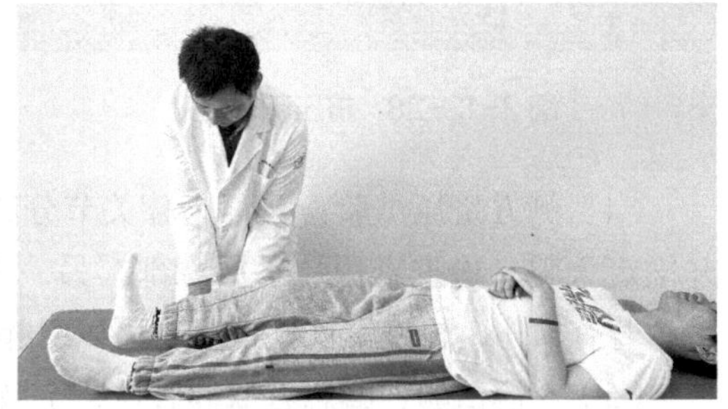

图 2-12-34　伸踝试验

（3）足内、外翻试验：将踝关节内翻引起外侧疼痛，表示外侧副韧带损伤；踝关节外翻引起内侧疼痛，表示内侧副韧带损伤（图 2-12-35）。

（4）提踵试验：患足不能提踵 30° 站立，仅能提踵 60° 站立，为试验阳性，说明跟腱断裂。因为30°提踵是跟腱的作用，而60°提踵站立是胫后肌、腓骨肌的协同作用（图 2-12-36）。

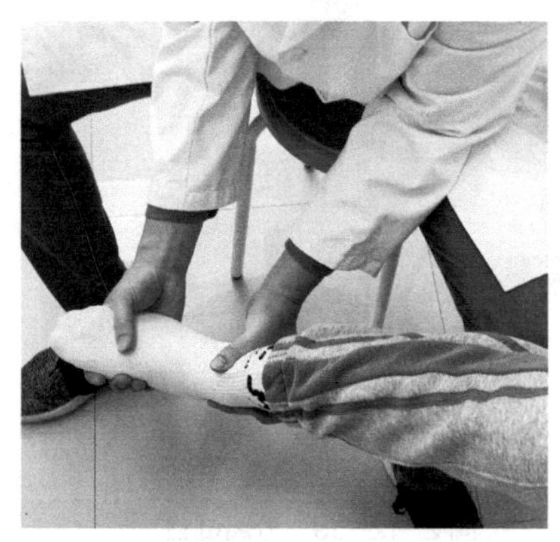

图 2-12-35　足内、外翻试验

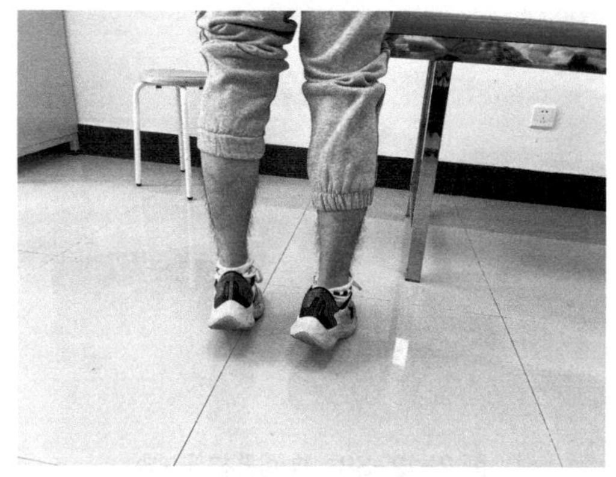

图 2-12-36　提踵试验

（5）跖骨头挤压试验：检查者一手握患足跟部，另一手横行挤压 5 个跖骨头，若出现前足放射样疼痛者为阳性。可能为跖痛症、扁平足、莫顿病等（图 2-12-37）。

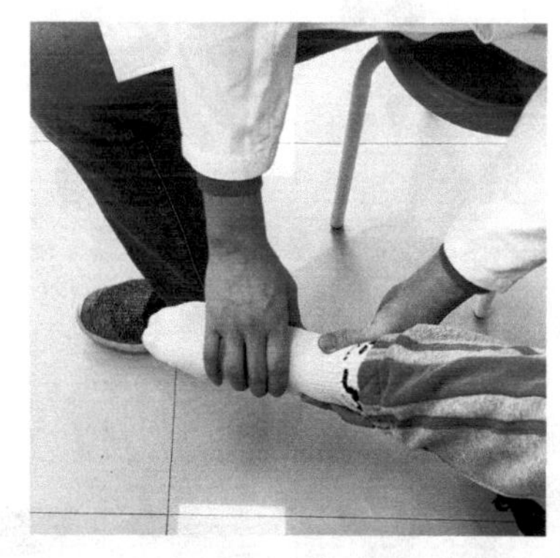

图 2-12-37　跖骨头挤压试验

7. 颈部

（1）椎间孔挤压试验：又称 Spurling 试验。让患者取坐位，头部微向病侧侧弯，检查者立于患者后方，用手按住患者顶部向下施加压力，如患肢发生放射性疼痛即为阳性。常提示神经根型颈椎病（图 2-12-38）。

（2）分离试验：又称牵引试验，检查者一手托于患者颏部，另一手扶其枕部，然后慢慢抬升患者头部，实际上起到牵引患者颈椎的效果。抬头或牵引时疼痛缓解或减轻为阳性结果。常见于神经根型颈椎病患者（图 2-12-39）。

（3）臂丛神经牵拉试验：患者取坐位，头微屈，检查者立于患者被检查侧，一手推头部向对侧，同时另一手握该侧腕部做相对牵引，此时臂丛神经受牵拉，若患肢出现放射痛、麻木，则为阳性。多见于神经根型颈椎病患者（图 2-12-40）。

（4）深呼吸试验：患者端坐凳上，两手置于膝部，先比较两侧桡动脉搏动力量，然后让患者尽力抬头做深吸气，并将头转向患侧，同时下压患侧肩部，再比较两侧脉搏或血压，若患侧桡动脉搏动减弱或血压降低，即为阳性。说明锁骨下动脉受到挤压，同时往往疼痛加重。相反，抬高肩部，头面转向前方，则脉搏恢复，疼痛缓解。主要用于检查有无颈肋和前斜角肌综合征（图 2-12-41）。

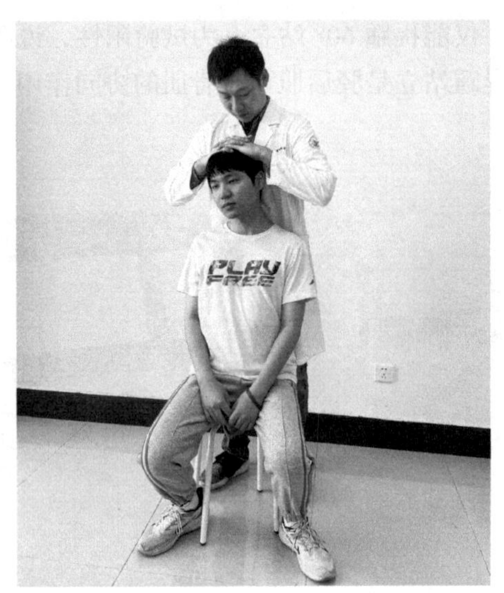

图 2-12-38　椎间孔挤压试验

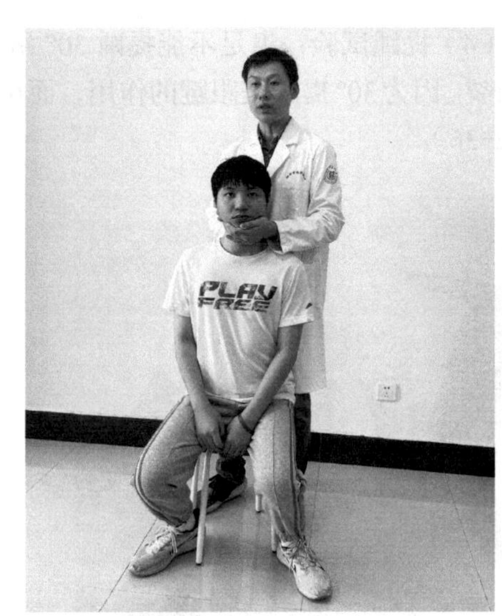

图 2-12-39　分离试验

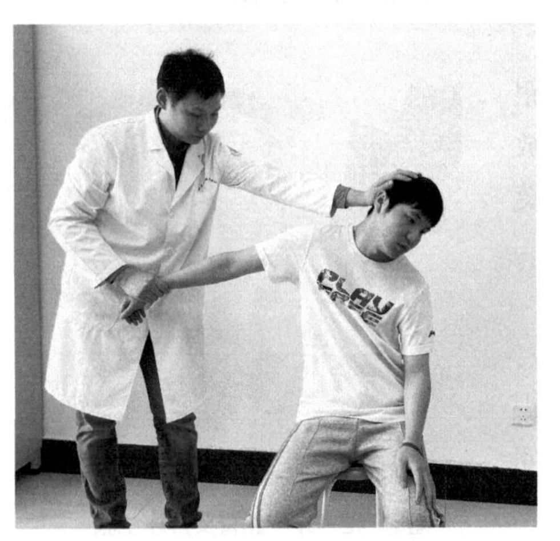

图 2-12-40　臂丛神经牵拉试验

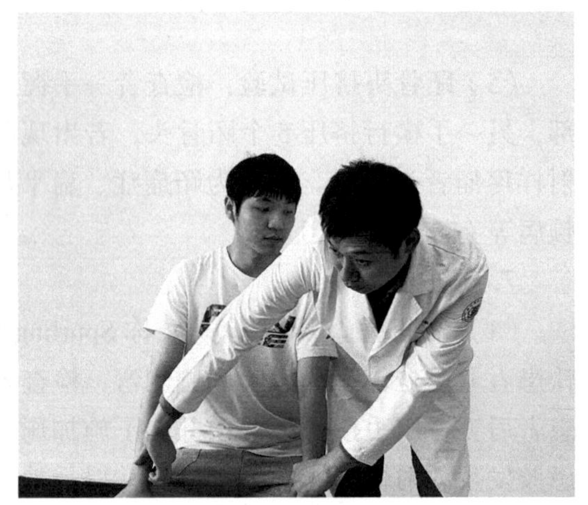

图 2-12-41　深呼吸试验

（5）超外展试验：患者取站立位或坐位，将患侧上肢被动地从侧方外展高举过肩过头，若桡动脉脉搏减弱或消失，即为阳性。用于检查锁骨下动脉是否被喙突及胸小肌压迫，即超外展综合征（图 2-12-42）。

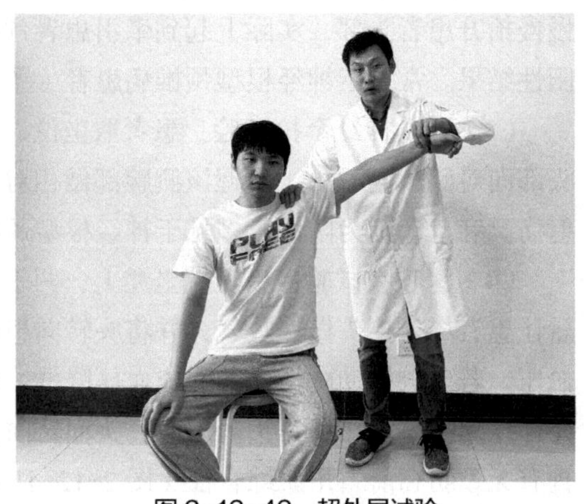

图 2-12-42　超外展试验

8. 胸腰背部

（1）压胸试验：患者取坐位或站立位，检查者站于侧方，一手抵住其脊柱，另一手压迫胸骨，轻轻地相对挤压。若在胸侧壁上某处出现疼痛，即为阳性。是诊断外伤性肋骨骨折的重要体征（图 2-12-43）。

（2）直腿抬高试验：患者仰卧位，两下肢伸直靠拢，检查者用一手握患者踝部，一手扶膝保持下肢伸直，逐渐抬高患者下肢，正常者可以抬高 70°～90° 而无任何不适感觉；若小于以上角度即感该下肢有放射性疼痛或麻木者为阳性。多见于坐骨神经痛和腰椎间盘突出症患者（图 2-12-44）。

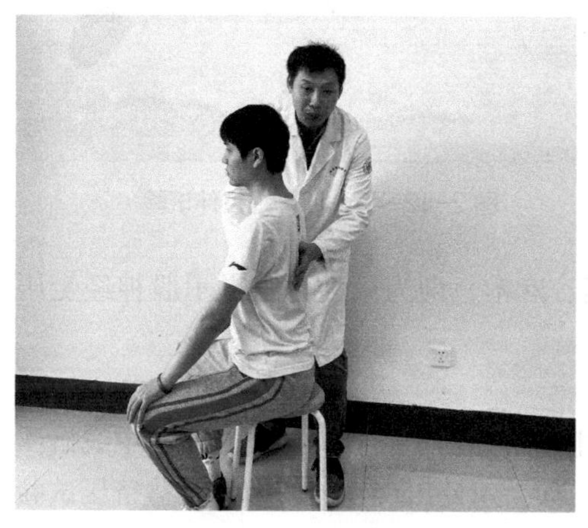

图 2-12-43　压胸试验

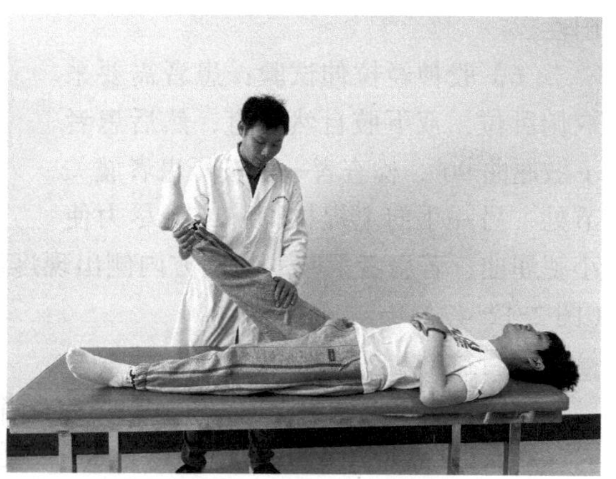

图 2-12-44　直腿抬高试验

（3）拾物试验：嘱其拾起地上物品。正常小儿可以两膝微屈，弯腰拾物：腰部有病变，可见腰部挺直、双髋和膝关节尽量屈曲的姿势去拾地上的物品，此为该试验阳性。常用于检查儿童脊柱前屈功能有无障碍，用于诊断腰椎结核等疾病。

（4）仰卧屈髋屈膝试验：患者仰卧位，两腿靠拢，嘱其尽量屈髋、屈膝。医者双手按压患者双膝，使大腿尽量靠近腹壁，此时腰骶部呈被动屈曲状态。如腰骶部出现疼痛，本试验为阳性。表明腰骶韧带有损伤或腰骶关节有病变（图 2-12-45）。

（5）仰卧挺腹试验：通过增加椎管内压力，刺激神经根产生疼痛，以诊断椎间盘突出症，具体操作分 4 个步骤（图 2-12-46）。①患者仰卧，双手放在腹部或身体两侧，以头枕部和双足跟为着力点，将腹部及骨盆用力向上挺起，若患者感觉腰痛及患侧放射性腿痛即为阳性。若放射性腿痛不明显，则进行下一步检查。②患者保持挺腹

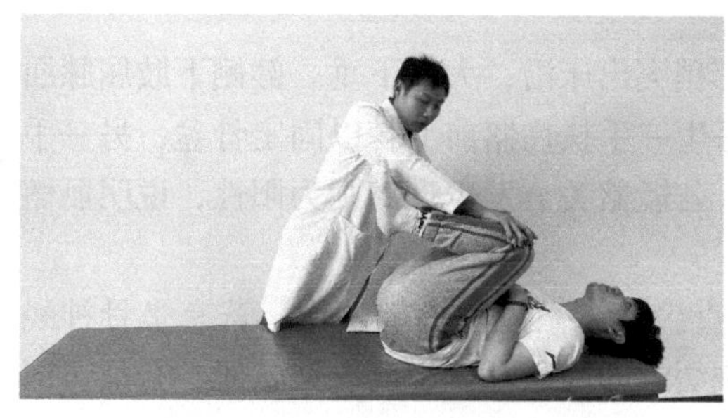

图 2-12-45　仰卧屈髋屈膝试验

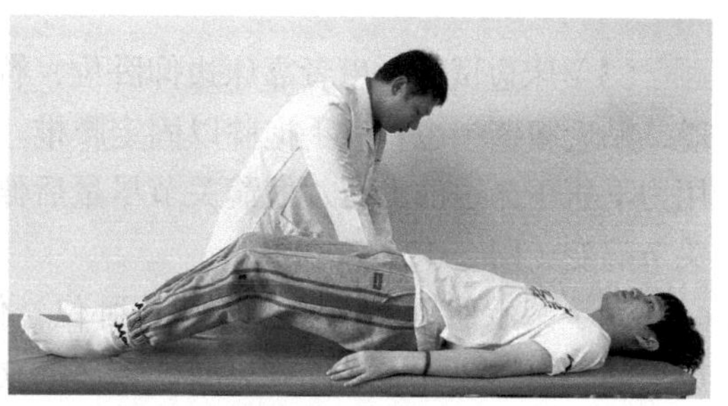

图 2-12-46　仰卧挺腹试验

姿势，先深吸气后停止呼吸，用力鼓气，直至脸面潮红约30秒，若有放射性腿痛即为阳性。③在仰卧挺腹姿势下，用力咳嗽，若有放射性腿痛即为阳性。④在仰卧挺腹姿势下，检查者用手轻压双侧颈内静脉，若出现患侧放射性腿痛即为阳性。

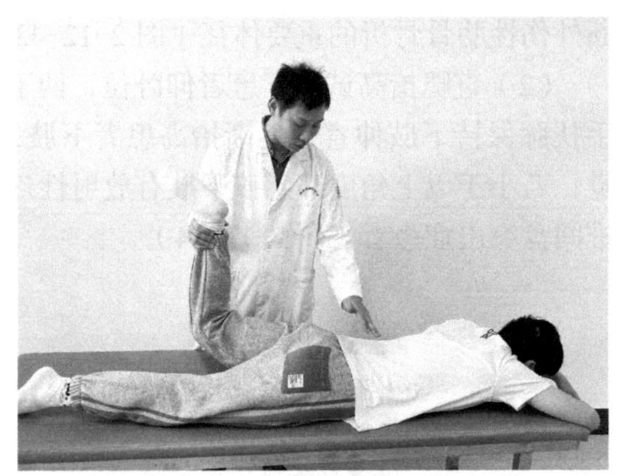
图2-12-47　股神经拉伸试验

（6）股神经拉伸试验：患者需要采取俯卧位，双下肢自然伸直，然后患者下肢屈曲90°，检查者一手按压患者髋关节处，另一手向上提拉脚腕或者尽力使小腿屈曲，若患者下肢大腿前方内侧出现疼痛、麻木，即为阳性。常提示股神经受压（图2-12-47）。

9. 骨盆

（1）骨盆挤压试验：患者仰卧位，检查者用双手分别于髂骨翼两侧同时向中线挤压骨盆；或患者侧卧，检查者挤压其上方的髂幡。如果患处出现疼痛，即为骨盆挤压试验阳性，提示有骨盆骨折或骶髂关节病变（图2-12-48）。

（2）骨盆分离试验：患者仰卧位，检查者两手分别置于两侧髂前上棘前面，两手同时向外下方推压，若出现疼痛，即为骨盆分离试验阳性，表示有骨盆骨折或骶髂关节病变（图2-12-49）。

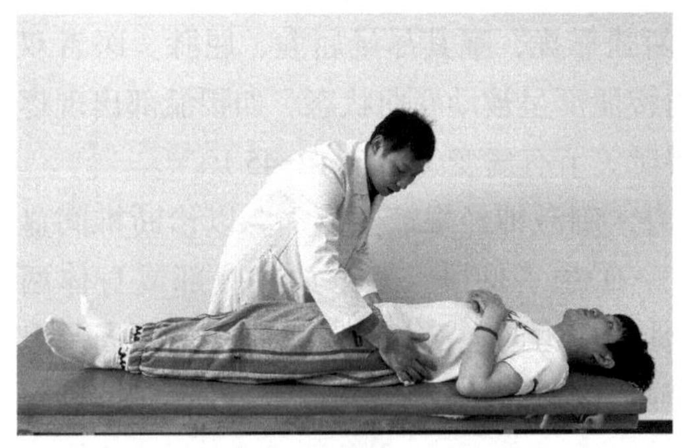
图2-12-48　骨盆挤压试验

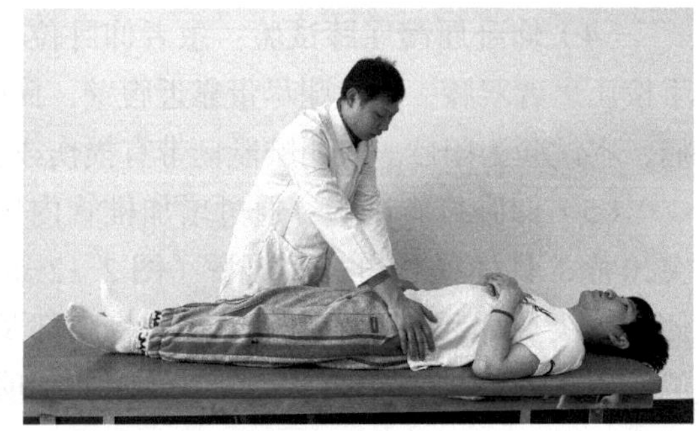
图2-12-49　骨盆分离试验

（3）床边试验：患者靠床边仰卧位，臀部稍突出床沿，大腿下垂。健侧下肢屈膝屈髋，贴近腹壁，患者双手抱膝以固定腰椎。医生一手扶住髂前上棘以固定骨盆，另一手用力下压于床边的大腿，使髋关节尽量后伸。若骶髂关节发生疼痛则为阳性，说明骶髂关节病变（图2-12-50）。

（4）梨状肌紧张试验：患者仰卧位，伸直患肢，做内收内旋动作，若有坐骨神经放射痛，再迅速外展、外旋患肢，若疼痛立刻缓解即为阳性，说明有梨状肌综合征（图2-12-51）。

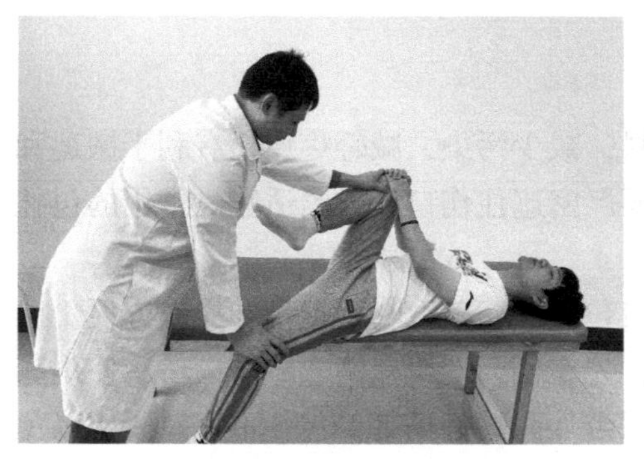
图 2-12-50 床边试验

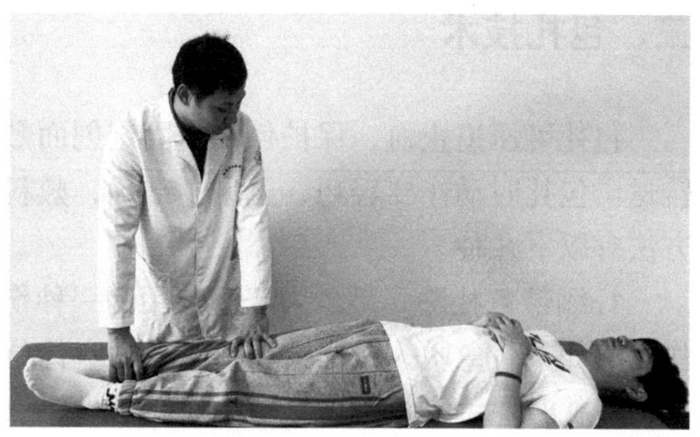
图 2-12-51 梨状肌紧张试验

第二节 现场急救技术

【学习目的】

1. 掌握 常用急救止血技术。
2. 熟悉 包扎法的操作要领。
3. 了解 急救搬运的原则及方法，止血带止血法的注意事项。

一、急救止血技术

创伤出血是导致死亡的重要原因之一，故对创伤出血，首先要进行准确有效的止血，常用的止血方法有以下几种。

1. 加压包扎止血法 躯干、四肢血管伤大多可用此法止血。先用较多无菌纱布或干净布类覆盖伤口，对较深较大的出血伤口，宜用敷料充填，再用较多敷料环绕伤口周径，外用绷带进行加压包扎。加压包扎以能止血为度，松紧要合适，使肢体远侧仍保持有血循环。包扎后应抬高患肢，注意观察出血情况和肢体远侧循环，并迅速送至有条件的医院做进一步处理。

2. 指压止血法 为止血的短暂应急措施。对判断为肢体主要动脉损伤、出血迅猛需立即控制，可用手指或手掌压迫出血动脉的近心端，应把血管压向深部骨骼。此方法仅适用于四肢及头面部的大出血急救，不宜长时间使用，也不便于伤员的搬运和转送，应及时更换其他有效的止血方法，或转送到医院进行治疗。

3. 止血带止血法 适用于四肢大血管出血用加压包扎止血法无效者。常用的止血带有橡皮管（条）与气压止血带两种，要严格掌握使用方法和注意事项。止血带缚上时间太长将导致肢体疼痛，甚至引起肢体缺血性坏死而致残，严重者可危及伤员生命。

二、包扎技术

包扎可压迫止血，保护创面，固定创面敷料，减少污染，减轻疼痛，有利于搬运和转送。包扎时动作要轻巧、迅速、准确，敷料要严密遮住伤口，松紧适宜。常用的包扎方法有以下几种。

1. 绷带包扎法 是最为普遍使用的一种伤口包扎法，其取材、携带和操作方便。操作方法如下：急救人员面向伤员，取适宜体位，先在创面上覆盖消毒纱布，然后使用绷带，包扎时左手拿绷带头，右手拿绷带卷，以绷带外面贴近局部，包扎不宜过紧，以免引起局部肿胀，也不能太松，容易滑脱。绷带包扎法有以下几种：①环形包扎法：适用于胸腹和四肢等处小伤口及固定敷料；②螺旋形包扎法：适用于肢体周径变化不大的部位，如上臂和足部等；③螺旋反折包扎法：适用于肢体周径不等的部位，如小腿和前臂等；④“8”字环形包扎法：适用于肩膝肘踝等关节部位。

2. 三角巾包扎法 适用于头面、胸腹、四肢等全身各部位，包扎应用灵活，使用时三角巾边要固定，角要拉紧，中心舒展，敷料贴体。

3. 急救包包扎法 适用于头胸部开放性损伤。使用时拆开急救包，将包中备有的无菌敷料和压垫对准伤口盖住，再按三角巾包扎法将带系好。

三、急救固定技术

现场急救过程中，对怀疑有骨折、脱位、严重软组织损伤的患者需进行可靠的临时固定，固定的优点为减少患者的疼痛，限制骨折断端或脱位肢体再移位，便于搬运与转送。

固定器材可采用夹板、绷带、三角巾、棉垫等，在急救现场也可采用树枝、竹竿、木棍、纸板、腰带、衣服等代替。固定范围包括骨折处上下两个关节，脱位的关节及严重损伤的肢体。固定时需注意的要点：①露出指（趾）端便于观察血运，如出现指（趾）苍白、青紫，肢体发凉、疼痛或麻木时，表明血液循环障碍，需立即查明原因，如为包扎过紧引起，需放松缚带重新固定；②预防固定引起的皮肤压力性损伤，固定时需在固定物与肢体之间要加软衬垫。

四、搬运与转送

1. 基本原则 迅速观察受伤现场和伤情评估，做好受伤患者现场救护，先救命后治伤。动作要轻巧、迅速，避免二次损伤。经现场止血、包扎和固定后，方能搬运与转送伤员，按照伤情严重者优先，中等伤情者次之，轻伤者最后的原则搬运。在搬运的全过程中，要随时观察患者的表情，监测其生命体征，遇有病情恶化的情况，应该立即停止搬运，就地救治。

2. 搬运方法

（1）昏迷或气胸的伤员，必须采用平卧式搬运法。搬运时两人或数人蹲在伤员同一侧，分别用双手托住伤员的头部、背部、腰部、臀部和腿部，动作协调一致地将伤员托起置于担架上。

（2）可疑脊柱骨折患者，搬动时尽可能不变动原来的位置和减少不必要的活动，以免引起或加重脊髓损伤，禁止一人拖肩一人抬腿搬动患者或一人背送患者的错误做法。正确的搬运应由 3 人采用平卧式搬运法。

3. 搬运与转送过程中的注意事项

（1）运送时昏迷伤员应采用半卧位或俯卧位，保持呼吸道通畅，避免分泌物和舌根后坠堵住呼吸道。有假牙者要取出，以免脱落时阻塞气管。

（2）搬运要平稳，避免动作粗暴，防止损伤加重；特别是可疑脊柱骨折患者，要保持脊柱轴位，防止脊髓损伤。

（3）转运途中要注意密切观察患者的生命体征，关注止血带包扎时间和固定物的松紧度，防止皮肤压伤和缺血坏死。

（4）因搬动或转运等导致病情恶化，出现危及生命情况时，应立即进行抢救。

第三节　骨折外固定技术

【学习目的】

1. 掌握　石膏、小夹板外固定的操作要领。
2. 熟悉　石膏、小夹板外固定的原理。
3. 了解　石膏、小夹板外固定的注意事项。

一、石膏外固定技术

医用石膏系脱水硫酸钙，是由天然结晶石膏煅制而成，石膏绷带固定技术是骨科常用的外固定方法之一，使用方便效果确切，但仍需要掌握好该项技术，以减少相关并发症。

1. 石膏绷带的用法　使用时将石膏绷带卷平放在 30～40℃温水桶内，待气泡出净后取出，以手握其两端，挤去多余水分，即可使用。石膏在水中不可浸泡过久，或从水中取出后放置时间过长，因耽搁时间过长，石膏很快硬固，如勉强使用，各层石膏绷带将不能互相凝固成为一个整体，因而影响固定效果。

2. 石膏绷带内的衬垫　为了保护骨隆突部的皮肤和其他软组织不受压致伤，包扎石膏前必须先放好衬垫。常用的衬垫有棉纸、棉垫、棉花等。根据衬垫的多少，可分为有衬垫石膏和无衬垫石膏。有衬垫石膏衬垫较多，即将整个肢体先用棉花或绵纸自上而下全部包好，然后外面包石膏绷带。有衬垫石膏，患者较为舒适，但固定效果略差，多在手术后做固定用。无衬垫石膏，也需在骨突处放置衬垫，其他部位不放。无衬垫石膏固定效果较好，石膏绷带直接与皮肤接触，较服帖，但骨折后因肢体肿胀，容易影响血液循环或压伤皮肤。

3. 石膏绷带操作步骤

（1）体位：将患肢置于功能位（或特殊要求体位）。如患者无法持久维持这一体位，则需有相应的器具，如牵引架、石膏床等，或有专人扶持。

（2）保护骨隆突部位放上棉花或绵纸。

（3）制作石膏条：在包扎石膏绷带时，先做石膏条，放在肢体一定的部位，加强石膏绷带某些部分的强度。其方法是在桌面上或平板上，按所需要的长度和宽度，往返折叠6～8层，每层石膏绷带间必须抹平，切勿形成皱褶。也可不用石膏条，在包扎过程中，可在石膏容易折断处或需加强部，按肢体的纵轴方向，往返折叠数层，以加强石膏的坚固性。

（4）石膏托的应用：将石膏托置于需要固定的部位，关节部为避免石膏皱褶，可将其横向剪开一半或1/3，呈重叠状，而后迅速用手掌将石膏托抹平，使其紧贴皮肤。对单纯石膏托固定者，按体形加以塑形。此时，内层先用石膏绷带包扎，外层则用干纱布绷带包扎。包扎时一般先在肢体近端缠绕两层，然后再一圈压一圈地依序达肢体的远端。关节弯曲部注意勿包扎过紧，必要时应横向将绷带剪开适当宽度，以防边缘处的条索状绷带造成压迫。对需双石膏托固定者，依前法再做一石膏托，置于前者相对的部位，然后用纱布绷带缠绕二者之外。

（5）管型石膏的操作方法：采用石膏绷带环绕包缠肢体，制成管型石膏。一般由肢体的近端向远端缠绕，且以滚动方式进行，切不可拉紧绷带，以免造成肢体血液循环障碍。在缠绕的过程中，必须保持石膏绷带的平整，切勿形成皱褶，尤其在第一、第二层更应注意。由于肢体的上下粗细不等，当需向上或向下移动绷带时，要提起绷带的松弛部并向肢体的后方折叠，不可翻转绷带。操作要迅速、敏捷、准确，两手互相配合，即一手缠绕石膏绷带，另一手朝相反方向抹平，使每层石膏紧密贴合，勿留空隙。石膏的上下边缘及关节部要适当加厚，以增强其固定作用。整个石膏的厚度，以不致折裂为原则，一般应为8～12层。最后将石膏绷带表面抹光，并按肢体的外形或骨折复位的要求加以塑形。因石膏易于成形，必须在成形前数分钟内完成，否则不仅达不到治疗目的，反而易使石膏损坏。对超过固定范围部分和影响关节活动的部分（不需固定关节），应加以修剪。边缘处如石膏嵌压过紧，可将内层石膏托起，并适当切开。对髋“人”字石膏、蛙式石膏，应在会阴部留有较大空隙。最后用色笔在石膏显著位置标记诊断及日期。有创面者应将创面的位置标明，以备开窗。

4. 石膏固定后注意事项

（1）石膏定型后，可用电吹风或其他办法烘干。

（2）在石膏未干以前搬动患者，注意勿使石膏折断或变形，常用手托起石膏，忌用手指捏压，回病房后必须用软枕垫好。

（3）抬高患肢，注意有无受压症状，随时观察指（趾）血运、皮肤颜色、温度、肿胀、感觉及运动情况。如果有变化，立即将管型石膏纵向切开。待病情好转后，再用浸湿的纱布绷带自上而下包缠，使绷带与石膏粘在一起，如此石膏干固后不减其固定力。

（4）手术后及有伤口患者，如发现石膏被血或脓液浸透，应及时处理。

（5）注意冷暖，寒冷季节注意外露肢体保温；炎热季节，对包扎大型石膏患者，要注意通风，防止中暑。

（6）注意保持石膏清洁，勿被尿、便等浸湿污染。翻身或改变体位时，应保护石膏原形，避免折裂变形。

（7）如因肿胀消退或肌肉萎缩致使石膏松动者，应立即更换石膏。

（8）患者未下床前，须帮助其翻身，并指导患者做石膏内的肌肉收缩活动；情况允许时，鼓励患者下床活动。

（9）注意畸形矫正。骨折或因畸形做截骨术的患者，X 线复查发现骨折或截骨处对位尚好，但有成角畸形时，可在成角畸形部位的凹面横行切断石膏周径的 2/3，以石膏凸面为支点，将肢体的远侧段向凸面方向反折，即可纠正成角畸形。然后用木块或石膏绷带条填塞石膏之裂隙中，再以石膏绷带固定。

二、小夹板固定术

1. 小夹板材料的选择与制作要求 临床上可采用不同的材料，如柳木板、竹板、杉树皮、纸板等，根据肢体的形态加以塑形，制成适用于各部位的夹板。

夹板的材料应具备以下性能：①可塑性；②韧性；③弹性；④吸附性与通透性；⑤质地宜轻；⑥能被 X 线穿透。

2. 小夹板固定的原理 夹板固定是从肢体功能出发，通过扎带对夹板的约束力、固定垫对骨折端防止或矫正成角畸形和侧方移位的效应力，并充分利用肢体肌肉收缩活动时所产生的内在动力，克服移位因素，使骨折断端复位后保持稳定。因此，夹板固定是治疗骨折的良好固定方法。

3. 适应证与禁忌证

（1）适应证：①四肢闭合性骨折（包括关节内及近关节内经手法整复成功者）。股骨颈骨折因肌肉发达收缩力大，须配合持续牵引。②四肢开放性骨折，创面小或经处理伤口闭合者。③陈旧性四肢骨折运用手法整复者。

（2）禁忌证：①较严重的开放性骨折。②难以整复的关节内骨折。③难以固定的骨折，如髌骨、股骨颈、骨盆骨折等。④肿胀严重伴有水疱者。⑤伤肢远端脉搏微弱，末梢血循环较差，或伴有动脉、静脉损伤者。

4. 固定垫 又称压垫，可采用毛头纸、棉花、棉毡等材料制作，安放在夹板与皮肤之间。利用固定垫所产生的压力或杠杆力，作用于骨折部，以维持骨折断端在复位后的良好位置。固定垫质地应柔软，有一定的韧性和弹性，能维持一定的形态，有一定的支持力，能吸水，可散热，对皮肤无刺激。

（1）常用的固定垫有（图 2-12-52）：①平垫；②塔形垫；③梯形垫；④高低垫；⑤抱骨垫；⑥葫芦垫；⑦横垫；⑧合骨垫；⑨分骨垫；⑩大头垫。

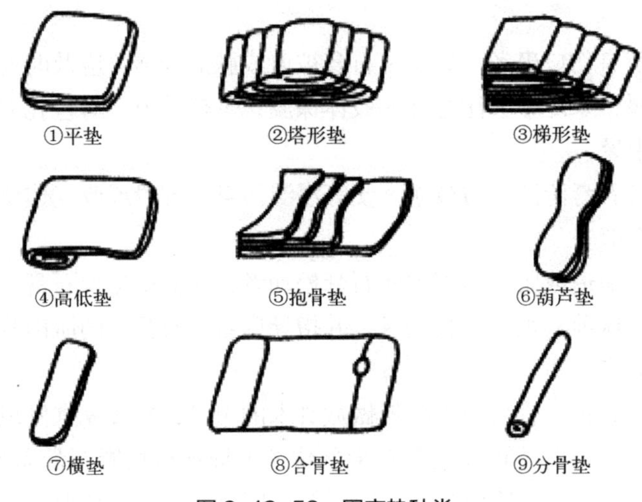

图 2-12-52　固定垫种类

（2）固定垫使用方法：根据骨折类型、移位情况来放置固定垫，目前固定垫放置法有一垫固定法、二垫固定法及三垫固定法。

①一垫固定法：主要压迫骨折部位，多用于肱骨内上髁骨折、外踝骨折、桡骨头骨折及脱位等。②二垫固定法：用于有侧方移位的骨折。骨折复位后，将两垫分别置于两骨折端原有移位的一侧，以骨折线为界，两垫不能超过骨折端，以防止骨折再发生侧方移位。③三垫固定法：用于有成角畸形的骨折。骨折复位后，一垫置于骨折成角突出部位，另两垫分别置于靠近骨干两端的对侧。三垫形成杠杆力，防止骨折再发生成角移位。

5. 扎带　扎带的约束力是夹板外固定力的来源，扎带的松紧度要适宜。过松则固定力不够，过紧则引起肢体肿胀，压伤皮肤，重者则发生肢体缺血坏死。临床常用宽 1～2cm 布带 3～5 条，将夹板安置妥后，依次捆扎中间、远端、近端，缠绕两周后打活结于夹板的前侧或外侧，便于松紧。捆扎后要求能提起扎带在夹板上下移动 1cm，即扎带的拉力为 800g 左右，此松紧度较为适宜。

6. 操作步骤

（1）根据骨折的部位、类型及患者肢体情况，选择合适的夹板（经过塑形后），并将所需用的固定器材均准备齐全。

（2）整复完毕后，在助手维持牵引下，如需外敷药者将药膏摊平敷好，再将所需的压垫安放于适当的位置，用胶布贴牢。

（3）将棉垫或绵纸包裹于伤处，勿使其有皱褶，将夹板置于外层，排列均匀，夹板间距以 1～1.5cm 为宜。夹板的两端勿超过棉垫，骨折线最好位于夹板之中央，由助手扶持夹板，术者依次捆扎系带，两端扎带距夹板端 1～1.5cm 为宜，防止滑脱。

（4）固定完毕后，如需附长板加固者，可置于小夹板的外层，以绷带包裹；如需持续牵引者，按牵引方法处理。

7. 夹板固定后注意事项

（1）抬高患肢，以利肿胀消退。

（2）密切观察伤肢的血运情况，特别是固定后3～4天更应注意观察肢端皮肤颜色、温度、感觉及肿胀程度。如发现肢端肿胀、疼痛、温度下降、颜色紫暗、麻木、伸屈活动障碍并伴剧痛者，应及时处理。切勿误认为是骨折引起的疼痛，否则有发生缺血坏死之危险。

（3）注意询问骨骼突出处有无灼痛感，如患者持续疼痛，则应解除夹板进行检查，以防止发生压迫性溃疡。

（4）注意经常调节扎带的松紧度，一般在4日内，因复位继发性损伤，局部损伤性炎症反应，夹板固定后静脉回流受阻，组织间隙内压有上升的趋势，可适当放松扎带。以后组织间隙内压下降，血循环改善，扎带松弛时应及时调整扎带的松紧度，保持1cm的正常移动度。

（5）定期进行X线检查，了解骨折是否发生再移位，特别是在两周以内要经常检查，如有移位及时处理。

（6）指导患者进行合理的功能锻炼，并将固定后的注意事项及练功方法向患者及家属交代清楚，取得患者的合作，方能取得良好的治疗效果。

8. 解除夹板固定的日期 夹板固定时间的长短，应根据骨折临床愈合的具体情况而定。达到骨折临床愈合标准，即可解除夹板固定。

第四节 伤口换药与拆线术

【学习目的】

1. 掌握 伤口换药与拆线的操作要领。
2. 熟悉 伤口换药的目的，适应证和切口愈合情况。
3. 了解 伤口分泌物的分析和拆线的注意事项。

一、伤口换药技术

1. 伤口换药的目的

（1）了解和观察伤口的情况，以便酌情给予相应的治疗和处理。

（2）清洁伤口，去除异物、渗液或脓液、减少细菌的繁殖和分泌物对局部组织的刺激。

（3）伤口局部外用药物使伤口炎症局限或加速伤口肉芽生长和上皮组织的扩展，促进伤口尽早愈合。

（4）包扎固定患部，使局部得到充分休息，减少患者痛苦。

（5）保持局部温度适宜，促进血液循环，改善局部环境，为局部伤口愈合创造有利条件。

2. 适应证 ①无菌手术及污染手术后一般于 2～4 天检查刀口局部愈合情况，观察伤口有无感染。②估计手术后伤口有无充血、渗血的可能或外敷料已被血液或渗透液渗透者。③肢体包扎后出现患肢浮肿、胀痛、皮肤颜色青紫、局部受压等。④伤口内安放引流物，需要松动，部分拔出或全部拔出者。⑤伤口已化脓，需要定时清除坏死组织、脓液和异物者。⑥伤口局部敷料松脱，移位、错位、包扎、固定失去应有的作用者。⑦外科伤口已愈合，需要拆线者。⑧定时局部外用药物治疗。⑨各种瘘管漏出物过多者。⑩ 大小便污染和鼻口分泌物污染、浸湿附近伤口敷料者。⑪ 术前创面准备，需要对其局部进行清洁、湿敷者。

3. 伤口换药的间隔时间

（1）无菌手术切口不放引流者：术后 3～4 天换第一次敷料，如无异常，可延至伤口愈合时更换下一次敷料。有出血、血肿、感染等情况，确定下次换药时间，若其后出现原因不明的发热，刀口疼痛等，则随时换药，检查伤口。

（2）无菌手术缝合时切口放引流物者：术后 24～28 小时更换第一次敷料。根据情况确定引流物是否去除。

（3）污染切口不放引流物者：术后 2～3 天换第一次敷料。

（4）污染切口放引流物者：术后 24～48 小时换第一次敷料。

（5）化脓感染伤口、伤口内放引流物者，最初可每日换药一次，脓液或分泌物减少后，可隔日换药一次，肉芽组织生长好，分泌物明显减少时，可再适当延长换药时间。

（6）严重感染或渗出物多时，可根据情况随时换药。

（7）伤口敷料松脱、移位，失去保护意义者随时换药。

4. 无菌技术操作原则

（1）穿工作服、戴工作帽、戴口罩、剪短指甲、肥皂水洗手。

（2）用持物钳或长镊子取物，取出持物钳后其始终向下，取放不可触及瓶口，取毕立即放回。

（3）移开的容器瓶盖应倒置放妥，用后立即放好。

（4）先换无菌伤口后换污染伤口，先简单后复杂，先一般污染，后换特殊感染伤口。每更换一个患者，操作前应重新洗手。

（5）当天有手术的医生，术前不宜换感染伤口。

5. 换药前准备

（1）患者的准备：①进餐后或饮水后，要排空大小便。②消除紧张情绪，取得合作。③大伤口或敏感部位时，预先使用止痛剂。④摆好体位，充分暴露伤口。⑤地点：根据患者的具体情况而定，换药室或床边。

（2）操作者的准备：①穿工作服；②戴工作帽；③戴口罩；④洗手；⑤了解伤口情况（打开伤口，决定取物品的种类和多少）；⑥感染较重或渗液较多的伤口，可戴手套操作。

6. 器械准备

（1）换药碗三个，镊子两把，及其他物品（简单伤口两碗两镊即可）。一个碗用于放无菌纱布、凡士林纱布等敷料，另一个用于放酒精棉球、苯扎溴铵棉球或其他湿敷料、引流物等，第三个用于放蘸洗伤口用过的棉球、引流物等污染物品。

（2）物品夹取顺序：先用者后取，后用者先取。先取干的，后取湿的。先取无刺激的，后取有刺激的。再取镊子、剪刀、探针等。

7. 操作步骤

（1）敷料的解除

1）去除胶布和绷带：胶布由外向里，剪刀横断绷带。

2）取下纱布敷料：若为感染伤口，先用手取下外层敷料，再用镊子取下紧贴伤口的内层敷料或引流物；若为缝合伤口，应用镊子夹住内层敷料的一端顺伤口方向反折拉向另一端，以近乎平行的方向逐渐解除纱布。手指伤口痛觉敏感，可将手指浸入生理盐水或 0.5% 利多卡因溶液里，使内层敷料湿润松动后再解除敷料。敷料被血液或脓液浸透与伤口紧密黏着时可用生理盐水或 3% 双氧水浸润后解除。

（2）伤口周围皮肤清洁消毒

1）清洁伤口：中心→外周 5～10cm 擦拭 2～3 次。

2）感染伤口：外周→中心 10cm 酒精棉球不得进入伤口内。

（3）伤口分泌物的性状：取伤口分泌物标本注意无菌操作原则。①浆液：创面毛细淋巴管或血管渗出的液体，淡黄色澄明，无臭味，清稀薄的液体。②脓液：由死亡破裂白细胞和坏死组织组成的，为一种混合物。

（4）伤口分泌物的分析

1）金葡菌：脓液稠厚，浅黄色或黄白色，无臭味。

2）链球菌：脓液浅红色，有腥臭味，性状稀薄，量多，厌氧型链球菌的脓液，多数有恶臭。

3）肺炎球菌：初期稀薄，继而稠厚，无臭味。

4）混合感染：脓液稠厚，有粪臭味。

5）变形杆菌：脓液稀薄，有特殊臭味。

6）绿脓杆菌：脓液稀薄，量多，特殊蓝绿色，有生姜气味或甜腥味。

（5）伤口的处理

1）缝合伤口：若伤口情况正常，酒精擦拭，覆盖干纱布敷料。去除引流物，24～48 小时拔除，特殊的可延至 72 小时。伤口缝线反应可用 70% 酒精纱布湿敷。脂肪坏死时，切口内有水样物溢出，或水样物中混有油珠，有波动感或凹陷感，一般无明显压痛。可拆除一针缝线。敞开伤口，放凡士林纱布引流。此后适时换药。

2）感染伤口：若伤口红肿，热痛，有波动感，或有脓液溢出，拆除部分或全部缝线，敞开伤口放出脓液，冲洗伤口，放置适当引流物，定时换药。注意清除脓液或坏死组织。颜色变暗紫或黑色，无出血，无弹性，则可确认为皮肤坏死组织。

（6）覆盖敷料：①简单伤口 4～6 层纱布，估计渗透液较多的，应多覆盖敷料。冬季为了保暖可多盖敷料。②用胶布或绷带固定。

二、拆线术

1. 拆线术的适应证 ①无菌手术切口，局部及全身无异常表现，已到拆线时间，切口愈合者；面颈部 4～5 天；下腹部、会阴部 6～7 天；胸部、上腹部、背部、臀部 7～9 天；四肢 10～12 天；关节处可延长些，减张缝合 14 天。②伤口术后有红、肿、热、痛等明显感染者，应提前拆线。

2. 延迟拆线的情况　①严重贫血、消瘦、轻恶病质者；②严重水、电解质紊乱尚未纠正者；③老年患者及幼儿；④咳嗽没有控制时，胸腹部均应延迟拆线。

3. 拆线前器械准备　同换药术，同时准备拆线剪刀一把。

4. 切口评估

（1）了解切口情况，明确切口分类。按切口有否细菌感染，可分为无菌切口，可能污染切口及污染切口三类（Ⅰ～Ⅲ类）。

（2）取下敷料，正确判定愈合情况。①甲级：即切口部位无不良反应的一期愈合。②乙级：愈合欠佳，可有缝线周围炎、红肿硬结、血肿、积液或表面皮肤裂开等。③丙级：切口完全裂开或化脓。

5. 拆线术的操作步骤

（1）切口甲级愈合：①用碘伏棉球从内向外消毒伤口、缝线及针眼和周围皮肤，范围 5～6cm；②左手持镊子，轻轻提起线结，使原已埋入皮下的一部分缝线露出少许，右手执剪刀，将带钩侧剪尖伸入线结下，紧贴皮肤，将新露出的缝线段予以剪断；③左手持镊就可将线抽出，抽线方向只能顺向该剪断缝线一侧，以免患者疼痛及用力过猛撕裂伤口；④第一根缝线拆除后，如无裂开迹象，可一次性拆完其他缝线，若超过 10 针，张力较大，可分次间断拆线；⑤拆线后重新消毒伤口一次，纱布覆盖，胶布固定。

（2）切口乙级愈合：缝线周围炎及切口轻度红肿、硬结者，拆除缝线后换药即可；有血肿或积液者应引流；表面皮肤裂开可用蝶形胶布拉拢，加敷料覆盖，必要时加绷带或腹带保护。

（3）切口丙级愈合：拆线后应充分引流或作二期缝合。

6. 拆线术的注意事项

（1）严格执行无菌外科操作，操作轻柔。

（2）不同组织、不同年龄或不同部位的切口，愈合速度是不一致的，所以仔细观察创口和正确判断愈合情况是拆线的先决条件。必要时可拆除 1～2 针缝线，探试切口的愈合强度，决定全部拆线或间断拆线。不可在伤口愈合不良时，贸然一次拆除全部缝线。

第五节　牵引技术

【学习目的】

1. 掌握　皮肤牵引、骨牵引的操作要领。
2. 熟悉　皮肤牵引、骨牵引的适应证。

3. 了解　皮肤牵引、骨牵引的注意事项。

牵引技术是骨科基本治疗方法之一，通常用于骨折，脊柱、关节以及其他骨骼或软组织损伤疾病的康复和治疗。它的基本原理是通过适当的牵引力，利用作用力和反作用力实现缓解肌肉紧张和收缩，纠正骨折和脱位，纠正软组织挛缩，以及达到在某些疾病的术前松解组织以及术后固定的目的，皮肤牵引和骨牵引是常用的牵引疗法。

在临床实践中，选择适用的牵引方法涉及多个因素的综合考量，如患者的年龄、体质状况、骨折的解剖位置与类型、肌肉发达程度，以及周围软组织的受损情况等。施加的牵引力量的设定必须根据骨折的程度和患者的生理特征进行精确确定，并在治疗过程中进行必要的调整。牵引力的选择应及时调整，牵引力过大可能导致骨折端分离，从而影响愈合进程，而牵引力不足则可能无法实现骨折的复位和稳定。因此，在临床治疗中，医务人员需要精细评估每位患者的独特情况，并基于这些因素来选择最合适的牵引方法和适当的牵引力量，以确保治疗的有效性和安全性。

牵引工具主要包括：牵引架、牵引绳、牵引重量、牵引扩张板、床脚垫、牵引弓、牵引针和进针器具等。

一、皮肤牵引

皮肤牵引通过对皮肤施加轻微的拉力以实现复位和固定的目的。这种方法的优势在于对患者的肢体造成极少的损伤，几乎没有疼痛感，而且不会引发穿刺或感染的风险。

1. 皮肤牵引的适应证　由于皮肤本身的承受能力有限，而且黏附在胶布上的牵引力不会持续太久，因此皮肤牵引的适用范围相对较窄。①儿童股骨骨折；②小儿关节挛缩；③成年人下肢骨折辅助牵引；④老年人股骨转子间骨折；⑤肱骨髁上骨折出现皮肤并发症不能即刻复位者。

2. 皮肤牵引的禁忌证　①患处皮肤破损；②对胶布过敏；③患肢血液障碍；④骨折严重错位需要强力牵拉矫正等。

3. 皮肤牵引的操作步骤

（1）根据肢体的形态，裁剪相应宽度的胶布（与扩张板宽度一致），然后将其撕成长条，长条长度应根据骨折平面而定，约为骨折线以下到肢体末端和扩张板长度的两倍。

（2）将扩张板置于胶布的中央位置，稍微偏向内侧 2～3cm，并在扩张板的中央孔位置钻孔，然后将牵引绳穿入，再在扩张板内侧系结，以防止牵引绳滑脱。

（3）将胶布两端撕成多等份条带状，长度介于单侧胶布的 1/3～1/2。术者于骨突处放置纱布，并将较长一端的胶布平稳地贴在末端肢体外侧，确保扩张板与末端肢体两横指的距离。接下来，将胶布的另一端贴在内侧，注意确保两端的长度相等，以确保扩张板保持水平位置。

（4）用绷带将胶布固定在肢体上，固定时注意松紧度，切勿过紧影响神经和末端血液循环。

（5）将患肢放置于准备好的牵引架上，根据患者情况调整牵引重量和牵引方向。

4. 皮肤牵引的注意事项

（1）皮肤牵引重量不宜过大，一般不超过 5kg，否则会造成皮肤损伤。如果出现损伤或张力性水疱，应及时更换牵引方法并进行伤口消毒。

（2）皮肤牵引一般持续时间为 2～3 周，需要关注胶带和绷带黏着情况，如有滑脱需要及时进行更换，避免影响牵引效果。

（3）要时刻关注牵引部位牵引固定的松紧度，并根据患者情况及时进行重量和松紧度的调整，检测肢体末梢血运感觉情况，防止血管、神经损伤。

二、骨骼牵引

骨骼牵引又称骨牵引，是利用钢针或牵引钳穿过骨骼，将牵引力直接传递到受损部位，以实现复位、固定的牵引方法。骨牵引产生的牵引力较大，牵引持续时间较长，能够有效纠正骨折畸形和肌肉紧张。由于骨牵引与皮肤接触面积较小，不会导致水疱、压迫性坏死或循环障碍的发生。但如果消毒或护理不当，可能会导致穿刺点感染，同时穿刺操作不当的同时也可能会损伤神经血管。

1. 骨牵引的适应证 ①成人长骨不稳定性骨折；②开放性骨折或战伤骨折；③肱骨、股骨等肌肉力量较大易引起移位部位的骨折；④关节挛缩；⑤局部皮肤存在损伤或感染，不适合皮肤牵引的患者；⑥颈椎损伤或脱位。

2. 骨牵引的禁忌证 ①穿刺针穿刺处有炎症；②开放伤口污染严重；③并发其他骨系统疾病：骨髓炎或骨质疏松等患者。

3. 骨牵引的操作步骤

（1）颅骨牵引：颅骨牵引适用于颈椎骨折和脱位患者，如伴有脊髓损伤时也可以使用。患者仰卧位，将沙袋置于颈部两侧固定，剃去头发。用甲紫沿鼻尖到枕外隆突画一条矢状线将头颅均分为左右两半，再将左右两侧耳后乳突之间画一条冠状线与矢状线相交。将牵引弓两臂张开，两侧齿钉置于冠状线上，支点对准两线交点，在两侧齿钉部位做好标记，为颅骨钻孔部位。在标记处做好常规消毒并铺巾，用 1% 利多卡因进行局部麻醉，在标记处各做一个 1cm 横形切口，直至骨膜，剥离并止血后，用颅骨钻在颅骨表面斜向内侧约 45°（或与牵引弓齿钉方向一致），钻入颅骨外板（成人约为 4mm，儿童约为 3mm），钻入时注意不要穿透颅骨内板损伤大脑。钻孔完毕后安装牵引弓，将齿钉插入骨孔，拧紧牵引弓上所对应的两颗螺丝，固定牢靠后缝合伤口并消毒。随后在牵引弓上系牵引绳并通过床头滑轮，床头抬高 15～20cm 对抗牵引。牵引重量根据患者颈椎节段进行调整，1～2 颈椎用 4kg 牵引，每下一个椎体增加 1kg，复位后维持 3～4kg 牵引重量。若伴有小关节交锁者，可增加牵引重量至 12.5～15kg，同时搭配头部屈曲体位对抗牵引。为防止牵引弓滑脱，应及时进行检查并根据情况加紧牵引弓的螺丝。

（2）尺骨鹰嘴牵引：尺骨鹰嘴牵引适用于肱骨颈、干及髁上、髁间粉碎性骨折和难以复位、皮肤肿胀明显者。患者仰卧位，在尺骨鹰嘴顶点下 2～3cm 画一条与尺骨脊相垂直的直线，在尺骨脊两侧、垂线上一横指处即为穿刺点，标记后将患者上肢抬起常规进行消毒、麻醉，将克氏针从内侧刺入皮肤，穿透尺骨后垂直从对侧的穿刺点穿出，注意避开尺神经。穿出后保持两侧克氏针长度相等。消毒包扎后安装牵引弓和牵引绳，沿上臂纵轴力线方向进行牵引，同时将前臂吊起保持屈肘 90°，牵引重量一般为 2～4kg。

（3）股骨髁上牵引：适用于有移位的股骨骨折，髋关节、骶髂关节脱位，骨盆骨折向上移位等。患者仰卧位，患肢置于牵引支架上，在髌骨上缘 1cm 处画一条股骨垂线（骨质疏松患者需要高一些），然后分别沿腓骨小头前缘和股骨内髁隆起最高点作与股骨垂线的垂线，交点即为穿刺点。对穿刺点进行消毒、麻醉后，将克氏针从大腿内侧标记点垂直刺入防止损伤血管和神经，穿透股骨后穿出外侧标记点，保持两侧克氏针长度相等。安装牵引弓进行牵引，与此同时，患者小腿也应进行辅助牵引防止肢体旋转。牵引重量应基于患者自身体重和骨折脱位情况所决定，成人一般为自身体重的 1/8～1/7，老年人一般选择自身体重的 1/9。

（4）胫骨结节牵引：胫骨结节牵引适用于股骨干骨折，股骨髁上骨折等。患者仰卧位，患肢置于牵引架上。在胫骨结节下方 1cm 左右画一条与胫骨结节纵轴相垂直的横线，在胫骨结节两侧 3cm 左右画两条与纵轴相平行的线，其与垂线相交的两点即为穿刺点（骨松患者需要向下一些）。常规消毒、局麻之后从外侧标记点进针，防止损伤腓总神经，牵引重量与股骨髁上牵引相似。

（5）跟骨牵引：跟骨骨折适用于胫腓骨不稳定性骨折，踝部骨折，跟骨骨折向后上移位，膝关节屈曲挛缩畸形等。患者仰卧位，将患肢置于牵引架上，踝关节保持中立位，内踝与足跟后下缘连线的中点为穿刺点。常规消毒、局麻之后从内侧进行穿刺，当胫腓骨骨折时，进针角度调整为 15°，即内低外高，有利于胫骨生理曲度的恢复。穿刺后保持内外侧穿刺针长度相等，安装牵引弓进行牵引，牵引重量一般为 3～5kg。

4. 骨牵引的注意事项

（1）需经常检查牵引针穿刺处是否出现感染，若出现感染需及时进行消毒或者改变牵引针位置。

（2）牵引开始后需定期行 X 线检查确认骨折对线对位情况，并根据病情变化及时改变牵引重量和牵引方式。

（3）牵引期间需要时刻观察患肢末端血液循环状况，避免出现血管损伤或者血栓等并发症。

（4）患者骨折部位肿胀减退后，应及时进行功能性锻炼。约 2 周后可开始进行关节活动，逐渐增加强度和范围。这有助于防止肌肉萎缩和关节僵硬，特别是对于有神经麻痹的患者，要进行被动关节活动。

（5）在骨牵引的同时需要患者保持合适的体位从而恢复原来的正常生理曲度。当进行股骨近端骨折的骨牵引时，患肢应该尽量外展，同时患者需保持半卧位，有助于确保骨折的正确对位；而在处理胫腓骨中远段骨折时，可以将牵引绳系在牵引弓的外角，使踝关节轻微内翻，有助于胫腓骨恢复正常的生理曲线，确保骨折的正确对线对位。

第六节 骨关节穿刺技术

【学习目的】

1. 掌握　关节穿刺术的操作要领。
2. 熟悉　关节穿刺术的适应证。
3. 了解　关节穿刺术的注意事项。

关节穿刺术主要用于四肢关节，是骨科临床医师必不可少的基本操作技术之一。根据操作目的的不同，医生可以通过关节穿刺来获取各种类型的关节积液，以协助关节疾病的诊断，同时也可以用于注射各类药物来治疗关节疾病。因此，关节穿刺术在骨科领域具有重要意义，可以为医生提供关于病情评估和治疗决策的重要信息。

一、关节穿刺术的适应证

①对四肢关节腔内积液进行穿刺抽液检查或者引流，常见的引起关节积液的原因主要有：感染性关节炎；骨性关节炎；滑膜炎；关节创伤等。②向关节腔内注射药物达到治疗目的。③行关节造影术，将空气或者造影剂注入关节，了解关节内部的结构变化。

二、关节穿刺术的操作流程

1. 器材准备：无菌注射器、无菌手套、碘伏棉球、棉球、无菌手术帽、口罩、洞巾、穿刺针及注射器、无菌试管、2% 利多卡因及相应治疗药物。

2. 术者向患者说明操作的目的和过程以及相对应可能存在的并发症风险。

3. 术者应严格遵循无菌操作规范，手消毒后佩戴无菌手套、帽子和口罩。

4. 在关节穿刺位置用笔标记出穿刺点，用碘伏棉球在以穿刺点为中心的 5cm 半径区域或整个关节表面进行皮肤消毒，随后常规铺巾。

5. 穿刺点用 2% 利多卡因进行局部麻醉。

6. 在进行穿刺时，术者轻微地绷紧穿刺点周围皮肤，以便支撑和固定穿刺针，这有助于准确地进针和进入关节腔。穿刺针在进入皮肤时要迅速而坚决，同时轻轻地抽取，若抽取不顺利或者有骨性阻挡时可以略微调整针头位置，直到抽出关节积液，切勿反复穿刺或大幅度改变方向。

三、各关节穿刺的具体入路

1. 肩关节穿刺术

（1）前侧入路：嘱患者轻度外展外旋肩关节并屈肘 90°，分别定位肱骨小结节和喙突后在两者连线之间垂直进行穿刺。或从喙突下 1.5cm 处进行穿刺，穿刺针向外侧倾斜 30°。

（2）外侧入路：分别定位肩峰和肩胛冈，在两者交界处向内进行穿刺。

（3）后侧入路：内收内旋患者上肢，并搭在对侧肩部，在触及肩峰后外侧角后在其下方 2cm、内侧 1cm 处向喙突方向进行穿刺。

2. 肘关节穿刺术

（1）鹰嘴上入路：患者肘关节屈曲 45°，在尺骨鹰嘴顶点上方进针，穿过肱三头肌肌腱，朝前下方穿刺。

（2）后外侧入路：患者肘关节屈曲 90°，术者反复旋转患者前臂从而确定桡骨小头位置，在紧靠桡骨小头近侧朝肱桡关节间隙进行穿刺。当肘关节肿胀时桡骨小头无法触及，可以从尺骨鹰嘴尖端和肱骨外上髁连线中点处朝前下方进针。

3. 腕关节穿刺术

（1）尺侧背侧入路：患者肘关节屈曲 90°，紧邻尺骨茎突尖端远侧垂直进针。

（2）桡侧入路：患者肘关节屈曲 90°，紧邻桡骨茎突尖端远侧垂直进针，在穿刺过程中需缓慢进针，以免损伤桡动脉。

4. 髋关节穿刺术

（1）前侧入路：患者仰卧位，髋关节轻微外旋，触及髂前上棘和耻骨结节，在腹股沟韧带触及股动脉搏动点，在此点外下方 2.5～4cm 处垂直进针向后方穿刺。也可以在髂前上棘下 2～3cm，股动脉搏动点外侧 2～3cm 处进针，向后内侧方向穿刺。

（2）外侧入路：患者仰卧位，髋关节内旋，从股骨大粗隆前下方（与皮肤呈 45°）沿股骨颈向内上方（腹股沟中点方向）穿刺。

5. 膝关节穿刺术

（1）髌上入路：患者仰卧，下肢中立位，在髌骨上极和髌骨外缘作两条相切线，交点即为进针点，穿刺时向内后方刺入，为髌外上方入路。髌骨上极和髌骨内缘作两条相切线，穿刺时向外后方刺入，为髌内上方入路。

（2）髌下入路：患者仰卧或者坐位，膝关节屈曲 90°，在膝眼下 1cm 处进针，向髁间窝方向穿刺。根据膝眼位置不同分为髌外下方入路和髌内下方入路。

6. 踝关节穿刺术

（1）前内侧入路：患者仰卧位，轻微跖屈踝关节，在胫距关节间隙处，胫骨前肌内侧，朝外后方穿刺。

（2）经内、外踝入路：在内踝尖端前方 5mm 处刺入，向外上后方穿刺；在外踝尖端前方 5mm 处刺入，向内上后方穿刺。

四、关节穿刺的禁忌证及并发症

1. 禁忌证

（1）感染性疾病：如果患者有体内感染或疑似感染，关节穿刺可能会导致感染扩散到其他部位。在这种情况下，通常需要先治疗感染，然后再考虑进行关节穿刺。

（2）出血倾向：如果患者存在严重的出血倾向，例如血液凝固障碍或正在服用抗凝药物，那么进行关节穿刺可能导致严重的出血问题。

（3）皮肤感染或破损：如果关节穿刺部位的皮肤有感染或破损，穿刺可能会引入更多的细菌，导致关节感染。

（4）糖尿病等代谢性疾病。

2. 并发症

（1）关节感染：这是最严重的关节穿刺并发症。穿刺时，细菌可能会进入关节，导致关节感染。要求术者严格掌握适应证和无菌操作技术。

（2）出血：在穿刺期间或之后，可能会发生出血的情况，这可以导致关节内出血或关节周围组织的血肿形成。术者在操作时应尽量避免反复穿刺。

（3）神经或血管损伤：虽然较少见，但在穿刺时，周围的神经或血管可能会受到损伤。这可能导致疼痛、感觉异常或血流障碍等问题的发生。

（4）过敏反应：有些患者可能对用于局部麻醉的药物或其他注射药物产生过敏反应。过敏反应可能包括皮肤瘙痒、荨麻疹、呼吸急促等症状，需紧急处理。

（5）关节软骨损伤：一般由术者操作不当引起。

第七节　常见骨折脱位的手法整复技术

【学习目的】

1. 掌握　常见骨折脱位的手法整复要领。
2. 熟悉　常见骨折脱位的手法整复前的准备。
3. 了解　常见骨折脱位的分型。

一、常见骨折的手法整复

（一）桡骨远端骨折的手法整复技术

桡骨远端骨折是指桡骨茎突顶点向近端 3cm 以内的骨折，常累及桡腕关节和下尺桡关节，是上肢最常见的骨折，临床上桡骨远端骨折多数可进行非手术治疗，其中手法整复技术尤为重要。

1. 复位前准备 在准备整复前应先告知患者，让其做好接受复位的思想准备。同时操作者应仔细阅读患者 X 线片表现以了解骨折移位及粉碎程度，以做好充分的技术心理准备；为了减少患者疼痛及更好的复位效果，可准备 1% 利多卡因及 5mL 无菌注射器进行骨折局部血肿内麻醉，尤其是严重复杂的骨折类型，可在整复前进行臂丛麻醉。

2. 常用的整复手法

（1）拔伸牵引：用于纠正短缩、嵌插移位。患者取坐位，老年患者则平卧为佳，保持患者肘部屈曲 90°，前臂中立位。助手双手环握把住患者前臂近端，术者双手把握住患者腕部骨折远端，双拇指按压骨折远端，与助手对抗持续拔伸牵引，逐步增加牵引力至骨折分离感，若拔伸状态下感觉嵌插的骨折分离困难时，可在拔伸牵拉下进行左右摆动及轻度回旋动作（视频 2-12-1）。

视频 2-12-1
拔伸牵引

（2）成角折顶：用于纠正桡背侧或桡掌侧移位及成角畸形。

视频 2-12-2
掌屈尺偏

3. 不同类型骨折的整复手法

（1）伸直型骨折：骨折端分离后，维持牵引力，操作者双手环握患者手腕部，以拇指按压骨折远端背侧，双食指固定患者腕尺侧，行轻度背伸后进行掌屈尺倾手法（视频 2-12-2）。

视频 2-12-3
背伸尺偏

（2）屈曲型骨折：骨折端分离后，维持牵引力，操作者双手环握患者手腕部，以双食指按压骨折远端掌侧，拇指固定背侧，虎口固定患者腕尺侧，进行背伸尺倾手法（视频 2-12-3）。

（二）肱骨外科颈骨折的手法整复技术

肱骨外科颈骨折是指发生在肱骨解剖颈下 2～3cm 处的骨折。肱骨外科颈骨折较常见，以老年人为多，亦可发生于儿童和青壮年。临床上常分为裂缝骨折、嵌插骨折、外展型骨折、内收型骨折和肱骨外科颈骨折合并肩关节脱位五种类型。对于无移位的裂缝骨折或嵌插骨折无须进行手法整复，可用三角巾悬吊患肢 1～2 周即可开始活动。

视频 2-12-4
拔伸牵引

患者取坐位或卧位，一助手用布带绕过腋窝向上提拉，屈肘 90°，前臂中立位，另一助手握其肘部，沿肱骨纵轴方向牵拉，纠正缩短移位（视频 2-12-4），然后根据不同类型再采用不同的复位方法。

1. 外展型骨折 术者双手握骨折部，两拇指按于骨折近端的外侧，其他各指抱骨折远端的内侧向外端提，助手同时在牵拉下内收其上臂即可复位（视频 2-12-5）。

视频 2-12-5
内收外展

2. 内收型骨折 术者两拇指压住骨折部向内推，其他四指使远端外展，助手在牵引下将上臂外展即可复位。如向前成角畸形过大，还可继续将上臂上举过头顶（视频 2-12-6），此时术者立于患者前外侧，用两拇指推挤远端，其他四指挤按成角突出处，如有骨擦感，断端相互抵触，则表示成角畸形矫正。

3. 合并肩关节脱位 对合并肩关节脱位者，有时可先整复骨折，然后用手法推送肱骨头；亦可先持续牵引，使肩盂间隙加大，纳入肱骨头，然后整复骨折。

视频 2-12-6 上举过顶

二、常见关节脱位的手法整复

（一）肩关节脱位的手法整复技术

肩关节脱位在全身大关节脱位中最常见，好发于 20～50 岁的男性。根据脱位后肱骨头所在的位置，又可分为前脱位、后脱位两种。新鲜的肩关节脱位，采用手法复位及适当固定。合并大结节骨折、腋神经及血管受压，往往可随脱位整复，骨折亦随之复位，神经、血管受压解除；陈旧性脱位，先试行手法复位，失败后考虑手术治疗。

1. 拔伸托入法 患者取坐位。第一助手立于患者健侧肩后，两手斜形环抱固定患者作反牵引。第二助手一手握肘部，一手握腕上，向外下方牵引。用力由轻而重，持续 2～3 分钟。术者立于患肩外侧，两手拇指压其肩峰，其余手指插入腋窝内，在助手对抗牵引下，术者将肱骨头向外上方钩托。同时第二助手逐渐将患肢于内收、内旋位牵引，直至肱骨头有还纳感觉，复位即告成功（图 2-12-53）。

2. 手牵足蹬法 患者仰卧，用拳头大的棉垫置于患侧腋下，以保护软组织。术者立于患侧，双手握住患侧腕部，用一足背外侧（右侧脱位用右足，左侧脱位用左足）置于腋窝内。术者在双肘、双膝伸直，一足着地，另一足蹬住腋窝的姿势下。在患肩外旋，稍外展位，缓慢有力地向下牵引患肢。然后内收、内旋，充分利用足背外侧为支点的杠杆作用，将肱骨头撬入关节囊内。当有还纳感时，复位即告成功（图 2-12-54）。

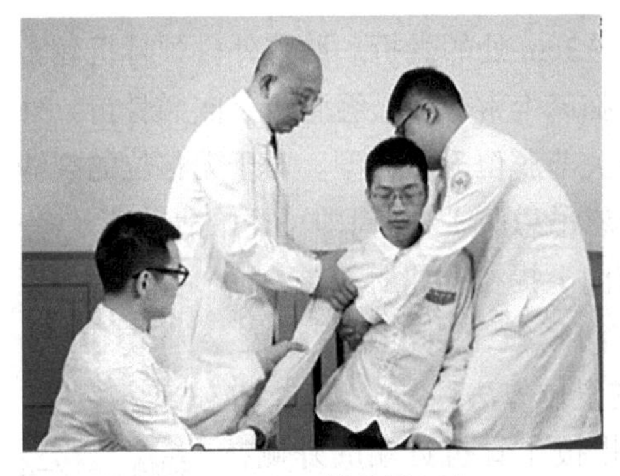

图 2-12-53　拔伸托入法

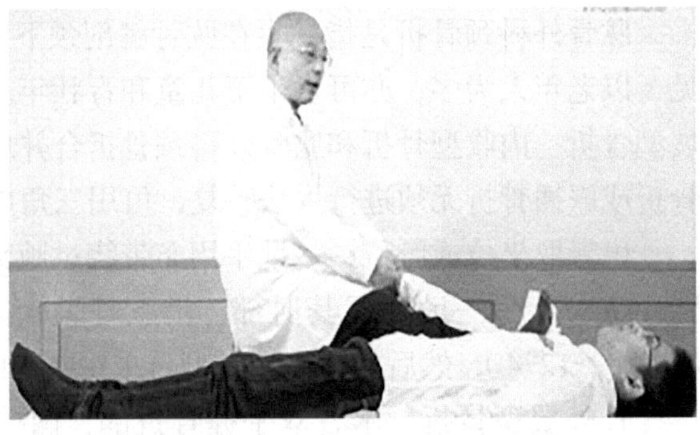

图 2-12-54　手牵足蹬法

3. 椅背整复法 患者坐在靠背椅上，用棉垫置于腋部，保护腋下血管、神经，免受损伤。将患肢放在椅背后侧，胁肋部紧靠椅背。一助手固定住患者和椅背。术者握住患肢，先外展、外旋牵引，再逐渐内收，并将患肢下垂，内旋，屈肘，复位即可成功。此法是应用椅背作为杠杆支点整复肩关节脱位的方法，适用于肌肉不发达，肌力较弱的患者（图 2-12-55）。

4. 膝顶推位法　患者坐在凳上，以左肩脱位为例。术者立于患侧，左足踩地，右足踏在坐凳上，右膝屈曲小于 90°，膝部顶于患侧腋窝。将患肢外展 80°～90°，并以拦腰状绕过术者身后。术者以左手握其肘部，右手置于肩峰处，右膝顶，左手拉。当肱骨头达到关节盂时，右膝将肱骨头向上用力一顶，即可复位。此法为应用膝部为支点整复肩关节脱位的方法。适用于脱位时间短，肌力较弱的患者。此法术者一人操作即可，不需助手协助（图 2-12-56）。

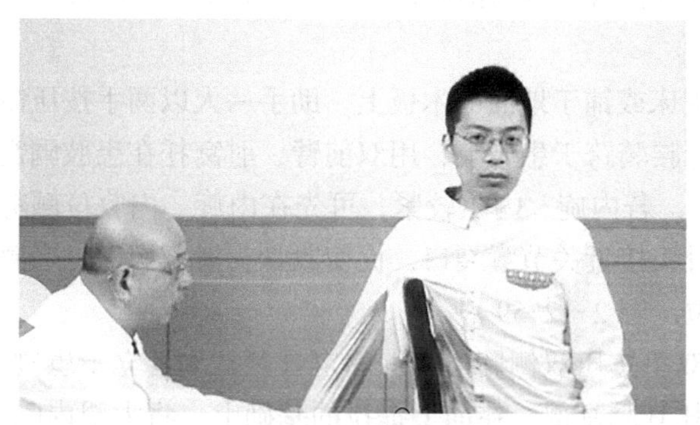

图 2-12-55　椅背整复法

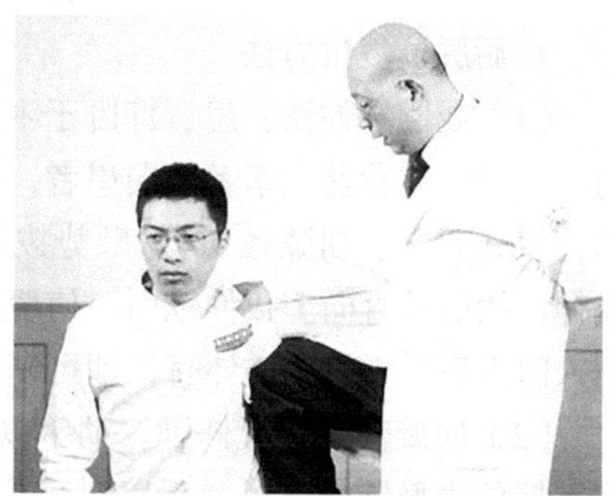

图 2-12-56　膝顶推位法

（二）肘关节脱位的手法整复技术

肘关节是人体比较稳定的关节，但外伤性脱位仍不少见，发生率仅次于肩关节脱位。多见于青少年。新鲜性肘关节后脱位应以手法整复为主，宜早期复位及固定。

1. 拔伸屈肘法　患者取坐位，助手立于患者身后，以双手握其上臂，术者站在患者前面，以双手握住腕部，置前臂于旋后位，与助手对抗牵引，3～5 分钟后，术者以一手握腕部保持牵引，另一手的拇指抵住肱骨下端向后握按，余指置于尺骨鹰嘴处，向前端提，并缓慢地将肘关节屈曲，若闻及入臼声，则说明脱位已整复。患者亦可取卧位，患肢上臂靠床边，术者一手按其上臂远端，另一手握住患肢前臂，顺势拔伸，有入臼声后，屈曲肘关节（图 2-12-57）。

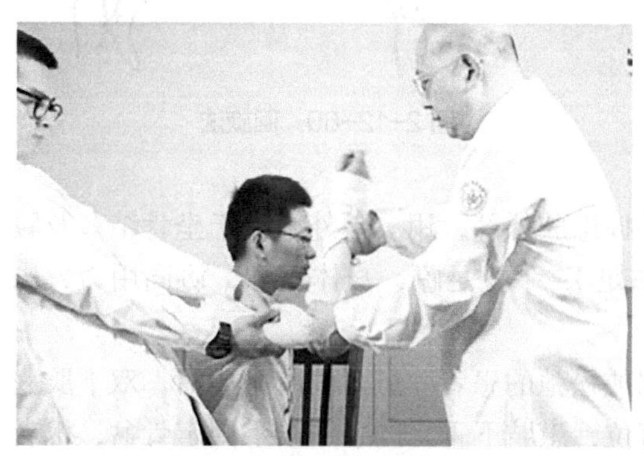

图 2-12-57　拔伸屈肘法

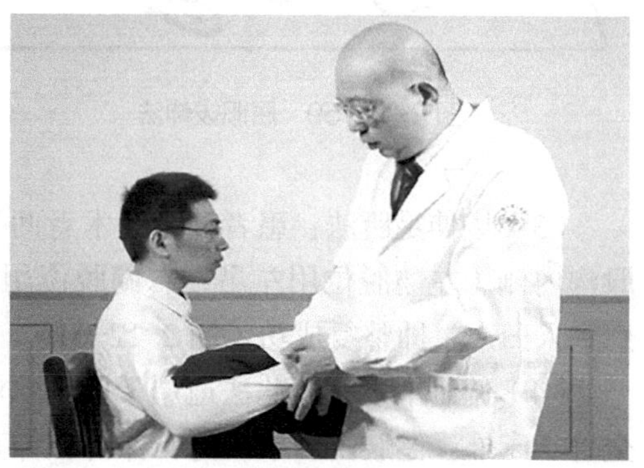

图 2-12-58　膝顶复位法

2. 膝顶复位法 患者取坐位，术者立于患侧前面，一手握其前臂，一手握住腕部，同时一足踏在凳面上，以膝顶在患侧肘窝内，先顺畸形拔伸，然后逐渐屈肘，有入臼声者，患侧手指可摸到同侧肩部，即为复位成功（图 2-12-58）。

（三）髋关节脱位的手法整复技术

髋关节脱位多见于活动能力强的青壮年。髋关节脱位占全身大关节脱位的第 3 位，多见于青壮年。根据脱位后股骨头所处的位置可分为前脱位、后脱位和中心性脱位。

1. 后脱位复位方法

（1）屈髋拔伸法：患者仰卧于木板床或铺于地面的木板上。助手一人以两手按压髂前上棘以固定骨盆。术者面向患者，弯腰骑跨于患肢上，用双前臂、肘窝托在患肢腘窝部，使其屈髋、屈膝各 90°。顺势拔伸，若内旋、内收较紧，可先在内旋、内收位顺势拔伸，然后垂直向上拔伸牵引，使股骨头接近关节囊裂口，促使股骨头滑入髋臼。当感到入臼声后，再将患肢伸直，即可复位（图 2-12-59）。

（2）回旋法：患者仰卧，助手以双手按压双侧髂前上棘固定骨盆，术者立于患侧，一手握住患肢踝部，另一手以肘窝提托其腘窝部，在向上提拉的基础上，将大腿内收、内旋，髋关节极度屈曲，使膝部贴近腹壁，然后将患肢外展、外旋、伸直。在此过程中有入臼声，表明整复成功。因为此法的屈曲、外展、外旋、伸直是一连续动作，形状恰似一个问号“？”（左侧）或反问号（右侧），故亦称为划问号复位法（图 2-12-60）。

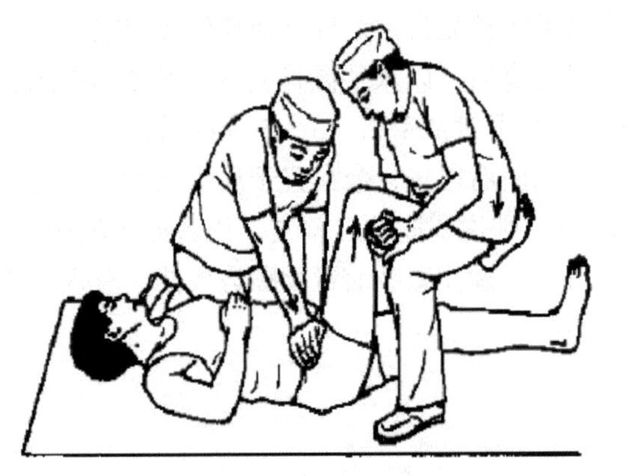

图 2-12-59 屈髋拔伸法

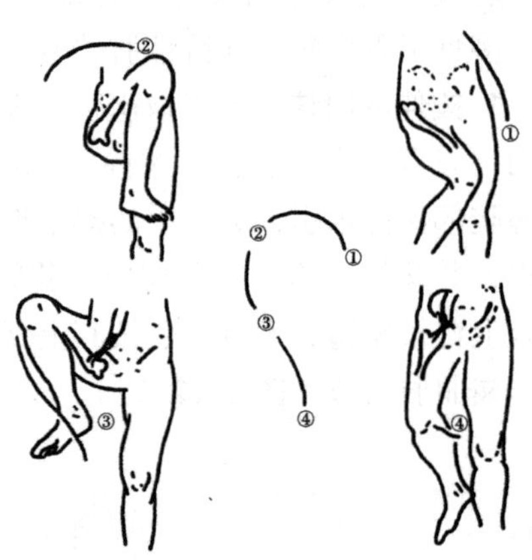

图 2-12-60 回旋法

（3）拔伸足蹬法：患者仰卧，术者两手握患肢踝部，用一足外缘蹬于坐骨结节及腹股沟内侧（左髋脱位用左足，右髓脱位用右足），手拉足蹬，身体后仰，协同用力，当感到入臼声，即整复成功（图 2-12-61）。

（4）俯卧下垂法：此法适用于肌肉软弱或松弛的患者。患者俯卧于床沿，双下肢完全置于床外。健肢由助手扶持，保持在伸直位，患肢下垂，助手用双手固定骨盆，术者一手握其踝关节上方，使屈膝 90°，利用患肢的重量向下牵引，术者在牵引过程中，可轻旋患侧大腿，用另一手加压于腘窝，增加牵引力，使其复位。或取同样体位，只是固定骨盆的助手改为挟持患踝及按压小腿，术者用力按压股骨头向下向内而复位。术者亦可用膝部跪压于患者腘窝，用力向下使之复位，但此法力量较大，使用时要注意（图2-12-62）。

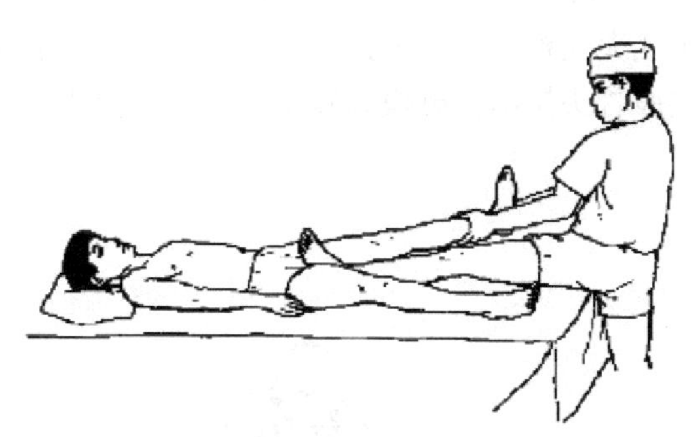

图2-12-61　拔伸足蹬法

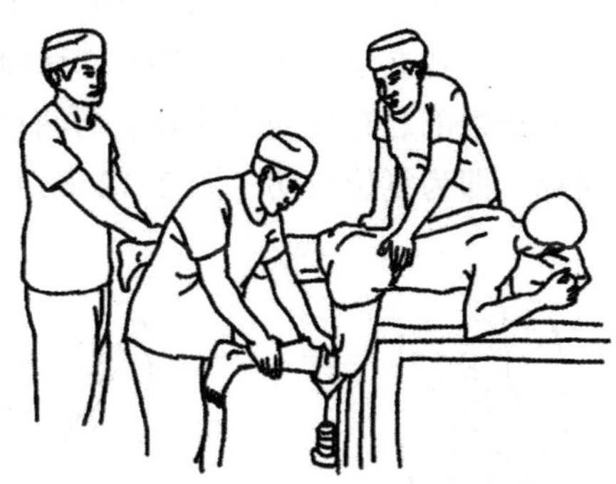

图2-12-62　俯卧下垂法

2. 前脱位复位方法

（1）屈髋拔伸法：患者仰卧于铺于地面的木板上，一助手将骨盆固定，另一助手将患肢微屈髋屈膝，并在髋外展、外旋位渐渐向上拔伸至90°。术者双手环抱大腿根部，将大腿根部向后外方按压，可使股头回纳于髋臼内。或按上述体位，由术者两手分别持膝、踝部，尽屈髋、屈膝，同时推扳膝关节向内，使患肢内收、内旋、伸直。此时可使脱出的股骨头绕过髋臼下缘，滑向后下方而转变为后脱位，然后按后脱位屈髋拔伸法整复，将股骨头纳入髋臼中（图2-12-63）。

（2）侧牵复位法：患者仰卧于木板床上。一助手以两手按压两髂前上棘以固定骨盆，另一助手用一宽布带绕过大腿根部内侧，向外上方牵拉，术者两手分别扶持患膝与踝部，连续伸屈患髋，在伸屈过程中，可慢慢内收内旋患肢，即感到腿部突然弹动，同时可听到响声，此为复位成功（图2-12-64）。

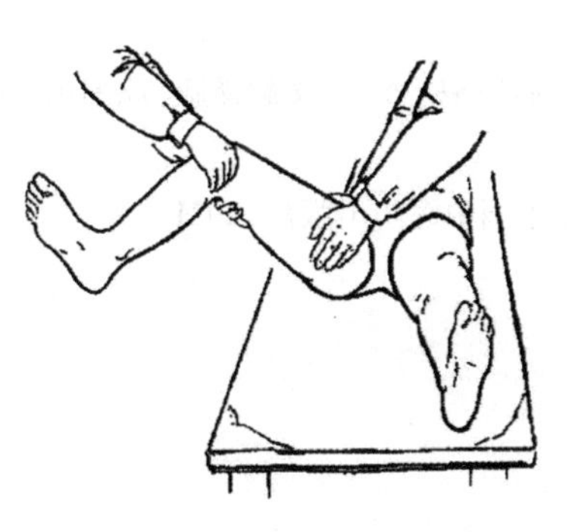

图2-12-63　屈髋拔伸法

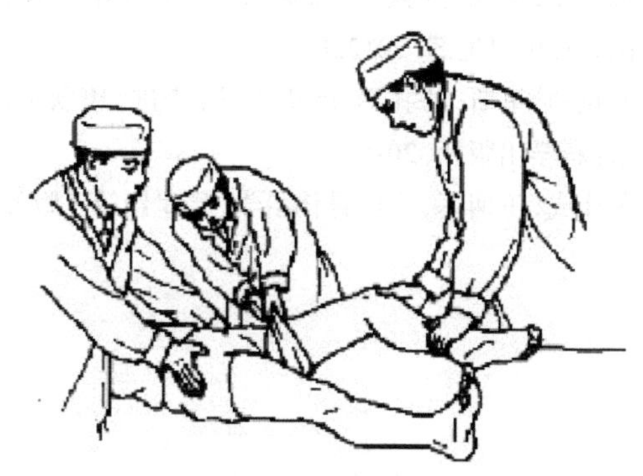

图2-12-64　侧牵复位法

（3）反回旋法：其操作步骤与后脱位相反，先将髋关节外展、外旋，然后屈髋、屈膝，再内收、内旋，最后伸直下肢。应用此法时，原理与后脱位一样，即向脱出时畸形的相反方向使股骨头纳回髋臼内。只是左髋关节脱位，用反问号；右髋关节脱位用正问号（图 2–12–65）。

3. 中心性脱位复位方法 拔伸扳拉法：适用于轻微移位者。患者仰卧，一助手握患肢踝部，使足中立，髋外展约 30°，在此位置下拔伸旋转；另一助手把住患者腋窝行反向牵引。术者立于患侧，先用宽布带绕过患侧大腿根部，一手推骨盆向健侧，另一手抓住绕大腿根部之布带向外拨拉，可将内移之股骨头拉出。触摸大转子，与健侧相比，两侧对称，即为复位成功（图 2–12–66）。

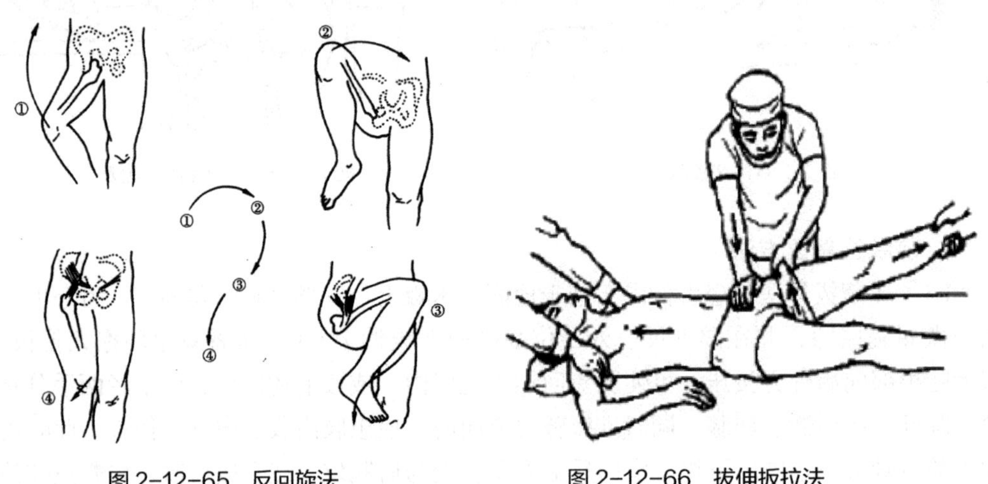

图 2–12–65 反回旋法　　图 2–12–66 拔伸扳拉法

参考文献

［1］姚尚龙，樊红，阎赢等．临床常用急救操作技术第 5 部分：外伤患者紧急止血、包扎和搬运，中华人民共和国卫生部，2012.9.

［2］尼克·哈里斯，法扎勒·阿里主编，李进，唐欣主译．骨科体格检查（中文翻译版，原书第 2 版）. 北京：科学出版社，2019.

［3］黄桂成，王拥军．中医骨伤科学（新世纪第 5 版）. 北京：中国中医药出版社，2021.

第三部分
妇产科、儿科、耳鼻喉科、眼科

第十三章

妇产科基本诊疗操作

第一节　妇科诊疗技术

一、妇科检查

【学习目的】

1. 掌握　妇科检查的目的。
2. 熟悉　妇科检查的方法。
3. 了解　妇科检查的注意事项。

大多数临床的诊断，需要评估女性患者的妇科病史和妇科检查结果，妇科检查可以帮助明确诊断。

（一）操作目的

评估妇科症状、常规筛查，对于任何存在生殖器或盆腔症状的患者，或其他进行预防保健的患者，均需实施妇科检查。

（二）操作评估

评估患者的病情、意识状态、自理程度、合作程度及治疗情况；评估患者既往有无妇科疾患。

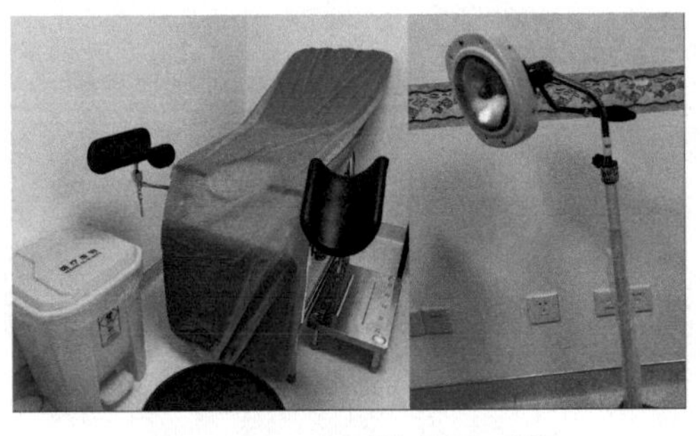

图 3-13-1　妇科检查床及光源

（三）用物准备

有腿架的检查台、检查光源、一次性窥阴器、检查无菌垫、液状石蜡棉球、取样棉签、大棉签、薄膜手套、pH 试纸、玻璃试管、取样试剂瓶（图 3-13-1）。

（四）操作流程

1. 核对解释 核对姓名、病历号，向患者及家属解释操作的目的、过程及需要配合的要求。

2. 体位准备 协助患者取截石位，可充分暴露内外生殖器，便于骨盆触诊，昏迷患者取去枕仰卧位。

3. 检查内容

（1）外生殖器：应视诊和触诊患者的外生殖器，并评估毛发分布、皮肤、大小阴唇、会阴体、阴蒂、尿道口、前庭和阴道口，是否存在发育异常、皮损（如皮肤变色、溃疡、斑块、疣状改变、抓挠引起的皮肤破损）、肿块及创伤或感染证据。对于外阴痛患者，应用干棉签触碰前庭上皮，以确定疼痛部位。对于肉眼可见的外阴病变，可能需要进行培养或活检。

（2）前庭大腺和尿道旁腺：前庭大腺（亦称巴氏腺）开口位于靠近处女膜外 4 点和 8 点钟位置；健康女性的前庭大腺不能扪及。女性尿道旁腺分布于前尿道，开口于尿道后壁。

（3）窥器检查：选择合适窥器，润滑后，将一根手指插入阴道远端并轻轻向下按压，然后插入窥器并向下按压，使其向无阻力的方向推进，并在达到阴道顶端时打开叶片。此时可观察到阴道病变、畸形或黏膜萎缩情况。若发现异常分泌物，应记录分泌量、颜色、质地及气味，并用棉签取样。必要时，可移除窥器的上叶，并将下叶作为牵开器，以评估阴道壁松弛和子宫脱垂的程度。可嘱患者向下用力，以此来判断子宫阴道下降的程度。

（4）双合诊：通常使用优势手的食指和中指来检查阴道、宫颈、子宫和骨盆底，对于阴道口窄小的患者，只能插入一根手指以防不适。用腹部的手按压腹壁将盆腔器官向下推，同时阴道内的手将其向上抬举。评估子宫的轴向、大小、形状、对称性、活动度、位置和质地。检查附件区是否存在大小正常、检出附件肿块时，应记录其位置、大小、质地、活动度及压痛程度。

（5）三合诊：妇科评估时还可能需要三合诊。该检查可对直肠子宫陷凹、宫骶韧带以及子宫及其附件进行最佳触诊。若进行三合诊，应记录肛门直肠的检查结果（例如，痔、直肠肿块）。

（五）注意事项

1. 婴儿和儿童的检查 新生儿应进行首次生殖器检查。这能确认肛门和阴道通畅性，并有助于发现先天畸形和外生殖器性别不清。

2. 活动受限或肥胖患者的检查 患者因疼痛或焦虑而不耐受检查、幼儿检查，可能需要提前给予抗焦虑药、清醒镇静或全身麻醉后才能检查。

3. 子宫切除术后的检查 已接受子宫切除术患者的妇科检查指征与其他患者相同。

4. 三合诊检查 进行三合诊时，使用已润滑的检查手套以及嘱患者用力对抗检查者的手指，这通常可使括约肌松弛并减少不适感。不应使用相同的手指来检查阴道和直肠，以避免 HPV 的传播或血液污染，后者可能改变粪便隐血试验结果。

二、阴道分泌物检查

【学习目的】

1. 掌握　阴道分泌物检查的操作方法。
2. 熟悉　阴道分泌物异常的识别与评估。
3. 了解　阴道分泌物检查的注意事项。

（一）操作目的

临床医生需评估外阴阴道炎症、宫颈炎症的程度，阴道分泌物的特征，以及是否存在病变或异物。

（二）操作评估

评估患者的病情、合作程度及治疗情况，采集病史，体格检查包括评估外阴、阴蒂、前庭、阴道、宫颈和盆腔。

（三）用物准备

一次性窥阴器、检查无菌垫、棉签拭子、薄膜手套、玻璃试管（图 3-13-2）。

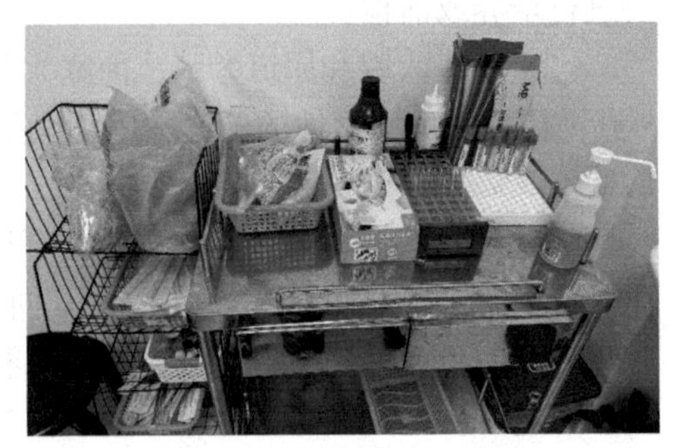

图 3-13-2　妇科检查用车

（四）检查内容

1. 正常阴道分泌物特征　育龄期女性的正常阴道分泌物每 24 小时分泌 1～4mL，呈白色或透明、黏稠或稀薄，通常无异味。使用 pH 试纸测得 pH 介于 4.0～4.5。由宫颈内黏液样分泌物与坏死脱落的上皮细胞、正常阴道菌群及阴道漏出液结合而成。

2. 轻微症状　虽然正常分泌物可能呈淡黄色、略有异味，并伴有轻度刺激性症状，但不伴有瘙痒、疼痛、烧灼感或明显刺激性、红斑、局部糜烂或者宫颈、阴道易受损性。如果没有这些症状和体征，可区分正常的阴道分泌物与病理过程（如阴道炎或宫颈炎）导致的分泌物。

（五）操作流程

1. pH 试纸　置于阴道侧壁几秒钟，避免受聚集于后穹隆的血液、精液或宫颈黏液污染，导致结果不准确。或者，可以用干拭子擦拭阴道侧壁，然后将拭子在 pH 试纸上滚动。

2. 生理盐水湿片镜检　通常使用阴道 / 宫颈刮片或带有棉头的拭子采集阴道分泌物。在室温下，在玻片上将阴道分泌物样本与 1-2 滴 0.9%生理盐水溶液混合。然后盖上一个盖玻片，在低倍及高倍显微镜下观察。显微镜检查应在获取样本后 10～20 分钟内完成，从而降低任何毛滴虫丧失游动性的概率。

3. 胺臭味（whiff）试验　加入 KOH 后，立即嗅闻玻片，有助于检出 BV 的鱼腥味（胺味）。

（六）注意事项

1. 提示需改变诊断性评估的发现包括明显的外阴、阴道或宫颈癌症，大概率存在的PID，外阴阴道溃疡及阴道瘘。这些患者应立即转诊专科评估与诊疗。

2. 具有阴道炎症状的患者中，25%～40%经初始诊断性评估无法确定具体病因，需接受再次评估，最好在症状出现时评估。

3. 评估或治疗方法不同的特殊人群包括青春期前女孩、绝经女性、他莫昔芬使用者，以及症状复发的女性。

三、宫颈脱落细胞及 HPV 检测

【学习目的】

1. 掌握　宫颈脱落细胞及 HPV 检测的检查方法。
2. 熟悉　宫颈脱落细胞及 HPV 检测结果的解读。
3. 了解　检测的注意事项。

宫颈癌筛查采用宫颈细胞学检查（巴氏涂片）和 HPV 亚型检测，这些检测结果可以为既往检测结果做进一步评估的依据，然后根据组织学检查结果来决定治疗（图 3-13-3）。

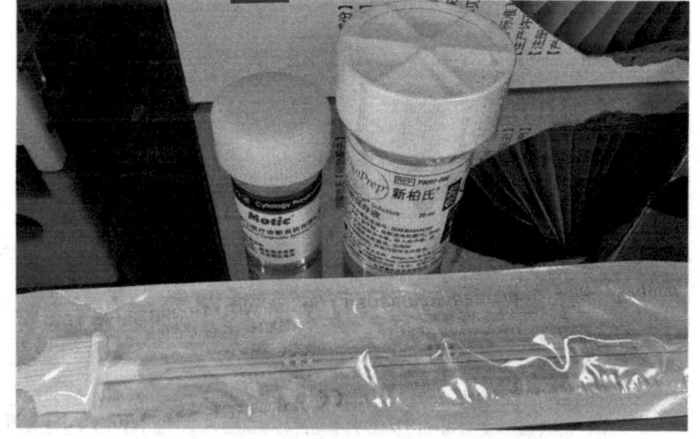

图 3-13-3　宫颈细胞学检查用瓶

（一）操作目的

实施宫颈癌的筛查，落实预防策略。

（二）操作评估

评估患者的病情、合作程度及治疗情况。采集者需确保能够规范地采集宫颈脱落细胞样本，确保样本的正确保存、标识与管理。

（三）用物准备

适用于 HPV 及宫颈脱落细胞采集的刷子、载玻片、保存液瓶、标识条码、患者信息登记单等。

（四）操作流程

若用刮板在宫颈阴道部刮取一圈，先刮取宫颈阴道部细胞、再取宫颈内膜细胞可最大程度减少出血。若使用细胞刷，将中间的刷毛置于宫颈管内，两边的刷毛位于宫颈阴道部，向同一方向转动细胞刷 3 圈取样，然后置于保存液中。若使用宫颈管病毒刷，则将刷子置入宫颈管，直至检查者端的刷毛位于宫颈外口，旋转 180° 取样。

（五）注意事项

1. 阴道细胞学检查 阴道细胞学检查结果的报告方式与宫颈细胞学检查相同。应标明是阴道标本。良性腺细胞可见于不足2%的子宫切除术后阴道细胞学检查标本中。推测这些细胞是柱状上皮化生或反应性现象的结果，无须进一步评估。

2. 感染者 若巴氏涂片检查报告或其他检测发现特定感染，则应先治疗再复查巴氏涂片。

3. 绝经后患者 若检查结果不满意且无雌激素治疗禁忌证，则先给予短疗程阴道雌激素（如，至少5日或长达6～8周）再复查巴氏涂片。

4. 无意中接受筛查的患者 若患者先前的宫颈癌筛查结果正常且尚未到进行巴氏涂片检查的日期，当标本不满意时，不必复查，可继续接受常规筛查。

5. 良性形态的子宫内膜细胞 宫颈细胞学标本存在BEC时，应评估下列患者有无子宫内膜增生或子宫内膜癌。①所有绝经后患者；②有子宫内膜癌危险因素（如，既往子宫内膜增生、他莫昔芬治疗、长期无排卵、肥胖、糖尿病）或症状（如，异常子宫出血）的绝经前患者。

四、阴道后穹隆穿刺检查

【学习目的】

1. 掌握 阴道后穹隆穿刺检查的目的。
2. 熟悉 阴道后穹隆穿刺检查的操作要领。
3. 了解 检查的注意事项。

后穹窿穿刺术是指经阴道后穹隆从直肠子宫陷凹（Douglas腔）抽吸腹腔积液的操作。在无法使用超声检查的条件下，常使用此操作评估继发于异位妊娠破裂或卵巢囊肿破裂的腹腔积血，或者用于评价盆腔感染。

（一）操作目的

后穹窿穿刺术可用于评估女性下腹/盆腔疼痛，以确定是否存在腹腔积液及积液性质。因此，该操作有助于评估怀疑卵巢囊肿破裂、盆腔炎性疾病或异位妊娠破裂的女性。

（二）操作评估

1. 回顾患者病史，以排除提示出血性疾病的症状/体征。
2. 进行盆腔（双合诊）检查，以评估直肠子宫陷凹并识别可能存在的病理状况。
3. 向患者解释穿刺术的步骤，获得患者的书面知情同意。
4. 要求患者行走或端坐10～15分钟，使盆腹腔积液集聚在直肠子宫陷凹。
5. 询问对药物和碘的过敏史，以避免使用这些制剂。

（三）用物准备

窥器、手套、单齿宫颈钳、18G 针头配合装有 5mL 生理盐水的 20mL 注射器、无菌棉签或海绵、长柄环钳、合适的消毒剂，如聚维酮碘、标本容器、局部麻醉剂（如 2% 利多卡因凝胶）。

（四）操作流程

1. 让患者采取仰卧截石位，将检查台的床头升高至 60°，以使腹腔积液聚集到直肠子宫陷凹。

2. 用消毒剂常规消毒外阴，插入窥器暴露宫颈，再次清洁阴道和宫颈，在阴道后壁和宫颈后唇使用 2% 利多卡因凝胶，用单齿宫颈钳夹住宫颈后唇，稍微提起宫颈以暴露阴道后穹隆，其侧面以子宫骶韧带为界，用 18G 针头配合装有 5mL 生理盐水（或空气）的 20mL 注射器，经阴道后壁快速、沉稳地刺入直肠子宫陷凹，注射 5mL 生理盐水，以确定针尖位置并清除针尖附近组织。如有阻力，重置针头。

3. 抽吸腹腔积液，然后慢慢拔出针头。如未抽到液体，更换新针头后以不同的角度重复操作。如果 3 次尝试均未成功，则停止操作。

（五）注意事项

1. 操作前先进行盆腔双合诊以确定直肠子宫陷凹没有穿刺后可能污染腹腔或可能妨碍接触到直肠子宫陷凹内游离液体的结构。

2. 刺入点位于中线，在子宫骶韧带子宫附着点下方以及阴道后壁黏膜与宫颈交界处的下方 1～2cm（阴道后穹隆内）。针头刺入阴道黏膜不应超过 3～4cm，刺入方向稍偏尾侧：远离子宫，朝向骶骨。

3. 检测到少量清亮液体属于正常情况。大量清亮液体提示充满液体的囊肿破裂或腹水。但是，干抽不是理想的结果，这提示由于进针位置不佳、组织粘连或其他病理原因导致组织堵塞了针尖。抽出不凝血提示活动性腹腔内出血。血液凝固表明可能抽吸出了静脉或动脉内的血液。脓液表明存在感染，可能是脓肿。

4. 建议使用 18G 的针头以避免凝块堵塞和增加获取的样品量。粗针头可能会稍微增加刺破血管的风险。

五、子宫内膜诊刮术

【学习目的】

1. 掌握　子宫内膜诊刮术的基本技术操作。
2. 熟悉　子宫内膜诊刮术的适应证与禁忌证。
3. 了解　在子宫内膜诊刮术的注意事项。

在门诊利用相关设备和技术进行子宫内膜取样已普遍取代了院内诊断性刮宫

（dilation and curettage，D&C）。

（一）操作目的

利用子宫内膜诊刮术，可对子宫内膜癌、子宫内膜增生及其他子宫内膜病变进行诊断并能对子宫内膜导致的出血起止血作用。

（二）操作评估

询问病史，操作前进行解释说明，了解患者宫颈情况，绝经后患者在操作前一晚可口服和/或经阴道应用米索前列醇（200～400μg），对于米索前列醇难治的宫颈狭窄女性，则需要麻醉下手术，获得患者的书面知情同意。

（三）用物准备

妇科人流包（图 3-13-4），子宫内膜抽吸装置、负压装置，吸引管，样本保存瓶。

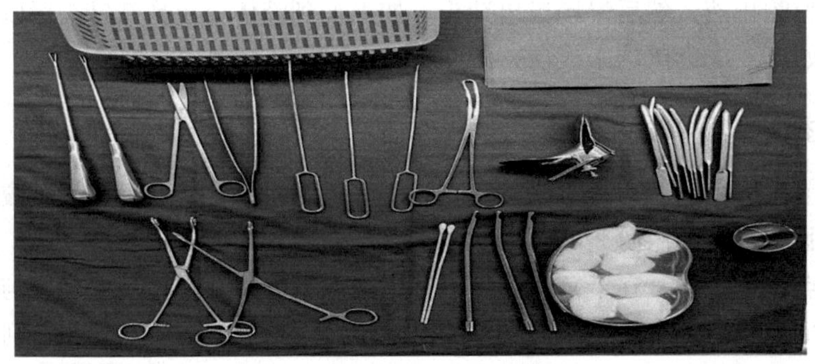

图 3-13-4　妇科小手术包

（四）操作流程

1. 患者取膀胱截石位，麻醉，行双合诊检查，常规消毒外阴阴道，置入窥阴器以暴露宫颈，用抗菌剂清洁宫颈。

2. 应稳定、适度地用力，将子宫内膜取样器经宫颈口插入直至宫底。如遇阻力则停止。如果取样器不能通过宫颈，也应放置宫颈钳，并使用一系列小型 Hegar 扩张器（1～4mm））轻柔扩张宫颈管。术者一手固定取样器外鞘，另一手将内芯尽量向外拉以产生吸力。在保持吸力的情况下，旋转取样器的取样端，同时在子宫内膜表面沿着从宫底到宫口的路径移动，如此反复。

3. 整个宫腔都取样完毕后取出取样器。将标本推出置入装有福尔马林的容器中。如果样本量不足以诊断，可再次取样。

（五）注意事项

1. 绝对禁忌证　宫内孕要求继续妊娠者。

2. 相对禁忌证　急性阴道、宫颈或盆腔感染时、低血色素、宫颈癌患者、正接受抗凝治疗的患者，在手术前需暂停抗凝药物。

3. 手术并发症 子宫穿孔、宫颈损伤、感染、出血、漏刮、宫腔粘连、麻醉相关并发症。

六、女性内分泌激素检查

【学习目的】

1. 掌握 女性内分泌激素检查的适应证和目的。
2. 熟悉 女性内分泌激素检查在不同周期的正常数值范围。
3. 了解 女性内分泌激素检查的注意事项。

（一）操作目的

内分泌激素检查的目的是监测和评估患者的激素水平。这有助于识别内分泌失调和相关疾病，为临床治疗提供科学依据。

（二）操作评估

咨询病史，选择正确检测时间，分析检测结果准确性，解读激素检测结果。

（三）用物准备

无菌纱布、静脉采血器具（包括无菌针头、无菌真空血管）、75%的酒精、标签、实验笔、甲醇、无菌管或瓶、冰盒、冰块。

（四）结果及参考范围

见表 3-13-1。

表 3-13-1 生殖激素标准范围

激素	测定时间	正常范围	临床意义
促尿促卵泡素（FSH）	青春期	≤5U/L	（1）闭经：FSH 及 LH 水平低于正常，提示原因在腺垂体或下丘脑。FSH 及 LH 水平高于正常，病变在卵巢。 （2）监测排卵：测定 LH 峰值，可以估计排卵情况。 （3）诊断多囊卵巢综合征：LH/FSH > 3，表明 LH 呈高值，FSH 处于低水平。 （4）性早熟：真性性早熟 FSH 及 LH 呈周期性变化。假性性早熟 FSH 及 LH 水平较低，且无周期性变化。
	正常女性	5～20U/L	
	绝经后	> 40U/L	
促黄体生成素（LH）	卵泡期	5～30U/L	
	排卵期	75～100U/L	
	黄体期	3～30U/L	
	绝经后	30～130U/L	
雌二醇（E2）	青春前期	18.35～110.10pmol/L	（1）闭经：激素水平符合正常的周期变化，表明卵泡发育正常，应考虑为闭经为子宫性；雌激素水平偏低，提示原发或继发性卵巢功能低下或受药物影响抑制卵巢功能，也可见于下丘脑、垂体功能失调，高催乳激素血症等。 （2）雌激素无周期性变化，常见于无排卵性功能失调性子宫出血、多囊卵巢综合征、某些绝经后子宫出血。 （3）应用药物诱导排卵时，测定血中雌二醇作为监测卵泡发育、成熟的指标之一。
	卵泡期	91.75～275.25pmol/L	
	排卵期	734.0～2202.0pmol/L	
	黄体期	367.0～1101.1pmol/L	
	绝经后	18.35～91.75pmol/L	

续表

激素	测定时间	正常范围	临床意义
孕酮（P）	卵泡期	＜3.18nmol/L	（1）正常月经周期中血孕酮含量在卵泡期极低，至排卵前LH峰使成熟卵泡的颗粒细胞黄素化而略有升高。 （2）排卵后孕激素分泌量开始增加，在排卵后7～8日黄体成熟时，分泌量达最高峰，以后逐渐下降，到月经来潮时回复到排卵前水平。
	黄体期	15.9～63.6nmol/L	
	妊娠早期	63.6～95.4nmol/L	
	妊娠中期	159～318nmol/L	
	妊娠晚期	318～1272nmol/L	
	绝经后	＜3.18nmol/L	
催乳素（prolactin，PRL）	非妊娠期	＜1.14nmol/L	（1）垂体肿瘤患者伴PRL异常增高时，应考虑有垂体瘤。 （2）PRL水平升高还见于性早熟、原发性甲状腺功能减退、卵巢功能早衰、黄体功能欠佳、长期哺乳、神经精神刺激、某些药物作用如氯丙嗪、避孕药、大量雌激素、利血平等抗血压药等因素。 （3）PRL降低多见于垂体功能减退、单纯性催乳激素分泌缺乏症等。
	妊娠早期	＜3.64nmol/L	
	妊娠中期	＜7.28nmol/L	
	妊娠晚期	＜18.20nmol/L	
血总睾酮（T）	卵泡期	＜1.4nmol/L	（1）卵巢男性化肿瘤、多囊卵巢综合征、肾上腺皮质增生或肿瘤，血清雄激素异常升高。 （2）两性畸形的鉴别。 （3）女性多毛症测血清睾酮水平正常时，多考虑毛囊对雄激素敏感所致。 （4）应用睾酮或具有雄激素作用的内分泌药物如达那唑等，用药期间有时需做雄激素测定。
	排卵期	＜2.1nmol/L	
	黄体期	＜1.7nmol/L	
	绝经期	＜1.2nmol/L	
人绒毛促性腺激素（HCG）	非妊娠妇女	≤3.1U/L	（1）诊断早期妊娠：血β-HCG定量免疫测定＜3.1μg/L时为妊娠阴性，血浓度＞25U/L为妊娠试验阳性。 （2）异位妊娠：血β-HCG维持在低水平，间隔2～3天测定无成倍上升，应可疑异位妊娠。 （3）滋养细胞肿瘤的诊断：血β-HCG浓度＞100kU/L，且子宫≥妊娠12周大，HCG维持高水平不降，提示葡萄胎。 （4）性早熟和肿瘤：常见于下丘脑或松果体胚细胞的绒毛膜瘤或肝胚细胞瘤及卵巢无性细胞瘤、未成熟畸胎瘤分泌HCG导致性早熟。
	孕7～10天	＞5.1U/L	
	孕30天	＞100U/L	
	孕40天	＞2000U/L	
	滋养细胞疾病	＞100000U/L	

（五）注意事项

为了确保最准确的结果，应遵循所有相关的样本处理和激素水平检测步骤。补充患者饮食和生活习惯，月经时间，孕产情况等信息。

七、肿瘤标志物检查

【学习目的】

1. 掌握　女性肿瘤标志物检查的目的。
2. 熟悉　肿瘤标志物的临床意义。
3. 了解　检查结果的注意事项。

（一）操作目的

通过女性肿瘤标志物的检查，对妇科肿瘤进行更准确的诊断和鉴别诊断，为临床提供依据，以制定更为个性化和精确的治疗方案。

（二）操作评估

询问病史，选择合适的指标检测并确保检测过程的准确性和规范性。

（三）用物准备

相关标志物检测试剂盒，离心机、试管、移液器、采血针、无菌试管等。

（四）结果及参考范围

表 3-13-2　生殖激素标准范围

肿瘤标志物	检查方法	正常值	临床意义
CA125	RIA 和 ELISA	35KU/L	鉴别盆腔肿瘤，检测疗效，判断预后，子宫内膜异位症
NB70/K	单克隆抗体 RIA	50AU/mL	卵巢上皮肿瘤
CA199	单抗或双抗 RIA	37Uarb/mL	消化道肿瘤，卵巢上皮肿瘤，子宫内膜癌，宫颈腺癌
甲胎蛋白（AFP）	RIA 和 ELISA	10～20ng/mL	卵巢恶性生殖细胞肿瘤尤其是内胚窦瘤，肝肿瘤
癌胚抗原（CEA）	RIA 和 ELISA	2.5ng/mL	卵巢上皮肿瘤，子宫内膜癌，宫颈癌，外阴癌
鳞状细胞癌抗原（SCCA）	RIA 和 ELISA	2ng/L	宫颈癌，外阴癌

RIA：放射免疫测定方法，ELISA：酶联免疫法

（五）注意事项

操作过程中要严格遵守无菌技术操作规程，避开经期及急性感染期抽血，检测结果要结合临床，不能孤立解读。

八、阴道镜检查

【学习目的】

1. 掌握　阴道镜检查的基本技术操作。
2. 熟悉　阴道镜检查的适应证与禁忌证。
3. 了解　阴道镜结果的注意事项。

阴道镜检查是一种诊断性操作，其中阴道镜是带有多种放大透镜的立体显微镜，检查时可提供宫颈、阴道、外阴或肛门在照明下的放大图像。阴道镜检查的主要目的是发现癌前病变和癌性病变，以便能早期治疗。

（一）操作目的

阴道镜用于后续评估宫颈癌筛查的异常结果（细胞学和 / 或 HPV），或评估宫颈、阴道或外阴的异常肉眼检查结果，宫颈瘤变治疗后监测。

（二）操作评估

1. 回顾病史与病历 应有重点地采集病史和获取相关病历。宫颈瘤变的最大危险因素是宫颈瘤变病史，尤其是数年内的复发性或持续性异常结果。

2. 知情同意与咨询 应向患者解释相关操作。应回答有关操作、可能的结果和预后以及随访等问题。病历中应留存讨论记录，并签署知情同意书。

3. 减轻操作相关焦虑 检查前播放一段提供相关信息的视频、检查中播放音乐、操作中观看电视阴道镜，以及转移患者的视觉注意力。尽管打印的信息小册不能减少患者的焦虑，但可增长其对疾病的认识。

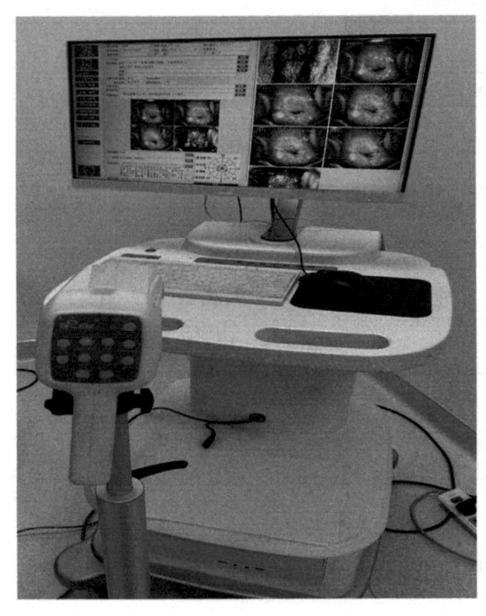

图 3-13-5 阴道镜

（三）用物准备

阴道镜设备、活检设备，以及检查所需溶液（如醋酸）或控制出血的溶液（如蒙塞尔氏溶液）（图 3-13-5）。

（四）操作流程

1. 肉眼观察 首先在明亮光线下肉眼观察宫颈和阴道，无须应用溶液。如果宫颈堵塞（黏液、血液、分泌物或碎片）影响了观察，可使用盐水浸过的棉球清理。记录是否有下述特征 / 表现：糜烂、溃疡、宫颈阴道部存在不规则表面的区域、白斑、色素沉着病变、外生性生长。

2. 阴道镜检查 首先不使用醋酸检查宫颈，然后用棉签大量涂抹 3%～5%醋酸溶液于宫颈，30～60 秒后，细胞脱水，呈白“醋酸白改变”，在 3 分钟后消退，如需在 3 分钟后按需重复使用。

3. 绿光或蓝光滤波器 使用阴道镜上的绿光或蓝光进行观察。

4. 卢戈氏碘液 擦除多余的醋酸后，在宫颈和阴道处使用稀释的卢戈氏碘液或 Schiller 溶液以辅助检查。若染色均匀，阴道镜医师可据此证实没有发生病变。含糖原的细胞将会摄取碘，并变成深褐色。不含糖原的细胞（如正常柱状细胞或腺细胞）、高级别病变和许多低级别病变不会吸收碘，仍然是淡黄色。

5. 活检 应使用能够接触到宫颈的活检钳做宫颈活检，需取 1～2mm 的组织。根据每个样本在宫颈上的位置进行分别标记（如在 2 点或 10 点的位置上取活检），且每个活检样本都应在含永久固定剂的容器中分开存放，并做好标签。

6. 宫颈管取样 刮匙或宫颈管刷都可用于取样。器械应插入宫颈管，并在所有四个象限取样，收集任何脱落的组织，并分别进行标记（即活检）。

7. 记录 阴道镜检查应当以一致性和可重复性的方式予以记录。ASCCP 阴道镜实践的标准化指南包括一般性评估、醋酸白改变评估，以及描述阴道镜下表现记录的内容应包括：SCJ 视诊结果、异常的大小和位置、是否评估了阴道或外阴。异常的位置按钟面标记、异常的大致尺寸以 mm 为单位记录（图 3-13-6）。

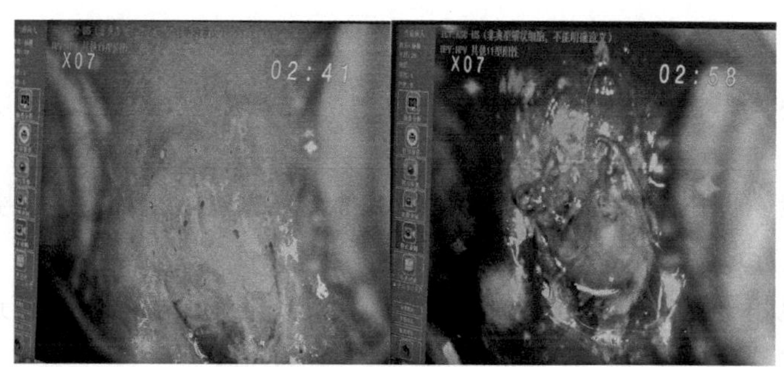

图 3-13-6　宫颈醋白及碘试验

8. 后续处理　患者在活检后 48 小时避免性交，以尽可能减小宫颈损伤，因为损伤可能导致出血。

（五）注意事项

1. 当宫颈肥大或阴道明显过长时，有时需要一根大棉签移动宫颈，或在宫颈处使用单齿拉钩以便对整个宫颈和阴道进行操作和观察。

2. 检查宫颈后，还应查看阴道的上 1/3，尤其应注意阴道侧穹窿。移行带和 SCJ 可能延伸至阴道上段，尤其是较年轻的患者。

3. ASCCP 推荐针对所有醋酸白改变区域进行活检，取≥2 且≤4 个活检样本，对阴道镜检查未见明显病灶的宫颈癌低危（细胞学检查示 LSIL 或更低级别病变且 HPV16/18 阴性）患者，不推荐无目标的（随机）活检。

九、宫腔镜检查

【学习目的】

1. 掌握　宫腔镜检查在妇科疾病中的应用。
2. 熟悉　宫腔镜检查的基本技术操作。
3. 了解　宫腔镜检查的注意事项。

宫腔镜是一种内窥镜，其经阴道和子宫颈插入子宫以观察子宫内膜腔、输卵管口、子宫颈管、子宫颈和阴道。宫腔镜的发展为异常子宫出血等常见妇科问题提供了微创诊疗方法，因创伤小，速度快，该技术得以广泛使用（图 3-13-7）。

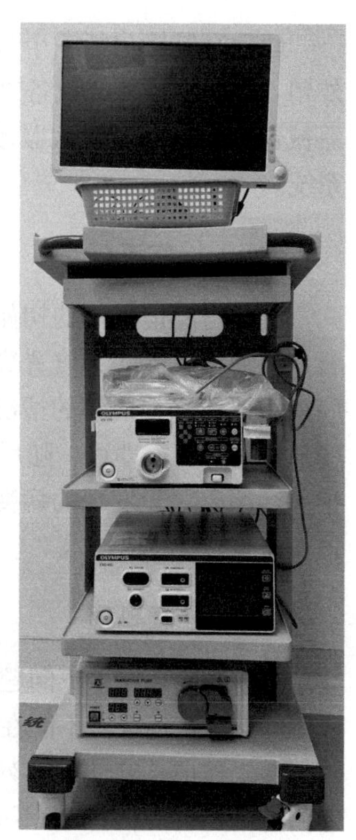

图 3-13-7　宫腔镜设备

（一）操作目的

用于评估或治疗子宫内膜腔、输卵管口或子宫颈管的病变。

（二）操作评估

1. 采集病史 详细询问与操作指征有关的症状；产科史和手术史；共存疾病、用药情况及过敏史。

2. 知情同意 告知考虑行宫腔镜的患者其他诊断方法或治疗方法，并在知情同意过程中说明预期治疗成功率和潜在并发症。

3. 操作时机和子宫内膜准备 对于月经周期规律的绝经前女性，首选在子宫内膜增殖期（即卵泡期）行宫腔镜检查观察宫腔。

4. 子宫颈准备和扩张 用细径（＜5mm）或软性宫腔镜的绝经前患者不需扩张。宫口扩张有益的患者包括使用较粗（≥5mm）宫腔镜者，有宫颈狭窄病史、宫颈手术史或剖宫产史、未经产及绝经后患者。

5. 绝经后患者 在术前连续 2 周通过阴道给予雌激素（25μg/d）行预处理，可能会强化米索前列醇的宫口扩张作用。

6. 预防性抗生素疗法 宫腔镜术中不会常规使用抗生素来预防手术部位感染或心内膜炎，因为宫腔镜术后感染率＜1%。

7. 无菌准备 阴道的无菌准备通常采用聚维酮碘溶液。

8. 疼痛管理 为减少疼痛和辅助宫腔镜操作，可能需要镇痛，应根据患者意愿和具体操作等因素选择镇痛方法。

（三）用物准备

硬性宫腔镜包括一个包绕内窥镜通道、膨宫介质流入和流出通道以及手术器械的外鞘。还需要额外的设备来灌注和监测膨宫介质（生理盐水或乳酸林格氏液等）。手术器械包括通过通道置入器械或鞘内固定器械的手术鞘、电刀电切镜、宫腔镜组织切除系统。

（四）操作流程

所有宫腔镜操作的初始步骤都与其他经宫颈操作的相同：患者取截石位、消毒、麻醉、放置窥器以及按需使用宫颈钳或机械扩张。插入宫腔镜后评估宫颈内膜的情况，需要进一步评估病变时将宫腔镜退回到病变部位进行观察即可，随后检查整个子宫腔，包括输卵管口和所有病变，拍照存档。对于发现的病变，建议继续扩宫后置入电切系统进行病变部位操作（视频 3-13-1）。

视频 3-13-1 宫腔镜下子宫腔情况探查

（五）注意事项

1. 需排除存在以下问题的患者：子宫颈狭窄、阻碍体位摆放的活动受限、需要严密监测的共存疾病或者不能在局部麻醉下耐受操作。

2. 操作前一晚使用前列腺素预处理（如，一剂 200～400μg 的米索前列醇，口服或经阴道给药），宫口扩张不应超过宫腔镜的大小，否则可能导致膨宫介质泄漏。

3. 应针对不同患者和操作选择麻醉方案，例如，包含子宫内膜活检或使用较大直径宫腔镜的操作更可能需要镇痛。

4. 宫腔镜操作的外科并发症不常见。主要并发症包括子宫穿孔、液体过剩和气体栓塞。患者有持续性疼痛、发热或有恶臭分泌物的患者及时就诊评估。

十、腹腔镜检查

【学习目的】

1. 掌握　腹腔镜检查在妇科疾病中的应用。
2. 熟悉　腹腔镜检查的技术操作。
3. 了解　腹腔镜检查的注意事项。

过去很多需剖腹进行的妇科手术现在都可用腹腔镜实现，良恶性疾病均可使用这些腹腔镜术式。传统腹腔镜手术（straight stick）和机器人腹腔镜手术也都有应用。

（一）操作目的

用于评估或治疗盆腔脏器的病变。

（二）操作评估

1. 内外科共病　需要建立气腹和采用头低脚高仰卧位，因此需评估会影响止血或手术耐受能力的共病。

2. 粘连的危险因素或脐部手术史　这些情况可能影响腹腔镜入路的选择，增加腹腔镜穿刺相关并发症的风险。此外，广泛盆腔粘连可能增加中转开腹手术的概率，应在知情同意中告知这种可能的情况。

3. 术前检查　常规术前检查，对育龄期女性还需行妊娠试验。

4. 围手术期用药　制定预防性抗生素疗法和血栓预防计划，对合适患者采用加速康复外科（enhanced recovery after surgery，ERAS）策略。

5. 术前准备　不再常规进行肠道准备，术前需取下脐部饰品。

（三）用物准备

腹腔镜手术使用的器材包括腹腔镜、影像系统，用于分离、止血、吸引和取出组织的设备，子宫套管和举宫器（图 3-13-8）。

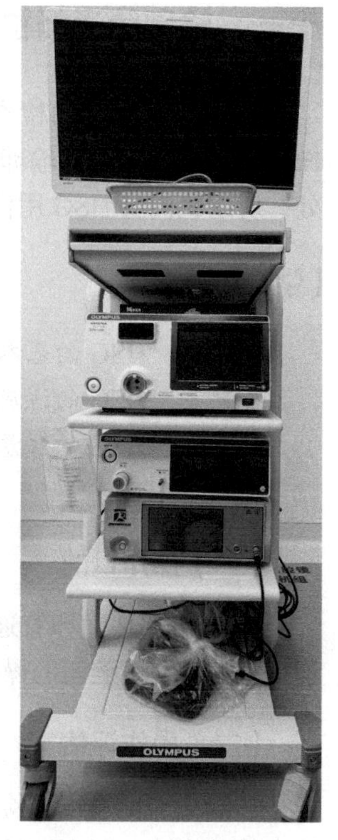

图 3-13-8　腹腔镜设备

（四）操作流程

患者取仰卧位或截石位，麻醉、导尿、消毒、连接器械及手术装置，在皮肤上适合安置操作孔的位置做0.5～1cm切口，形成气腹，采用头低脚高仰卧位。不同腹腔镜手术的操作孔位置取决于要在腹部哪个部位进行大部分手术操作，可选择2～5个穿刺孔，选择多个进腹点时应维持术者的操作位置舒适，使器械围绕腹内的手术操作位置呈三角分布，置入器械进行手术操作。

（五）注意事项

1. 穿刺点的选择 某些解剖因素或情况可能增加经脐部穿刺的并发症风险，此时应使用脐以外的穿刺点。这些因素包括：有确诊或疑似的脐周粘连、脐周疝补片、脐疝或腹疝、较大的盆腔包块和妊娠。对于极度肥胖、极瘦或腹壁极为松弛的患者，经脐部入路可能无法实现。非脐腹部穿刺点，则应在穿刺点充气和插入套管针。

2. 疑似粘连 对于有肠梗阻或者既往腹内手术、恶性肿瘤或感染史的患者，应怀疑粘连，术前需超声评估，注意穿刺及损伤。

3. 并发症 血管损伤、消化道损伤、尿路损伤、手术部位并发症包括手术部位感染、穿刺孔/标本取出部位疝、穿刺孔转移以及周围神经损伤，气腹相关并发症包括：皮下气肿、纵隔气肿、气胸、心律失常、二氧化碳潴留、腹内气体潴留相关的术后肩部疼痛以及静脉损伤所致气体栓塞。

十一、输卵管通畅检查——子宫输卵管造影术

输卵管通畅性的检查包括输卵管通液和子宫输卵管造影（hysterosalpingography，HSG）是评估宫腔和输卵管通畅性的一种门诊透视操作。由于HSG具有诊断和治疗益处，所以我们将HSG用作评估输卵管通畅性的一线检测方法。

【学习目的】

1. 掌握　HSG的基本操作技术。
2. 熟悉　HSG的适应证与禁忌证。
3. 了解　HSG的注意事项。

（一）操作目的

HSG可评估输卵管通畅性和宫内轮廓，因此其临床适应证包括评估女性不孕或疑似子宫异常、宫腔镜的操作前计划以及输卵管结扎术或输卵管复通术后的术后评估。

（二）操作评估

1. 病史和同意 在检查前，获取患者的简要病史以确保不存在操作的禁忌证。讨论检查的适应证、所有妇科症状的持续时间、盆腔感染史或手术史、产科史、采用的避孕

措施、末次月经的日期以及既往造影剂反应。向患者解释操作步骤并回答其问题，签立知情同意书。

2. 妊娠筛查 建议在 LMP 后第 6～11 日行 HSG，术前检查排除妊娠和月经。

3. 感染 操作前不常规开具预防性抗生素，除非有盆腔炎性疾病病史或输卵管周围粘连的女性，应予以抗生素治疗。

4. 镇痛 HSG 可引起一些不适，主要源自子宫膨胀，大多数女性能耐受子宫绞痛，因此不必常规给予镇痛，如果女性在检查后几日持续存在子宫绞痛，可以使用非甾体抗炎药等非处方镇痛药。

5. 造影剂 造影剂常用剂量为 10～30mL，建议使用非离子型水溶性造影剂，以减少过敏反应。

6. 禁忌证 妊娠、未诊断的活动性阴道出血、活动性盆腔感染（即使患者在接受抗生素治疗）以及具有含碘造影剂所致中度或重度反应史。相对禁忌证为当前行经。

（三）用物准备

30mL 水溶性或脂溶性造影剂、5～10mL 的无菌水、宫腔操作无菌包、5F 的软性球囊导管、影像设备。

（四）操作流程

1. 导管放置 患者取背躺截石位并进行阴道双合诊检查，评估子宫体屈曲、宫颈相对于阴道口的位置以及阴道腔大小。更换手套、消毒外阴及阴道，铺巾之后，将窥阴器置入阴道，暴露宫颈，消毒阴道宫颈，钝性扩张宫颈管，使用长钳插入 5F 的软性球囊导管，使其通过宫颈口进入宫腔。注入 1.0～1.5mL 的无菌水使球囊膨胀，从而将导管固定在恰当位置。在插入导管或套管前，应将造影剂注入管内以尽量排出气泡，导管进入子宫体，轻轻回拉导管以确保球囊严密堵闭宫颈内口。随后撤出窥器，并改变患者体位使其仰卧于荧光屏下。

2. 获取图像 X 线束源与靶器官的距离应尽量小并正确聚焦。需获取以下放射影像学图像。注射造影剂前的预览图像、子宫充盈早期的前后位片、一侧输卵管造影剂溢出时的前外侧斜位片、另一侧输卵管造影剂溢出时的前外侧斜位片、子宫正面前后位片。

（五）注意事项

1. 造影剂渗漏 使用球囊导管可降低造影剂渗漏的风险。

2. 宫颈狭窄 可能需要使用儿科导尿管或扩张宫颈口。

3. 气泡 气泡可能显示为类似于子宫或输卵管中的充盈缺损。在检查前，通过导管尽可能多地排出气泡，抽吸并再次注入造影剂填充宫腔可去除气泡，在透视期间，受检女性旋转可引起气泡移动，有助于区分可移动的气泡与固定的结构异常。

4. 宫腔显像不充分 对宫颈施加更大的外向牵引力，使宫底位置更为轴向。

5. 输卵管堵塞 一侧或两侧输卵管未充盈可由阻塞或宫角部痉挛引起。需在恒定压力下注入造影剂，或暂停检查片刻随后更缓慢地注入造影剂。

6. 造影剂进入血管内 避免意外将套管插入子宫肌层，并在注入造影剂时避免压力过大。

7. 外部伪影 让患者转向一侧并另外拍摄一张X线片有助于区分子宫内与子宫外结构。

十二、妇产科超声检查

【学习目的】

1. 掌握 妇科超声检查在妇科疾病中的应用。
2. 熟悉 妇科超声检查的适应证与禁忌证。
3. 了解 妇科超声检查的注意事项。

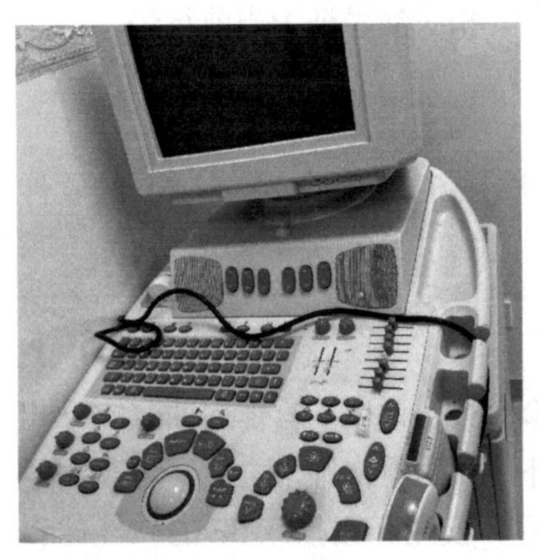

图 3-13-9 B 型超声仪器

实时超声成像（图 3-13-9）是妇产科最常用和最有用的影像技术，多种因素会影响图像的获取，从而直接影响患者的诊断与治疗。在通过超声检查做出直接影响患者治疗的诊断时，操作者的经验和能力可能是最重要的影响因素。患者体型、既往腹部手术史，以及产科中的胎位等其他因素也可影响超声图像的质量和诊断效能。

（一）操作目的

借助超声检查了解内生殖器、胎儿及附属物、盆腔组织的情况。

（二）操作评估

检查的内容包括：子宫大小、形状和方位、子宫内膜、子宫肌层和宫颈的外观、子宫及附件（卵巢和输卵管）有无肿块、囊肿、输卵管积水、积液、子宫陷凹有无游离液体或肿块；胎儿特征、生长发育、胎儿附属物情况、羊水量。

（三）操作流程

1. 了解检查原因：超声检查医师应了解当前检查的适应证，以及与患者问题相关的其他评估结果。应确认末次月经。选定目标结构、选择是否使用经阴道和/或经腹部检查技术。根据情况要求患者充盈膀胱或排空膀胱。

2. 患者取半卧位或截石位。检查者向探头加入介质后，通过自由移动探头以从多个方向观察各个结构及所需检查内容。数据集成后打印检查报告或通过电子信息发送医生，以便评估解读报告。

（四）注意事项

1. 恰当应用诊断性超声检查没有害处，包括不会损害胎儿。尽管如此，超声检查只能在有合理医学需要的情况下开展，其操作耗时应尽量短，且使用的声能水平应是进行诊断性评估所需的最低水平。

2. 超声检查是一项依赖于操作者的技术，只有在指导下获得大量正常和异常检查经验，才能达到较高的技术水平，超声医师是在该领域经过培训并具有丰富经验的医生。

第二节　产科诊疗技术

产前检查有 3 项主要内容：风险评估、健康促进和教育、治疗性干预。高质量产前检查可预防母胎并发症，或有助于及时识别和治疗这些并发症。妊娠和分娩并发症是全球育龄女性出现并发症和死亡的主要原因。

一、四部触诊

【学习目的】

1. 掌握　四部触诊的检查方法。
2. 熟悉　四部触诊的操作目的。
3. 了解　四部触诊的注意事项。

四步触诊（图 3-13-10）是了解胎产式、胎先露、胎方位及胎先露部是否衔接的触诊方法。产科四步触诊不仅关注孕妇的身体状态也评估胎儿的生长发育状态，旨在为孕妇和胎儿的安全提供指导和保障。

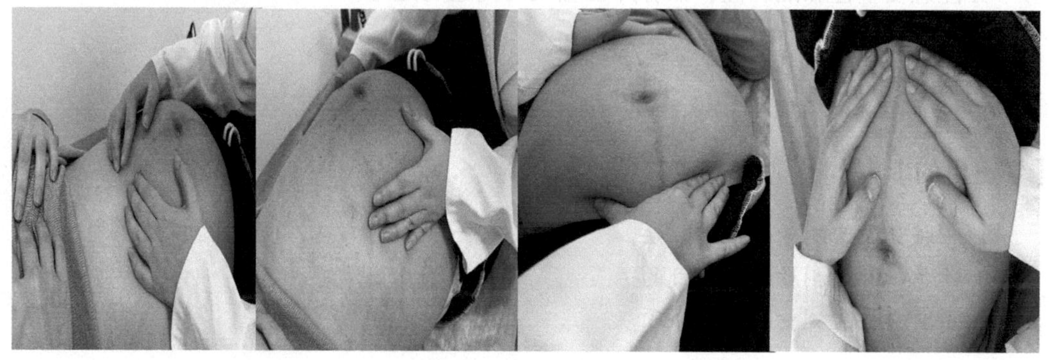

图 3-13-10　四部触诊

（一）操作目的

通过产科四部触诊，全面评估胎位、胎态、胎盘位置、羊水量等，进一步决定分娩方式和指导产程管理，同时对妊娠并发症进行干预以避免或尽量降低母儿风险。

（二）操作评估

确保触诊的准确性和系统性，评估触诊结果是否符合孕周和临床预期，准确分辨正常与异常胎位和胎态。

（三）用物准备

床椅、手套、皮尺、胎心仪、耦合剂、记录表。

（四）操作流程

1. 体位 孕妇仰卧于产检床，根据检查，适时调整体位。检查者面对孕妇。

2. 判断胎儿的位置及大小 检查者两手置于宫底部，触摸宫底高度估计胎儿大小，看与妊娠周数是否相符；然后以两手指腹相对交替轻推判断宫底部的胎儿部分。若为胎头则硬且有浮球感，若为胎臀则大而软，形状不规则。

3. 判断胎方位 检查者两手分别置于腹部左右两侧，一手固定，另一手轻轻深按检查，两手交替触到平坦饱满部分为胎背，并确定胎背的朝向，凹凸不平为胎儿的肢体。

4. 判断先露部分 检查者右手拇指与其余四指分开，置于耻骨联合上方握住胎先露部，判断是胎头还是胎臀，然后左右推动以确定是否衔接。

5. 判断先露部分下降的程度 检查者应面对孕妇足端，左右手分别置于胎先露的两侧，向骨盆入口方向往下深按，进一步确定胎先露及胎先露入盆的程度。

6. 记录与分析 记录触诊结果，并结合中西医理论分析母体及胎儿状况。

（五）注意事项

1. 在进行触诊时，要保证孕妇的舒适性和尊严。
2. 触诊过程中要细心，避免粗暴的动作，以免引发不适或其他风险。
3. 注意安全性和准确性，如有异常应及时沟通与处理。

二、骨盆测量

【学习目的】

1. 掌握　骨盆测量的检查方法。
2. 熟悉　骨盆测量的操作目的。
3. 了解　骨盆测量的注意事项。

骨盆测量不仅是物理数据的收集，更是在整体分析孕妇身体状态的一个环节，需细致入微、关注细节，以期提供最安全、最适宜的分娩建议和指导。

（一）操作目的

通过骨盆测量，获取孕妇骨盆大小、形态的精确数据，预估胎儿通过骨盆的可能性，为分娩方式的选择和产程管理提供参考。

（二）操作评估

确保测量过程的准确性和重复性，判断测量数据是否在正常范围内并符合孕周和其他临床信息，分析数据并结合其他临床表现进行分娩方式的选择。

（三）用物准备

骨盆测量器、手套、记录表、产检床。

（四）操作流程

指导孕妇进入正确的体位，确保舒适且方便测量。与孕妇沟通测量的目的、流程与感觉，获取合作。测量骨盆入口的横径、直径，出口的横径、直径，骨盆腔的形状和大小。记录并分析测量数据。

（五）注意事项

保持孕妇的舒适与放松，减轻检查过程的紧张与不适。确保测量的准确性和一致性，对于数据异常或边缘情况需谨慎评估。早孕期及临产前均需评估。

三、宫颈成熟度检查

【学习目的】

1. 掌握　宫颈成熟度检查的方法。
2. 熟悉　根据宫颈的成熟程度与分娩方式选择。
3. 了解　宫颈成熟度检查的注意事项。

通过了解宫颈的成熟度，为产妇提供更加科学、个性化的孕期管理和分娩决策服务。

（一）操作目的

确定宫颈的成熟程度，预测分娩的可能性，为分娩方式的选择和产程管理提供决策依据。

（二）操作评估

对检查的准确性进行评估，例如操作方法的标准化，检查结果的判断是否准确等。结合孕妇的具体情况，如孕周、病史、孕期并发症等，综合判断和评价宫颈成熟度与预期分娩可能性的关系。

（三）用物准备

PE 手套、消毒棉球、阴道 pH 试纸、记录表。

（四）操作流程

让孕妇采取适宜的体位，使其保持舒适和放松，穿戴检查手套，消毒外阴，湿润手套，食指及中指插入阴道进行检查，了解阴道通畅度、宫颈位置、质地、容受性、宫口开放程度。

（五）注意事项

爱伤意识，注意操作轻柔，口头安慰被检者以缓解其不适和紧张。

四、电子胎心监护

【学习目的】

1. 掌握　电子胎心监护的基本技术操作。
2. 熟悉　电子胎心监护的适应证与禁忌证。
3. 了解　电子胎心监护的结果判读。

胎心率（fetal heart rate，FHR）图形可间接反映胎儿心脏和中枢神经系统对血压、血气和酸碱状态改变的反应（图 3-13-11）。

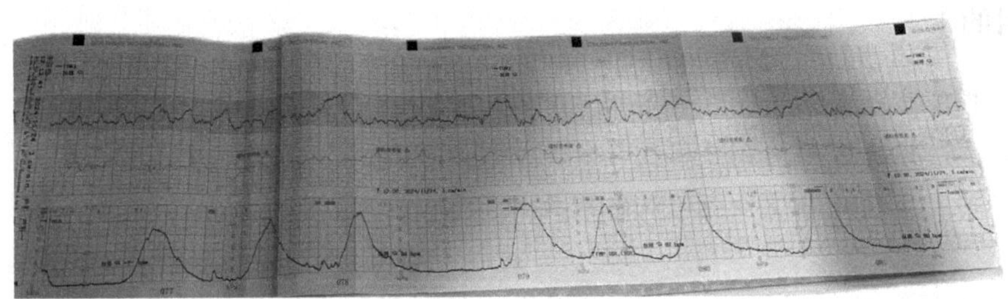

图 3-13-11　胎心监护图

（一）操作目的

识别可能与胎儿氧合不足有关的 FHR 变化，有助于及时采取干预措施，降低缺氧性损害和死亡的可能性。

（二）操作评估

孕 34 周以后，任何检出 FHR 异常提示需要干预的妊娠患者，均适合胎儿监护。有高危因素的孕妇（包括妊娠合并症、胎龄较小、产妇或胎儿活动频繁、子宫肌瘤、羊水过多或多胎妊娠），更应提早进行监护（32 周）。

（三）操作流程

将 FHR 监护设备置于孕妇腹部相应位置，可进行持续或不同持续时间的非侵入性

（宫外）FHR 监护。该装置可检测胎儿心跳和宫腔压力、校正数值，连续检测胎儿心率及宫内压力变化，持续 20 分钟若胎心基线波动较小，排除胎儿睡眠周期内可能，需予胎心刺激仪刺激胎儿（图 3-13-12）。

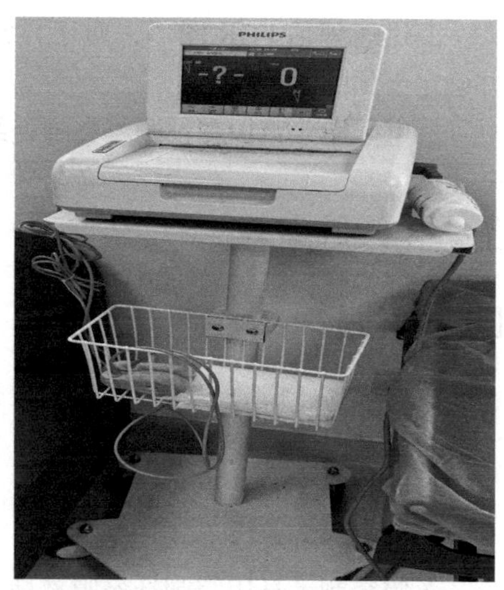

图 3-13-12　胎心监护仪

（四）内容解读

1. 基线　正常基线 FHR 为 110～160 次 / 分，基线心动过缓可能与产妇接受 β 受体阻滞剂治疗、低体温、低血糖、甲状腺功能减退、胎儿心脏传导阻滞或胎儿氧合中断有关。基线心动过速可能与产妇发热、感染、用药、甲状腺功能亢进、儿茶酚胺水平升高、胎儿贫血、心律失常或胎儿氧合中断有关。

2. 变异性　FHR 的变异性是自主神经系统中交感与副交感神经分支间综合活动的结果。中度基线变异反映 CNS 充分氧合，能可靠判断在观察期间，不存在可造成损伤的缺氧诱发代谢性酸血症。但反之不成立：变异性微小或无变异提示胎儿可能存在代谢性酸血症或缺氧性损伤。变异性显著增加可能是正常情况，也可能是胎儿自主神经系统对氧合短暂或持续中断的过度反应。

3. 加速　FHR 加速通常与胎儿运动有关，可能是由外周本体感受器受刺激、儿茶酚胺释放增加及心脏自主神经刺激导致的。如果无加速，判断胎儿可能存在代谢性酸血症或缺氧性损伤。

（1）早期减速：早期减速可能是子宫收缩和产妇分娩用力期间，胎儿头部受压导致颅内压和 / 或脑血流量改变所引发的自主神经反应，早期减速是良性变化。

（2）晚期减速：一般晚期减速是胎儿对宫缩期间短暂低氧血症的一种反射性反应。除子宫收缩外，多种母体因素可造成胎儿供氧途径中断，这些因素如肺（如母体低氧血症）、心脏（如心排血量较低）或血管（如低血压）。如果在变异性消失 / 微小且无加速的情况下出现复发性晚期减速，需高度重视。

（3）变异减速：变异减速提示胎儿在脐带受到短暂机械性压迫时的自主神经反射反应。将变异减速分类为轻度、中度或重度既与结局无关。

（4）长时间减速：延长减速指 FHR 较基线下降，减速≥15bpm，从开始到恢复至基线持续≥2 分钟但＜10 分钟，导致延长减速的生理机制与晚期或变异减速相同，但胎儿氧合中断的时间更长。如果 FHR 下降的持续时间≥10 分钟，即定义为基线改变。

（5）正弦波形：指 FHR 基线呈平滑正弦波摆动，规律振幅变化在 5～15bpm 之间，频率为 3～5 周期 / 分钟，持续至少 20 分钟，研究认为正弦波形与胎儿重度贫血或使用阿片类药物有关。

（五）注意事项

1. 确定监护仪正在恰当记录 FHR 和子宫活动，而非母体心率。

2. 迅速评估 FHR 图形，对于异常图形及时汇报复查，及时确定是否需手术干预，并确定干预的紧急程度。

3. 电子胎儿监护在预测不良神经结局方面有很高的假阳性率，但假阴性率很低。

五、羊膜腔穿刺

【学习目的】

1. 掌握　羊膜腔穿刺基本技术操作。
2. 熟悉　羊膜腔穿刺的适应证与禁忌证。
3. 了解　羊膜腔穿刺的注意事项。

羊膜穿刺术是用穿刺针经腹部插入宫腔抽取羊水或注入药物的诊断技术。因为羊水主要由胎儿成分构成，包括尿液、分泌物、脱落细胞及漏出液，所以通过对羊水的实验室检查可评估胎儿健康状况。

（一）操作目的

抽取羊水最常见的诊断性指征是产前遗传检查。其他指征还包括评估胎儿感染、溶血性贫血的严重程度、血型或血小板情况、异常血红蛋白病，以及神经管缺陷、羊膜腔注液等。

（二）操作评估

操作前也应向患者告知操作目的、潜在并发症、检查出结果的时间、计划诊断性检测的准确性和局限性。

（三）用物准备

PE 手套、消毒棉球、羊水穿刺包、5mL 及 20mL 注射器各一、洞巾、胶带、纱布、床边超声仪。

（四）操作流程

超声探头于腹部定位穿刺点并标记，消毒剂消毒腹部皮肤，5mL 注射器针头刺破皮肤，再用 20G 带导管的腰椎穿刺针进腹刺入羊膜腔，突破感后取出针芯，可见羊水流出，抽取适量羊水后，将针芯置入导管，缓慢拔出穿刺针，按压穿刺点五分钟，然后将清洁纱布贴敷于穿刺点处皮肤。操作过程中可实施超声监测以持续观察穿刺针，从而避免直接的胎儿损伤。穿刺后应超声评估胎心率并记录。

（五）注意事项

1. 抽不出羊水　拔出针芯时，通常会在针管接口处看到羊水。如果拔出针芯但没有看到羊水，可能是因为针尖只是顶起胎膜、但没有刺穿，可旋转穿刺针、改变角度并刺穿羊膜。

2. 抽取和处理样本 第一滴羊水中可能含有穿刺针穿过孕妇腹壁及子宫壁时卡入的母体细胞。因此大多数操作者会丢弃样本的初始部分。抽取适量羊水的总体原则是抽取的毫升数等于孕龄周数，如孕 15 周时抽取 15mL。

六、胎儿镜检查

【学习目的】

1. 掌握 胎儿镜检查在现代产科学中的重要性。
2. 熟悉 胎儿镜检查的应用领域。
3. 了解 胎儿镜检查的操作流程。

通过学习这一节，医学工作者可以更全面地理解胎儿镜检查的重要性和操作技巧，为孕妇提供更加科学、个性化的诊断和管理建议。

（一）操作目的

为了对胎儿的健康状况、生理结构以及可能的异常进行早期、直观地了解和评估，对孕妇和胎儿提供更全面、个性化的管理建议。

（二）操作评估

了解病史，确保胎儿镜的正确插入和操作过程中的安全性，评估观察到的胎儿结构和功能是否正常。

（三）用物准备

胎儿镜、无菌手套、消毒液、局部麻醉剂、记录表。

（四）操作流程

1. 准备工作 确保所有用品齐全，并对孕妇进行必要的解释，使其了解即将进行的操作。

2. 消毒和麻醉 对即将插入胎儿镜的部位进行消毒，并注射局部麻醉剂。

3. 插入胎儿镜 根据经验和技术，准确、稳定地插入胎儿镜。

4. 进行观察 通过胎儿镜对胎儿的结构和功能进行详细观察，并记录相关信息。

5. 结束操作 取出胎儿镜，对孕妇进行必要的护理。

（五）注意事项

胎儿镜检查是一个高风险的操作，需要有经验且受过专业培训的医生进行。在操作过程中要随时注意孕妇的感受，避免造成不必要的疼痛和不适。

第三节　计划生育技术

一、宫内节育器放置 / 取出术

【学习目的】

掌握　IUD 的基本技术操作。
熟悉　IUD 的适应证与禁忌证。
了解　IUD 放置和取出的注意事项。

宫内避孕装置安全高效，大多数患者耐受良好。放置和取出宫内节育器（intrauterine device，IUD）的操作通常相对简单，经过培训的操作者在门诊即可完成。

（一）操作目的

通过宫腔内放置或取出特殊装置，从而达到控制生育、治疗子宫内膜相关疾病、调节月经病症状的目的。

（二）操作评估

1. 操作前计划　包括评估患者是否适用 IUD、提供装置利弊相关咨询，以及评估放置时机和是否需使用止痛药。

2. 适用者、装置选择和禁忌证　大多数患者都可使用 IUD，包括未经产、青春期、分娩 / 流产后即刻、有急性或慢性疾病和 / 或希望紧急避孕的患者。

3. 咨询和知情同意　在咨询和知情同意过程中必须讨论各种避孕方法，包括利弊和非避孕作用。

4. 放置时机和妊娠试验　如果能合理排除妊娠，则可在月经周期的任意时间放置 IUD。

5. 性传播感染　鉴于性传播感染可能无症状，我们会向所有患者提供白带检查，或自愿筛查淋球菌和衣原体感染。

6. 预防性抗生素　不推荐为放置 IUD 而预防性使用抗生素。

7. 镇痛方法　在实践中，我们采取医患共同决策的方式来管理疼痛，包括术前咨询、术中支持、使用非甾体类抗炎药，以及对部分患者行宫颈旁阻滞或静脉麻醉。

（三）用物准备

无菌包装的 IUD 装置、窥器、卵圆钳、宫颈钳、扩宫棒、子宫探子（金属探子或替代品，如 3mm 柔性子宫内膜活检 Pipelle 刮匙）、剪刀（最好是长弯剪）、消毒液（聚维酮碘或氯已定），以及无菌手套（图 3-13-13）。

（四）操作流程

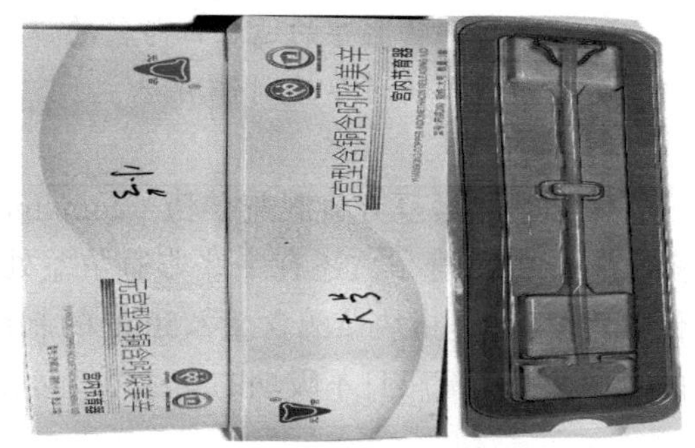
图 3-13-13 宫型铜环

1. 妇科检查 术前进行妇科检查，以评估子宫大小和位置，以及有无活动性生殖道感染表现。置入窥器，然后用消毒液清洁宫颈。

2. 放置宫颈钳 用非优势手夹持宫颈并轻柔牵引以拉直子宫轴，同时将子宫探子通过宫颈探达宫底以测量宫腔深度。

3. 置入步骤

（1）操作者戴上无菌手套，同时向下弯曲 IUD 的 2 个横臂使其与纵臂平行，然后将其推入透明管中以保持横臂向下，将 IUD 装载于置入管顶端后，将白色塑料杆从另一端穿入，环形末端留在管外。应小心将塑料杆推入至刚好触及 IUD（必须接触纵臂）；进一步推杆可能将节育器从置入管推出。

（2）轻轻牵拉抓钳，同时将置入管穿过宫颈口并向上通过整个宫腔，直至 IUD 到达宫底时感到阻力。

（3）保持置入管固定，将白色杆完全退出后放在一边。然后以同样的方式将置入管完全退出并放在一边，此时可见尾丝从宫颈伸出。分别取出推杆和置入管可降低尾丝被推杆卡住和 IUD 意外偏离宫底的风险。如果宫颈管内可见 IUD 纵臂或从宫颈管内伸出，则应牵拉尾丝将其取出。

（4）若只可见尾丝自宫颈外口伸出，则确认 IUD 放置正确，仔细修剪尾丝保留 2～3cm。才能留下足够的长度使尾丝沿着宫颈表面软化和弯曲并突入宫颈—阴道穹隆，若太短则会滞留于阴道。

（5）取环则用较长的 Kelly 钳（又称 Boseman 钳）、卵圆钳或类似器械夹住尾丝，将 IUD 快速轻拉取出。对于尾丝不可见或无尾丝 IUD，则需使用取环钩或取环钳取出，取出的 IUD 应检查完整性。

（五）注意事项

1. 应告知患者，在择期或产后放置 IUD 后出现以下情况时需复诊：发热、盆腔痛加重、腹痛、晕厥、异常的大量阴道出血、怀疑 IUD 脱落、阴道分泌物恶臭或妊娠样症状。

2. 自行检查 IUD 尾丝：应告知患者，常规自行检查 IUD 尾丝是安全的，但非必需，因为没有证据支持这种做法。

3. 复诊：在 1～3 个月时复诊，与开始其他药物治疗的复诊安排一样。

二、雌 - 孕激素复方口服避孕药

【学习目的】

1. 掌握　药物避孕的基本原理和药物选择。

2. 熟悉　药物避孕的适应证与禁忌证。

3. 了解　药物避孕的副作用。

雌－孕激素复方口服避孕药（combined oral contraceptive，COC）也称为生育控制药，除能可靠避孕，还有一些非避孕益处。COC 含有雌激素成分和多种孕激素之一。低剂量 COC 是指炔雌醇含量＜50μg 的制剂，这类 COC 对绝大多数女性都是安全可靠的避孕选择。健康且不吸烟的女性可持续使用 COC 直至绝经。

（一）操作目的

为咨询者提供安全有效且个性化的药物使用方案。

（二）操作评估

1. 禁忌证　了解咨询者病史及基本情况，有以下情况者建议避免使用 COC 避孕方案。①年龄≥35 岁，每日吸烟≥15 支；②动脉性心血管疾病的多种危险因素（如年龄偏大、吸烟、糖尿病和高血压）；③ VTE；④已知的缺血性心脏病、脑卒中史；⑤有并发症的心脏瓣膜病（肺高压、心房颤动风险、亚急性细菌性心内膜炎史）；⑥乳腺癌现病史；⑦重度（失代偿性）肝硬化；⑧肝细胞腺瘤或肝脏恶性肿瘤；⑨偏头痛；⑩糖尿病史持续＞20 年或伴肾病、视网膜病变或神经病变。

2. 适应证　月经周期紊乱、盆腔痛、卵巢囊肿、雄激素过多症。

（三）避孕原理

1. 主要避孕效果是抑制排卵，具体方式包括抑制下丘脑促性腺激素释放激素（gonadotropin-releasing hormone，GnRH），以及抑制黄体生成素（luteinizing hormone，LH）和尿促卵泡素（follicle-stimulating hormone，FSH），并破坏周期中段的 LH 激增。

2. 使子宫内膜不太适合着床。长期周期性或每日使用孕激素会引起子宫内膜蜕膜化、最终萎缩。

3. 使宫颈黏液更黏稠，更不利于精子穿透。

4. 损害正常的输卵管运动和蠕动。

（四）给药方案

1. 单相 vs 多相　COC 有单相和多相制剂。单相制剂的 21～24 片有激素活性药片中，每片均含有相同剂量的雌激素和孕激素。多相制剂在使用有活性药片阶段，其中所含的一种或两种激素剂量有差异。使用双相制剂的不定期出血可能多于三相制剂。

2. 周期使用　周期方案制剂包装通常以 28 日为 1 个周期，其中有使用 21 日的含激素药片（单相、双相或三相给药方案），之后是使用 7 日的安慰剂片，会引起撤退性出血，也称为 21/7 方案。现在 COC 中使用的激素剂量更低；已经认识到没有必要有 7 日的无激素间期。另一种方案是 24/4，只有 4 日的安慰剂或低剂量雌激素片。无药窗口期越短，卵泡发育成熟的可能性就越低。

3. 连续使用 连续使用或延长周期 COC 方案让使用者能选择是否出现撤退性出血及何时出现。与连续方案相似，只是会在大约每 3 个月后插入 7 日的安慰剂或低剂量雌激素间期，称为 84/7 方案。然而，使用延长周期或连续 COC 的女性可能出现更多预料外出血或点滴出血情况。

（五）风险和副作用

患者在启用 COC 时可出现乳房压痛、恶心和腹胀、不定期出血、VTE 风险升高、心血管风险升高有关，对乳腺癌风险、任何增加肝微粒体酶活性的药物都可加速 COC 的代谢，如苯巴比妥、苯妥英、灰黄霉素和利福平。

三、其他避孕

【学习目的】

1. 掌握　紧急避孕的原理和操作。
2. 熟悉　紧急避孕的适应证与禁忌证。
3. 了解　紧急避孕的副作用。

紧急避孕（emergency contraception，EC）是指在性交后、受孕前降低妊娠风险的避孕方法。这些方法可用于以下情况：未采取避孕措施进行性交，即无保护性交（unprotected intercourse，UPI）；避孕措施使用不当，即避孕套滑落或破裂、漏服避孕药或漏打避孕针；未避孕情况下强迫性交。医生应告知患者多种避孕方法，并确保可行性。有异性性行为的所有年龄段患者都可使用 EC，包括口服药物和 IUD。紧急避孕不会中断已存在的妊娠，因此不会导致流产。

（一）操作目的

根据患者意愿，在患者无避孕措施情况下，给予患者安全高效的紧急避孕方法。

（二）操作评估

适用人群：育龄女性不论年龄大小，只要发生了无保护或保护不充分的阴道性交且希望降低妊娠风险，就适合使用紧急避孕措施。

（三）方案选择

1. 口服紧急避孕药 乌利司他（UPA）、左炔诺孕酮（LNG）、米非司酮等。

2. IUD 的选择 患者若倾向于避免使用激素和保持规律月经周期，则可能首选含铜 IUD。若倾向于减少或完全避免月经出血与痉挛痛，并且能接受可能出现的闭经，则首选 LNG 52mg。

（四）副作用

对于含铜 380mm2IUD 和 52mg LNG-IUD，副作用可能包括放置所致腹痛或盆腔痛、出血和子宫穿孔，偶见感染。UPA 和口服 LNG 都非常安全，且能避免复方激素避孕药的罕见严重并发症，特别是雌激素相关血栓形成事件。UPA 常见副作用包括头痛（18%）、腹痛（12%）、恶心（12%）、痛经（9%）、乏力（6%）和头晕（5%）。LNG 的常见副作用类似，包括月经改变、恶心、下腹痛、乏力、头痛、头晕、乳房痛和呕吐。

（五）注意事项

1. 紧急避孕措施不能降低性传播感染风险，使用紧急避孕的患者在随后的性行为中需常规使用避孕套。

2. 若患者在口服紧急避孕药后 3 小时内发生呕吐，则应重复给药。

3. 口服紧急避孕药后，1 周内会出现撤退性出血。若出现不规律出血或点滴出血需排除妊娠。

4.UPA 和 LNG 在同一月经周期内都可多次使用，但不建议作为常规避孕方法。

四、人工流产术

【学习目的】

1. 掌握　人工流产术的操作方法。
2. 熟悉　人工流产术的适应证与禁忌证。
3. 了解　人工流产术的并发症。

吸宫术也称吸引刮宫术、抽吸刮宫术、扩宫和刮宫术、扩宫和吸宫术或手术流产，早期人工流产最常用的流产方法，通常在孕龄≤10 周时行吸宫术。

（一）操作目的

通过吸宫术终止早期妊娠。

（二）操作评估

1. 病史　在手术前，临床医生应有针对性地采集病史，重点关注产科、妇科、相关内科、外科和社会心理学病史，以及用药史和过敏史。应特别留意任何报告过的心血管疾病、呼吸系统疾病和出血或凝血障碍，包括抗凝药的使用、出血性疾病、血栓形成倾向或严重贫血。

2. 体格检查与超声检查　检查生命体征，根据妇科检查显示的子宫大小估算孕龄，通过妇科检查评估子宫曲度，拟行中度或深度镇静的患者需评估心肺功能和气道，通过盆腔超声评估孕龄的准确性。若有高热或怀疑临床上明显的感染，可推迟操作。

3. 实验室检查　术前完善血常规、凝血功能、肝肾功能、血型、心肺功能，以及生殖道及全身感染的实验室检查。

4. 抗生素预防性治疗　术前使用预防性抗生素，在手术前 1 小时给药，但最早可在术前 12 小时应用。

5. 疼痛管理 多种镇痛药和非药物疗法可减轻早期妊娠吸宫术相关的疼痛。一般不使用渗透性扩张器或药物来做宫颈准备。

（三）用物准备

无菌包装的人流清宫手术包、负压吸引装置，吸引管、消毒液、无菌手套、10mL 无菌注射器（图 3-13-14）。

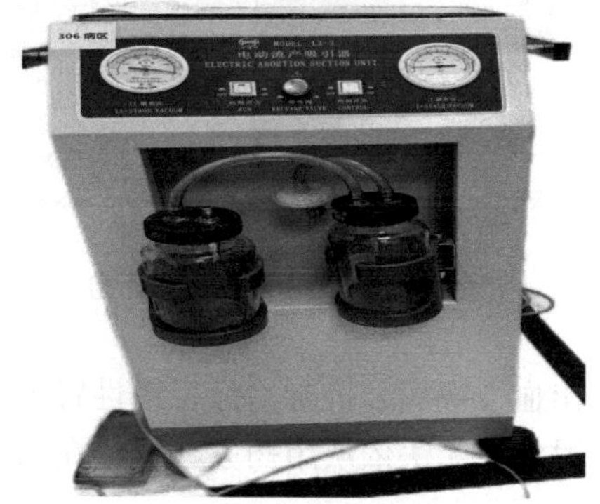

图 3-13-14 负压吸引器

（四）操作流程

1. 患者取截石位，麻醉达成后，予常规消毒外阴、阴道、铺巾，扩阴器暴露阴道及宫颈，再次消毒，探宫腔深度，机械性扩张宫颈，用手动或电动吸引器通过伸入子宫内的塑料套管抽吸子宫内容物，抽吸后，超声确认宫内孕囊无残留，感宫腔粗糙后结束手术，手术后将吸出的内容物导出，清水冲洗后检查妊娠物是否有绒毛，大小是否符合孕周，以确认子宫完全排空。

2. 手术完成给予患者适当的孕前或避孕指导。告知患者，有以下术后症状时需就诊：阴道出血过多、持续盆腔痉挛痛、体温≥38℃。

（五）注意事项

1. 多胎妊娠 多胎妊娠的早期妊娠吸宫术可采用与相同孕龄单胎妊娠的类似手术方式完成。

2. 子宫异常与畸形 超声引导非常有利于指导子宫腔有分隔或变形的流产。若肌瘤阻碍宫颈扩张，对<12 周的妊娠辅助使用米索前列醇进行宫颈准备可能有用。若解剖学异常造成吸宫术失败时，若孕龄≤11 周常可选择药物流产。

五、药物流产

【学习目的】

1. 掌握　药物流产的原理、药物选择。
2. 熟悉　药物流产的适应证与禁忌证。
3. 了解　药物流产的副作用。

药物流产又称内科流产，是指用药诱导类似自然流产的过程，从而终止妊娠。这种流产方式可替代吸宫术。

（一）操作目的

早期妊娠药物流产是指用药诱导类似自然流产的过程，从而终止妊娠；可用于替

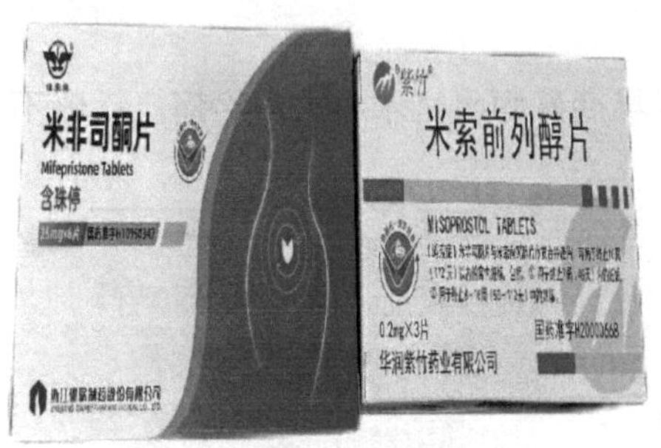

图 3-13-15　药物流产药物

代吸宫术。在中国米非司酮（抗孕激素药物）+米索前列醇（前列腺素）是孕龄≤49 日（7 周）的主要药物流产方法（在美国孕龄延长至 77 日即妊娠 11 周）（图 3-13-15）。

（二）操作评估

禁忌证：①孕龄＞77 日；②疑似异位妊娠或妊娠滋养细胞疾病；③置有宫内节育器（IUD）、已知贫血（血红蛋白＜9.0g/dL）、某些出血性疾病、抗凝治疗、慢性肾上腺衰竭、长期皮质类固醇治疗、遗传性卟啉病、药物过敏、无法依从用药方案，或在出现并发症时不能获得急诊医疗服务。

（三）药物使用方法

1. 米非司酮（单剂口服 200mg），并在 24～48 小时后使用米索前列醇（800μg）。建议患者使用米索前列醇时，应将药片放在脸颊和牙龈之间的颊黏膜区、保持 30 分钟。对于妊娠 9+0 至 11+0 周的患者，应在使用第 1 剂米索前列醇后 3～6 小时自行给予第 2 剂，以降低继续妊娠的风险，尤其是孕龄较大患者。

2. 早期妊娠药物流产还使用过其他几种给药途径，包括经颊黏膜、直肠、阴道给药或舌下含服。首选经颊黏膜给药，对于孕龄≤49 日的患者，也可口服给药。

3. 妊娠 9+0 至 11+0 周的患者在使用第 1 剂米索前列醇 3～6 小时后，应自行经颊黏膜给予第 2 剂米索前列醇 800μg；即使已发生出血，也应使用这剂药，以降低不全流产风险。

4. 随访：药物流产后 2 周复查超声，必要时测定 hCG。

（四）注意事项

1. 伴随症状：米非司酮和米索前列醇的副作用主要包括腹部痉挛痛、阴道出血、胃肠道不适（如恶心）和发热。

2. 患者在服用米非司酮后 30 分钟内呕吐，应再次给药。

3. 并发症：药物流产后较少发生重大不良事件。潜在并发症包括不全流产、出血、感染，罕有死亡。

六、输卵管绝育术

【学习目的】

1. 掌握　输卵管绝育术的原理和手术方法。
2. 熟悉　输卵管绝育术的适应证与禁忌证。
3. 了解　手术风险及并发症。

女性绝育也称永久性避孕和输卵管结扎，可通过几种不同的操作和技术阻断或切除输卵管以阻止妊娠。绝育操作因人而异，具体取决于时机、手术路径（开腹手术、小切口或腹腔镜），以及技术（输卵管阻断、输卵管部分切除术或全切术）（图 3-13-16）。

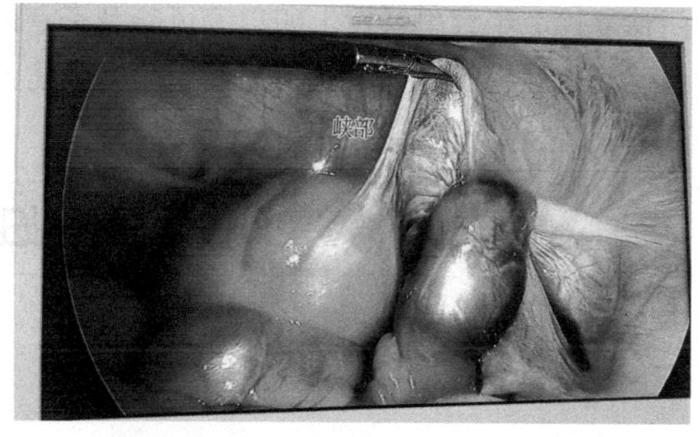

图 3-13-16 腹腔镜异位妊娠输卵管

（一）操作评估

1. 适应证 患者希望永久避孕。向患者提供咨询，内容包括绝育的替代选择、各种类型、有效性和永久性，评估手术风险、妊娠试验以及后悔的危险因素。应获取患者就所选择绝育术的知情同意。

2. 禁忌证 女性绝育没有绝对医学禁忌证；但若患者存在某些因素，则可能更适合某种绝育方式或其他避孕方法。

（二）用物准备

腹腔镜设备同腹腔镜检查，钛夹或结扎丝线。

（三）操作流程

随着手术技术的进步，小切口开腹术多被微创的腔镜手术取代，腹腔镜绝育术的切开与闭合与其他腹腔镜妇科手术相同。通常使用 1～3 个腹腔镜孔，并采用堵塞或切除输卵管的技术。手术首先需识别输卵管，识别输卵管后，应沿着输卵管的全长检查双侧输卵管，直至看到伞端，以确认输卵管为正确结构，然后在输卵管的峡部中段进行手术操作。

1. 输卵管堵塞法 有效的绝育方法是堵塞输卵管的峡部中段。应避免损伤峡部近端（紧邻宫角），从而降低输卵管间质部分与腹膜腔之间形成瘘管的理论风险。堵塞可将输卵管折叠结扎、硅胶环、钛夹或弹簧夹。

2. 电外科术 向输卵管和邻近的输卵管系膜施加射频能量使其干燥，从而通过破坏 / 闭塞输卵管腔而使其堵塞。电灼至少 3cm 长的输卵管。

（四）并发症

1. 即刻并发症 出血、周围组织损伤或疼痛。

2. 迟发性并发症 异位妊娠、避孕夹移位。

（五）注意事项

1. 告知患者术后 3 周都不要性交，但这基于共识而无证据支持。
2. 腹腔镜绝育术即刻起效，因此术后可停用其他避孕方法。
3. 大多数患者可在 1 周后恢复工作，除非工作特别繁重。患者在术后 2～4 周内到门诊复诊。绝育患者发生卵巢癌风险及子宫内膜癌的风险可能降低。

4. 腹腔镜绝育术一般不需要抗生素预防治疗。

第四节　中医妇科常用外治法

一、阴道纳药

【学习目的】

1. 掌握　阴道纳药的基本原理。
2. 熟悉　阴道纳药的适应证与禁忌证。
3. 了解　常用药物阴道纳药。

（一）操作目的

阴道纳药是用中药研成细末或制成栓剂、胶囊、膏剂等剂型，纳入阴道以达到治疗目的。常用于治疗带下病、阴痒等证。

（二）基本原理

其主要机制是利用药物留置阴道内，使局部药物浓度较高，作用时间长，且直接接触患部，药物能发挥直接的治疗作用。

（三）常用药

常用药有清热解毒药，如黄连、黄柏、虎杖等；解毒祛腐药，如百部、蛇床子、五倍子、硼砂、枯矾等；收敛生肌药，如白及、珍珠粉等；收敛止血药，如炉甘石、炒蒲黄、血竭等。临床常根据病变的部位、病因配伍组方和选用妇炎平胶囊、宫颈炎康栓等中成药。

（四）操作流程

一般睡前置入药物，取卧位或蹲位。若为栓剂、片剂或胶囊等，可嘱患者清洗外阴后，自行放置于阴道后穹隆；膏剂可涂于无菌纱布上，粉剂及药液可蘸在带线棉球上，由医务人员按常规操作置于创面上，棉线尾露出阴道口 2～3cm，以便患者隔日取出。

（五）注意事项

若带下量多，宜先行阴道冲洗，待白带清除后再行纳药为佳。若无性生活，不建议阴道纳药治疗。

二、外阴熏洗坐浴

外阴熏洗是以煎好的中药蒸气向阴户进行熏蒸，以及用温度适宜的药液进行淋洗和浸浴的一种外治方法。此方法结合了中医的草药疗法和现代医学的局部治疗技巧，为患者提供了一个安全、有效的外用治疗方式[1]。

【学习目的】

1. 掌握　外阴熏洗坐浴的方法。
2. 熟悉　外阴熏洗坐浴的适应证和禁忌证。
3. 了解　中草药的选择及其在外阴熏洗坐浴中的作用。

（一）操作目的

利用中草药的药效，通过熏洗和坐浴的方式，达到清洁、消炎、止痒、调和气血等治疗效果，为患者带来局部舒缓并促进整体健康。

（二）基本原理

其机制主要是借助药液的热度温通经络，促使药物的渗透和吸收，达到清热解毒、止带消肿的目的。常用于阴疮、阴痒、带下病等。确保所用草药的质量和适用性。观察患者在坐浴后的反应，评估熏洗坐浴的效果。根据中医理论评估患者的气血状况和坐浴的效果。

（三）操作评估

1. 评估患者的病情、自理程度及治疗情况。
2. 禁忌证：外阴破溃、药物过敏、不能耐受坐浴。

（四）操作流程

1. 草药准备　根据处方和需要选择适当的中草药。常以清热解毒为主，如白花蛇舌草、蒲公英、紫花地丁、虎杖、黄柏、连翘等。如艾叶、金银花、白芍等，具有消炎、止痒、调和气血的作用。

2. 熏洗　将所用药物包煎或放入热水中，煮沸 20～30 分钟，倾入专用坐浴盆内，或熏洗仪器中（图 3-13-17），趁热熏洗患部，先熏后洗，待温度适中可以洗涤外阴或坐盆，每次 10 分钟，坐浴完成后用干净的毛巾擦干。

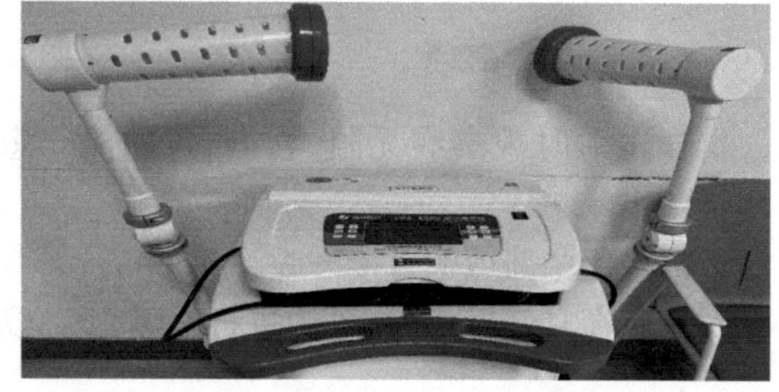

图 3-13-17　常用熏蒸仪器

（五）注意事项

1. 控制草药水的温度，以免过热或过冷导致患者不适。
2. 坐浴时间不宜过长，通常 10～20 分钟为宜。
3. 结合中医辨证，适时调整草药的种类和浓度。

三、宫腔注入

【学习目的】

1. 掌握　宫腔注入的基本操作。
2. 熟悉　宫腔注入的适应证与禁忌证。
3. 了解　宫腔注入的常用药物。

宫腔注入是将中药制成注射液，常规消毒后注入宫腔及输卵管内，以了解输卵管的通畅情况，具有改善局部血液循环，抗菌消炎，促进粘连松解和吸收，以及加压推注的钝性分离作用等综合治疗效应。

（一）操作目的

用于治疗宫腔及（或）输卵管粘连、阻塞造成的月经不调、痛经、不孕症等。

（二）操作评估

1. 评估患者的病情、自理程度及治疗情况。
2. 禁忌证：生殖道畸形、急性炎症、药物过敏、不能耐受治疗。

（三）常用药物

常用药有复方丹参注射液、鱼腥草注射液、复方当归注射液，或以活血化瘀药如赤芍、桃仁、红花、川芎、莪术制成注射液。

（四）操作流程

患者取截石位，予常规消毒外阴、阴道、铺巾，扩阴器暴露阴道及宫颈，再次消毒，探宫腔深度，将导液管连接入宫腔，缓慢注入药物，每次药量为20～30mL。

（五）注意事项

1. 注射时观察有无阻力、药液回流，患者有无腹痛等情况，术后和术前禁止性生活。
2. 忌用中药煎剂直接宫腔注入。
3. 应在月经后3～7天内进行，隔2～3天1次，2～3次为1个疗程。

四、中药灌肠

【学习目的】

1. 掌握　中药灌肠的基本原理。
2. 熟悉　中药灌肠的适应证与禁忌证。
3. 了解　中药灌肠的操作方法。

（一）作用原理

肛门导入是将药物制成栓剂纳入肛内，或煎煮成药液保留灌肠。药物在直肠内吸收，增加盆腔血液循环中药物的浓度，有利于慢性盆腔炎、盆腔淤血综合征等病的治疗（图 3-13-18）。

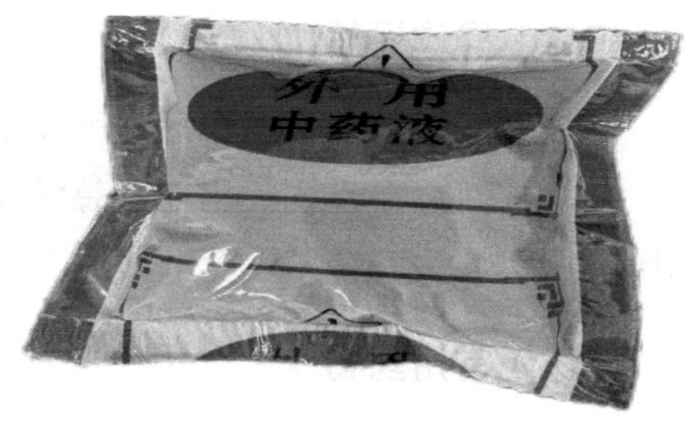

图 3-13-18 灌肠用药

（二）操作评估

1. 评估患者的病情、自理程度及治疗情况。
2. 禁忌证：肛门及肛周炎症、药物过敏、不能耐受用药。

（三）常用药物

常用清热解毒和活血化瘀药配伍组方，清热解毒药如红藤、毛冬青、败酱草、黄柏、金银花等，活血化瘀药如 丹参、赤芍、当归、川芎、红花等。有癥块者加三棱、莪术。

（四）操作流程

如采用栓剂，可嘱患者每晚睡前自行放入肛内。若为中药保留灌肠，可用一次性灌肠袋或导尿管从肛门插入 10～14cm，将温度适中药液 100mL 缓慢灌入，保留 30 分钟以上，于睡前注入保留至次晨疗效更佳。

（五）注意事项

给药前应尽量排空二便，给药后卧床休息 30 分钟，以利于药物的保留。每天 1 次，7～10 天为 1 个疗程。

五、中药热敷

【学习目的】

1. 掌握　中药热敷的基本原理。
2. 熟悉　中药热敷的适应证与禁忌证。
3. 了解　中药热敷的操作方法。

外敷此法是将外治药物的水剂或制成的膏剂、散剂等，直接贴敷在患处，达到解毒、消肿、止痛、利尿或托脓生肌等治疗作用的一种方法。

（一）操作目的

常用于治疗妇科痛证，如痛经、盆腔炎腹痛、产后腹痛、产后外阴肿痛、妇产科手术后腹痛等，也用于产后小便不通、癥痕和不孕症等。

（二）操作评估

1. 评估患者的病情、自理程度及治疗情况。

2. 禁忌证：急性阴道出血、急性盆腔感染、妊娠期、高热症状、药物过敏不能耐受用药。

（三）常用药物

常用清热解毒、行气活血、温经散寒、消肿散结、通络止痛、生肌排脓类中药。常用方如消癥散、双柏散、伤科七厘散等。

（四）操作流程

膏剂多以温经散寒、通络止痛中药加入皮肤渗透剂制成。常用药物如痛经膏、痛经贴。用时将橡皮膏贴于气海、关元、三阴交、肾俞、膀胱俞等穴位或痛点，作用时间持久，多用于妇科痛证。散剂由行气活血、祛瘀消癥、通络止痛，佐以温经散寒或清热凉血的中药加工成粗粒，棉布袋装，封口成包。糊剂是将药物加工成细末，用时加水或水与蜜糖等量，调成糊状敷于下腹部或患处。在用热罨包时先将其浸湿，隔水蒸15分钟，外敷患处（图3-13-19）。

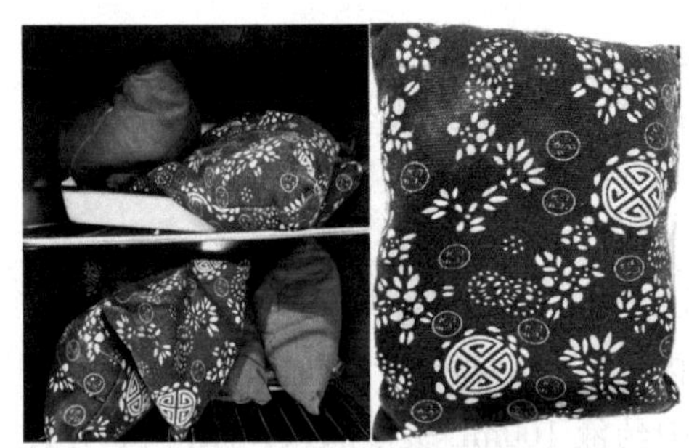

图3-13-19　外敷热罨包

（五）注意事项

1. 保持中药热敷的温度适中，避免过热导致灼伤，控制热敷的时间，通常不宜超过20～30分钟，以防过度刺激或损伤皮肤。

2. 考虑患者的个体差异，如对中药成分过敏或不耐受热敷的情况，需调整疗程、药物的调配或选择其他治疗方式。

3. 在应用中药热敷的过程中，密切观察患者病情变化，如出现不适或异常情况，及时停止使用并咨询医生。

六、药物离子导入

药物离子导入技术是现代医学与中医药结合的一种新型治疗方式，能够使药物快速、有效地进入人体，达到预期的治疗效果。

【学习目的】

1. 掌握　药物离子导入的基本原理、设备的使用方法以及操作流程。

2. 熟悉　选择适当的药物和离子导入的适应证和禁忌证。

3. 了解　药物离子导入可能出现的不良反应。

（一）操作原理

药物离子导入是运用中草药药液，借助药物离子导入仪的直流电场作用，将使药物有效成分在电场的作用下，经皮肤或黏膜导入盆腔以治疗慢性盆腔炎和妇科手术后盆腔腹膜粘连、子宫内膜异位症、陈旧性宫外孕等。

（二）操作评估

评估患者皮肤的反应，确保没有不良反应如红肿、过敏等，观察患者的治疗效果，如疼痛缓解、炎症控制等。

（三）用物准备

导入药物：常选择 2～3 味清热解毒、活血化瘀类中药组方，也可用小檗碱或复方丹参注射液等。离子导入设备、电极贴片、导电凝胶。

（四）操作流程

确保患者皮肤干燥、清洁，根据患者的病症和需要，选择合适的药物，调整离子导入设备的电场强度和时间，在待导入部位涂抹一层薄薄的导电凝胶，将电极贴放在涂有导电凝胶的皮肤上，启动设备，进行药物离子导入。导入完成后关闭设备，取下电极贴，清洁患者皮肤（图 3-13-20）。

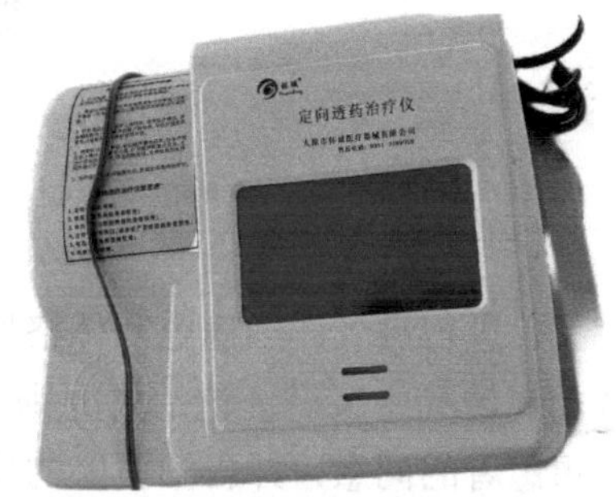

图 3-13-20　透药治疗仪

（五）注意事项

用纸湿透药液放于消毒的外阴布垫上，接阳极，腰骶部接阴极，电流为 5～10mA，每次 20 分钟，控制导入时间和电场强度，根据患者的反应进行适当调整。

选择的药物必须适用于离子导入，患者如有心脏起搏器或其他电子植入设备，需避免此治疗。

对于皮肤有损伤或过敏的患者，要特别注意或避免使用。确保电极和皮肤的良好接触，避免电击或皮肤烧伤。

七、针灸推拿

【学习目的】

1. 掌握　针灸推拿的基本原理和技能。
2. 熟悉　针灸推拿在妇科的临床应用。
3. 了解　针灸推拿在妇科的临床应用禁忌证。

针灸是在人体经络腧穴上施行针刺、艾灸、注药、埋线、通电及激光辐照等，取其疏通经络、调和气血、扶正祛邪、调和阴阳的作用，以达到治病目的的方法（图 3-13-21）。

推拿作用于体表局部，通过健运脾胃、行气活血祛瘀，达到调整脏腑阴阳功能的目的。

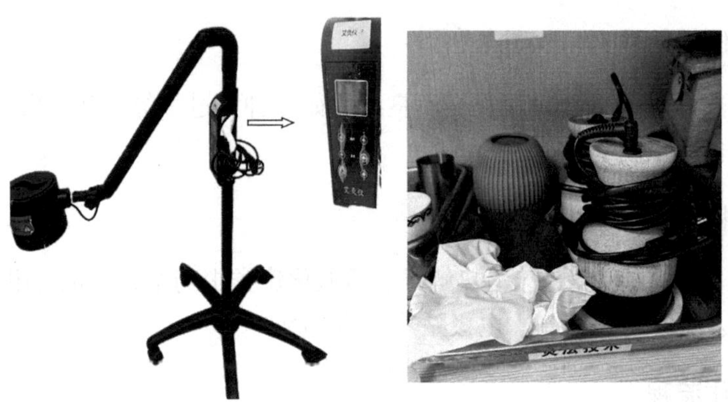

图 3-13-21　艾灸设备

（一）操作评估

1. 进行患者详细病史和体格检查，了解患者的病情、身体状况及症状表现。根据患者的病情和中医辨证论治的原则，制定个体化的针灸推拿治疗方案。与患者充分沟通，征得患者的同意，并告知可能的疗效和风险。

2. 适应证：针灸具有抗感染、抗休克、镇痛等效果。常用于治疗痛经、月经不调、闭经、崩漏、胎位不正、胎死不下、产后小便不通、产后缺乳、盆腔炎、不孕症、阴挺等妇科疾病。推拿用于治疗妇科疾病，如痛经、带下病、乳痈、阴挺、经断前后诸证、产后腹痛、产后耻骨联合分离、胎位不正等。

3. 禁忌证：怀孕初期和高危妊娠、治疗处皮肤损伤或感染、出血性疾病、严重心血管疾病、癫痫患者。

（二）用物准备

针具、灸具、推拿油、推拿膏、手套、口罩等。

（三）操作流程

进行严格的手部消毒后，按照事先制定的治疗方案进行针灸推拿操作，确保操作规范、安全。治疗结束后，观察患者的反应，评估治疗效果，根据需要调整治疗方案。记录患者的治疗过程和效果，向患者提供必要的康复建议，定期跟踪随访。

（四）注意事项

1. 考虑患者的个体差异，如对针刺或推拿的过敏反应，需调整疗程或选择其他治疗方式。

2. 妊娠期慎用，禁针合谷、三阴交、缺盆及腹部、腰骶部腧穴。大怒、大惊、过劳、过饥、过渴、房事、醉酒时禁针。

参考文献

[1] Workowski KA, Bachmann LH, Chan PA, et al. Sexually Transmitted Infections Treatment Guidelines, 2021. MMWR Recomm Rep 2021; 70: 1.

[2] Addressing Social and Structural Determinants of Health in the Delivery of Reproductive Health Care: ACOG Committee Statement No. 11.*Obstetrics and gynecolog y* vol. 144, 5(2024): e113-e120.

[3] Committee on Gynecologic Practice. Committee opinion No. 534: well-woman visit. Obstet Gynecol 2012; 120: 421. Reaffirmed 2016.

[4] Cohen, Eva Sayone et al. "Environmental sustainability in obstetrics and gynaecology: A systematic review." BJOG: an international journal of obstetrics and gynaecology vol. 131, 5(2024): 555-567.

[5] Socha, Peter M et al. "Methods of confounder selection in obstetrics and gynaecology studies: An overview of recent practice." BJOG: an international journal of obstetrics and gynaecology vol. 131, 10(2024): 1430-1431.

[6] Vaginitis in Nonpregnant Patients: ACOG Practice Bulletin, Number 215. Obstet Gynecol 2020; 135: e1. Reaffirmed 2022.

[7] Broache M, Cammarata CL, Stonebraker E, et al. Performance of a Vaginal Panel Assay 3.Compared With the Clinical Diagnosis of Vaginitis. Obstet Gynecol 2021; 138: 853.

[8] Xia, Changfa et al. "Cancer screening in China: a steep road from evidence to implementation." *The Lancet. Public health* vol. 8, 12(2023): e996-e1005.

[9] Bravo, Caroline A et al. "Social media use in HPV-, cervical cancer-, and cervical screening-related research: A scoping review." *Preventive medicine* vol. 179(2024): 107798.

[10] Perkins RB, Guido RS, Castle PE, et al. 2019 ASCCP Risk-Based Management Consensus Guidelines for Abnormal Cervical Cancer Screening Tests and Cancer Precursors. J Low Genit Tract Dis 2020; 24: 102.

[11] Kacperczyk-Bartnik, Joanna et al. "Good teaching practices for organizing and conducting clinical classes in obstetrics and gynaecology for medical undergraduate students at the English Division." *BMC medical education* vol. 24, 1 1137. 14 Oct. 2024.

[12] Kraft, Mathilda Z et al. "Symptoms of mental disorders and oral contraception use: A systematic review and meta-analysis." *Frontiers in neuroendocrinology* vol. 72(2024): 101111. doi: 10.1016/j.yfrne.2023.101111.

[13] ACOG Practice Bulletin No. 195: Prevention of Infection After Gynecologic Procedures. Obstet Gynecol 2018; 131: e172. Reaffirmed 2022.

[14] Guarnotta, V., Amodei, R., Frasca, F., Aversa, A., & Giordano, C.(2022). Impact of Chemical Endocrine Disruptors and Hormone Modulators on the Endocrine System. International journal of molecular sciences, 23(10), 5710.

[15] Nebgen, D. R., Lu, K. H., & Bast, R. C., Jr(2019). Novel Approaches to Ovarian Cancer Screening. Current oncology reports, 21(8), 75.

[16] Barquet-Muñoz, Salim Abraham et al. "Current status and challenges in timely detection of cervical cancer in Mexico: expert consensus." *Frontiers in oncology* vol. 14 1383105. 28 Mar. 2024.

[17] Perkins RB, Guido RS, Castle PE, et al. 2019 ASCCP Risk-Based Management Consensus.

[18] Guidelines for Abnormal Cervical Cancer Screening Tests and Cancer Precursors. J Low Genit Tract Dis 2020; 24: 102.

[19] Cooper, Danielle B. and Charles J. Dunton. "Colposcopy." *StatPearls*, StatPearls Publishing, 12 November 2023.

[20] The Use of Hysteroscopy for the Diagnosis and Treatment of Intrauterine Pathology: ACOG Committee Opinion, Number 800. Obstet Gynecol 2020; 135: e138.

[21] Zhao, Shuangshuang et al. "Oncological and reproductive outcomes of endometrial atypical hyperplasia and endometrial cancer patients undergoing conservative therapy with hysteroscopic resection: A systematic review and meta-analysis." *Acta obstetricia et gynecologica Scandinavica* vol. 103, 8(2024): 1498-1512.

[22] Wu L, Liu S, Lommen J, et al. Prevalence of musculoskeletal pain among gynecologic surgeons performing laparoscopic procedures: A systematic review and meta-analysis. Int J Gynaecol Obstet 2023; 161: 151.

[23] Haggerty, Stephen P et al. "SAGES peritoneal dialysis access guideline update 2023." *Surgical endoscopy* vol. 38, 1(2024): 1-23.

[24] Cirocchi, Roberto et al. "Laparoscopic appendectomy with single port vs conventional access: systematic review and meta-analysis of randomized clinical trials." *Surgical endoscopy* vol. 38, 4 (2024): 1667-1684.

[25] Gabrielson AT, Clifton MM, Pavlovich CP, et al. Surgical ergonomics for urologists: a practical guide. Nat Rev Urol 2021; 18: 160.

[26] Canday, M., Yurtkal, A., & Kirat, S.(2023). Evaluation and perspectives on hysterosalpingography (HSG) procedure in infertility: a comprehensive study. European review for medical and pharmacological sciences, 27(15), 7107–7117.

[27] ACR Manual on Contrast Media. ACR Committee on Drugs and Contrast Media. American College of Radiology. 2021.

[28] Young, Scott W et al. "Society of Radiologists in Ultrasound Consensus on Routine Pelvic US for Endometriosis." *Radiology* vol. 311, 1(2024): e232191.

[29] Ramirez Zegarra, R., & Ghi, T.(2023). Use of artificial intelligence and deep learning in fetal ultrasound imaging. Ultrasound in obstetrics & gynecology: the official journal of the International Society of Ultrasound in Obstetrics and Gynecology, 62(2), 185–194.

[30] Leruez-Ville, Marianne et al. "Consensus recommendation for prenatal, neonatal and postnatal management of congenital cytomegalovirus infection from the European congenital infection initiative (ECCI)." *The Lancet regional health. Europe* vol. 40 100892. 1 Apr. 2024.

[31] Linden K. Expanding the concept of safety in antenatal care provision. Lancet 2021; 398: 4.

[32] Mashayekh-Amiri, S., Asghari Jafarabadi, M., Rashidi, F., & Mirghafourvand, M.(2023). Translation and measurement properties of the pelvic floor distress inventory-short form(PFDI-20) in Iranian reproductive age women. BMC women's health, 23(1), 333.

[33] Okafor, Chigozie G et al. "A randomized clinical trial of Premaquick biomarkers versus transvaginal

cervical length for pre-induction cervical assessment at term among pregnant women." *SAGE open medicine* vol. 11 20503121231158220. 11 Mar. 2023.

[34] Yu, Junxin et al. "Pregnancy management of IVF-ET pregnancies in a patient with classical 21-hydroxylase deficiency: A case report and review of the literature." *European journal of obstetrics, gynecology, and reproductive biology* vol. 293(2024): 50-56.

[35] Executive summary: Neonatal encephalopathy and neurologic outcome, second edition. Report of the American College of Obstetricians and Gynecologists' Task Force on Neonatal Encephalopathy. Obstet Gynecol 2014; 123: 896. Reaffirmed 2020.

[36] Gülümser, C et al. "Clinical management of uterine contraction abnormalities; an evidence-based intrapartum care algorithm." *BJOG: an international journal of obstetrics and gynaecology* vol. 131 Suppl 2(2024): 49-57. doi: 10.1111/1471-0528.16727.

[37] Tarvonen MJ, Lear CA, Andersson S, et al. Increased variability of fetal heart rate during labour: a review of preclinical and clinical studies. BJOG 2022; 129: 2070.

[38] Kauffmann, Trevor. and Michael Silberman. "Fetal Monitoring." *StatPearls*, StatPearls Publishing, 6 March 2023.

[39] Loussert L, Berveiller P, Magadoux A, et al. Association between marked fetal heart rate variability and neonatal acidosis: A prospective cohort study. BJOG 2023; 130: 407.

[40] Jindal, A., Sharma, M., Karena, Z. V., & Chaudhary, C.(2023). Amniocentesis. In StatPearls. StatPearls Publishing.

[41] Tchirikov, M., Scheler, C., Gericke, M., Wienke, A., Jung, C., & Entezami, M.(2022). Genetic amniocentesis using atraumatic 29 gauge needle in patients having a chorioamniotic separation. Journal of perinatal medicine, 51(3), 379–386.

[42] Hincapie, M., McGrail, K., & Nezhat, C.(2023). Hystero-embryoscopy: evaluation and evacuation of spontaneous missed abortions. Fertility and sterility, 119(2), 331–332.

[43] Baker, C. C., & Creinin, M. D.(2022). Long-Acting Reversible Contraception. Obstetrics and gynecology, 140(5), 883–897.

[44] Schwartz BI, Alexander M, Breech LL. Levonorgestrel Intrauterine Device Use for Medical Indications in Nulliparous Adolescents and Young Adults. J Adolesc Health. 2021 F: b; 68(2): 357-363.

[45] Long, S., & Colson, L.(2021). Intrauterine Device Insertion and Removal. Primary, are, 48(4), 531–544.

[46] ACOG Practice Bulletin No. 195: Prevention of Infection After Gynecologic Procedures. Obstet Gynecol 2018; 131: e172. Reaffirmed 2022.

[47] Cooper, D. B., Patel, P., & Mahdy, H.(2022). Oral Contraceptive Pills. In StatPearls. StatPearls Publishing.

[48] Morimont, L., Haguet, H., Dogné, J. M., Gaspard, U., & Douxfils, J.(2021). Combined Oral Contraceptives and Venous Thromboembolism: Review and Perspective to Mitigate the Risk. Frontiers in endocrinology, 12, 769187.

[49] Creinin, M. D., Jensen, J. T., Chen, M. J., Black, A., Costescu, D., & Foidart, J. M.(2023). Combined Oral Contraceptive Adherence and Pregnancy Rates. Obstetrics and gynecolo, y, 141(5), 989–994.

[50] Gemzell-Danielsson, Kristina et al. "A novel estetrol-containing combined oral contraceptive: European expert panel review." *The European journal of contraception & reproductive health care: the official journal of the European Society of Contraception* vol. 27, 5(2022): 373-383. doi: 10.1080/13625187.2022.2093850.

[51] Herdegen, Thomas, and Ingolf Cascorbi. "Drug Interactions of Tetrahydrocannabinol and Cannabidiol in Cannabinoid Drugs." *Deutsches Arzteblatt international* vol. 120, 49(2023): 833-840. doi: 10.3238/arztebl.m2023.0223.

[52] Li, Raymond Hang Wun et al. "Hormonal methods for emergency contraception." *Best practice & research. Clinical obstetrics & gynaecology*, vol. 97 102550. 3 Sep. 2024, doi: 10.1016/j.bpobgyn.2024.102550.

[53] Gawron, Lori M et al. "Pharmacodynamic evaluation of the etonogestrel contraceptive implant initiated midcycle with and without ulipristal acetate: An exploratory study." *Contraception* vol. 132(2024): 110370. doi: 10.1016/j.contraception.2024.110370.

[54] Shen J, Che Y, Showell E, et al. Interventions for emergency contraception. Cochrane Database Syst Rev 2019; 1: CD001324.

[55] Nguyen, Antoinette T et al. "U.S. Medical Eligibility Criteria for Contraceptive Use, 2024." *MMWR. Recommendations and reports: Morbidity and mortality weekly report. Recommendations and reports* vol. 73, 4 1-126. 8 Aug. 2024, doi: 10.15585/mmwr.rr7304a1

[56] BakenRa A, Gero A, Sanders J, et al. Pregnancy Risk by Frequency and Timing of Unprotected Intercourse Before Intrauterine Device Placement for Emergency Contraception. Obstet Gynecol 2021.

[57] Beaman, J., Prifti, C., Schwarz, E. B., & Sobota, M.(2020). Medication to Manage Abortion and Miscarriage. Journal of general internal medicine, 35(8), 2398–2405.

[58] World Health Organization. Abortion Care Guideline(2022).(Accessed on November 10, 2022).

[59] 2020 Clinical Policy Guidelines for Abortion Care. National Abortion Federation. (Accessed on November 15, 2022).

[60] Mazza, D., Burton, G., Wilson, S., Boulton, E., Fairweather, J., & Black, K. I.(2020). Medical abortion. Australian journal of general practice, 49(6), 324–330.

[61] Kopp Kallner H.(2023). Medical abortion in the second trimester - an update. Current opinion in obstetrics & gynecol, gy, 35(6), 490–495.

[62] Kapp, N., & Lohr, P. A.(2020). Modern methods to induce abortion: Safety, efficacy and choice. Best practice & research. Clinical obstetrics & gynaecology, 63, 37–44.

[63] Qian, J., Sun, S., Wang, M., & Yu, X.(2023). Nonpharmacological pain management interventions in medical and surgical abortion: A scoping review. International journal of nursi, g practice, 29(2), e13056.

[64] Bridwell, R. E., Long, B., Montrief, T., & Gottlieb, M.(2022). Post-abortion Complications: A Narrative Review for Emergency Clinicians. The western journal of emergency medicine, 23(6), 919–925.

[65] Marino, S., Canela, C. D., & Nama, N.(2022). Tubal Sterilization. In StatPearls. StatPearls Publishing.

[66] Sung, S., & Abramovitz, A.(2023). Tubal Ligation. In StatPearls. StatPearls Publishing.

[67] Marino, Sarah, et al. "Tubal Sterilization." *StatPearls*, StatPearls Publishing, 16 February 2024.

［68］ Minalt, Nicole et al. "Association between intrauterine device use and endometrial, cervical, and ovarian cancer: an expert review." *American journal of obstetrics and gynecology* vol. 229, 2(2023): 93-100. doi: 10.1016/j.ajog.2023.03.039

［69］ Kotsopoulos, J., & Narod, S. A.(2020). Prophylactic salpingectomy for the prevention of ovarian cancer: Who should we target?. International journal of cancer, 14(5), 1245–1251.

［70］ 陈绅铭，范朝逢，曾雅静等．不同中医外治法促进妇科腹腔镜术后患者胃肠功能恢复网状 Meta 分析 [J]. 新中医，2024，56(19)：192-198.DOI：10.13457/j.cnki.jncm.2024.19.037.

［71］ 冯晓玲，张婷婷．中医妇科学，4 版．北京：中国中医药出版社，2021：58-61.

［72］ 付艳萍，刘琼辉．外阴色素减退性疾病中西医研究概况 [J]. 实用中医药杂志，2019，35(09)：1170-1171.

［73］ Ershadi, S., Noori, N., Dashipoor, A., Ghasemi, M., & Shamsa, N.(2022). Evaluation of the effect of intrauterine injection of platelet-rich plasma on the pregnancy rate of patients with a history of implantation failure in the in vitro fertilization cycle. Journal of family medicine and primary care, 11(5), 2162–2166.

［74］ 陈运，欧静禧，童雅玲等．中药治疗慢性盆腔炎研究文献可视化分析．中国中医药图书情报杂志，2024，48(01)：164-169.

［75］ 朱煜璋，郭修田．中医外治法在良性肛肠疾病中的运用研究进展．上海中医药杂志，2023，57(11)：95-100.

［76］ 童晓娟，郑明军．自拟益肾壮骨活络汤配合中药热敷对老年患者腰椎术后康复的影响．中国中医药科技，2023，30(06)：1209-1211.

［77］ 蒋雪睿，段俊国．中医外治法治疗视疲劳的研究进展．中国民族民间医药，2023，32(17)：59-64.

［78］ 刘慧，张学武，曹锐剑等．中药热敷治疗腰椎间盘突出症术后残留腰腿痛 55 例．中国中医药科技，2023，30(04)：812-814.

［79］ 刘素，庞龙．中西医结合疗法治疗视网膜中央动脉阻塞的临床疗效观察．中国中医眼科杂志，2020，30(11)：781-784.

［80］ Trofa, D. P., Obana, K. K., Herndon, C. L., Noticewala, M. S., Parisien, R. L., Popkin, C. A., & Ahmad, C. S.(2020). The Evidence for Common Nonsurgical Modalities in Sports Medicine, Part 1: Kinesio Tape, Sports Massage Therapy, and Acupuncture. Journal of the American Academy of Orthopaedic Surgeons. Global research & reviews, 4(1), e1900104.

［81］ 林星星，董宝强，纪天一等．从筋膜连续性探讨经筋实质．中华中医药杂志，2023，38(05)：1928-1932.

［82］ Trivedi, H., Avrit, T. A., Chan, L., Burchette, M., & Rathore, R.(2022). The Benefits of Integrative Medicine in the Management of Chronic Pain: A Review. Cureus, 14(10), e29963.

第十四章 儿科基本诊疗操作

第一节 小儿病史采集

【学习目的】

1. 掌握 病史采集要点和体格检查方法。
2. 熟悉 儿童问诊和体格检查技巧。

在进行儿科病史采集时，医护人员首要任务是认真聆听家长或监护人提供的信息，确保信息的准确性和全面性。孩子的健康状况通常由家长或监护人观察和描述，因此他们的观察和经历是宝贵的。在与家长交流时，使用通俗易懂的语言，避免使用医学术语或专业术语，以确保他们能够清晰地理解问题。这有助于建立亲和力，使家长感到舒适，可以更轻松地分享关于孩子的信息。此外，通过展现出关心和关爱孩子的态度，表达对家长的尊重，可以帮助与家长建立良好的信任关系。同时，确保在私密的环境中进行病史采集，并明确告知家长采集的信息将保持机密。医护人员应该尽量保持中立，避免在提问时暗示或引导家长的回答，而是提问开放性问题，以便家长可以自由表达他们的观点和感受。综上所述，病史采集是诊断和治疗过程中的重要一步，要求医护人员在与家长交流时表现出关心和尊重，以建立信任关系。通过认真聆听、友善的交流、清晰的语言和尊重隐私，医护人员可以更好地理解孩子的健康问题，为他们提供高质量的医疗护理。

一、一般内容

（一）患儿的基本信息

包括姓名、性别、年龄（使用实际年龄，根据年龄不同，可能以天数、月数、岁数和月数的方式记录，以准确反映年龄）、种族、父母或抚养人的信息、病史的可靠程度。

（二）主诉

主诉是病史采集的重要组成部分，它概括了患儿的主要症状或体征以及这些症状或体征的时间。主诉应该以病史提供者的语言和描述为基础，以确保信息的准确性和清晰度。以下是一些示例主诉。

“持续咳嗽伴低烧 1 周。”

“腹痛 2 小时。”

“发热 1 天。”

“呕吐、腹泻 2 天。”

这些主诉提供了关于症状的描述，包括症状的性质、持续时间和任何伴随症状，有助于医护人员更好地理解患儿的病情，从而进行进一步的评估和诊断。主诉的清晰和简明表达有助于提供准确的医疗护理。

（三）现病史

对当前病情的起始时间、病程发展、伴随症状、诱因等的深入了解。现病史在病历中扮演着至关重要的角色，因为它提供了关于患者当前病情的详细信息。以下是详细描述现病史时需要注意的几个重要点。

1. 主要症状的详细描述 症状的性质、特征、时间特点、加重或缓解因素、伴随症状、诱因。询问是否存在阴性症状：这可以有助于排除其他可能性的诊断。病后小儿的一般情况：记录患儿的精神状态、吃奶或食欲情况、大小便的情况、睡眠情况。

2. 已做的检查和结果 记录已经进行的检查及其结果，包括任何异常发现。已进行治疗的情况：询问患儿是否已经接受了治疗，详细记录患者接受诊断和治疗的经过，包括就诊医院或诊所的信息、医生的建议、开具的处方药物和治疗效果，记录用药情况，包括药物的名称、剂量、给药方法、治疗的时间周期以及治疗的效果，特别注意记录是否发生了任何药物不良反应。

（四）个人史

包括出生史、喂养史和生长发育史，是了解患者健康状况的重要方面，具体内容如下。

1. 出生史

（1）母孕期情况：了解母亲在怀孕期间的健康状况、是否有慢性疾病或药物使用等情况。

（2）胎次和产次：记录患者是母亲的第几胎，第几产。

（3）出生体重：详细记录患者的出生体重，评估生长发育情况。

（4）足月、早产或过期产：了解患者是否足月出生，早产或过期产。

（5）生产方式：询问患者是通过自然分娩还是剖宫产诞生的。

（6）窒息或产伤：了解出生时是否有窒息或产伤等并发症。

（7）Apgar 评分：记录新生儿的 Apgar 评分，评估新生儿健康状况。

2. 喂养史

（1）喂养方式：了解患者是母乳喂养、人工喂养还是混合喂养。

（2）乳品种类：询问主要的乳品种类，以及人工喂养时的配制方法。

（3）喂哺次数和量：记录每天的喂哺次数和每次喂哺的量。

（4）断奶时间：了解患者何时断奶。

（5）辅食添加：记录添加辅食的时间、品种和数量。

（6）进食和排便情况：了解患者的进食情况、大便和小便的频率和性状。

（7）饮食习惯：对年长儿童，注意了解是否有挑食、偏食或吃零食的习惯。

3. 生长发育史

（1）体重和身高。

（2）前囟和乳牙：了解前囟关闭和乳牙萌出的时间。

（3）发育情况：询问患者何时能抬头、会笑、能独坐、站立和走路等发育里程碑。

（4）语言发育：了解患者何时开始有意识地说话，是否能叫爸爸、妈妈等。

（5）学龄儿童：对学龄儿童，了解他们在学校的表现、学习成绩、社交互动和行为表现。

（五）既往史

病史采集的关键部分，包括各系统的既往病史，以排除或考虑相关疾病。既往曾经发生过的类似症状：询问患者是否在过去曾经有过类似的症状或类似的疾病，以便评估症状的复发或慢性化情况，了解是否有任何生活事件或应激因素与当前症状有关，例如，家庭变化、工作压力、感染性疾病暴露等。

（六）预防接种史

1. 常规疫苗 逐一询问患者接受的常规预防接种疫苗，包括何时接种、具体疫苗名称、接种次数和是否有不良反应。

2. 非计划接种 记录接受的非计划预防接种，如特定疫苗（如流感疫苗）或在非常规情况下的接种。

3. 免疫历史 建立患者的免疫历史，以确保他们获得了足够的免疫保护，或者是否需要额外的接种。

（七）家族史

在病史采集中是非常重要的，它提供了患者可能面临的遗传性、过敏性或其他家族相关风险因素的信息。包括遗传病史、过敏史、传染病史。家庭结构和近亲婚姻、同胞健康情况、家庭情况等。

第二节　小儿体格检查

【学习目的】

1. 掌握　体格检查方法。
2. 熟悉　小儿体格检查注意事项。

一、检查前准备和注意事项

当进行小儿体格检查时，需要特别注意以下事项，这些注意事项有助于确保检查的顺利进行，同时维护患者的安全和舒适。

1. 沟通和解释　在进行检查之前，向患儿和他们的家长解释检查的目的和过程。使用简单、容易理解的语言，并回答他们可能有的问题。

2. 建立良好的关系　病史询问的开始就应该采用友好的态度，例如微笑、呼唤患儿的名字或昵称，以及表扬的言辞，来鼓励患儿。轻抚或使用适当的玩具可以帮助患儿放松，减轻紧张情绪，建立信任，以便更好地合作。在与患儿互动的同时，要敏锐地观察他们的精神状态、对外部环境的反应以及认知水平。为了提高患儿的安全感，可以允许患儿与家人在检查时在一起。特别是对于婴幼儿，他们可以坐在父母的怀里或躺在他们身边，检查者需要适应患儿的舒适体位，以确保检查的平稳进行。

3. 检查顺序　体格检查的顺序可以根据患儿的情况进行灵活调整。根据患儿的年龄和发育水平，调整检查的方式和内容，以确保患儿感到舒适。在儿童注意力集中时间较短的情况下，先检查那些不易受哭闹影响的项目，如心肺听诊、心率、呼吸次数等。随后检查容易观察的部位，最后进行对患儿可能感到刺激或不适的部位的检查。在进行检查时，应表现出亲切和温柔的态度，确保动作轻柔。在寒冷的季节，要特别注意保持双手和使用的听诊器体件的温暖。检查过程应仔细全面，避免过多地暴露患者的身体，注意保暖。对于年长的患儿，需要考虑到他们可能的害羞情感和自尊心，给予额外的关心和理解。

4. 应对急症　在急症或危重抢救情况下，首先要重点检查生命体征或与疾病直接相关的部位。全面的体格检查在患儿病情稳定进行，或者在抢救过程中逐渐完成。

5. 卫生措施　儿童免疫系统相对较弱，为预防交叉感染，检查者必须严格遵守卫生措施。双手应常洗净，使用一次性或经过消毒的工具，工作衣和听诊器等工具要保持清洁和消毒。

6. 记录准确　确保将检查的结果准确记录，包括生命体征和对身体各部位的详细描述。

7. 持续关注　体格检查只是评估患者健康状况的一部分，需要继续关注和监测患者的病情，特别是在治疗或护理过程中。

二、体格检查方法

（一）一般状况观察

需在与家长进行病史询问的同时进行的。这个过程包括了评估小儿的营养发育情况、神志和表情、对周围环境和人的反应、皮肤颜色、体位、行走姿势和孩子的语言能力等，通过观察这些方面，可以获取有关儿童一般健康状况的信息，有助于正确评估其整体情况。

（二）一般测量

测量项目包括体温、呼吸、脉搏、血压、身高、体重、头围、胸围等（图 3-14-1，图 3-14-2）。

1. 体温　主要包括腋下测温法、口腔测温法、肛门内测温法、耳内测温法，其中耳内测温法准确、快速、舒适、非侵入性，它利用耳道内温度与人体核心温度之间的关系来确定体温，不会造成交叉感染，也不会激惹患儿，该方法目前在临床或家庭使用已较为普遍。

2. 呼吸和脉搏　应在小儿安静时进行。小儿呼吸频率可通过听诊胸部或观察腹部起伏而得，也可将棉花少许置于小儿鼻孔边缘，观察棉花纤维的摆动而得，同时观察呼吸的节律和深浅。对年长儿一般选择较浅的动脉如桡动脉来检查脉搏，婴幼儿亦可检查股动脉或通过心脏听诊来对比检测。检查脉搏时，使用指尖而不是指甲来触碰动脉，因为指甲可能会干扰准确的触感。触摸动脉应该温和，不要用过大的力量，以免干扰正常的脉搏感受。要注意脉搏的速率、节律、强弱及紧张度。

3. 血压　不同年龄小儿血压的正常值可用公式推算：收缩压（mmHg）=80+（年龄×2）；舒张压应该为收缩压的 2/3。确保患儿在测量血压前保持安静，至少休息 5 分钟，激动或活动会影响测量结果。根据患儿的年龄和体型选择合适大小的袖带，袖带应该适合患儿的上臂，宽度通常应为相应部位的 1/2 到 2/3。袖带应该放置在患儿的上臂合适位置。袖带的底缘应与患儿的心脏水平对齐。袖带应逐渐充气，而不是突然充气，以减轻患儿的不适感。过度充气可能导致不准确的测量结果。

（三）皮肤和皮下组织检查

详见第八章。

（四）淋巴结检查

包括淋巴结的大小、数目、活动度、质地、有无粘连和（或）压痛等。颈部、耳后、枕部和腹股沟是特别需要仔细检查的部位。通常情况下，在这些部位可以触及大小约为黄豆大小、质软、可移动且无压痛的淋巴结。

（五）头部检查

1. 头颅　观察大小形状，2 岁以下必须测量头围、前囟大小及紧张度、有无凹陷或隆起；颅缝是否分离；小婴儿要观察有无枕秃和颅骨软化、血肿或颅骨缺损等。观察头部的大小和形状，寻找任何异常或不正常的头部外形，必要时测量头围；检查前囟的大小、紧张度，以及有无凹陷或隆起；观察颅骨的缝合情况，检查是否存在异常的颅缝分离；对于小婴儿，要观察是否有枕秃（头部后部的秃顶现象）以及颅骨的软化情况；检查头部是否存在血肿、颅骨缺损或其他异常。

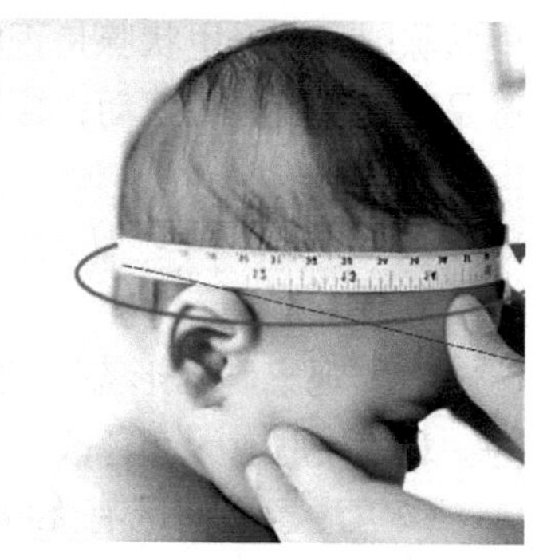

图 3-14-1　小儿头围测量

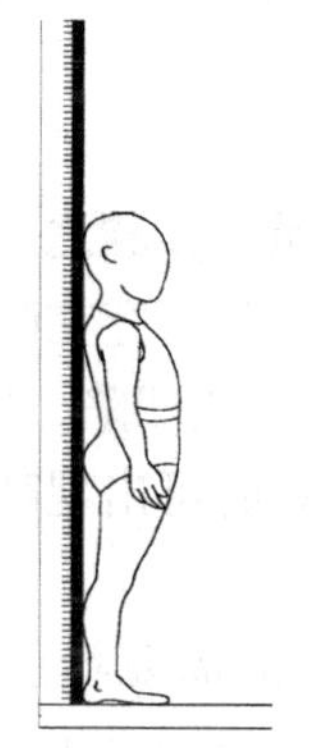

A.三岁及以上小儿

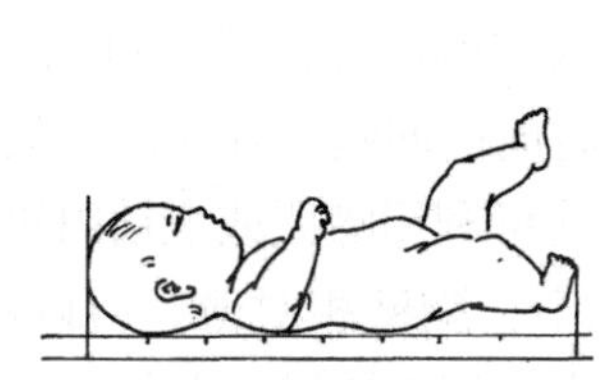

B.三岁以下小儿

图 3-14-2　小儿身高测量

2. 面部　有无特殊面容，眼距宽窄，鼻梁高低，注意双耳位置和形状等。观察是否存在特殊的面部特征或异常；评估眼距的宽窄，鼻梁的高低，以及双眼的位置和形状；检查双耳的位置和形状；观察鼻子的外部特征，包括高低和形状。

3. 眼、耳、鼻　检查儿童的眼睑是否水肿、是否有下垂、眼球是否突出、是否有斜视、结膜是否充血、是否有眼部分泌物，以及观察角膜是否浑浊。此外，应测量瞳孔的大小和形状，并进行对光反射测试；检查双耳外耳道是否有分泌物、是否局部红肿，以及是否有外耳拉扯疼痛。如果怀疑中耳炎，应使用耳镜检查鼓膜的情况；观察儿童的鼻形状，特别注意有无鼻翼扇动、鼻腔是否有分泌物，以及鼻腔是否通气。

4. 口腔　观察口唇的颜色，检查是否苍白、发绀、干燥，以及口角是否糜烂或有疱疹。口腔内部要检查颊黏膜、牙龈、硬腭等部位，是否有充血、溃疡、黏膜斑点、鹅口疮等症状。还要注意腮腺开口处是否有红肿和分泌物，以及牙齿的数目和是否有龋齿。舌质、舌苔的颜色也需要观察，是否出现异常，如“草莓舌”。咽部检查通常放在体格检查的最后进行。医生会用一只手固定儿童的头部，使其面对光源，另一只手持压舌板。当儿童张开口时，医生会轻柔地进入口腔，压住舌根部，利用儿童的反射性将口张大，以便迅速观察咽部情况。这包括双侧扁桃体是否肿大，是否有充血、分泌物、脓点、假膜，以及咽部是否有溃疡、充血、滤泡增生等症状。

（六）颈部检查

观察颈部是否存在解剖结构异常，如斜颈、短颈或颈蹼；检查颈椎活动范围；触诊甲状腺区，查看甲状腺是否肿大；确定气管位置，通常应位于颈前中线上；观察颈部静脉是否充盈、有无搏动；检查颈肌张力是否正常，是否有颈部强直。

（七）胸部检查

1. 胸廓

（1）观察胸廓形态，注意有佝偻病体征如鸡胸、漏斗胸、肋骨串珠肋、肋缘外翻等。观察皮肤有无颜色改变、疤痕、凹陷痕等。

（2）注意心前区有无隆起或凹陷；观察胸骨有无变形或缺损。观察肋间隙是否饱满、凹陷、增宽或变窄；测量胸廓前后径，与正常值对比，判断发育是否正常。判断胸廓活动度，有无限制活动、是否对称。

2. 肺部

（1）视诊呼吸频率和节律：视诊是体格检查的重要步骤之一。需要仔细观察儿童的呼吸频率和节律，是否存在异常的快速或慢速呼吸。是否存在呼吸困难，可能表现为点头样呼吸、鼻翼翕动，吸气性呼吸困难时可出现吸气性凹陷，即锁骨上窝、胸骨上窝、肋间隙和剑突下在吸气时向内凹陷；呼气性呼吸困难时可出现呼气延长。

（2）触诊：在年幼儿可利用啼哭或说话时进行。

（3）叩诊：在小儿中，胸壁相对薄，所以叩诊时需要特别轻柔，或者可以使用直接叩诊法，用两个手指直接叩击胸壁。叩诊的目的是检查是否存在异常的气体或液体积聚，例如胸腔积液或气胸。

（4）听诊：是检查呼吸音和肺部状况的关键步骤。正常的小儿呼吸音通常比成人响亮，呈支气管肺泡呼吸音。医生需要特别注意听腋下、肩胛间区和肩胛下区是否存在异常的听诊结果，例如湿啰音，这可能是肺部感染的迹象。

3. 心脏

（1）视诊：检查者应该观察心前区是否隆起，特别是在小儿体表肥胖的情况下，心前区可能不易观察到明显的凸起。注意观察心尖冲动的强度和搏动范围。正常情况下，小儿的心尖冲动范围通常在 2～3cm^2。

（2）触诊：触诊是通过触摸来检查心脏的一种方法。主要检查心尖冲动的位置、强度以及有无震颤。心尖冲动的位置，通常在左侧第 5 或第 6 肋间。了解震颤的性质，包括是在收缩期、舒张期还是连续性震颤。

（3）叩诊：叩诊是通过轻敲胸部来评估心脏的一种方法。它可以用于估计心脏的大小、形状以及在胸腔内的位置。叩诊心界时，要注意轻轻地用力，以便清晰地区分浊音界线。对于 3 岁以内的婴幼儿，通常只叩击心脏的左右界。左界从心尖冲动点左侧开始向右叩，听到浊音改变即为左界。叩右界时，先叩出肝浊音界，然后在其上一肋间自右向左叩，有浊音改变时即为右界，以右胸骨线（胸骨右缘）外以 cm 记录。

（4）听诊：心脏听诊应在安静的环境中进行，以确保准确听到心脏音听诊器的胸件应选择小的尺寸，以适应小儿的体表。小儿心音的特点：在不同年龄段，心脏音的特点会有所不同。例如，婴儿时期第一心音（S1）和第二心音（S2）的响度几乎相等，但随着年龄增长，S1 的响度会相对增加。肺动脉瓣区和主动脉瓣区的第二心音（P2 和

A2）也有不同的响度，通常情况下，P2 的响度大于 A2，有时可出现吸气性第二心音分裂。学龄前期及学龄儿童常于肺动脉瓣区或心尖部听到生理性收缩期杂音或窦性心律不齐，通常不需要治疗。

（八）腹部检查

1. 视诊 在新生儿或消瘦小儿常可见到肠型或肠蠕动波；对于新生儿，应特别留意脐部是否有异常，包括分泌物、出血、炎症或脐疝的存在和大小。

2. 听诊 有时可以闻到肠鸣音亢进的声音。如果有血管杂音，应注意杂音的性质、强度和部位。

3. 触诊 为了获得小儿的合作，可以让他们躺在母亲怀里或在哺乳时进行触诊。检查者的手应该温暖，并采用轻柔的动作，以不引起小儿的不适，开始时可以从远离疼痛区域开始触摸，逐渐接近。如果小儿哭闹不止，可以尝试在吸气时迅速进行触诊。注意触摸时的深度和位置，以检查有无肿块、压痛或异常脏器扩大。在小儿中，观察他们的表情反应非常重要，因为他们可能难以表达压痛。正常情况下，婴幼儿的肝脏可以在肋缘下 1～2cm 处触及，应该是柔软且无压痛的。但随着年龄的增长，肝脏逐渐在肋下不可触及。在小婴儿中，有时可以触及脾脏的边缘。这可能在正常情况下是可见的。

4. 叩诊 可以采用直接叩诊或间接叩诊法，其检查内容与成人相似。

（九）脊柱四肢检查

注意观察四肢的比例和是否存在任何畸形，比例是否协调。观察手指和趾是否有以下异常：杵状指、指（趾）头肥大、多指（趾）畸形。

（十）会阴、肛门和外生殖器检查

注意观察会阴、肛门和外生殖器是否有任何畸形，包括以下几个方面。

1. 先天性无肛 检查是否存在先天性肛门闭锁，这是肛门未形成的一种严重畸形。

2. 尿道下裂巴 检查男婴是否有尿道下裂巴，这是尿道未完全发育的一种畸形。

3. 两性畸形 注意是否存在两性畸形，即生殖器发育异常的情况。

（1）对于女孩，注意检查是否有异常的阴道分泌物，可能是感染或其他问题的迹象。观察外阴部是否有任何畸形或异常。

（2）对于男孩，注意检查睾丸是否正常降下到阴囊中，隐睾是指睾丸未降至阴囊的情况；观察包皮是否过长或过紧；检查是否有睾丸鞘膜积液；检查腹股沟区域是否存在疝气，即内脏器官突出到腹股沟区域的情况。

4. 肛裂 观察是否有肛裂，即肛门附近的皮肤或组织的裂口。

（十一）神经系统检查

1. 一般检查

（1）神志状态：观察小儿是否清醒、警觉，或者是否存在异常的神志状态，如昏迷、嗜睡等。

（2）精神状态：注意小儿的情绪和行为，是否存在异常的情绪反应或行为异常。面部表情：观察小儿的面部表情，是否表现出异常的表情，如疼痛或不适的表情。

（3）反应灵敏度：检查小儿的感觉反应，包括触摸、疼痛和温度感觉的反应。动作和语言能力：观察小儿的运动协调性和语言能力，检查是否存在异常或发育延迟。

2. 神经反射

（1）吸吮反射：观察小儿的吸吮动作，特别是在哺乳时，是否正常。

（2）拥抱反射：检查小儿是否能够做出拥抱动作，即当头部倾斜向一侧时，是否会伸出手臂。

（3）握持反射：观察小儿是否能够牢牢地握住物体，如医生的手指。2 岁以下的小儿巴宾斯基征可呈阳性，但一侧阳性，另一侧阴性则有临床意义。

3. 脑膜刺激征检查

（1）颈部抵抗：在尝试弯曲颈部时是否存在抵抗反应。

（2）克尼格征：当小儿的大腿在髋部弯曲时是否会出现疼痛和抵抗反应。

（3）布鲁津斯基征：当小儿的头部向胸部弯曲时，是否会伴随着膝关节和髋关节的弯曲。

这些详细的神经系统检查项目有助于医生全面评估小儿的神经状态和可能存在的问题。如果存在任何异常发现，医生可能需要进一步的评估，如神经成像、脑电图或其他相关检查，以明确诊断并制定合适的治疗方案。神经系统检查有助于确保小儿的神经健康和早期发现潜在问题。同时，可以通过中医的望闻问切进一步了解患儿的整体情况，详见中医体格检查篇。

第三节　小儿喂养

【学习目的】

1. 掌握　病史采集要点和体格检查方法。
2. 熟悉　儿童问诊和体格检查技巧。

婴儿期和幼儿期充足的营养对于确保儿童的生长、健康和充分发挥其潜能至关重要。早期的营养缺乏对于生长发育的影响是长期的。营养不良会导致生长迟缓，导致成年人时期比预期身高短数厘米。在 2～3 岁是最佳的生长干预期，此时通过喂养以及营养干预确保宝宝在早期生长发育阶段得到良好的营养，以实现更好的生长发育。根据儿童生长发育以及喂养特点可以分为以下三个阶段：第一阶段从出生后到 6 月龄，第二阶段从 6 月龄到 1 岁，第三阶段为 1 岁以上。

一、出生至 6 月龄的早期喂养

出生至 6 月龄喂养方式分为单纯母乳喂养，混合喂养及人工喂养。

(一)母乳喂养

生后 6 月龄内建议纯母乳喂养。母乳中含有婴儿生命最初 6 个月所需的所有营养物质,包括脂肪、碳水化合物、蛋白质、维生素、矿物质和水。母乳中含有免疫球蛋白,主要是分泌型免疫球蛋白 A(sIgA),乳清蛋白(溶菌酶和乳铁蛋白)、寡糖,这些是奶粉中所不具备的,可以保护婴儿的免疫系统。母乳脂肪中含有奶粉所不具备的长链多不饱和脂肪酸如二十二碳六烯酸(DHA)、花生四烯酸(ARA),这些脂肪酸对儿童的神经发育非常重要。母乳中蛋白质(每 100mL 中含有 0.9g)浓度低于牛奶、羊奶,动物乳中过高的蛋白质会使婴儿未成熟的肾脏负荷过重。牛奶中的 β-乳球蛋白容易造成乳糖不耐受,但母乳中含有酪蛋白及较多的 α-乳白蛋白,使母乳更易被消化吸收。母乳中的表皮生长因子可以刺激婴儿肠壁的成熟,使其更好地消化和吸收营养物质,且不易对外来的蛋白质敏感。有研究表明,母乳中的其他生长因子可以促进神经和视网膜的发育和成熟。

维生素方面,母乳含有足够婴儿所需的维生素,除非母体缺乏。但维生素 D 的摄入,需要皮肤暴露在阳光下以产生内源性维生素 D,若平时皮肤接受日光照射时间短,或冬季等没有晒太阳的条件时应及时口服补充维生素 D。如果母乳充足,纯母乳喂养满足了绝大多数婴儿的能量和营养需求,不需要其他食物和液体。

新生儿出生 1～2 天时胃容量为小,因此喂养时应少量多次。足月正常体重新生儿,生后即可开奶,根据新生儿需要,每次喂奶 5～10 分钟,之后逐渐增加单次哺喂时间。若为人工喂养,初始奶量可从 30mL 开始,两次间隔时间为 1～2 小时,之后每隔 1～2 天可以在之前单次奶量的基础上增加 5～10mL,不必担心吃得过于频繁,母乳喂养时经常喂奶有助于增加母乳奶量。宝宝的奶量由出生的 10mL 到满月的 100mL 左右再到 3 月龄的 120～150mL(奶量随着宝宝的体重以及胃容量略有差异)呈现逐渐增加的状态,且喂奶间隔也逐渐延长,随着月龄的增加,3 月龄后建议逐渐定时定量哺喂。

(二)人工喂养

因各种原因不能喂哺宝宝时,可选用婴儿奶粉作为母乳替代品,称为人工喂养。人工喂养方式主要有配方奶粉喂养、牛奶喂养、混合喂养等。目前,用于人工喂养的配方奶粉主要是以牛乳为主要原料的配方奶粉,还有一些是以羊奶作为原料的产品。优质的配方奶粉,应接近母乳本身的营养构成,配方合理,能满足宝宝成长的营养需要,使其生长发育良好。

1. 配方乳喂养 在没有母乳的情况下,配方乳喂养是较好的选择,特别是母乳化的配方乳。有些配方乳中强化了钙、铁、维生素 D,在调配配方乳时一定要仔细阅读说明,不能随意冲调。宝宝虽有一定的消化能力,但调配过浓增加他消化的负担,冲调过稀则会影响宝宝的生长发育。正确的冲调比例,若是按重量比应是 1 份奶粉配 8 份水。若按容积比应是 1 份奶粉配 4 份水,按此比例冲调比较方便。奶瓶上的刻度指的是毫升数,如将奶粉加至 50mL 刻度,加水至 200mL 刻度,就冲成了 200mL 的牛奶,这种牛奶又称全奶。消化能力好的宝宝也可以试喂全奶。

使用配方乳要妥善保存，否则会影响其质量。应贮存在干燥、通风、避光处，温度不宜超过 15℃。奶量的计算：宝宝每日需要的能量为 100～120kcal / kg，需水分 150mL / kg。100mL 牛奶加 8%的糖可供给能量 100kcal。

在没有母乳和配方奶的情况下，也可以选择，牛奶、羊奶等易消化奶制品，羊奶喂养的宝宝应添加叶酸和维生素 B_{12}，否则可引起巨幼红细胞贫血。同时合理添加鱼肝油，不论是母乳喂养或人工喂养的宝宝，如果出生后没有注射过维生素 D，在宝宝 3～4 周时应及时添加鱼肝油，以防止佝偻病的发生。由于食物（奶）中含维生素 D 较少，加之新生儿期基本没有户外活动，宝宝接触不到阳光的照射，很容易发生佝偻病，出现哭闹、多汗、易惊吓等症状。

2. 喂养步骤

（1）配奶前准备及奶粉配制：清洁双手，取出已经消毒好的备用奶瓶。参考奶粉包装上的用量说明，按照宝宝的体重，将适量的温水加入奶瓶中。使用奶粉专用的计量勺取适量奶粉（用刀刮平，不要压实勺内奶粉）放入奶瓶中摇匀。将配制好的奶滴几滴到手腕内侧，感觉到不烫或不太凉便可给宝宝食用。

（2）喂养中正确操作：给宝宝喂奶，以坐姿为宜，肌肉放松，让宝宝头部靠着妈妈的肘弯处，背部靠着前手臂处，呈半坐姿态。喂奶时，先用奶嘴轻触宝宝嘴唇，刺激宝宝吸吮反射，然后将奶嘴小心放入宝宝口中，注意使奶瓶保持一定倾斜度，奶瓶里的奶始终充满奶嘴，防止宝宝吸入空气。如果要中断给宝宝喂奶，妈妈只要轻轻地将小指滑入其嘴角，即可拔出奶嘴，中断吸奶的动作。

（3）喂养后的正确操作：喂完奶后，马上将瓶中剩余牛奶倒出，将奶瓶、奶嘴分开清洁干净，放入水中煮沸 25 分钟左右（或选用消毒锅消毒奶瓶），取出备用。

3. 人工喂养注意事项　每次喂奶前要试奶温，可将乳汁滴几滴于手背或手腕处，试试奶温，以不烫手为宜。喂奶时，奶瓶斜度应使乳汁始终充满奶头，以免婴儿将空气吸入。哺乳后应将婴儿竖抱拍气。母乳中水分充足，因此吃母乳的宝宝在 6 个月以前一般不必喂水，而人工喂养的宝宝则必须在两顿奶之间补充适量的水。

（三）混合喂养

混合喂养就是宝宝既吃母乳又吃奶粉。混合喂养需要注意的原则是先喂母乳，母乳不够的情况下，添加奶粉。可根据宝宝体重是否正常增长来判断，日常如果宝宝有以下情况，说明宝宝可能没有吃饱：宝宝情绪不好，经常哭闹不安；宝宝每天排尿少于 10 次；宝宝大便不规律，大便少、干、硬；体重增长过少。

如果是早产儿，在混合喂养上还需要另外注意添加母乳强化剂或者使用早产儿奶粉；以及尽早补充维生素 D，直到完成追赶生长。

如果宝宝每次吃奶时停留的时间很长（每次喂食半小时以上），可能是嘴巴与乳头 / 奶嘴衔接不良、周围环境吵闹吸引宝宝注意力等原因造成，每次喂奶时应当排除此类干扰因素，做到有效哺喂。

宝宝吃奶的频率可能会根据昼夜规律自行做出调整，夜间睡眠时间较长可达 4～5

小时，其间不必特意叫醒宝宝，宝宝会通过哭闹、把手放在嘴边、舔嘴唇等信号提示你他需要喝奶。若昼夜颠倒，表现为夜间喝奶，白天睡觉，此时建议白天时家庭成员可以正常活动，应打开窗帘，让宝宝适应日间光线，不必刻意降低说话声音以及活动声音，夜间时营造良好睡眠氛围，通过调整日夜周围环境状态来调整宝宝昼夜颠倒情况。

婴儿每年龄段所需营养成分及能量见表 3-14-1、表 3-14-2，从 6 月龄开始母乳带来的能量已经不能满足宝宝每日所需能量，因此需要添加辅食以弥补能量缺口，6～11 月龄宝宝母乳可提供 400 kcal 热量，12～23 月龄宝宝母乳可提供 350 kcal 热量，剩下的热量缺口需要由辅食弥补。其中添加的辅食脂肪应占母乳和辅食提供总能量的 30%～5%，蛋白质占比 8%～15%，糖类占比 55%～65%。

表 3-14-1　食物各营养成分占比

营养成分	占比
糖	55%～65%
脂肪	30%～45%
蛋白质	8%～15%

表 3-14-2　各个年龄段能量需要

月龄	需要的能量 kcal/kg/d
0～2 月	100～110
3～5 月	85～95
6～8 月	80～85
9～11 月	80
12～24 月	80
24～36 月	80～84

二、6 月龄以上喂养

从 6 月龄开始，婴儿对能量和营养素的需求开始超过母乳 / 奶粉所提供的能量和营养素，需适时正确添加辅食。此时如果宝宝体重达标（大于 8kg），挺舌反应消失，在没有生病的状态下可以开始添加辅食。辅食的添加应当遵循从一种到多种，食物颗粒逐渐增大的原则，并且逐渐增加餐饭次数从 1 餐 / 日（6～7 月龄）增加至 2 餐 / 日（8～10 月龄）。

6 月龄至 7 月龄时可添加高铁米粉，高铁米粉作为一个过渡期饮食可以提供丰富的铁，添加辅食时可以作为首选。添加 3～7 天后无异常后可开始添加根茎类食物，例如土豆、南瓜等食物。每种食物添加 3 天后，无过敏情况可开始添加另一种食物（如果是过敏体质宝宝建议每种食物添加 7 天后再添加另一种食物），每次添加时应当先食用之前吃过的食物，再添加新的食物，容易判断过敏食物来源。适当逐步添加蔬菜、果汁、大豆油和菜籽油、蛋黄、肉类等泥状食物，遵循少量逐步增量、逐渐增加食物颗粒感，以锻炼咀嚼功能，以达到训练口腔功能的目的。平时让宝宝自己手拿一些手指食物，例如黄瓜、苹果等，能锻炼宝宝自主进食能力，也可以很好地锻炼口腔功能。

6月龄时容易有腹泻病的发生，注意辅食加工的卫生可以减少腹泻病的发生，因此在制作辅食时应做到保持干净、生熟分开、煮熟彻底、保持食品在安全温度、使用安全的水和原料。宝宝在生病时不建议完全停掉辅食，可进食易消化食物，维持之前进食量，但不能添加此前未食用的食物，防止出现过敏。即便在辅食添加后，母乳喂养仍然是婴幼儿重要的营养素来源，因此建议继续母乳喂养。

若因呕吐等原因无法进食，待呕吐缓解后遵循由少到多，由稀到稠的原则逐渐添加辅食。其中腹泻可激发引起乳糖酶缺乏等情况，可以酌情给予无乳糖奶粉以减轻腹泻症状，缩短病程。腹泻脱水补液量计算，总补液量 = 累计损失量 + 继续损失量 + 生理需要量。继续损失量：10～40mg/kg/d，具体见表 3-14-3、表 3-14-4。

表 3-14-3　累计损失量

脱水程度	累计损失量（mg/kg/d）
轻度	50
中度	50～100
重度	100～120

表 3-14-4　生理需要量

年龄	生理需要量（mg/kg/d）
婴儿	70～90
幼儿	60～70
儿童	50～60

第四节　小儿骨髓穿刺术

【学习目的】

1. 掌握　小儿骨髓穿刺术的适应证、禁忌证、具体操作。
2. 熟悉　小儿骨髓穿刺术的临床意义和注意事项。
3. 了解　小儿骨髓穿刺术并发症处理。

一、小儿骨髓穿刺术的临床意义和目的

1. 辅助诊断　通过骨髓穿刺明确细胞增殖程度、细胞组成及形态学变化，通过造血干细胞、骨髓液培养，明确病原学。通过细胞遗传学、分子生物学等检查明确表观遗

传学特点。

2. 辅助治疗 观察疗效，评估病情；提供骨髓移植供体；紧急情况下替代临时静脉通道。

二、适应证

1. 各种血液疾病的诊断、鉴别诊断、疗效评估，如白血病、再生障碍性贫血、骨髓增生异常综合征等。

2. 长期发热，肝、脾、淋巴结肿大患者明确诊断。

3. 检测寄生虫，如疟疾、黑热病等。

4. 检测病原微生物，骨髓液细菌或真菌培养有助于败血症的诊断和病原菌的确定。

5. 了解某些恶性肿瘤是否骨转移，如神经母细胞瘤、恶性淋巴瘤等。

6. 有助于诊断戈谢病、尼曼－皮克病等单核巨噬细胞系统贮积病。

7. 采集骨髓液用于骨髓移植。

三、禁忌证

1. 易发生出血或凝血时间明显延长患儿。

2. 严重血友病患儿。

3. 生命体征不稳定患儿。

4. 穿刺部位有感染或者开放性损伤的患儿。

四、操作

（一）操作前准备

1. 患儿方面准备 与患儿家属沟通，介绍自己，核对患儿姓名、性别、床号、年龄、腕带等，确认用药史、过敏史，排除禁忌证，再次解释说明，取得家属配合。将穿刺的目的、穿刺的大致过程及可能发生的并发症告诉患儿家属，并签署知情同意书，同时注意安抚患儿的情绪。

2. 操作者准备 正确戴口罩、帽子，7 步洗手法洗手。

3. 物品准备 腰椎穿刺包、手套、治疗盘（碘伏、棉签、胶布、2%利多卡因注射液），需做培养时准备无菌培养管，检查各物品的消毒状态及有效日期。

（二）操作过程

1. 体位摆放 根据选择的不同穿刺点选择穿刺体位。

（1）髂前上棘：仰卧位。

（2）髂后上棘：俯卧位、侧卧位。

（3）胫骨前：侧卧位，穿刺侧膝关节稍屈曲，小腿轻度外旋，于腘窝处垫一沙袋，嘱助手协助固定下肢。

（4）腰椎棘突：侧卧位、坐位。

2. 选择穿刺点

（1）髂前上棘：适应于2岁以上小儿。

（2）髂后上棘：在第1～2骶椎旁2cm，髂后上棘隆起处。

（3）胫骨前：胫骨粗隆水平下1cm之前内侧。

（4）腰椎棘突：腰椎棘突突出部位。

（5）胸骨：须注意胸骨较薄且后方是大血管和心房，在穿刺过程中须谨慎，由于此处骨髓液较丰富，所以当其他部位穿刺均不能成功时，仍须进行胸骨穿刺。

（三）操作方法

1. 消毒 以穿刺点为中心，由内向外环形消毒皮肤3次，直径15cm，注意勿留空隙，不要返回已消毒区域。检查消毒日期，打开穿刺包，检查消毒指示卡、包内物品是否完善，戴无菌手套。检查包内器械（必须检查穿刺针是否干燥、通畅）。

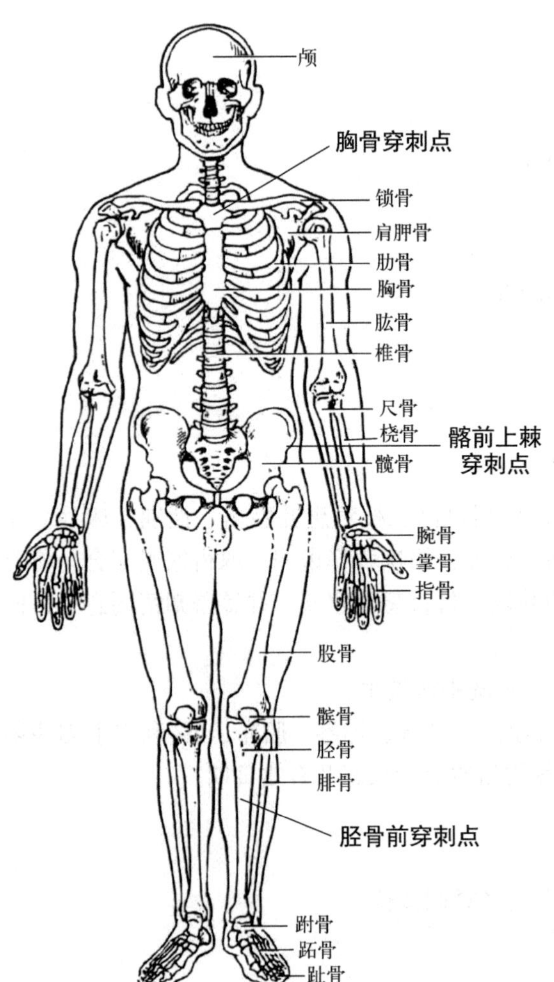

图3-14-3 骨髓穿刺定位

2. 铺巾 以穿刺点为中心铺孔巾，须遵循无菌原则。

3. 麻醉 局部麻醉，抽吸2%利多卡因2mL，注射前注意核对麻药。在穿刺点处打皮丘后自皮肤、皮下和骨膜进行局部浸润麻醉。每次注射麻药之前均要回抽，无血液方可注射麻药。记录进针深度和方向。

4. 穿刺过程 将骨髓穿刺针的固定器固定在适当长度上，以左手拇指和食指固定穿刺部位皮肤，右手持骨髓穿刺针与骨面垂直方向刺入，当穿刺针针尖接触坚硬的骨质后，沿穿刺针的针体长轴左右旋转穿刺针，缓慢刺入骨质，当突然感到穿刺阻力消失，且穿刺针已固定在骨内时，表明穿刺针已经进入骨髓腔。拔出穿刺针芯，放在无菌弯盘内，接上干燥的20mL注射器，用适当的力量抽取骨髓液0.1～0.2mL制作骨髓液涂片数张（图3-14-3）。

5. 拔针 抽取完毕后，重新插入针芯，左手取无菌纱布置于穿刺处，右手将穿刺针拔出，局部消毒，并将纱布敷于针孔上，按压 1～2 分钟后，再用胶布加压固定。嘱患儿家属保持针孔处干燥 2～3 天。

（四）操作后处理

协助患儿取舒适卧位，整理床单，向患儿及家属交代注意事项，处理用物，垃圾正确分类。

五、注意事项

1. 穿刺前不需要空腹，但是为了避免穿刺术小儿哭闹引起呕吐，建议空腹或半空腹的状态下进行。
2. 骨穿后将穿刺点用无菌纱布覆盖，需稍加用力按压几分钟。
3. 绝对卧床休息。
4. 骨穿部位 48～72 小时内不要浸水，避免淋浴和坐浴，可以避开骨穿部位给孩子擦拭身体。
5. 防止感染，骨穿时局部组织经过严格的消毒，保持穿刺局部皮肤清洁，干燥。
6. 注意观察穿刺点有无渗血、渗液、血肿，如有异常，及时通知医生处理。

第五节　小儿腰椎穿刺术

【学习目的】

1. 掌握　小儿腰椎穿刺术的适应证、禁忌证、具体操作。
2. 熟悉　小儿腰椎穿刺术的临床意义和注意事项。
3. 了解　小儿腰椎穿刺术并发症处理。

一、临床意义和目的

1. 明确脑脊液性质，测定颅内压，有助于诊断中枢系统疾病。
2. 通过脑脊液动力学的检测判断椎管是否堵塞。
3. 注射造影剂或核素等进行影像学检查。
4. 降低颅压，缓解临床症状。
5. 鞘内注射药物，达到治疗目的。
6. 腰椎麻药注射。

二、适应证

1. 中枢神经系统感染及非感染性炎症、代谢性疾病、脑血管疾病或颅内肿瘤等颅内病变。

2. 预防和治疗中枢神经系统白血病等。

三、禁忌证

1. 颅内压明显增高，已有脑疝或疑似脑疝迹象的患儿。
2. 穿刺局部感染（或脊柱结核）、腰椎畸形或骨质破坏。
3. 垂危、休克及躁动不能合作的患儿。
4. 穿刺部位或颅底骨折脑脊液漏，腰穿可能增加感染的机会。
5. 高位颈段脊髓肿瘤，腰穿后可致脊髓急性受压，出现呼吸麻痹。
6. 出血倾向患儿。

四、操作

（一）操作前准备

1. 患儿方面准备　与患儿家属沟通，消除恐惧和顾虑，同时介绍自己，核对患儿姓名、性别、床号、年龄、腕带等，确认用药史、过敏史，排除禁忌证，再次解释说明，取得家属配合。将穿刺的目的、穿刺的大致过程及可能发生的并发症告诉患儿家属，并签署知情同意书，同时注意安抚患儿的情绪。

2. 操作者准备　正确戴口罩、帽子，7 步洗手法洗手。

3. 物品准备　腰椎穿刺包、手套、治疗盘（碘伏、棉签、胶布、2%利多卡因注射液），需做培养时准备无菌培养管，检查各物品的消毒状态及有效日期。

（二）操作过程

1. 患儿体位　患儿侧卧于硬板床上，背部与床面垂直，头向前胸部屈曲，两手抱膝。

2. 体位摆放　患儿取弯腰抱膝紧贴腹部，使躯干尽可能弯曲呈弓形，脊柱尽量后凸以增宽椎间隙。

3. 确定穿刺部位　取腰 3～4 椎间隙（即两髂嵴最高点连线与后正中线的交点处）为穿刺点，也可以在上一或下一腰椎间隙进行，婴幼儿选腰 4～5 椎间隙，并做好标记，见图 3-14-4。

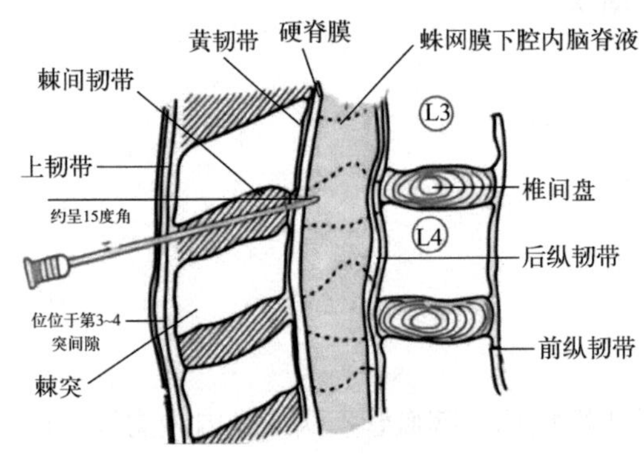

图 3-14-4　腰椎穿刺

4. 穿刺过程

（1）消毒：以穿刺点为中心，由内向外环形消毒皮肤 3 次，直径 15cm，注意勿留空隙，不要返回已消毒区域。检查消毒日期，打开穿刺包，检查消毒指示卡、包内物品是否完善，戴无菌手套。检查包内器械（必须检查穿刺针是否干燥、通畅）。

（2）铺巾：以穿刺点为中心铺孔巾，注意无菌原则。

（3）麻醉：局部麻醉，用 5mL 注射器抽吸 2% 利多卡因 2mL，注射前注意核对麻药。在穿刺点处打皮丘后自皮肤、皮下和骨膜进行局部浸润麻醉。每次注射麻药之前要回抽，无血液方可注射麻药。记录进针深度和方向。

（4）穿刺过程：以左手食指与中指固定穿刺部位，右手持穿刺针沿麻醉部位垂直背部、针尖稍倾向头部的方向，缓慢刺入，获两次落空感后，将针芯慢慢抽出，即可见脑脊液流出，儿童一般进针深度 2～4cm。嘱患者颈部和双下肢缓慢伸直后，接测压管测压，读取脑脊液压力，撤去压力管，回收压力管内的脑脊液，留取脑脊液 2～5mL 送检，如需做培养，则用无菌培养管留取标本。

（5）拔针：抽取完毕后，重新插入针芯，左手取无菌纱布置于穿刺处，右手将穿刺针拔出，局部消毒，并将纱布敷于针孔上，按压 1～2 分钟后，再用胶布加压固定。嘱患儿家属保持针孔处干燥 2～3 天。

（三）操作后处理

嘱患儿去枕平卧 4～6 小时，整理物品。

五、注意事项

1. 腰穿后通常需要去枕平卧 4～6 小时，其间尽量不去抬头，平卧的目的是防止颅内低压引起患者头痛等不适症状，平卧太久不能耐受者可以取侧卧位。

2. 若出现头痛、呕吐、眩晕等表现，不用过度担心，可能为颅内压降低所致，可多饮水或嘱医嘱静脉滴注生理盐水，并将卧床时间延长至 24 小时。

3. 穿刺部位会在消毒后加压覆盖纱布，达到止血以及避免感染的作用，家属需留意有无渗液、渗血现象，一般数小时后可以自行拆除，24 小时内不宜进行淋浴。

第六节　儿童心肺复苏术

【学习目的】

1. 掌握　小儿心肺复苏操作步骤。
2. 熟悉　小儿心肺复苏常用药物。
3. 了解　心搏骤停的诊断方法。

心肺复苏（cardiopulmonary resuscitation，CPR）是指在心搏呼吸骤停的情况下采用的一系列急救医学手段，以恢复已中断的循环及呼吸功能。包括胸外按压形成暂时性人工循环、人工呼吸纠正缺氧、电击除颤转复心室颤动等，以恢复已中断的循环及呼吸功能，挽救生命。其中包括基础生命支持（basic life support，BLS）和高级生命支持（advanced life support，ALS）。

心搏骤停（cardiac arrest，CA）指心脏搏动突然停止，失去有效收缩及泵血功能，导致全身严重缺氧而迅速死亡。心搏骤停与呼吸骤停互为因果，伴随发生，所以也称心搏呼吸骤停（cardiopulmonary arrest，CPA）。小儿心搏骤停常因发生地点分为小儿院外心搏骤停（out-of-hospital cardiac arrest，OHCA）和院内心肺骤停（in-hospital cardiopulmonary arrest，IHCA）。

首先确定患儿心搏骤停，一般患儿突然昏迷伴有大血管搏动消失即可诊断。但在紧急情况下，触诊不确定有无大血管搏动或脉搏＜60 次 / 分，亦可拟诊（10 秒），不必反复触摸脉搏及听诊心音，以免延误抢救时机。

CPR 的最终目标不仅是重建呼吸和循环，更重要的是保护脑功能，尽量避免神经系统后遗症，保障生存质量。复苏成功的标准是心肺功能恢复至病前水平，神经系统功能基本正常，无明显后遗症。只有使脑功能恢复正常方能称为完全复苏，故把逆转临床死亡的全过程统称为心肺脑复苏。

其次，明确复苏安全时限。

心肺脑复苏成功与否的关键是时间。安全时限是指心搏呼吸骤停后大脑尚未出现不可逆损伤的时间。心搏呼吸停止时间是从心搏骤停起算，至有效 CPR 开始而止，以此作为判断脑损伤程度的依据。一般心搏骤停的时间为 5 分钟。

最后需明确，救治过程有一个完整的生存链（chain of survival）。

根据患儿心脏呼吸骤停发生地点，生存链分成院外和院内两条急救体系。OHCA 生存链包括及时识别及预防、启动应急反应系统、即时高质量心肺复苏、快速除颤、基础及高级急救医疗服务、高级生命维持和骤停后护理；IHCA 生存链包括监测和预防、识别、启动应急反应系统、即时高质量心肺复苏、快速除颤、高级生命维持和骤停后护理。主要分为三个阶段：基础生命支持（basic life support，BLS）、高级生命支持（advanced life support，ALS）和心肺复苏后治疗。

现场抢救心脏呼吸骤停需争分夺秒地进行，强调黄金 4 分钟，即在 4 分钟内进行 BLS，并在 8 分钟内进行 ALS。不可延误抢救时机。

一、基础生命支持

基础生命支持（basic life support，BLS）即心搏呼吸骤停后的现场急救。包括迅速评估、启动应急反应系统和尽早实施心肺复苏。BLS 是恢复自主循环、挽救心搏呼吸骤停患者生命的基础。

1. 迅速评估及启动应急反应系统

（1）确认现场环境安全：迅速评估环境对抢救者和患儿是否安全。若患儿处于危险区域，必须首先将其移动到安全区域，搬动外伤患儿需要特别注意保护颈椎和脊柱。

（2）立即现场呼救，并评估患儿的反应、呼吸（5～10 秒内作出判断）及脉搏

（婴儿触摸肱动脉、儿童触摸颈动脉或股动脉，10 秒内作出判断），迅速决定是否需要 CPR。

（3）启动应急反应系统

在医院内复苏或有多人在场时，在 1 人实施 CRP 时，应立即派人去启动应急反应系统并获取除颤仪。对无目击者的 OHCA，单人复苏时，应首先进行 5 个循环 CPR（30∶2 按压通气）后再去启动应急反应系统和获取除颤仪，并尽快恢复 CRP 直至医务人员抵达或患儿恢复自主呼吸。对有目击者的 OHCA，高度怀疑 VF 导致时，应首先启动应急反应系统和获取除颤仪，再进行 CRP 并尽早除颤。

2. 尽早实施 CPR 婴儿和儿童 CPR 程序为 C-A-B 方法即为：胸外按压（C）、开放气道（A）和建立呼吸（B）。

（1）胸外按压（C）：实施胸外按压时，应患儿仰卧放置于地面或硬板上。施救者通过向脊柱方向挤压胸骨，使心脏内血液被动排出而维持血液循环，目的是建立人工循环。胸外按压的频率为 100～120 次 / 分钟，按压深度至少为胸部前后径的三分之一，婴儿大约为 4cm，儿童大约为 5cm，青少年与成人一致，为 5～6cm。每一次按压后应保证胸廓充分回弹复位。应保持胸外按压的连续性，尽量减少按压中断，不可超过 10 秒。

1）双按压法：适用于年长儿和成人。施救者双掌重叠，掌根置于患儿双乳头连线以下的胸骨下半部，肘关节伸直，凭借体重、肩臂之力垂直向患儿脊柱方向挤压。按压时手指不可触及胸壁以免肋骨骨折，放松时手掌不应离开患儿胸骨，以免按压部位变动。

2）单掌按压法：适用于年幼儿童。单用一只手掌按压，可用另一只手固定患儿头部以便通气，其余同双掌按压。

3）双手环抱按压法：是双人或多人对婴儿或新生儿进行 CPR 时首选的胸外按压方法。施救者双拇指重叠或平放于胸骨下三分之一处，两手其余四指及手掌环抱婴儿胸部，双拇指向背部按压胸骨的同时，用其他手指挤压胸背部。

4）双指按压法：适用于单人对新生儿或婴儿实施 CPR，施救者一手置于患儿后背起支撑作用，另一手食指和中指置于两乳头连线下方的胸骨上，向患儿脊柱方向按压。与双指按压相比，环抱按压法能产生较高的动脉灌注压，按压深度及力度更均匀，效果更好（图 3-14-5）。

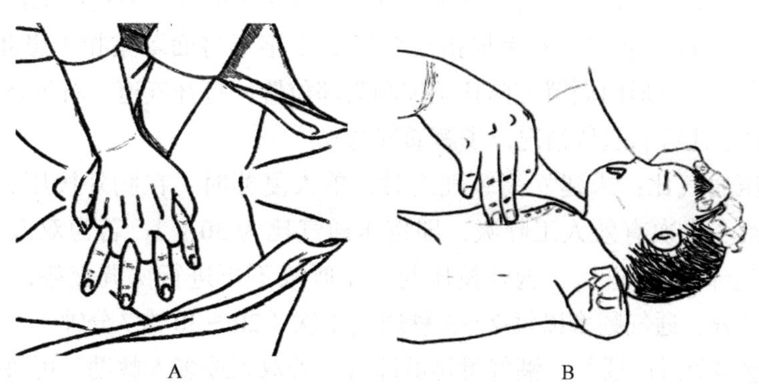

图 3-14-5 单掌按压法、双指按压法

（2）开放气道（A）：婴儿和儿童心搏呼吸骤停主要为缺氧/窒息性骤停，故开放气（A）和建立呼吸（B）是儿童心肺复苏成功的关键之一。

单人 CPR 按压 30 次后、双人或多人按压 15 次后，进行人工呼吸前需打开气道。打开气道后，首先检查气道（口、咽、鼻）内有无异物、呕吐物或分泌物堵塞，若有则予以清除，必要时进行口鼻等上呼吸道吸引。并保持头轻度后仰，使气道平直，并防止舌后坠堵塞气道。

1）仰头抬颏法：最为常用。用一只手的小鱼际（手掌外侧缘）部位置于患儿前额，另一只手的食指、中指置于下颏将下颌骨上提，使下颌角与耳垂的连线和地面垂直。注意手指不要压颏下软组织，以免阻塞气道。若患儿无头颈部损伤，可使用该方法打开气道，颈部过度伸展或过度屈曲都会导致气道阻塞。

2）托颌法：将双手放置在患儿头部两侧，握住下颌角向上托下颌，使头部后仰程度为下颌角与耳垂连线和地面成 60°（儿童）或 30°（婴儿）。如怀疑存在头颈部外伤，可使用该方法打开气道，这种方法能尽可能减少移动患儿颈部或头部。

3）放置口咽通气道：若托颌法不能使气道通畅，应使用仰头抬颏法开放气道。亦可放置口咽通气道，使口咽部处于开放状态，后鼻孔闭锁的新生儿需放置口咽通气道后再转院。

（3）建立呼吸（B）：打开并清理气道后给予 2 次人工正压通气。气道开放不恰当导致气道堵塞是最常见的原因，施救时如果人工呼吸时胸廓无抬起，应再次尝试开放气道。若再次开放气道后人工呼吸仍不能使胸廓抬起，应考虑可能有异物堵塞气道，须给予相应处理排除异物。

1）口对口人工呼吸：适合现场急救。打开患儿气道后，采用口对口方式，施救者一手捏紧患儿鼻子，保持头后仰，一手使患儿的嘴张开，张大嘴完全覆盖患儿口部，平静呼吸后给予通气，每次送气时间 1 秒，同时观察患儿胸部是否抬举。对于 1 岁以下婴儿，可张口同时覆盖患儿口、鼻进行通气。停止吹气后，放开鼻孔，使患儿自然呼气，排出肺内气体，应避免过度通气。

2）球囊 - 面罩通气：若条件允许，或在院内急救，进行人工呼吸可使用气囊面罩通气。短期通气时此方法与气管插管同样有效，且相对更安全。面罩大小以完全覆盖鼻、口，上不压迫双眼，下不超过下颌为宜，紧密盖住面部，并托颌保证气道通畅。采用“EC”钳技术进行通气：左手拇指与食指呈 C 字形将面罩紧扣于患儿面部，中指、无名指及小指呈 E 字形向面罩方向托颌控制头部位置，打开气道。右手挤压球囊给予通气，同时观察患儿胸廓起伏情况以了解通气情况。

（4）按压通气比：未建立高级气道时，单人复苏时，在胸外按压 30 次和开放气道后，立即给予 2 次有效人工呼吸，即按压通气比为 30∶2；若为双人复苏，比值为 15∶2。若建立高级气道后，胸外按压与人工呼吸不再进行协调交替，按压频率仍以 100～120 次/分、通气频率以每 2～3 秒通气 1 次（20～30 次/分钟）不间断进行。缓慢给气，注意避免过度通气，潮气量足够即可。若双人或多人救助，可每 2 分钟交换操作，以防止胸外按压者疲劳，导致胸外按压质量及效率降低。

（5）除颤（defibrillation）：在能够获取自动体外除颤器（automated external defibrillator，AED）或手动除颤仪的条件下进行。对于 VF 或 VT 导致的 CPA，单纯胸外按压和人工通气不能挽救生命，应尽快除颤。婴儿首选手动除颤仪，如无法获得，可考虑使用能量衰减型 AED。<8 岁儿童首选能量衰减型 AED，也可使用普通 AED。除颤首次能量一般为 2J/kg，难治性室颤可为 4J/kg，后续能量可加倍升至 4J/kg 或以上，但不超过 10J/kg。选择大小合适的最大电极，<10kg 用婴儿电极，>10kg（约>1 岁）可用成人电极。除颤后应立即恢复 CPR，尽可能缩短电击前后的胸外按压中断时间（<10 秒）。2 分钟后重新评估心跳节律以判断是否需要再次除颤。

二、高级生命支持（advanced life support，ALS）

ALS 是心肺复苏的第二阶段，为有经验的医护人员参与此时的抢救工作。是在 BLS 基础继续 BLS 的情况下，应用辅助设备和特殊技术（如心电监护、电除颤、气管插管、使用人工呼吸器、建立血管通路、使用药物等），建立和维持更有效的通气和血液循环，尽最大努力恢复患儿的自主循环和呼吸，最大可能改善预后。有效的 ALS 极度依赖于前期高质量的 BLS。

ALS 可分为四步骤 ABCD，A（airway）—人工气道；B（breathing）—机械通气 C（circulation）—建立液体通道，使用血管加压药物及抗心律失常药物；D（differential diagnosis）—寻找心搏骤停的原因。

第七节　新生儿心肺复苏

新生儿窒息（asphyxia of newborn）是指由于分娩过程中的各种原因使新生儿出生后不能建立之初呼吸，引起缺氧、酸中毒，严重时可导致全身多脏器损害的一种病理生理状况。是引起新生儿死亡和儿童伤残的重要原因之一。

为了加强对新生儿窒息的管理，国内外专家建议诊断新生儿窒息时需结合 Apgar 评分和脐动脉血气联合诊断。Apgar 评分是目前比较准确、快捷、便于操作和普及的新生儿出生后状态及对复苏效果反应的评价手段。评估内容包括皮肤颜色（appearance）、心率（pulse）、对刺激的反应（grimace）、肌张力（activity）和呼吸（respiration）五项指标。每项 0～2 分，总共 10 分。分别于生后 1 分钟、5 分钟和 10 分钟进行，需复苏的新生儿到 15 分钟、20 分钟仍需评分。5 分钟评分反映了复苏的效果及有助于判断预后（表 3-14-5）。

表 3-14-5　Apgar 评分

体征	评分标准			评分	
	0 分	1 分	2 分	1 分钟	5 分钟
皮肤颜色	青紫或苍白	身体红、四肢青紫	全身红		
心率 / 分	无	< 100	≥ 100		

续表

体征	评分标准			评分	
	0分	1分	2分	1分钟	5分钟
呼吸运动	无	弱，不规则	正常，哭声响		
肌张力	松弛	亢进或低下	主动活动		
反射(弹足底或插鼻管反应)	无反应	有些动作，如低声哭泣或皱眉	哭或正反馈		

诊断标准及分度如下。①轻度窒息：Apgar 评分 1 分钟 ≤ 7 分或 5 分钟≤ 7 分，伴脐动脉血 pH <7.2 且 -16mmol/L <碱剩余（BE）≤ -8mmol/L。②重度窒息：Apgar 评分 1 分钟≤ 3 分或 5 分钟≤ 5 分，伴脐动脉血 pH <7.0 且 BE ≤ -15mmol/L。此外，血浆脑利尿钠肽（BNP）及 N 末端脑利尿钠肽（NT-pro BNP）水平能特异和敏感反映新生儿窒息严重程度。

新生儿出生后在 5 秒内立即进行最初评估，不应延迟至 1 分钟后再进行，由有经验的高效的新生儿复苏团队进行，确定是否需要常规护理或复苏。

一、复苏方案及基本程序措施

采用国际公认的 ABCDE 复苏方案：A（airway）—清理呼吸道；B（breathing）—建立呼吸；C（circulation）—维持正常循环；D（drugs）—药物治疗；E（evaluation）—评估。ABC 最为重要，其中 A 是复苏之根本，B 是关键。

严格按照 A-B-C-D 步骤顺序进行复苏。大多数新生儿经过 A 和 B 步骤即可复苏，少数则需要 A、B 及 C 步骤，仅极少数需全部 4 个步骤才可复苏。

1. 复苏基本程序措施

（1）评估—决策—措施为复苏基本程序，循环往复，直至结束。

（2）评估贯穿整个复苏过程，主要评估呼吸、心率、血氧饱和度三个体征。通过评估每一项来确定每一步骤是否有效。心率对决定是否进行下一步骤为最重要体征。根据 ABCDE 复苏方案，参考中国新生儿复苏项目专家组编译及制定的《中国新生儿复苏指南（2021 年修订）》。

2. 复苏步骤

（1）快速评估：新生儿出生后立即快速评估 4 个问题，①足月吗？②羊水清吗？③有哭声或呼吸吗？④肌张力好吗？

如 4 项均为“是”，则应进行常规护理：快速彻底擦干，必要时清理气道后，与母亲皮肤接触，保暖以维持正常体温，延迟结扎脐带，继续评估。

如 4 项中有 1 项为“否”，则需立刻进行初步复苏。如羊水有胎粪污染，进行有无活力的评估及决定是否气管插管吸引胎粪。

（2）初步复苏

1）保暖：产房温度设置 24～26℃。提前预热辐射保暖台，足月儿辐射保暖台温度设置 32～34℃，或腹部体表温度 36.5℃，早产儿根据其中性温度设置。足月儿娩出后立即用预热毛巾包裹置于辐射保暖台上。复苏胎龄<32 周和（或）出生体重<1500g 的早产儿时，可将其头部以下躯体及四肢放在清洁的塑料袋内，或盖以塑料薄膜置于辐射保暖台上。所有新生儿均需擦干头部并保暖。或因地制宜采取保暖措施。避免高温，防止引发呼吸抑制，新生儿体温（腋下）应维持在 36.5～37.5℃。

2）摆正体位：置新生儿头轻度仰伸位，呈鼻吸气位。

3）清理呼吸道：不建议常规进行口鼻咽部及气道吸引。过度用力吸引可导致喉痉挛，可刺激迷走神经引起心动过缓，并可延迟自主呼吸出现。若必要时（如分泌物量多或有气道梗阻）立即用吸球或吸管先口咽后鼻腔清理分泌物。应限制吸管插入的深度和吸引时间（<10 秒），吸引器的负压≤100 mmHg（13.3kPa）。羊水胎粪污染时：2015 年起国际上已不再推荐对羊水胎粪污染无活力新生儿（无活力：无呼吸或喘息样呼吸、肌张力低及心率<100 次 / 分，3 项具备项即可）常规进行气管插管和气管内吸引胎粪。根据我国国情和实践经验，仍建议当羊水胎粪污染时，首先评估新生儿有无活力：有活力时，继续初步复苏；无活力时，应在 20 秒内完成气管插管及用胎粪吸引管吸引胎粪；如果不具备气管插管条件，而新生儿无活力时，应快速清理口鼻后立即开始正压通气。

4）擦干：用温热干毛巾快速彻底擦干全身，并拿掉湿毛巾。彻底擦干即是对新生儿的刺激以诱发自主呼吸。

5）刺激：如上述步骤完成后仍无呼吸，用手拍打或手指弹患儿的足底或摩擦背部 2 次以诱发自主呼吸。

（3）正压通气：新生儿复苏的关键是建立充分的通气。正压通气则是新生儿复苏中最有效的抢救措施。初次通气有利于膨肺，获得足够的功能残气量。

1）指征：如初步复苏无效，新生儿仍呼吸暂停或喘息样呼吸或心率<100 次 / 分，表明仍处于继发性呼吸暂停，则需要立即进行正压通气，要求在“黄金 1 分钟”内实施有效的正压通气。若新生儿有呼吸，心率>100 次 / 分，但呼吸困难或持续发绀时，则需进行清理气道、监测脉搏血氧饱和度，可常压给氧或持续气道正压通气（CPAP），若上述处理后血氧饱和度仍不能达到目标值（见流程图），可考虑正压通气。无论是足月儿或是早产儿，正压通气均要在脉搏血氧饱和度仪的检测指导下进行。

2）气囊面罩正压通气：通气压力需要 20～25cmH_2O（1cmH_2O=0.098kPa），少数病情严重的初生儿可用 2～3 次 30～40cmH_2O 压力通气。频率 40～60 次 / 分。可使用“吸—2—3”的节律大声计数以保持正确的频率。正压通气的吸气时间需≤1 秒。用氧：足月儿和胎龄 ≥ 35 周早产儿开始用空气（21%浓度氧气）进行复苏，胎龄<35 周早产儿开始予 21%～30%浓度氧气，根据血氧饱和度调整给氧浓度，使氧饱和度达到目标值（见流程图）。评估心率：可触摸新生儿的脐带搏动或用听诊器心前区听诊新生儿的心跳，计数 6 秒，乘 10 即得出每分钟心率的快速估计值。同时判断通气有效性，有效的正压通气表现为：胸廓起伏良好，心率迅速增快。开始正压通气时即刻连接脉搏血氧饱和度仪，边操作边观察胸廓是否起伏；如未达到有效通气，需矫正通气步骤。无效时，需进行气管插管或使用喉罩气道；30 秒有效正压通气后评估新生儿心率。如心率≥100 次 / 分，逐渐降低正压通气的压力和频率，同时观察自主呼吸是否良好。如心率持续>100 次 / 分，自主呼吸好，则逐渐停止正压通气。持续面罩气囊正压通气（>2

分钟）可造成胃充盈，需经口插入胃管，用注射器抽出胃内气体，并保持胃管远端处于开放状态。

（4）气管插管

1）指征：①气管内吸引胎粪；②面罩气囊正压通气无效或需长时间正压通气；③需胸外按压；④经气管注入药物（肾上腺素、肺表面活性物质 PS）；⑤特殊复苏情况，如先天性膈疝等。

2）气管导管型号（导管内径）选择：见表 3-14-6。

3）方法：将新生儿置于轻度仰伸位。左手持喉镜，使用带直镜片（早产儿用 0 号，足月儿用 1 号）的喉镜经口气管插管。喉镜镜片应沿舌面右侧滑入，推进镜片直至其顶端达会厌软骨谷，暴露声门，插入气管导管，使导管声带线标识达声带水平，即管端置于声门与气管隆凸之间，接近气管中点。整个操作要求在 20～30 秒内完成。

表 3-14-6　不同胎龄、体重新生儿气管导管型号

胎龄（周）	新生儿体重（g）	导管内径（mm）
＜28	＜1 000	2.5
28～34	1 000～2 000	3.0
≥34	≥2 000	3.5

4）插管深度（唇端距离）：①公式法：出生体重（kg）+（5.5-6.0）cm；②胎龄和体重法：见表 3-14-7。

5）判断插管成功的方法：①胸廓起伏对称；②听诊双肺呼吸音一致；③无胃部扩张；④呼气时导管内有雾气；⑤心率和脉搏血氧饱和度上升。

表 3-14-7　不同胎龄、体重新生儿气管导管插入深度

胎龄（周）	新生儿体重（g）	插入深度（cm）
23～24	500～600	5.5
25～26	700～800	6.0
27～29	900～1000	6.5
30～32	1100～1400	7.0
33～34	1500～1800	7.5
35～37	1900～2400	8.0
38～40	2500～3100	8.5
41～43	3200～4200	9.0

（5）喉罩气道：喉罩气道是用于正压通气的气道装置，多用于体重≥2000g 的新生儿。用于新生儿存在口、唇、舌、上颚和颈部的先天性畸形，面罩气囊难以形成良好的气道密闭，或使用喉镜观察喉部有困难或不可能。

（6）胸外按压

1）指征：有效正压通气 30 秒后，心率＜60 次 / 分。在正压通气的同时，开始胸外

按压。

2）方法：新生儿胸外按压多采用双手环抱按压法或双指按压法，双手环抱按压法更有利于改善新生儿血压和减少操作者疲劳。胸外按压的位置为胸骨下 1/3（两乳头连线中点下方），避开剑突。按压深度为胸廓前后径的 1/3。频率为 90 次 / 分。按压和放松的比例为按压时间稍短于放松时间，放松时拇指不应离开胸壁。胸外按压时，需气管插管进行正压通气，并将氧浓度提高至 100%，同时进行脉搏血氧饱和度和 3 导联心电监测，考虑脐静脉置管。

3）胸外按压与正压通气的比例：由于通气障碍是新生儿窒息的首要原因，胸外按压务必与正压通气同时进行。胸外按压与正压通气的比例应为 3∶1，即每 2 秒有 3 次胸外按压和 1 次正压通气，达到每分钟约 120 个动作。胸外按压者可大声喊出"1—2—3—吸"辅助控制按压通气频率，其中"1—2—3"为胸外按压，"吸"为助手做正压通气配合。

4）在建立了协调的胸外按压和正压通气 45～60 秒后再进行评估心率。尽量避免中断胸外按压。如心率≥60 次 / 分，停止胸外按压，以 40～60 次 / 分的频率继续正压通气；如心率＜60 次 / 分，检查正压通气和胸外按压操作及给氧浓度是否正确。如通气和按压操作皆正确，做紧急脐静脉置管，给予肾上腺素。为便于脐静脉置管操作，胸外按压者移位至新生儿头侧继续胸外按压。

（7）药物治疗：新生儿复苏时很少需要用药。新生儿心动过缓通常源于肺通气不足及严重缺氧，纠正心动过缓最重要的步骤是有效的正压通气。

1）肾上腺素：经有效的正压通气和胸外按压 60 秒后，心率持续＜60 次 / 分，应予使用 1∶10 000 的肾上腺素。首选脐静脉给药静注 0.1～0.3mL/kg；如脐静脉置管尚未完成或没有条件行脐静脉置管时，可气管内快速注入 0.5～1mL/kg。静脉给药后用 1～2mL 生理盐水冲管，气管内给药后要快速挤压气囊几次，确保药物迅速进入体内。骨髓腔也是给药途径之一。必要时间隔 3～5 分钟重复给药。若需重复给药，则应选择静脉途径。如果在血管通路建立之前给予气管内肾上腺素无反应，则一旦建立静脉通路，不需要考虑间隔时间，即刻静脉给予肾上腺素。

2）扩容剂：低血容量新生儿可表现为皮肤苍白、毛细血管再充盈时间延长（＞3 秒）、心音低钝和大动脉搏动微弱。经有效的正压通气、胸外按压和肾上腺素 30 秒后，心率仍＜60 次 / 分，根据病史和体格检查，怀疑有低血容量的新生儿应使用扩容剂：生理盐水。如无低血容量表现或急性失血史，不常规扩容。首次扩容剂量为 10mL/kg，经脐静脉或骨髓腔 5～10 分钟缓慢输注。必要时可重复使用。不推荐采用外周静脉进行扩容治疗。

3）分娩现场新生儿复苏时不推荐使用碳酸氢钠。

（8）特殊复苏情况

1）如果按照流程规范复苏，新生儿的心率、脉搏血氧饱和度和肌张力会有所改善。如无良好的胸廓运动、未闻及呼吸音、持续发绀，可能存在某些特殊情况（表 3-14-8）。

2）新生儿持续发绀或心动过缓可能为先天性心脏病，但此类患儿很少在出生后即刻发病，因此所有无法成功复苏的原因几乎都是通气问题。

表 3-14-8 新生儿复苏的特殊情况

特殊情况	病史/临床表现	改善措施
气道梗阻		
后鼻孔闭锁	哭时红润，安静时发绀；用吸痰管经鼻孔插入后咽不能通过	经口插入口咽气道或大号气管导管至口咽部
口咽部气道畸形（Pierre-Robin 综合征）	小下颌，仰卧时吸气性呼吸困难	俯卧位；经鼻插入小号气管导管至后咽深部，或喉罩气道
肺部病变		
气胸	突发呼吸困难，持续发绀；患侧呼吸音减弱，胸壁透光试验阳性	胸腔穿刺术
胸腔积液	呼吸困难，持续发绀；呼吸音减低，常伴有全身水肿	气管插管，正压通气；胸腔穿刺术，引流放液
先天性膈疝	宫内诊断，生后呼吸困难、持续发绀、双肺呼吸音不对称、舟状腹	气管插管，正压通气；插入胃管排气

第八节　小儿常用物理疗法与针灸疗法

应用电、力、光、磁等物理因素来治疗儿童的方法称为物理治疗。物理疗法分为两类，一类以功能训练和手法治疗为主，另一类以各种物理因子为主要手段，传统上称为理疗。

功能锻炼和手法治疗主要针对小儿生长发育阶段引起的障碍、残疾等疾病，例如脑瘫、运动发育迟缓、骨折、肌无力及一些遗传代谢性疾病。

理疗有小儿推拿、小儿捏脊、拔罐等，对于疾病期患儿，以及防治未病具有良好的辅助效果，现在被越来越多的家长所接受，但在日常活动中家属应根据宝宝的实际情况选择合适的治疗方式，守护宝宝的身体健康。

针灸疗法因其适应证广，疗效明显，经济安全，深受广大人民喜爱。针灸治疗运用阴阳五行、经络运行，辨证施治，通过针和灸或者二者并用达到疏通经络、调和阴阳的目的。儿童针灸疗法与成人无异，因小儿皮肤薄嫩，因此拔罐、捏脊时力度较小，进针时深度较浅。

参考文献

[1] 诸福棠，陈荣华，诸平．实用儿科学．第 9 版．北京：人民卫生出版社，2019.

第十五章 耳鼻咽喉科基本诊疗操作

第一节 额镜的使用

【学习目的】

1. 掌握　额镜的使用方法。
2. 熟悉　额镜的一般构造。

一、光源

以 100W 附聚光透镜的检查灯为最佳，一般耳鼻喉科诊治综合工作台均配有这样的聚光照明灯（图 3-15-1）。

二、额镜的构造

额镜镜面是一个能聚光的凹面反光镜，焦距约 25cm，中央有一个小孔。镜体借一转动灵活的双球状关节连接于额带圈上，光源可通过凹面镜反射至被检查部位，检查者眼睛利用镜中的小孔进行窥视，此小孔又称为视孔（图 3-15-2）。

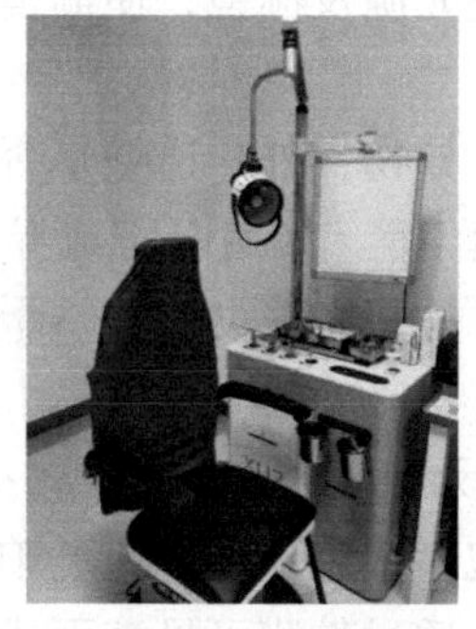

图 3-15-1　综合工作台

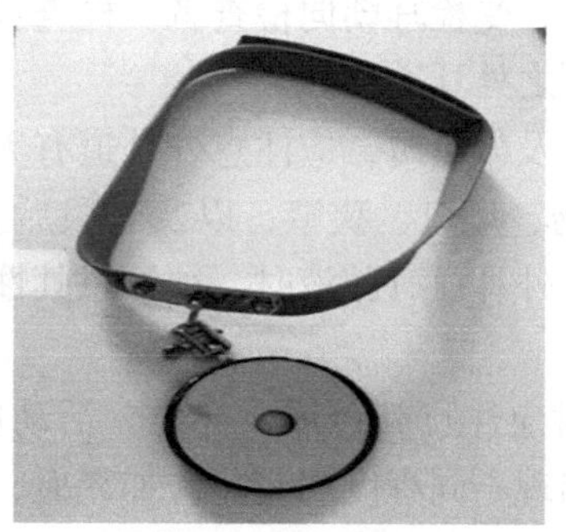

图 3-15-2　额镜

三、额镜的使用

戴额镜前，先调节双球状关节的松紧度，使镜面既能灵活转动又不松滑下坠为宜。然后将额镜戴于头部，拉直双球状关节，使镜面与额面平行，镜孔正对检查者平视时的右眼或左眼。将光源置于额镜镜面同侧，略高于受检者耳部，并距耳侧 10～20cm，使光线投射到额镜镜面上，再调整额镜面，将光线反射聚焦到要检查的部位。检查者的视线则通过视孔正好看到反射的聚焦光点，进行检查。

对光是正确使用额镜的重要一环，应做到：

1. 四点成一直线：随时保持瞳孔、镜孔（视孔）、反光焦点和检查部位成一直线。
2. 双眼单视：双眼平视，一个眼通过镜孔窥视检查部位，养成良好地观察立体像的习惯。
3. 在光源同侧：将光源置于镜面观察眼的同侧，以便较好将反射的最明亮焦点光准确照射到受检部位。

第二节　耳的一般检查及耳镜使用

【学习目的】

1. 掌握　耳的一般检查法。
2. 熟悉　熟悉一般耳镜、电耳镜、鼓气耳镜和耳内窥镜检查法。
3. 了解　手术显微镜的使用。

一、耳的一般检查法

（一）耳郭及耳周检查法

观察耳郭及周围组织是否有病变：如两侧耳郭是否对称，有无畸形、新生物，以及皮肤有无红肿或肿胀隆起、疱疹、糜烂、渗液、结痂、皮肤增厚、创伤等。

（二）外耳道及鼓膜检查法

受检者侧坐，受检耳朝向检查者。检查者坐定后调整光源及额镜，使额镜的反光焦点投照于受检耳之外耳道口。

检查外耳道及鼓膜时，应注意外耳道有无耵聍栓塞、异物，外耳道壁是否红肿，有无疖肿、新生物、瘘口、狭窄，以及骨段后上壁有无塌陷等。如遇耵聍或异物遮挡视线，应清除之。外耳道有脓液时，须注意其性状和气味，并将脓液彻底擦拭干净，以便窥清鼓膜。

观察鼓膜时应注意其色泽、标志、活动度，以及有无穿孔等。鼓膜或中耳有病变时，鼓膜皆可出现不同程度的变化，如充血、肿胀、起泡；颜色变黄，或琥珀色、灰蓝色；或混浊、增厚，萎缩变薄，出现钙斑。鼓室积液时，透过鼓膜可见液面或气泡；鼓膜向外膨隆或向内凹陷。鼓膜穿孔时应注意穿孔的大小及位置，鼓室黏膜是否充血、水肿，鼓室内有无肉芽、息肉或胆脂瘤等。

1. 双手检查法 检查者一手将耳郭向后、上、外方轻轻提拉，使外耳道变直；另一手食指将耳屏向前推压，使外耳道口扩大，以便看清外耳道及鼓膜。幼儿外耳道骨部和软骨部没有完全发育，检查时应将耳郭向下方牵拉，方能使外耳道变直。

2. 单手检查法 检查者以左手牵拉耳郭，右手进行操作，如拭洗脓液，钳取耵聍、异物等。检查左耳时，左手从耳郭下方以拇指和中指夹住耳郭并向后、上、外方牵拉，同时以食指推压耳屏向前。检查右耳时，左手则从耳郭上方以拇指和中指牵拉耳郭。

二、耳镜检查法

1. 一般耳镜检查法 一般耳镜状如漏斗，口径大小不一。检查时，应根据外耳道的宽窄选用大小适当的耳镜。检查者左手牵拉耳郭使外耳道变直，右手持耳镜，将其轻轻置入外耳道内，使镜之前端伸抵软骨部即可，注意勿超过软骨部和骨部交界处，以免引起疼痛与反射性咳嗽。耳镜管轴方向应与外耳道长轴一致。

2. 电耳镜检查法 电耳镜是自带光源和放大镜的耳镜，可以较仔细地观察外耳道深部及鼓膜（图 3-15-3）。

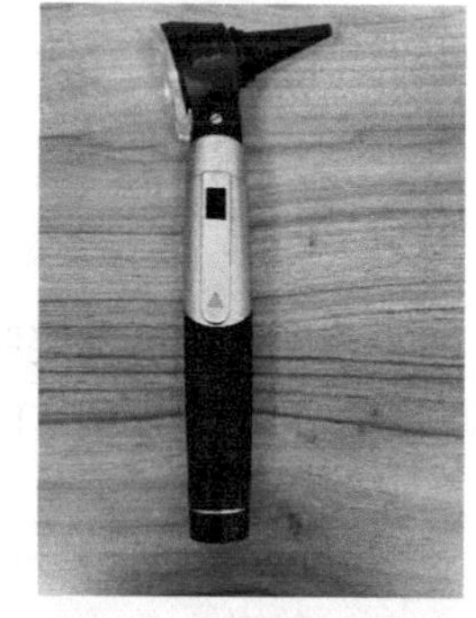

图 3-15-3 电耳镜

3. 鼓气耳镜检查法 鼓气耳镜是在一般耳镜或电耳镜的侧方开一小孔，并经一小橡皮管与橡皮球连接，将鼓气耳镜置入外耳道时，外耳道即形成一密闭腔，通过挤压或放松鼓气耳镜上的橡皮球，便可在外耳道内产生交替的正负压，从而观察鼓膜的运动情况。

4. 耳内窥镜检查法 耳内窥镜为冷光源硬管内窥镜，有不同直径和角度的镜管和镜头，镜身长 6cm 或 11cm。可配备电视监视系统和照相设备，在观察细微病变的同时，可进行治疗操作。

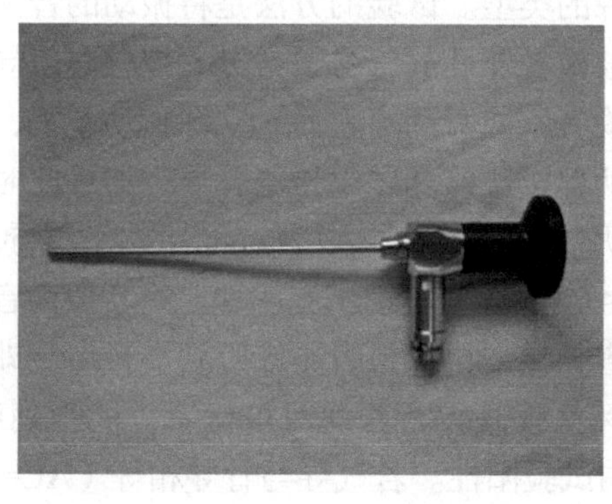

A

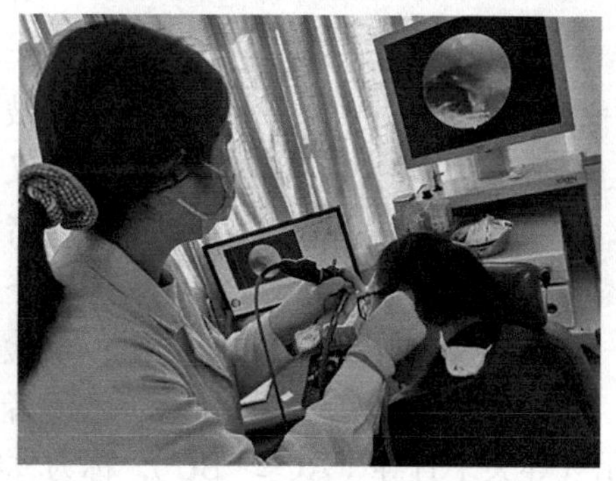

B

图 3-15-4 耳内窥镜及操作

5. 手术显微镜 手术显微镜焦距 225～300mm，有助于精细地观察鼓膜的各种细微变化，并可双手进行治疗操作。

第三节 听功能检查

【学习目的】

1. 掌握 音叉试验和纯音听阈测试。
2. 熟悉 声导抗检查。
3. 了解 电反应测听。

听功能检查的目的是测定听力是否正常、听力障碍的程度和性质及病变部位，对耳部疾病的诊断极为重要。临床听功能检查法分为主观测听法和客观测听法两大类。主观测听（又称行为测听）法包括语音检查法、音叉试验、纯音听阈及阈上功能测试、言语测听等；客观测听法有声导抗测试、电反应测听、耳声发射测试等。以下介绍几种临床上最常用的测听方法。

一、音叉试验

音叉试验可确定听力减退的性质。常见音叉一般有 5 种频率（图 3-15-5），检查常用频率为 256Hz 或 512Hz 的音叉。

（一）林纳试验（Rinne test，RT）

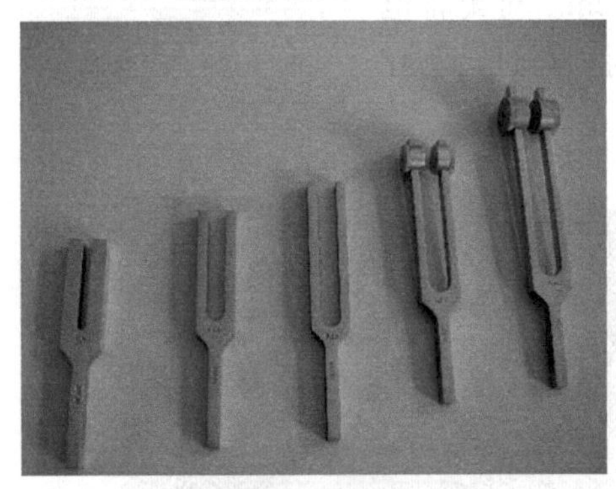

图 3-15-5 5 种频率的音叉

林纳试验又称气骨导比较试验。该试验通过比较空气传导和骨传导时间的长短，来区别耳聋的类型。试验的方法是将振动的音叉臂置于被检者外耳道口约 1cm 处，以检查气导，至被检者不能听到声音后，立即移动音叉，使音叉柄部接触鼓窦区以检查骨导，如果此时被检者仍能听到声音，则表示骨导大于气导（BC ＞ AC），称为林纳试验阴性。重新振动音叉并检查骨导，至被检者不能听到声音后立即移动音叉检查气导，若此时被检者仍能听到声音，则表示气导大于骨导（AC ＞ BC），称为林纳试验阳性。若气导与骨导相等（AC=BC）、以“±”示之。正常听力为气导大于骨导 1～2 倍；传导性聋为骨导大于气导；感音神经性聋则气导大于骨导，但气导、骨导时间均较正常耳缩短。

（二）韦伯试验（Weber test，WT）

韦伯试验又称骨导偏向试验。该试验通过比较两耳的骨传导时间来区别耳聋的性质。将振动音叉的柄部放在被检者颅骨的中线上，询问被检者何侧听到声音。正常听力者两耳听到音叉声音是相等的；传导性聋，声音偏向患侧或耳聋较重侧；感音神经性聋，声音偏向健侧或耳聋较轻侧。

（三）施瓦巴赫试验（Schwabach test，ST）

施瓦巴赫试验又称骨导比较试验。该试验通过比较被检者和正常人骨导时间的长短来区别耳聋的性质。将振动音叉的柄部放在被检者的鼓窦区，至听不到声音时，立即移至检查者的鼓窦区（检查者的听力必须正常），如此时检查者仍能听到声音，表示被检者的骨导比正常人缩短，反之则为延长。正常听力，被检者与检查者骨导时间相等；传导性聋，骨导时间延长；感音神经性聋，骨导时间缩短。不同类型耳聋的音叉试验结果见表 3-15-1。

表 3-15-1　音叉试验结果比较

音叉试验	传导性聋	感音神经性聋
林纳试验（RT）	（-），（±）	（+）
韦伯试验（WT）	患耳	健耳
施瓦巴赫试验（ST）	（+）	（-）

二、纯音听阈测试

听阈是足以引起人耳听觉的最小声强，听阈提高即为听力下降。纯音听阈测试是最基本的听力学检查，可确定听力是否正常及听力障碍的程度，并对耳聋的性质和病变部位做出初步判断。测试须运用纯音听力计在隔音室内进行（图 3-15-6、图 3-15-7）。普

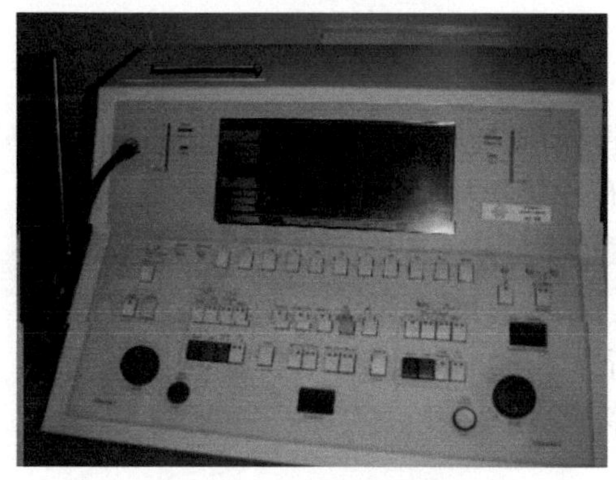

图 3-15-6　纯音听力计

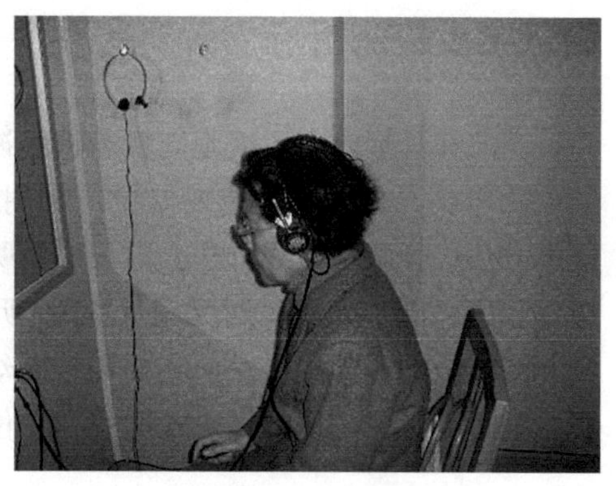

图 3-15-7　隔音室

通纯音听力计的纯音频率范围为125～8000Hz，测试气导听阈及骨导听阈，一般先测试气导，然后测骨导，逐个频率进行测试。气导测试除通过气导耳机进行外，尚有自由声场测听法，主要用于儿童和佩戴助听器患者的听力测试。将各频率的听阈在听力坐标图上连线，即听力曲线（或称听力图）。根据纯音听力图的不同特点，可对耳聋的性质进行判断。

（一）传导性聋

各频率骨导听阈正常，气导听阈提高，气骨导差大于10dB，最大不超过60dB。若气骨导差超过60dB，要考虑有无测试误差。

（二）感音神经性聋

气、骨导听力曲线呈一致性下降（即听阈提高），气骨导差小于10dB，严重者，只有部分或个别频率有听力，称岛状听力。全聋者测不出听力。

（三）混合性耳聋

兼有传导性聋与感音神经性聋的听力曲线特点，特征是气导和骨导听阈都提高，但气、骨导差大于10dB（图3-15-8）。

三、声导抗测试

声导抗测试是临床上最常用的客观测听方法之一，声导抗测试仪由导抗桥和刺激信号两大部分组成，导抗桥有3个小管被耳塞探头引入密封的外耳道内：上管发出固定频率及强度的探测音；中管与气泵相连使外耳道气压由2kPa连续向-4kPa或-6kPa变化，下管将鼓膜反射到外耳道的声能引入微音器，转换成电信号，放大后输入电桥并由平衡计显示。刺激信号系统通过气导耳机发出可调频率的各种强度的纯音、白噪声和带通噪声，以便测试声反射阈，刺激信号亦可通过耳塞探头发出以测试同侧声反射。声导抗测试内容主要有鼓室导抗图及镫骨肌声反射（图3-15-9）。

四、电反应测听

声波在耳蜗内由毛细胞转换成神经冲动，并沿听觉通路传到大脑，在此过程中产生的生物电位，称为听觉诱发电位。利用这些电位作为指标来判断听觉通路各个部分功能的方法，称电反应测听法。电反应测听的方法很多目前临床应用较多的有听性脑干反应、耳蜗电图、中潜伏期反应及40Hz听相关电位等。它是一种不需要受试者进行主观判断和反应的客观测听法，主要用于婴幼儿的听力测试、鉴别耳聋的病变部位、鉴别伪聋、脑干和其他中枢神经系统的病变定位诊断等。

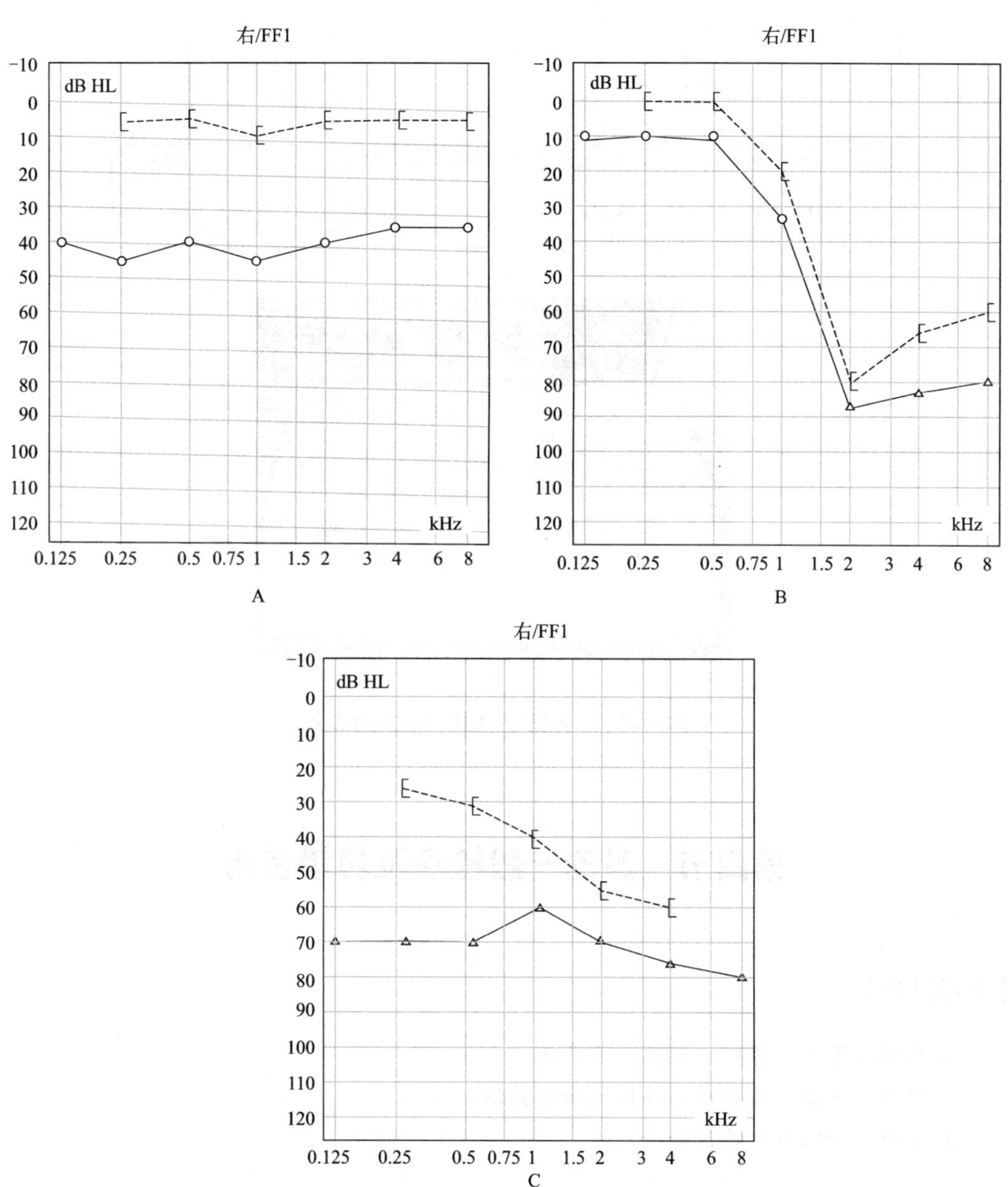

图 3-15-8　传导性聋、感音神经性聋、混合性聋

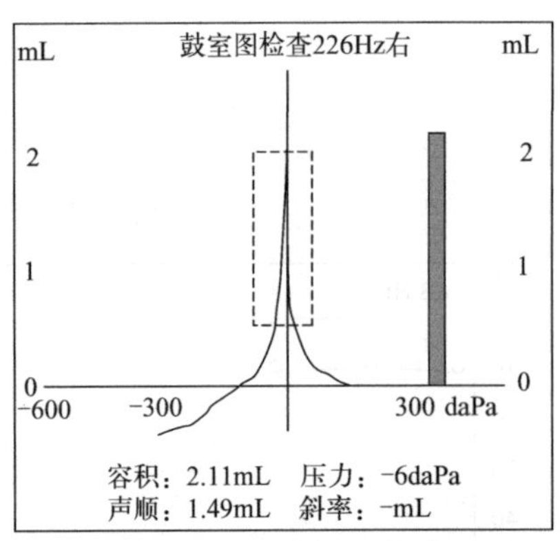

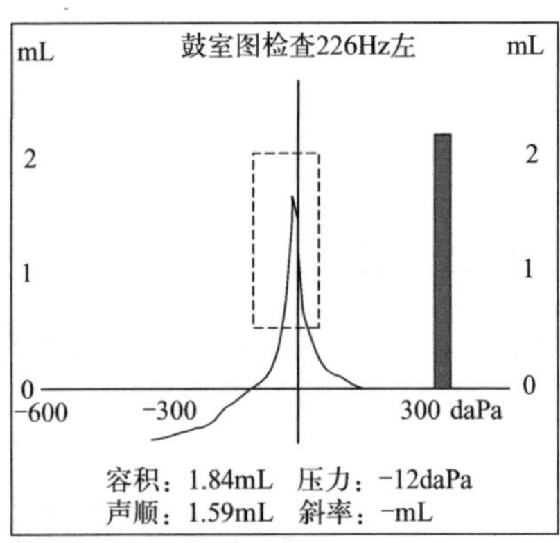

A

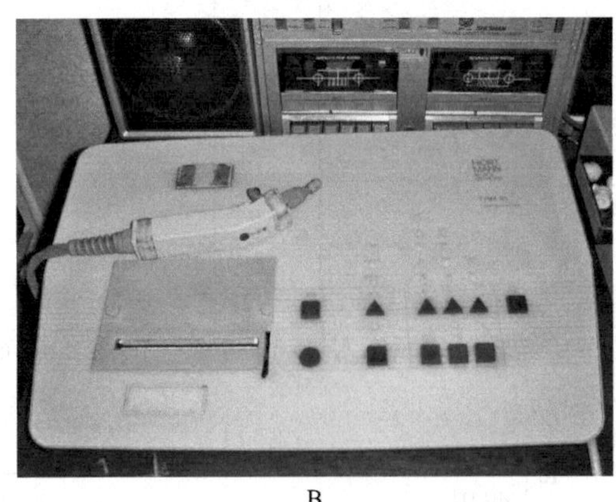

B

图 3-15-9　鼓室导抗图和声导抗测试仪

第四节　鼻的一般检查及鼻镜使用

【学习目的】

1. 掌握　外鼻、鼻腔、前鼻镜检查法。
2. 熟悉　鼻窦、后鼻镜、鼻内窥镜检查法。
3. 了解　纤维鼻咽镜检查法。

一、外鼻检查法

主要观察外鼻有无形态、皮肤色泽的改变，有无充血、肿胀，隆起，触诊有无压痛，皮肤增厚、变硬以及鼻背有无塌陷、鼻梁有无歪斜等。

二、鼻腔检查法

（一）鼻前庭检查法

被检查者头后仰，检查者用拇指推起鼻尖并左右轻移动。观察鼻前庭皮肤有无充血、肿胀、局限性隆起、溃疡、渗液、结痂、皲裂、新生物等。

（二）前鼻镜检查法

左手持前鼻镜（图 3-15-10），拇指置于两叶的交叉点上，一柄置于掌内，另一柄由其余四指扶持。先将前鼻镜两叶合拢，与鼻腔底平行置入鼻前庭（超过鼻阈以免引起疼痛或损伤鼻黏膜导致出血），然后将两叶轻缓张开进行检查，取出鼻镜时，勿将两叶完全闭合，以免夹住鼻毛，引起疼痛。鼻腔的检查一般由下向上、由内外、由前向后的顺序进行。如鼻黏膜肿胀，可用羟甲唑啉溶液喷入鼻腔，收缩鼻黏膜后再行检查。注意观察鼻甲黏膜颜色，有无充血、肿胀、肥厚样或息肉样改变、干燥萎缩、有无溃疡或粘连；各鼻道有无分泌物以及分泌物的量、色和性状；鼻中隔有无偏曲、黏膜糜烂或肥厚、血管扩张出血点有无穿孔；鼻腔有无异物、息肉和肿瘤。

正常鼻腔黏膜表面光滑、湿润、呈淡红色鼻甲黏膜有弹性，各鼻道与鼻底无分泌物。

（三）后鼻镜检查法（间接鼻咽镜检查）

后鼻镜（图 3-15-11）用于检查后鼻孔及上甲各鼻道后端及鼻咽部。被检查者头稍前倾张口，检查者一手持压舌板，压下舌体，另一手稍加温的后鼻镜置于软腭与咽后壁之间，调整镜面，当镜面移向前位，可见软腭背面及后鼻孔各部；镜面向左右两侧移动，可见咽鼓管咽口、圆枕以及咽隐窝等；镜面移向水平位，可见鼻咽顶部和腺样体。对咽反射敏感者，可先用 1% 丁卡因表面喷雾麻醉后再行检查。注意观察黏膜有无充血、肿胀、粗糙、隆起、出血和溃疡，是否有分泌物或痂皮，有无肿物等。

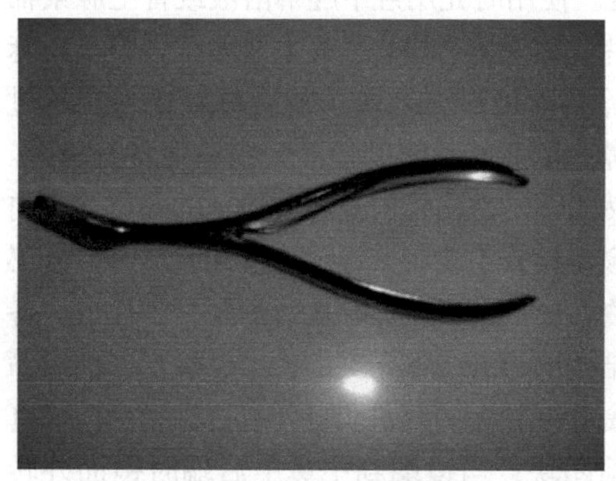

图 3-15-10　前鼻镜

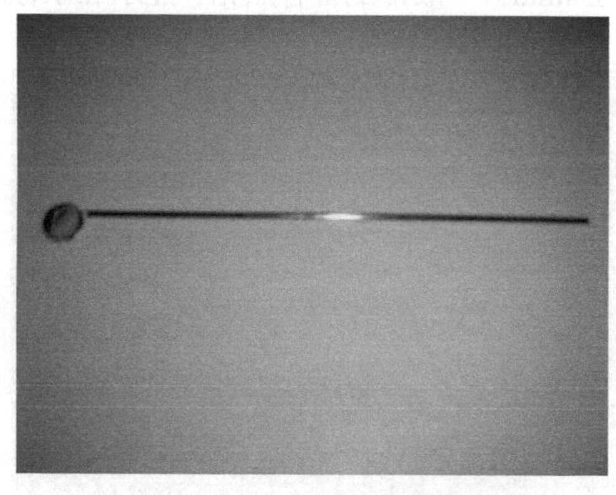

图 3-15-11　后鼻镜（间接鼻咽镜）

三、鼻窦检查法

（一）视诊和触诊

鼻窦为面颅骨内含气的空腔，只能通过观察鼻窦在鼻腔内的自然开口及颌面部投影来间接了解。观察前额、面颊、眼内眦及眉根部位皮肤有无红肿、压痛，局部有无隆起，眼球有无移位及运动障碍。根据压痛位置，有助于判定为何种鼻窦的病变。

（二）影像学检查

CT 与 MRI 检查已被广泛应用于临床，对鼻腔和鼻窦的病变比较清晰准确。

四、鼻镜检查

（一）前鼻镜、后鼻镜检查

检查方法见上文“鼻腔检查法”。观察鼻道中有无分物以及其量、性质和引流部位，检查各鼻道有无息肉或新生物。如中鼻道有分泌物，提示为前组鼻窦炎症，上鼻道有分泌物提示为后组鼻窦炎症。

（二）纤维鼻咽镜检查

先用 1% 丁卡因和羟甲唑啉溶液麻醉并收缩鼻腔黏膜，用纤维咽镜进行检查。可观察鼻中隔、各鼻甲、各鼻道、鼻窦开口、后鼻孔、鼻咽部，并可进行推进或录像、直视下取活检或手术。

（三）鼻内窥镜检查

鼻内窥镜（图 3-15-12）以其多角度、视野广的特点，可完成对鼻腔内各个部分的检查。可通过鼻内窥镜的引导取活体组织病理检查、发现鼻出血部位行电凝固或激光止血。鼻内窥镜包括 0° 和侧斜 30°、70°、90°、110°、120° 等多种视角镜，镜长 18cm，外径 4mm，一般常配备有照相、显示和录像装置。使用时先用羟甲唑啉溶液或肾上腺素棉片收缩黏膜，再以 1% 丁卡因行黏膜表面麻醉。持 0° 或 30° 视角镜沿鼻底进入，越过鼻中隔后缘，转动镜面观察鼻咽各壁情况。然后逐渐退出指向鼻腔要检查的部位。鼻内窥镜检查主要观察显示部位黏膜形态，分泌物性质、有否糜烂、血管扩张；中鼻道内各结构的形态，如钩突的大小、额窦、前组筛窦和上颌窦的开口。各处有否黏膜息肉或真菌团块；当镜端到中鼻甲后端时镜面外转 35°～40°，应观察蝶筛隐窝、蝶窦开口和后组鼻窦开口的形态、有无分泌物等。

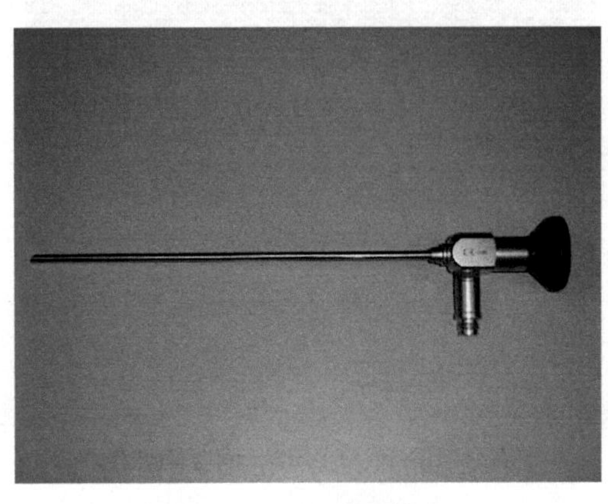

图 3-15-12　鼻内窥镜

第五节 咽喉的一般检查及咽喉镜使用

【学习目的】

1. 掌握 口咽、鼻咽、喉咽、喉的外部检查法。
2. 熟悉 喉腔检查法。
3. 了解 纤维喉镜检查法。

一、喉的外部检查法

喉的外部检查主要是视诊和触诊。视诊主要观察喉的外部大小是否正常，位置是否在颈前正中部，两侧是否对称。甲状软骨和环状软骨的前部可用手指触诊，注意喉部有无肿胀、触痛、畸形，以及颈部有无肿大的淋巴结或皮下气肿等。还可用拇指、食指按住喉体，向两侧推移，可扪及正常喉关节的摩擦和移动感觉。如喉癌发展到喉内关节，这种感觉往往消失。

二、口咽部检查法

被检查者正坐张口，平静呼吸。检查者手持压舌板，轻轻压下舌前2/3，过深则容易引起恶心呕吐，过浅则无法充分暴露口咽部。压舌板的近端不可下压，以防将舌尖压于齿上，引起疼痛。对反射敏感者，可用1%丁卡因溶液喷雾1～2次。

注意观察口咽部形态：黏膜的色泽，有无充血、肿胀、分泌物、假膜、溃疡、新生物等；软腭是否对称及其活动情况；悬雍垂是否过长；咽后壁有无淋巴滤泡增生、隆起及咽侧索有无红肿；扁桃体及前后腭弓有无充血、水肿、溃疡，扁桃体表面有无疤痕。若用拉钩将前腭弓拉开则能更好地看清扁桃体真实情况。用压舌板挤压前腭弓，检查隐窝内有无干酪样物或脓液溢出。

三、鼻咽部检查法

常用后鼻镜检查（间接咽镜检查）及鼻咽纤维镜检查。方法见“鼻腔检查法”。

四、喉咽部及喉腔检查法

（一）间接喉镜检查法

受检者正坐，头稍后仰，张口，将舌伸出，平静呼吸。检查者将额镜反光焦点投射于患者口咽部，用纱布块包裹舌前 1/3 部，以左手拇指（在上方）和中指（在下方）捏住舌前部并拉向前下方，食指推开上唇，抵住上列牙齿，以求固定。右手持加温而不烫的间接喉镜由受检者左侧口角伸入咽部，镜面朝向前下方，镜背紧贴悬雍垂前面，向下做 45° 翻转，观察镜中影像。先调整镜面角度和位置以观察舌根、舌扁桃体、会厌谷、会厌舌面及游离缘、喉咽后壁、喉咽侧壁、梨状窝等结构。然后嘱受检者发“咿”声，使会厌上举，观察会厌喉面、杓会厌襞（破裂）、杓间区、室带、声带及其运动和闭合情况。要注意间接喉镜内的影像与实际喉咽部及喉腔的位置正好相反，而左右不变。若咽反射过于敏感，可先用 1% 丁卡因喷雾咽部，数分钟后再进行检查。正常情况下，喉及喉咽左右两侧对称，会厌无充血肿胀，梨状窝无积液，黏膜呈淡红色，声带呈白色条状。检查时应注意观察咽喉及喉腔黏膜色泽和有无充血、肥厚、溃疡、瘢痕、新生物或异物等，同时观察声带及杓状软骨活动情况等。

（二）纤维喉镜检查法

纤维喉镜（图 3-15-13）系利用透光玻璃纤维的可曲性，纤维光束亮度强和可向任何方向导光的特点，制成镜体细而软的喉镜。鼻黏膜、口咽及喉咽黏膜表麻后，纤维喉镜从鼻腔或口腔导入，通过鼻咽、口咽到达喉咽，可对鼻咽、喉咽及喉腔进行详细检查，还可进行活检、息肉摘除、异物取出等操作。

（三）喉内窥镜检查法

喉内窥镜（图 3-15-14）装置包括各种角度的喉硬管内镜、监视器、摄录像系统和照片打印机等。硬管喉内窥镜的使用操作方法大致与间接喉镜相同，让检查者张口尽量伸舌，用干净的纱布包裹舌前 1/3 部，左手下拉包裹的舌体，右手持有喉内窥镜，先在 70℃以上的水温加热以防止镜面起雾，将镜面朝向前下方，镜背贴住悬雍垂前面，软腭推向上方，通过监视器观察喉内窥镜所展示的喉咽及喉腔的结构。观察到的病变部位可摄片或录入视频。

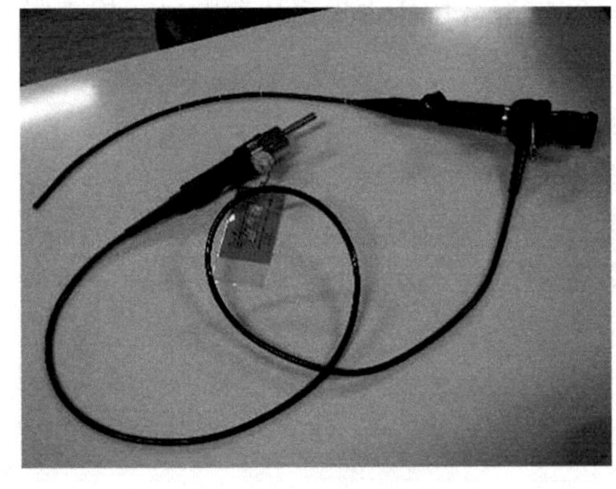

图 3-15-13　纤维喉镜

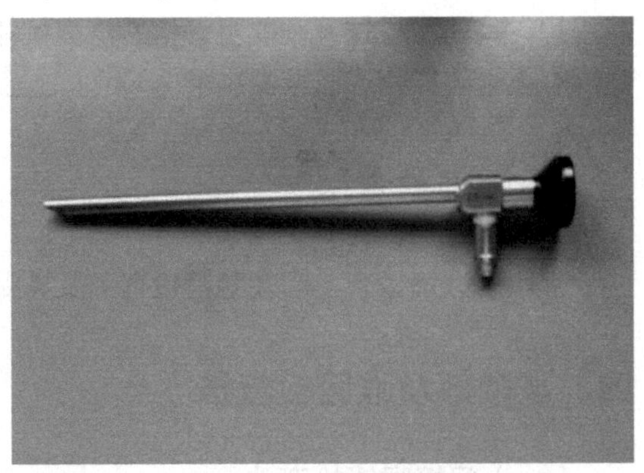

图 3-15-14　喉内窥镜

第六节　中医耳鼻咽喉科特色外治法

【学习目的】

1. 掌握　穴位贴敷法。
1. 熟悉　烙治法、啄治或刺割法、艾灸法、耳穴疗法。
2. 了解　刺血疗法、刮痧法。

一、烙治法

烙治法（图 3-15-15）即用烙铁在咽喉、口腔患部施烙的治疗方法，主要适用于乳蛾、喉痹，亦可用于去除口腔赘生物。具体方法是：用特制烙铁，烙铁头直径为0.5～1cm，大小不等，形状各异，有纵长圆形、横长圆形、圆形等，柄用0.1cm钢线焊接紧，或曲颈或直颈，柄长约20cm，用时将烙铁头放于酒精灯上，烧红并蘸香油后，迅速烙于患处，根据不同病情确定施烙的次数，至患处平复为止。

二、啄治法（刺割法）

啄治法（图 3-15-16）为用啄治刀在扁桃体上做雀啄样动作，使少量出血，起到放血排脓、疏导瘀阻作用，以治疗乳蛾。刺割法为用手术刀或三棱针将口腔或咽喉的痈疮或血疱刺破，流出脓血，起到出血泄热、消肿止痛的作用，以治疗口腔或咽喉的疮痈或口腔突然发生的血疱。用尖锐器械在内迎香（相当于鼻丘处）进行刺割，可用于治疗鼻鼽。

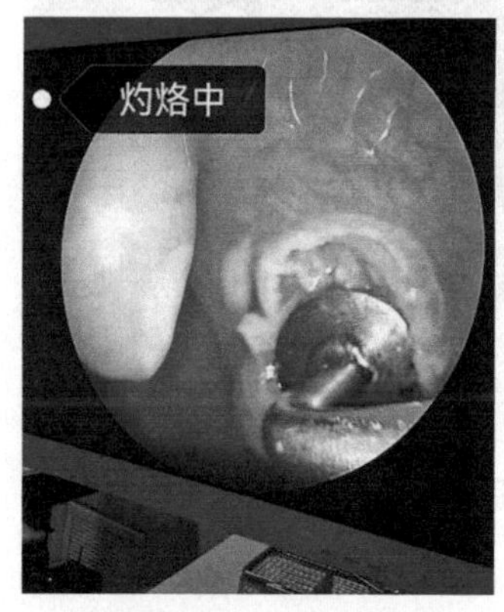

图 3-15-15　烙治法

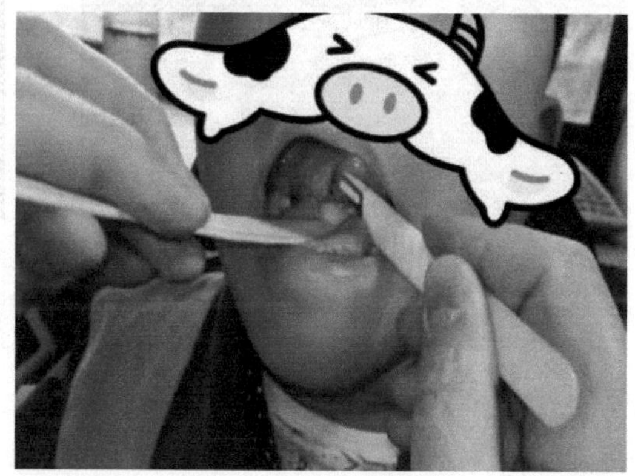

图 3-15-16　啄治法

三、艾灸法

艾灸法（图 3-15-17）的作用机理是通过温热的刺激，作用于经络腧穴，发挥温经

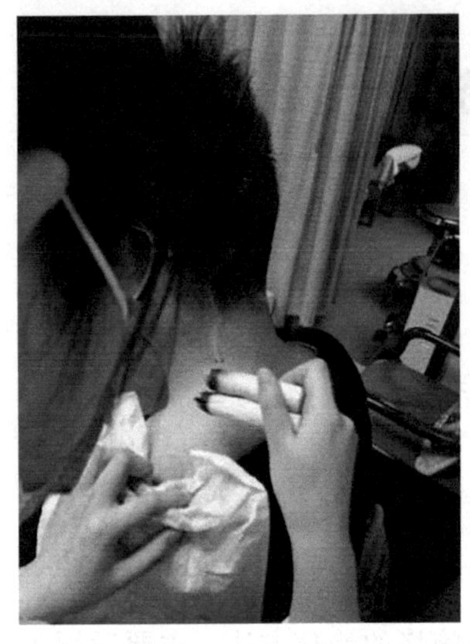
图 3-15-17　艾灸法

散寒、舒筋活络、温通气血、扶阳救脱、升提阳气、消瘀散结等作用，以达到防病、治病的目的。临床常用艾条采用悬灸法（温和灸）来施灸，方法：将艾条燃着的一端对准施灸部位，间隔一定距离（0.5 ～1 寸），进行熏烤，使患者有温热感而无灼痛，一般每处灸 3～5 分钟，灸处以皮肤稍起红晕为度。

四、耳穴疗法

耳郭各部分分别交感、隶属于人体各脏腑器官，称之为耳穴。耳穴疗法（图 3-15-18）是指针刺耳穴以防治疾病的一种方法，具有奏效迅速、操作简便等优点，具体方法有毫针针刺、埋针及耳穴贴压法等。

五、刺血疗法

刺血疗法（图 3-15-19）是用三棱针、梅花针、毫针、注射针头等或其他针具点刺特定部位或穴位，使少量出血，以达到泄热、消肿、止痛目的的一种治疗方法。具体方法：先在针刺部位上下推按，使瘀血积聚一处，右手持针，拇、食两指捏住针柄，中指指端紧靠针身下端，留出 1～2 分针尖，对准已消毒部位迅速刺入 1～2 分，立即出针，轻轻挤压针孔周围，使出血数滴，然后用消毒棉球按压针孔。

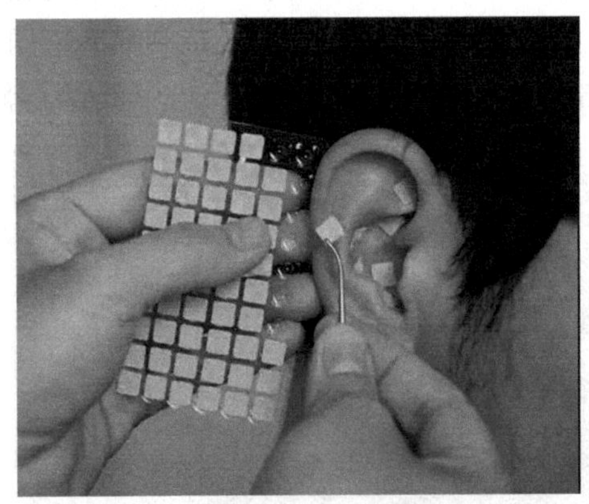
图 3-15-18　耳穴疗法

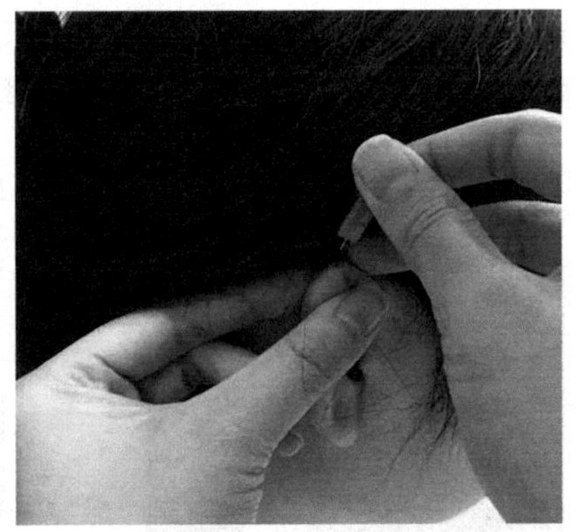
图 3-15-19　刺血疗法

六、刮痧法

刮痧法（图 3-15-20）是用瓷匙边缘或类似工具蘸油，在特定部位的皮肤上进行择刮以防治疾病的方法。一般沿背部足太阳膀胱经两侧，或颈前、后轻刮皮肤，至皮肤发红、发紫、出现斑块为度，可起到疏通经络、达邪透表的作用。

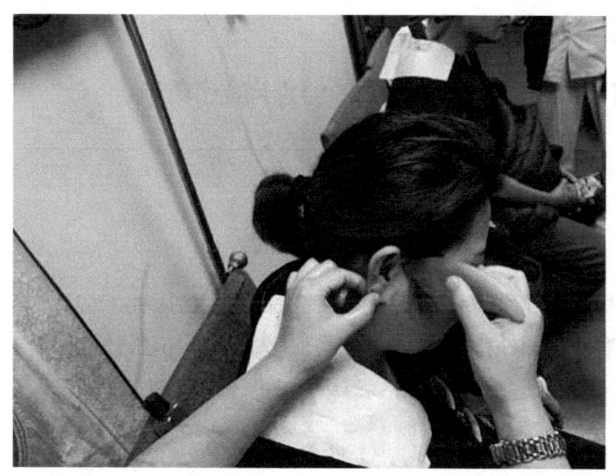

图 3-15-20 刮痧法

七、穴位贴敷法

穴位敷贴是将中药制成散、糊剂、膏剂或饼剂敷贴在一定的穴位上，利用药物对穴位的持续刺激作用以调整脏腑功能，达到预防和治疗疾病目的的一种外治方法。选用不同的药物及穴位可起到不同的治疗作用，耳鼻咽喉科较常用的有三伏贴（图 3-15-21）、涌泉穴位贴敷等。

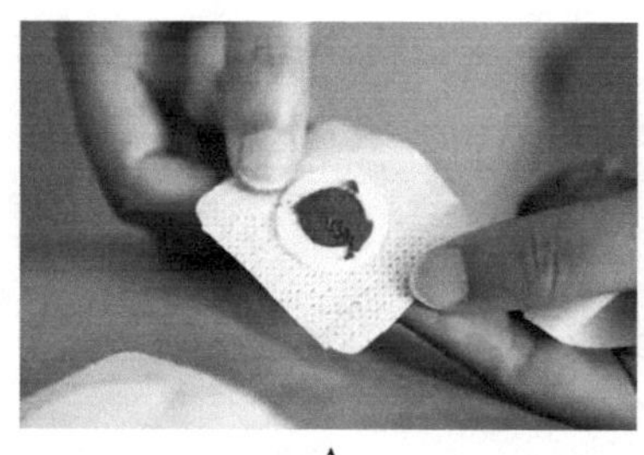

A

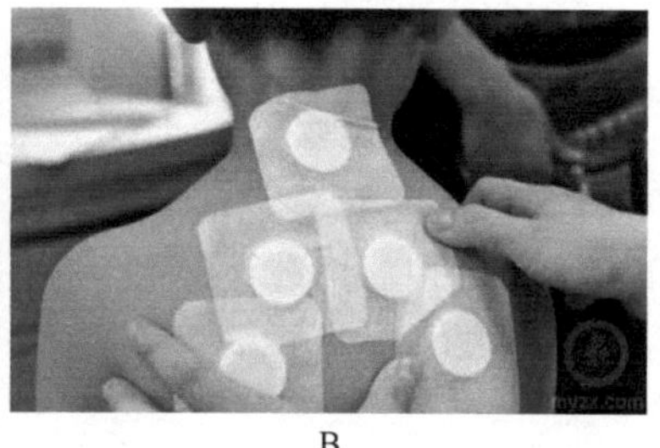

B

图 3-15-21 三伏贴

（一）三伏贴

根据“冬病夏治”的理论，在夏季的三伏天进行穴位敷贴，有助于改善虚寒体质，对于鼻鼽等疾病属虚寒体质者可起到预防疾病的作用。常用药物有白芥子、延胡索、甘遂、王不留行、细辛、生姜等，常用穴位有肺俞、膏肓、大椎、天突、风门、膈俞、心俞、脾俞、肾俞、足三里等。有时亦可选择在冬季的三九天进行穴位敷贴。

（二）涌泉穴位贴敷

将吴茱萸粉或大蒜泥敷贴于足底的涌泉穴，可到引火归原的作用，用于治疗耳鸣、耳聋、鼻衄等病证。

（三）斑蝥敷贴

将斑蝥粉敷贴于内关、印堂等穴位，可用于治疗鼻鼽。

参考文献

［1］ 阮岩，田理．中医耳鼻咽喉科学，第3版．北京：人民卫生出版社，2021.
［2］ 孙虹，张罗．耳鼻咽喉头颈外科学，第9版．北京：人民卫生出版社，2018.
［3］ 刘蓬．实用中医耳鼻喉科学，第1版．北京：中国中医药出版社，2020.

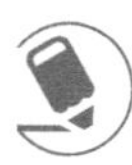

第十六章 眼科基本诊疗操作

第一节　视力

【学习目的】

1. 掌握　视力检查的种类、方法与临床意义。
2. 熟悉　远视力检查的操作步骤。
3. 了解　近视力检查的操作步骤及视力检查的注意事项。

视力即视锐度，又称中心视力，主要反映黄斑的视功能，是最重要的视功能，分远视力与近视力。每位患者在眼科就诊前都应先做视力检查，远视力不佳而近视力正常者，可考虑为近视；远视力正常而近视力不佳的中年患者，多数为老视即老花；远近视力均有异常时则可能是屈光不正或眼部的器质性病变，应先矫正后再进一步诊治。视力检查的结果不仅有助于诊断，同时也是眼科相关疾病的变化依据。

一、远视力检查

（一）视力表检查

视力表有多种，目前我国使用多为国际标准视力表与对数视力表。现以国际标准视力表为例（图 3-16-1）。

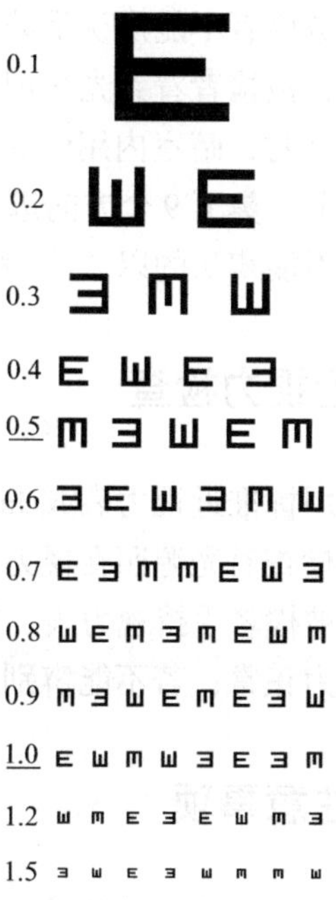

1. 视力表应为标准灯箱或置于充分照明下，视力表与被检者相距 5m，表上第 10 行视标与被检眼向前平视时高度大致相等。

图 3-16-1　国际标准视力表

2. 两眼分别进行检查，先右后左，用挡眼板遮盖未检眼（注意勿压迫眼球）；如戴镜者应先查裸眼视力，再查戴镜视力。

3. 嘱被检查者辨别视标的缺口方向，自视标 0.1 顺序而下，至患者不能辨别为止，记录其能看清的最后一行为视力结果，如能看清 0.6 全部视标，则记录为 0.6。若该行有几个视标辨认不清，或下一行能辨清几个，则用加减法表示，如 0.6^{-3}（表示 0.6 视标还有 3 个辨认不清），1.0^{+1}（表示 1.0 视标能全部看清外，1.2 视标还可看清 1 个）。正常视力为 1.0 及其以上。

4. 若被检查者在 5m 处无法看清 0.1 视标时，则嘱患者逐渐向视力表走近，直至刚刚能看清 0.1 视标为止，然后测量其与视力表的距离，按下列公式计算：

$$视力=0.1\times\frac{被检眼与视力表的距离（米）}{5}$$

（二）指数

若被检者在视力表 1m 处不能辨认最大视标时，改用指数记录视力。令被检者背光而坐，检查者伸出一定数目的手指，让被检者辨认，记录能辨认指数的最远距离。如指数 /20cm。

（三）手动

若被检者对眼前 5cm 处的指数不能辨认时，改用手动记录视力。令被检者背光而坐，检查者用手在被检者眼前摆动，记录能够看到手摆动的距离。如手动 /15cm。

（四）光感

若被检者不能辨认手动，则须检查是否有光感。暗室中，检查者用电筒在被检者眼前照射，被检者看到光线记录为有光感，反之为无光感。有光感的受检者还须检查光定位，检查时，暗室内用电筒光在距离被检眼 1m 处自正中、上、下、左、右、颞上、颞下、鼻上、鼻下 9 个方向进行检查，让被检者辨认光源的方位。凡能辨认的方位以“+”表示，不能辨认的以“-”表示。

二、近视力检查

常用标准近视力表或 Jaeger 近视力表检查。检查步骤如下。

1. 检查时光源照在视力表上，避免反光。

2. 被检者手持视力表，视力表距离受检眼 30cm 进行检查，若能辨别 1.0 或 J1 视标，则近视力正常；若不能辨别，可令被检者前后调整距离，将视力与阅读距离同时记录。

三、注意事项

1. 视力检查虽然简单，但视力表的照明、环境亮度等其他物理条件或被检者心理状态对检查结果均有影响，因此具有一定局限性。

2. 视力检查均为单眼操作，检查时应遮盖好对侧眼，尤其是光感检查时，防止漏光，但注意避免压迫眼球。

3. 检查与记录均应遵循先右后左原则。

第二节 眼前段检查

【学习目的】

1. 掌握 裂隙灯显微镜检查法、瞳孔对光反应检查法的操作步骤。
2. 熟悉 角膜知觉检查法的操作。
3. 了解 熟悉眼前节检查法的主要仪器及注意事项。

眼前段包括用肉眼可以观察到的眼的部位，包括眼睑、泪器、结膜、角膜、巩膜、前房、虹膜、瞳孔、晶状体等。临床主要应用电筒和裂隙灯显微镜进行检查。

一、主要检查设备

裂隙灯显微镜简称裂隙灯（图 3-16-2），由可调节的集中光源和双目显微镜构成，常规放大倍数为 10～25 倍，能准确观察眼前部各组织的细微病变，而且可以调节焦点和光源宽窄，形成光学切面，观察到角膜、晶状体甚至玻璃体前 1/3 的情况。如配合前置镜、接触镜、三面镜、前房角镜等，也可进行玻璃体后部、眼底以及前房角的检查。

（一）检查前准备

1. 裂隙灯检查原则上在暗室进行，为方便操作，检查时以室内有微光为宜。

2. 检查室内应温度适宜，空气流通；被检者座椅舒适，并可以升降。

3. 被检者坐在检查台前，先把下颏放在下颏托上，前额抵住前额托，检查者调节下颏托，使被检者眼与托架上的黑色标记处于同一水平线上。

4. 令被检者闭眼，开灯，先在被检者眼睑上进行焦点调节，然后令其睁眼，向前注视指示灯或检查者的前额（图 3-16-3）。

5. 裂隙灯光线自被检者颞侧射入，与显微镜成 45° 左右角；在检查深部组织如晶状体或玻璃体前部时角度要小，可在 30° 或以下；检查玻璃体后部

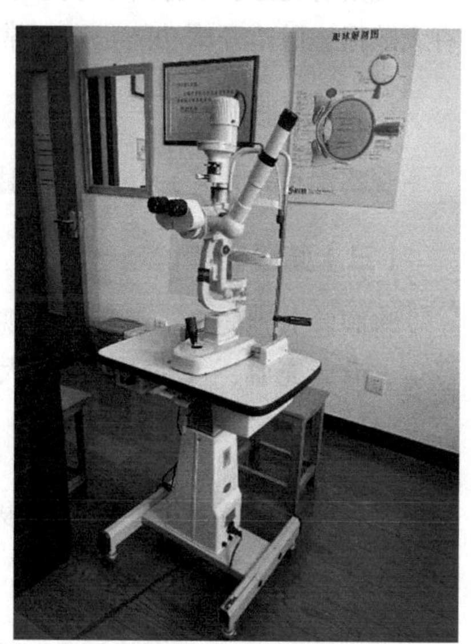

图 3-16-2 裂隙灯显微镜

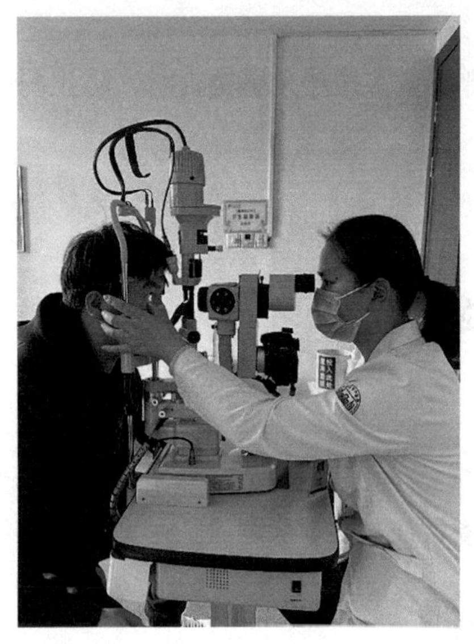

图 3-16-3　裂隙灯检查

和眼底时，角度以 5°～10° 为宜。

（二）常用检查方法

1. 弥散光线照射法　使用弥散光线如裂隙灯的宽光或加毛玻璃片照明，低倍镜放大，可对眼睑、结膜、角膜等做全面观察。

2. 直接焦点照射法　是裂隙灯检查最基本的检查方法，也是最常用方法，其原理是检查时把裂隙灯光的焦点与显微镜的焦点相合，进而进行观察。该方法可以直接观察眼前段的各层组织及病变。

3. 后部反光照射法　将裂隙灯光线焦点置于被检查组织后方的不透明组织或反光面上，而显微镜焦点置于被检查组织上。如观察角膜，将光线焦点置于虹膜上，更利于观察角膜上皮水肿、角膜后壁细小沉着物等。

4. 间接照射法　将裂隙灯光线置于被观察组织的一部分上，通过光线在组织内的反射，观察组织的另一部分。如观察角膜组织中细小的新生血管等。

临床上进行裂隙灯检查时，各种方法应互相结合，灵活应用。

二、检查内容

（一）眼睑

观察有无红肿、浮肿、皮下瘀血或硬结；睑缘有无内翻或外翻；双侧眼睑是否对称，有无缺损，眼睑开阖功能是否正常。

（二）泪器

观察泪点有无外翻、闭塞；泪囊区有无红、肿、压痛；泪腺区有无压痛及肿块。

（三）结膜

将眼睑分别向上、下翻转，观察睑结膜、穹窿部结膜及球结膜，注意结膜颜色、光泽等，有无充血、水肿、乳头肥大、滤泡、异物、结石等。

（四）眼球

观察眼球位置、运动，有无眼球震颤、斜视、突出或内陷。

（五）角膜

注意角膜大小、透明度、光滑度，有无角膜后沉着物、新生血管。必要时尚需进行角膜荧光素染色和角膜知觉检查。

1. 角膜荧光素染色 将无菌荧光素钠眼科检测试纸置于被检者下结膜囊着染后，嘱其眨眼数次，用裂隙灯显微镜钴蓝色光检测，因荧光素会积存于角膜上皮缺损处，如果角膜出现黄绿色染色，可提示角膜损伤或溃疡的部位及范围。

2. 角膜知觉检查 将消毒棉签抽出小束棉花纤维拧成丝状，从被检者侧面移向角膜，并轻触角膜，观察患者瞬目反射的情况，并同时检查另眼做比较。角膜知觉减退可提示三叉神经功能异常。

（六）巩膜

观察巩膜颜色有无黄染、表面有无结节、充血及压痛等。

（七）前房

观察前房深浅，房水有无浑浊、积血、积脓或异物等。

（八）虹膜

观察虹膜颜色、纹理；有无新生血管、色素脱落、萎缩、粘连、根部离断、缺损和震颤。

（九）瞳孔

自然光线下正常成年人瞳孔直径为2.5～4.0mm，幼儿及老年人较小，检查时，观察双侧瞳孔是否等圆等大、是否居中以及瞳孔对光反射情况。

1. 直接对光反射 在暗室内，当用电筒照射受检眼时，其瞳孔迅速缩小，说明受检眼瞳孔反射传入和传出神经通路完整。

2. 间接对光反射 在暗室内，当用电筒照射对侧眼时，受检眼瞳孔迅速缩小，说明受检眼瞳孔反射传出神经通路的参与瞳孔对光反应对发现眼局部情况及了解中枢神经系统各部分光反射径路的损害均有较大临床意义。

（十）晶状体

观察晶状体透明度、位置等，有无混浊，混浊的形态及部位，有无晶状体脱位等。

三、注意事项

1. 眼前段检查一般遵循先右后左，由外而内原则，但临床中应灵活运用。如患眼考虑为传染性疾病，为避免交叉感染，应先检查健眼。

2. 检查动作应轻柔，避免给被检查过度刺激。

3. 非必要情况，检查时不滴表面麻醉剂，避免损伤角膜上皮。

第三节 检眼镜检查及正常眼底的识别

【学习目的】

1. 掌握 正常眼底的识别。
2. 熟悉 检眼镜检查的操作步骤。
3. 了解 检眼镜检查的注意事项。

检眼镜检查法又名眼内部检查，主要检查玻璃体及眼底情况，检眼镜原理是借检眼镜把光线经过瞳孔照射入被检者眼内，进而进行检查。检眼镜的使用可以直观地观察眼内各部分组织，如玻璃体、视神经、视网膜等，不仅对眼科疾病的诊断意义重大，也对脑肿瘤、全身动脉硬化、糖尿病、肾病等其他系统疾病的诊断具有重要意义，因此检眼镜检查是十分重要的眼部检查。常用的检眼镜可分为间接检眼镜和直接检眼镜。本书仅介绍直接检眼镜检查法。

一、直接检眼镜检查法

（一）检查注意事项

1. 检查前对患者进行全面的了解和外眼检查，包括现病史、既往史及目前全身情况。

2. 检查应在暗室进行，行动不便的被检者可相对暗室。

3. 检查时，检查者右手持检眼镜，坐在或站在被检者的靠右侧，用自己的右眼检查被检查者的右眼；左侧同理。

4. 如需散瞳应注意有无散瞳禁忌证：① 40 岁以上或可疑原发性闭角型青光眼患者；②浅前房、窄房角患者；③未散瞳瞳前眼底检查有青光眼性视盘凹陷、视盘中央动脉搏动等情况的患者。以上情况均应慎重散瞳，必要时测眼压，同时，散瞳尽量使用弱的睫状肌麻痹剂，如 0.5%托吡卡胺滴眼液、复方托吡卡胺滴眼液等。已确诊的原发性闭角型青光眼，严禁散瞳眼底检查。

5. 对高危人群散瞳检查完毕后，应立即滴缩瞳剂 2%毛果芸香碱滴眼液 2～3 次，间隔 5～10 分钟，待瞳孔开始缩小后再允许患者离院；对眼压升高的患者要严格观察眼压，积极处理，待眼压恢复正常后才可允许患者离院。

（二）操作步骤（以检查右眼为例）

1. 检查者右手食指放在检眼镜的转盘上，以便拨动转盘。

2. 屈光间质检查：令被检者双眼平视正前方，把转盘拨到 +8～+10 屈光度，距被检眼 10～20cm，将检眼镜光线射入被检眼瞳孔区。正常时，瞳孔区呈均匀橘红色反光；

如果屈光介质有浑浊，则在红色的背影下可见点状、丝状或片状黑影。判断混浊部位的方法是：令被检者转动眼球，如黑影移动方向与眼球转动方向一致，则混浊在角膜上；如眼球转动时黑影的位置不变，则混浊位于晶状体上；如黑影移动的方向与眼球转动方向相反，且在眼球突然停止转动后黑影仍有飘动，则混浊位于玻璃体内。

3. 眼底检查：检眼镜尽量靠近被检眼，将转盘拨到“0”处。如检查者有屈光不正，可拨动转盘到看清眼底为止。首先检查视盘，令患者向正前方平视，光线自颞侧约 15°处射入，视盘便可窥清。然后沿视网膜动静脉分支，检查视网膜血管及后极部各象限视网膜。检查黄斑部时，将检眼镜光源稍向颞侧移动即可。最后让患者向上、下、左、右各方向注视，并改变检视镜的投照角度，以检查视网膜各部（图 3-16-4）。

二、正常眼底识别

如被检者无严重的屈光间质混浊或视网膜全脱离，眼底检查时，可以观察到如下正常眼底结构（图 3-16-5）。

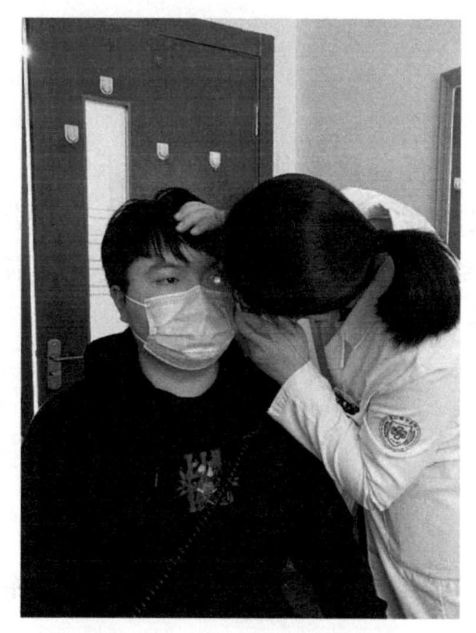

图 3-16-4　直接检眼镜检查

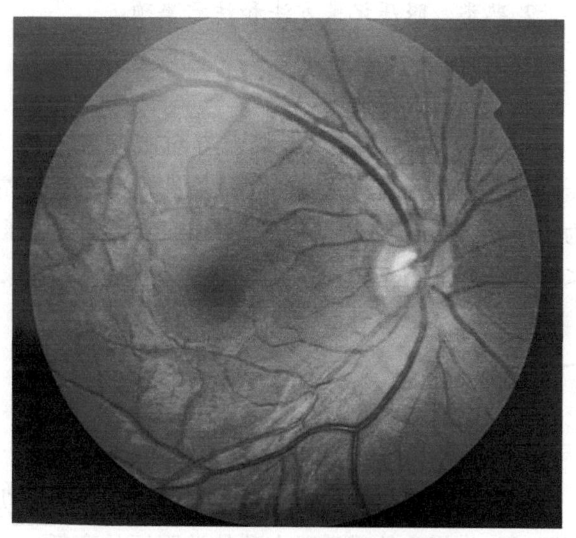

图 3-16-5　正常眼底（右眼）

（一）视盘

检查时应注意视盘的大小、形状、颜色，边界是否清楚，生理凹陷有无加深、扩大，以及杯盘比值的改变，有无出血、水肿、渗出、充血，视盘上动脉有无搏动及血管是否呈屈膝状等。

（二）视网膜血管

应注意血管的粗细、比例、行径、弯曲度、管壁反光、分支角度及动静脉有无压迫或拱桥现象，血管有无阻塞，血管壁有无白鞘及有无新生血管形成等。

（三）黄斑部

检查时应注意中心凹反光是否存在，视网膜有无水肿、出血、渗出、色素紊乱及黄斑变性或裂孔等。

（四）视网膜

检查时应注意有无水肿、出血、渗出及色素沉着，有无机化物、新生血管及肿瘤，有无裂孔及脱离等。

第四节　眼压测定

【学习目的】

1. 掌握　眼压检查法的意义、操作步骤。
2. 熟悉　眼压记录方法和注意事项。
3. 了解　眼压检查法的主要仪器和材料。

眼压又称眼内压，是眼内容对眼球壁的压力，具有昼夜变化的规律，正常的眼压是保持眼球形态稳定的重要条件，对维持正常视功能有着重要的意义。正常眼压为10～21mmHg，病理值≥24mmHg；双眼眼压差＜5mmHg，24小时眼压波动范围＜8mmHg。眼压检查方法有两种，一种是指测法，另一种是眼压计测量法。

一、指测法

（一）操作步骤

被检者双眼自然向下注视，检查者双手食指尖置于一眼上睑皮肤面，两指尖交替轻压眼球，借指尖的感觉以大致估计眼压的高低。

（二）记录方法

记录时用“T_n”表示眼压正常，“T_{+1}”表示眼压轻度升高，“T_{+2}”表示眼压中度升高，“T_{+3}”表示眼压极高；“T_{-1}”表示眼压稍低，“T_{-2}”表示中等度降低，“T_{-3}”为眼压极低。

（三）注意事项

1. 本法简单易行，但误差较大，需要检查者较为丰富的临床经验，但如能熟练操作，仍有实用意义。
2. 当被检者有眼睑水肿、眼睑瘢痕等疾病时会影响结果准确性，不宜采用。

3. 操作时应轻柔，不可用力按压眼球；当有眼球外伤特别是破裂伤时，切忌用此法触压眼球。

二、眼压计测量法

临床中有多种眼压计使用，其原理多为使角膜变形（压平或压陷），根据施加力的大小和变形程度的定量关系推算出眼压值。本节仅介绍不接触眼球、无创设计的非接触式眼压计（图 3-16-6）。

（一）操作步骤

1. 被检者取坐位，将下颏置于下颏托架上，前额靠紧额托，检查者移动调焦手柄，将测压头对准检查眼的角膜。

2. 选择自动或手动模式进行测量。

3. 仪器测量范围默认 0～30mmHg，如眼压过高，可转换为 0～60mmHg。

4. 每眼连续测量 3 次，仪器可自动计算平均值。

5. 同样方法测量对侧眼眼压。

6. 测量完毕打印。

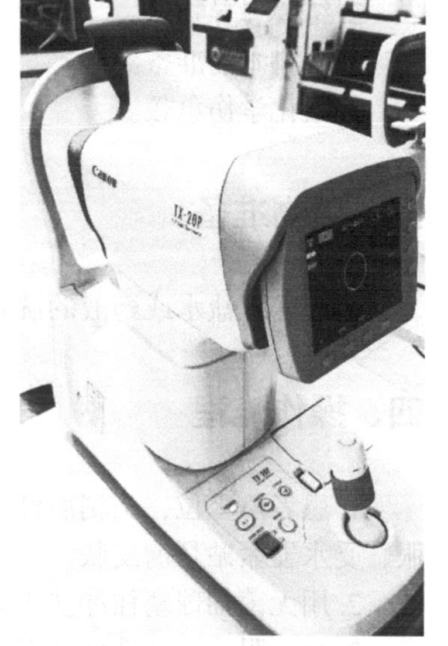

图 3-16-6 非接触式眼压计

（二）记录方法

1. 记录时应详细记录测量时间、3 次结果及平均值。

2. 遵循先右后左原则。

（三）注意事项

1. 操作时检查者操作幅度不可过大过快，避免仪器误伤被检者。

2. 眼压过高、注视困难的被检者误差较大。

3. 角膜有病变者慎用。

4. 只适用于坐位检查。

第五节 结膜囊冲洗法

【学习目的】

1. 掌握 结膜囊冲洗法的使用意义、操作方法及适应证。

2. 熟悉 结膜囊冲洗法的主要仪器和材料。

一、操作目的

将生理盐水或药液直接冲洗眼部以冲洗去结膜囊内的分泌物、异物、化学性物质的方法。

二、适应证

1. 眵泪较多的眼睑、结膜疾病。
2. 结膜囊异物。
3. 眼科术前准备。
4. 眼化学伤急救。

三、用物准备

盛有生理盐水或药液的洗眼壶、受水器、无菌棉球无菌纱布。

四、操作流程

1. 患者取坐位，头稍后仰，受水器紧贴冲洗眼的颊部；如取卧位，令其头稍偏冲洗眼，受水器紧贴耳前皮肤。
2. 用无菌棉球塞住冲洗眼侧的耳道。
3. 拉开眼睑，冲洗球结膜，同时嘱患者睁眼及转动眼球。
4. 翻转上、下眼睑，冲洗睑结膜及穹窿部结膜。3、4 步骤反复多次。
5. 冲洗完毕，用消毒纱布擦干眼部，移去受水器。

五、注意事项

1. 患眼为传染性疾病时，注意保护健眼，可先用无菌纱布遮盖。
2. 尽量避免冲洗液直接冲洗角膜。
3. 气温过低时，可将洗眼壶先置于温水中加热。
4. 生石灰引起的眼化学伤切忌直接用生理盐水冲洗。

第六节　结膜异物处理

【学习目的】

1. 掌握　结膜异物的处理方法。
2. 熟悉　处理结膜异物的器械及材料。

一、操作目的

清除结膜异物，明确诊断。

二、操作评估

1. 眼前端检查，明确异物位置为结膜部分。
2. 检眼镜检查眼底，排除眼内异物可能；必要时用眼球超声等相关检查评估。

三、用物准备

裂隙灯显微镜、无菌眼科显微镊、1mL 注射器针头、开睑器、1% 丁卡因滴眼液、无菌棉球、抗生素滴眼液。

四、操作流程

1. 仔细询问病史，明确异物性质。
2. 患眼滴 1% 丁卡因滴眼液表面麻醉，滴后用无菌棉球按压患眼泪囊区 5 分钟。
3. 在裂隙灯下查找异物位置，用无菌镊或针头去除。
4. 抗生素滴眼液滴患眼，嘱次日复诊。

五、注意事项

1. 如异物在穹窿部结膜或球结膜处，应仔细探查有无隐匿性巩膜损伤。
2. 如结膜裂伤面积较大，应予结膜缝合。

第七节　干眼综合理疗

【学习目的】

1. 掌握　干眼理疗的基本操作。
2. 熟悉　干眼概念。

干眼，又名角结膜干燥症，是指任何原因引起泪液的量和质异常或动力学异常，导致泪膜稳定性下降，并伴有不适或（和）眼表损害的疾病。目前发病率逐年上升，因病因复杂，单纯局部用药往往疗效不佳，临床上多配合干眼综合理疗进行治疗。

一、操作目的

改善干眼症状，清除睑板腺开口阻塞。

二、操作评估

1. 具备干眼症状，局部用药效果不佳。
2. 睑板腺开口堵塞，挤压后分泌物呈颗粒样或牙膏样。
3. 无结膜或角膜的其他疾病。

三、用物准备

眼用超声雾化仪、睑板腺夹、鱼腥草滴眼液、0.1%丁卡因滴眼液、灭菌注射用水、妥布霉素地塞米松眼膏、无菌棉签。

四、操作流程

1. 将鱼腥草滴眼液 5mL+ 灭菌注射用水 20mL 加入眼用超声雾化仪，选择温热模式，调整温度为 40℃，患者取坐位，双眼超声雾化 15 分钟。

2. 患者取卧位，双眼各滴 0.1 丁卡因滴眼液 1 滴，待麻醉妥后，将睑板腺夹放入右眼上眼睑，由外眦到内眦，沿着睑板腺腺体方向，进行挤压按摩，使用棉签将挤出的分泌物擦拭干净，用同样的方式对右下眼睑、左上眼睑及左下眼睑进行挤压按摩。

3. 无菌棉签蘸取妥布霉素地塞米松眼膏涂于双眼睑缘，嘱患者闭目休息 5 分钟。

4. 每周 1 次，4～6 次为 1 个疗程。

五、注意事项

1. 超声雾化治疗时温度可根据患者情况微调，但应避免过热烫伤。
2. 使用睑板腺夹时避免损伤角膜。
3. 若睑板腺挤压后分泌物极少者不此项治疗效果不佳。
4. 0.1%丁卡因滴眼液麻醉后，告知患者短时间内不能揉眼，避免损伤角膜。

第八节　近视中医理疗

【学习目的】

1. 掌握　近视的中医理疗操作。
2. 熟悉　近视的发病现状。

近视，又名“能近怯远症”，是一种屈光不正的眼病，也是眼科发病率最高的疾病之一。本病临证多发生于6～14岁的青少年，多因禀赋不足、目失所养而致。近年来，我国近视的发病率逐年攀升，近视低龄化、重度化已成为影响国家和民族未来的大问题。秉持中医学“治未病”之原则，结合多学科优势，针对远视储备不足、假性近视的学龄儿童，中医理疗效果良好。

一、操作目的

控制假性近视发展，延长远视储备时间。

二、操作评估

1. 6～14岁的青少年。
2. 散瞳验光双眼均低于 -1.00D。
3. 无其他眼科疾病或全身疾病。
4. 监护人允许并陪同。

三、用物准备

毫针、王不留行耳贴、酒精棉片、刮痧板、婴儿抚触油。

四、操作流程

1. 针刺 患者取坐位；针刺取穴攒竹、鱼腰、丝竹空、太阳、百会、四神聪、合谷；留针半小时。

2. 面部按摩 以迎香→睛明→上精明→攒竹→鱼腰→丝竹空→瞳子髎→太阳→承泣→四白→巨髎的顺序，取刮痧板点按，左右各3遍。

3. 王不留行耳穴贴压 主穴取眼、肾、枕叶，配穴取肝、神门、脾、心；保留2天后去除（图3-16-7）。

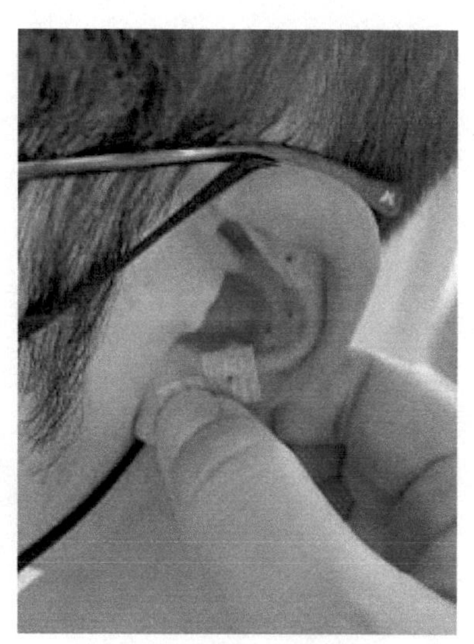

图3-16-7 耳穴贴压

五、注意事项

1. 空腹、低血压等儿童慎行针刺，避免晕针。

2. 告知患者及监护人，如有过敏、不适，立即移除耳贴。

参考文献

[1] 彭清华. 中医眼科学, 第11版. 北京: 中国中医药出版社, 2021.
[2] 段俊国, 毕宏生. 中西医结合眼科学. 第10版. 北京: 中国中医药出版社, 2016.
[3] 李凤鸣. 中华眼科学, 第2版. 北京: 人民卫生出版社, 2004.
[4] 刘家琦, 李凤鸣. 实用眼科学, 第2版. 北京: 人民卫生出版社, 1999.

第四部分
针灸推拿科

第十七章 针灸科基本治疗技术

第一节　毫针治疗技术

一、针刺基本功训练

【学习目的】

1. 掌握　循序渐进地进行指力和针刺动作练习。
2. 熟悉　不同规格针具性能和发力。
3. 了解　指力练习的方法。

（一）纸垫练习

用松软的细草纸或毛边纸，折叠成厚约2cm，长和宽分别约为8cm、5cm的纸垫，外用棉线呈“井”字形扎紧。在此纸垫上可练习进针指力和捻转动作。练习时，一手拿住纸垫，一手如执笔式持1.0～1.5寸毫针，使针身垂直于纸垫上，当针尖抵于纸垫后，拇、食、中三指捻转针柄，将针刺入纸垫内，同时手指向下渐加一定压力，边捻转边适当向下加压，待刺透纸垫背面后，再捻转退针，另换一处如前再刺。如此反复练习至针身可以垂直刺入纸垫，并能保持针身不弯、不摇摆、进退深浅自如时，说明指力已达到基本要求。练针必须循序渐进，先用短针，后用长针（图4-17-1）。

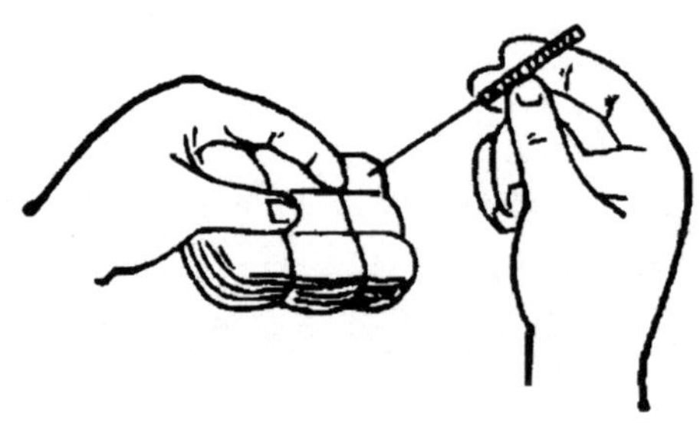

图4-17-1　纸垫练习示意

做捻转练习时，可将针刺入纸垫后，在原处不停地来回做拇指与食、中两指的前后交替捻转针柄的动作。要求捻转的角度均匀，运动灵活，快慢自如，一般每分钟可捻转120～150次。纸垫练针初期，可用1.0～1.5寸长的短毫针，待有了一定的指力和手法基本功后，再用2.0～3.0寸长的毫针练习。同时，还应进行双手行针的练习，以适应临床持续运针的需要。

（二）棉团练习

取棉絮一团，用棉线缠绕，外紧内松，做成直径为 6～7cm 的圆球，外包白布一层缝制，即可练针。因棉团松软，可以练习提插、捻转、进针、出针等各种毫针操作手法的模拟动作。作提插练针时，以执毛笔式持针，将针刺入棉球，在原处做上提下插的动作，要求深浅适宜，幅度均匀，针身垂直。在此基础上，可将提插与捻转动作配合练习，要求提插幅度上下一致，捻转角度来回一致，操作频率快慢一致，达到动作协调、得心应手、手法熟练的程度（图 4-17-2）。

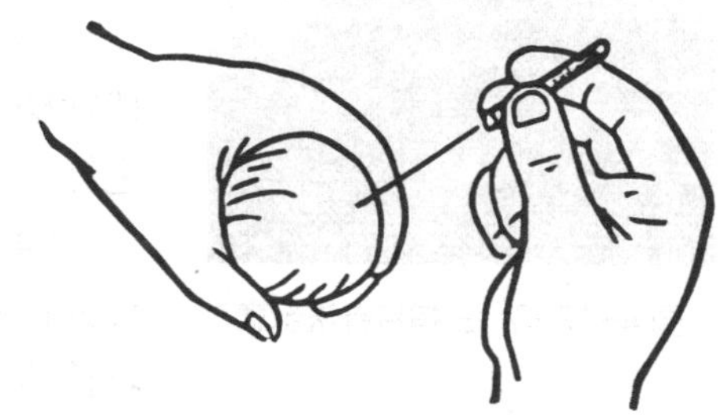

图 4-17-2　棉团练习示意

（三）硅胶仿真皮肤模型练习

采用专门的硅胶仿真皮肤模型进行练习进针、提插、捻转、出针等各种毫针操作手法的模拟动作，操作手法同上。由于模型表层采用硅胶仿真皮肤制作，操作过程更加接近在人体上操作，有利于进一步体会针刺的感觉，达到手法熟练、针感逼真的目的。

二、毫针进针法训练

【学习目的】

1. 掌握　刺手押手的作用，持针姿势，进针方法，针刺角度。
2. 熟悉　不同持针法、针刺角度的应用，出针法。
3. 了解　不同的留针方法。

（一）持针法

持针法是医师握持毫针，保持针身端直坚挺，以便于针刺的方法。临床上持针方法各异，但“持针之道，坚者为宝”（《灵枢·九针十二原》）是持针法的总则。

1. “刺手”与“押手”针刺治疗时，持针进行操作的手称为“刺手”，一般为右手，是掌握针具，施行手法操作，进针时运指力于针尖，而使针刺入皮肤，方便行针；配合刺手按压穴位局部、协同刺手进针、行针的手称为“押手”，一般为左手，主要是固定腧穴位置，夹持针身协助刺手进针，使针身有所依附，保持针身垂直，力达针尖以利于进针，减少刺痛，以及协助调节、控制针感。在进行针刺操作时，刺手、押手须协同操作，紧密配合。

2. 持针姿势状如执持毛笔，根据用指多少、握持部位及双手的配合，可分为二指持针法、三指持针法、四指持针法、持针体法、双手持针法，其中三指持针法临床最为常用（图 4-17-3）。

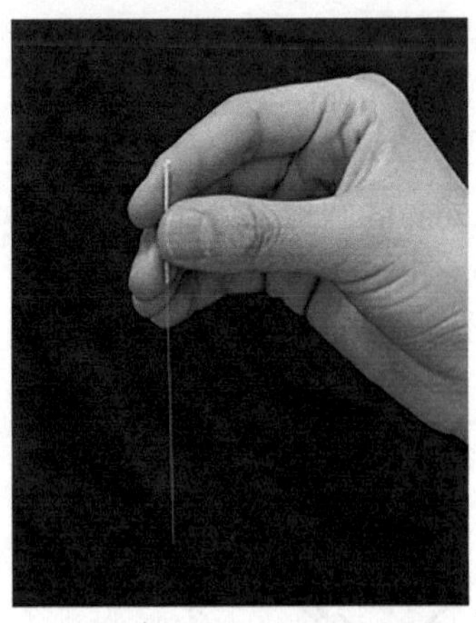
图 4-17-3 三指持针法示意

（1）二指持针法：医师用刺手拇、食两指指腹捏住针柄，或用拇指指腹与食指桡侧指端捏住针柄的握持方法。一般用于较短的毫针。

（2）三指持针法：医师用刺手拇、食、中指指腹捏持针柄，拇指在内，食指、中指在外，三指协同的握持方法。适用于各种长度的针具。

（3）四指持针法：医师用刺手拇、食、中指指腹捏持针柄，以无名指抵住针身的握持方法。适用于较长的毫针。

（4）持针体法：用拇、食两指拿一消毒干棉球，裹夹针体近针尖的部位，并用力捏住的握持方法。适用于较长的针具。

（5）双手持针法：医师用刺手拇、食、中三指指腹捏持针柄，押手拇、食两指借助无菌干棉球裹夹针身近针尖部分的握持方法。适用于长针。

（二）进针法

进针法是医师采用各种方法将毫针刺入腧穴皮下的操作方法。常用的进针法有以下几种。

1. 单手进针法 多用于较短的毫针。用右手拇、食指持针，中指端紧靠穴位，指腹抵住针体中部，当拇、食指向下用力时，中指也随之屈曲，将针刺入腧穴皮下，为插入进针法。或针尖抵于腧穴皮肤时，运用指力稍加捻动将针尖刺入腧穴皮下的手法为捻入进针法（图 4-17-4）。

2. 双手进针法

（1）指切进针法：又称爪切进针法，用押手拇指或食指的指甲切按腧穴皮肤，刺手持针，针尖紧靠手指甲缘，将针迅速刺入（图 4-17-5）。此法适宜于短针的进针，亦可用于腧穴局部紧邻重要的组织器官者。

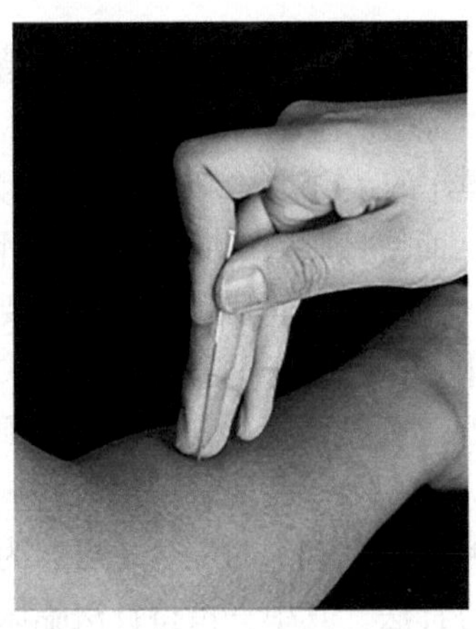
图 4-17-4 单手进针法示意

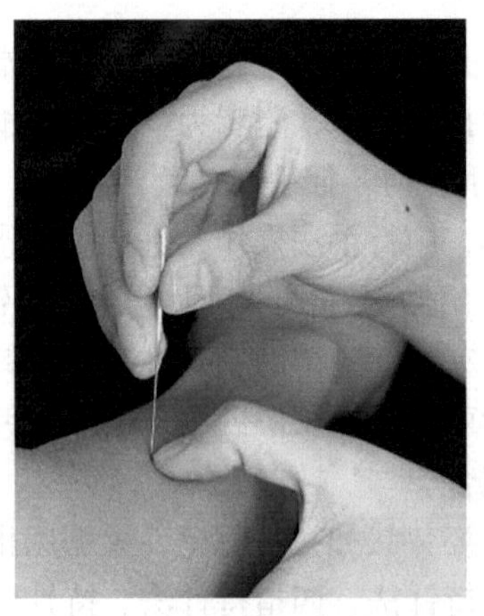
图 4-17-5 指切进针法示意

（2）夹持进针法：押手拇、食两指持消毒干棉球，裹于针体下端，露出针尖，使针尖接触腧穴，刺手持针柄，刺手、押手同时用力将针刺入腧穴（图 4-17-6）。此法适用于长针的进针。

（3）舒张进针法：押手食、中两指或拇、食两指将所刺腧穴部位的皮肤绷紧，刺手持针，使针从刺手示、中两指或拇、食两指的中间刺入（图 4-17-7）。此法主要用于皮肤松弛部位的腧穴。

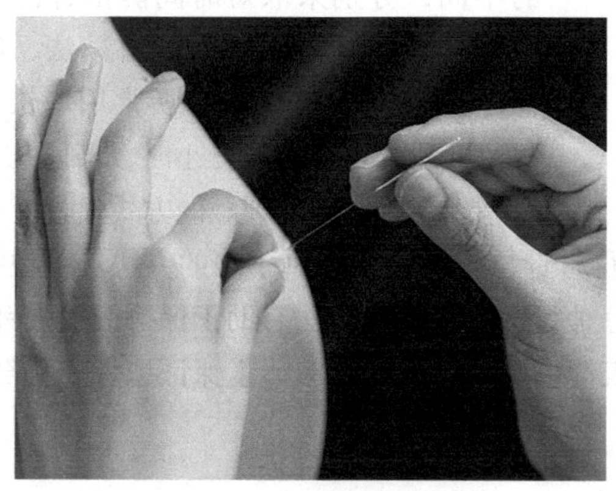

图 4-17-6　夹持进针法示意

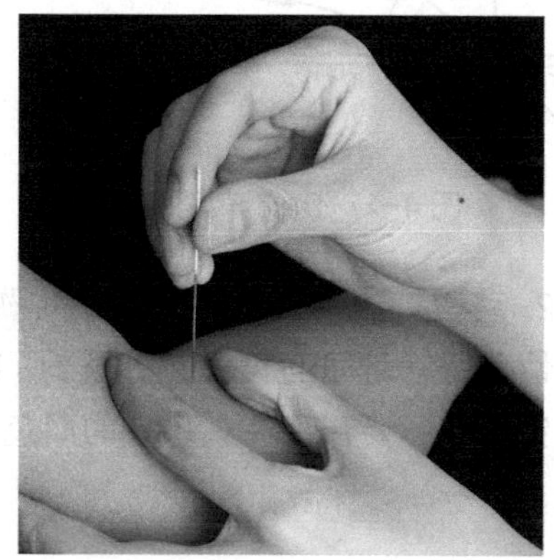

图 4-17-7　舒张进针法示意

（4）提捏进针法：押手拇、食两指将所刺腧穴周围的皮肤提起，刺手持针，从捏起的腧穴上端将针刺入（图 4-17-8）。此法主要用于皮肉浅薄部位的腧穴。

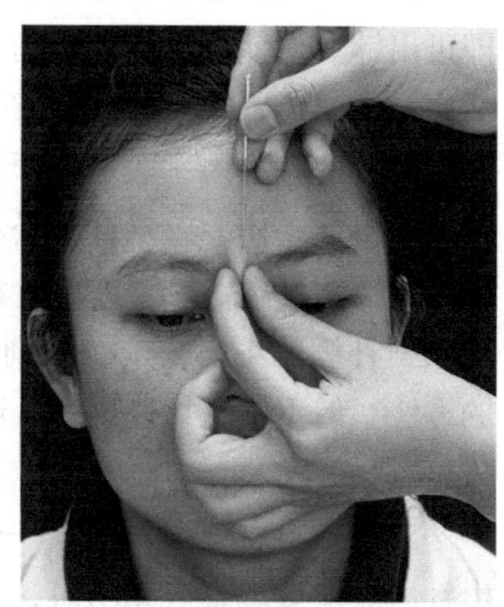

图 4-17-8　提捏进针法示意

（三）针刺角度

针刺角度是指针刺时针身与皮肤表面所形成的夹角。可根据腧穴部位的解剖特点和针刺治疗要求而确定。一般分为直刺、斜刺和平刺三种。

1. 直刺　直刺是针身与皮肤表面呈 90° 垂直刺入。此法适用于人体大部分腧穴，浅刺与深刺均可。

2. 斜刺　斜刺是针身与皮肤表面呈 45° 左右倾斜刺入。此法适用于骨骼边缘或内有重要脏器不宜直刺、深刺的腧穴，如需避开血管、肌腱时也可用此法。

3. 平刺　平刺即横刺、沿皮刺。是针身与皮肤表面呈 15° 左右或沿皮以更小的角度刺入。此法适用于皮薄肉少部位的腧穴，如头部的腧穴等（图 4-17-9）。

（四）留针法

将针刺入腧穴并施行手法后，使针留置穴内称为留针。留针的目的是加强针刺的作用和便于继续行针施术。留针方法可分为静留针法和动留针法两种，临床中留针与否及选用何种留针方法要根据患者的疾病性质和身体状况灵活选用，小儿一般不留针或少留

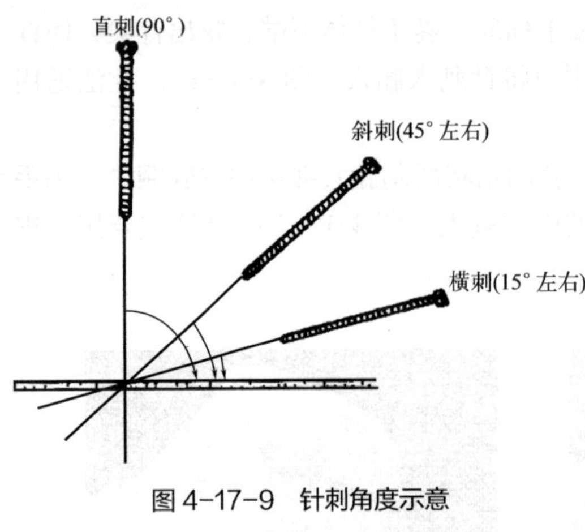

图 4-17-9 针刺角度示意

针；后头部、眼区、喉部、胸背穴位不宜久留针。针若不得气时，也可静以久留，以候气至。

1. 静留针法 将针刺入穴位内，静置一段时间，其间不施行针刺手法的留针方法。静留针法，又可根据病症情况的不同，分别采取短时间静留针法和长时间静留针法。短时间静留针法，即留针 10～30 分钟，为临床所常用。长时间静留针法，可静留针几小时，甚而几十小时，现多以皮内针埋藏的方式代替。

2. 动留针法 在留针期间，间歇进行行针操作、施以针刺手法的方法。可根据患者病情和留针时间的长短，每隔 5～10 分钟行针 1 次。该方法有助于保持或加强针感。且留针期间，要密切注意患者的面色和表情以防晕针。此外应尽量保证患者姿势舒适、平稳，冬季注意保暖。

（五）出针法

出针，又称起针、退针。在施行针刺手法或留针达到预定针刺目的和治疗要求后，即可出针。出针应根据患者病症虚实、体质强弱、针刺深浅和腧穴特点等具体情况而灵活操作，以免影响疗效，甚或引起出血、血肿、针刺后遗痛感等不良后果。

出针的方法，一般是医师先以押手持消毒干棉球轻轻按压于针刺部位，刺手持针做轻微地提捻动作，感觉针下松动后，将针缓慢退至皮下，再将针迅速退出；然后用消毒干棉球按压针孔片刻。如刺针深度较浅，针下无紧涩感，也可迅速将针退出。出针时还可依据补泻的不同要求，分别采取“疾出”或“徐出”及“疾按针孔”或“摇大针孔”的方法。但不管是快速出针，还是缓慢出针，都应柔和、轻巧、均匀地捻动针柄，将针拔出。

出针当重视先后顺序，一般而言，出针应按“先上后下、先内后外”的顺序进行。出针后应注意观察有无出血，尤其是头皮、眼眶等易出血的部位，出针后应用干棉球按压片刻，以免出血或血肿。出针后还要检查、核对针数有否遗漏，并及时处理针刺后遗痛，嘱患者稍事休息，待患者气息调匀、情绪稳定后方可离开。

三、行针基本手法与辅助手法训练

【学习目的】

1. 掌握　行针的基本手法。
2. 熟悉　行针的辅助手法。
3. 了解　不同辅助手法的应用。

毫针进针后，为了使患者产生针刺感应，或进一步调整针感的强弱，或使针感向某一方向扩散、传导而采取的操作方法，称为“行针”，亦称“运针”。行针手法包括基本手法和辅助手法两类。

（一）基本手法

基本手法包括提插法和捻转法两种，两者既可单独应用，又可配合使用。

1. 提插法 指将针刺入腧穴一定深度后，施以上提下插的操作手法。将针向上引退为提，将针向下刺入为插，如此反复地做上引下刺的纵向运动就构成了提插法（图 4-17-10）。

提插幅度的大小、层次的变化、频率的快慢和操作时间的长短，应根据患者的体质、病情、腧穴部位和针刺目的等灵活掌握。使用提插法时的指力一定要均匀一致，幅度不宜过大，一般以 3～5 分钟为宜，频率不宜过快，每分钟 60 次左右，保持针身垂直，不改变针刺角度、方向。通常认为行针时提插的幅度大，频率快，刺激量就大；反之，提插的幅度小，频率慢，刺激量就小。

2. 捻转法 指将针刺入腧穴一定深度后，施以向前、后捻转动作，使针在腧穴内反复前后来回旋转的行针手法（图 4-17-11）。

捻转角度的大小、频率的快慢、时间的长短等，需根据患者的体质、病情、腧穴的部位、针刺目的等具体情况而定。使用捻转法时，指力要均匀，角度要适当，一般应掌握在 180° 左右，不能过度单向捻针，否则针身易被肌纤维等缠绕，引起局部疼痛，导致滞针而使出针困难。一般认为捻转角度大，频率快，其刺激量就大；捻转角度小，频率慢，其刺激量则小。

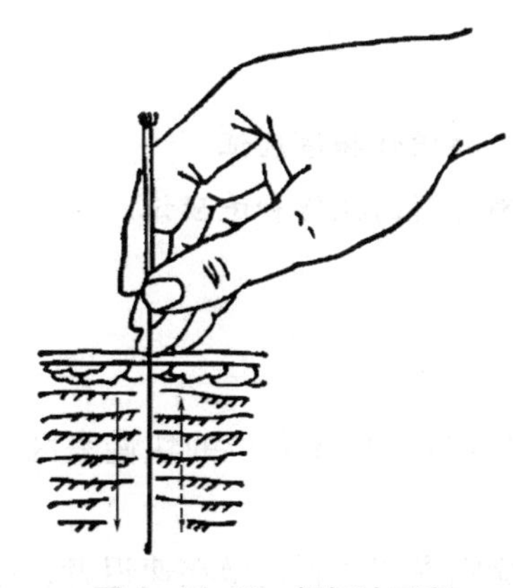

图 4-17-10 提插法示意

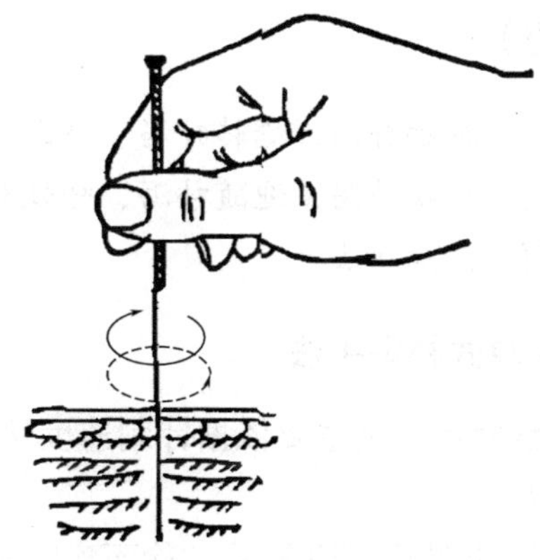

图 4-17-11 捻转法示意

（二）辅助手法

行针辅助手法，是行针基本手法的补充，是以促使得气、加强针刺感应和行气为目的的操作手法。临床常用的行针辅助手法有以下八种：

1. 循法 医师用手指顺着经脉的循行径路，在腧穴的上下部轻柔循按的方法。此法能推动气血，激发经气，促使针后易于得气，此外循法还具有一定的行气作用。

2. 弹法 针刺后在留针过程中，以手指轻弹针尾或针柄，使针体微微振动的方法称为弹法。本法有催气、行气的作用。

3. 刮法 毫针刺入一定深度后，以拇指或食指的指腹抵住针尾，用拇指、食指或中指指甲，由下而上或由上而下频频刮动针柄，或者用拇指、中指固定针柄，以食指指尖由上至下刮动针柄的方法称为刮法。本法在针刺不得气时用之可激发经气，如已得气者可以加强针刺感应的传导和扩散。

4. 摇法 毫针刺入一定深度后，刺手手持针柄，将针轻轻摇动的方法称摇法。其法有二,一是直立针身而摇；二是卧倒针身而摇，使经气向一定方向传导。

5. 飞法 医师用刺手拇、食两指持针，细细捻搓数次，然后张开两指，一搓一放，反复数次，状如飞鸟展翅，故称飞法。本法的作用在于催气、行气，并使针刺感应增强，适用于肌肉丰厚部位的腧穴。

6. 震颤法 针刺入一定深度后，刺手拇、食两指夹持针柄，用小幅度、快频率的提插、捻转手法，使针身轻微震颤的方法称震颤法。本法可促使针下得气，增强针刺感应。

7. 搓法 指针刺入一定深度后，医师持针柄反复做单向捻转，如搓线状，使肌纤维适度地缠绕针体的方法。本法有催气、加强针感的作用。

8. 按法 针刺得气后，医师用押手按压所刺腧穴的上方或下方，以控制针感走向的方法。本法具有行气和控制气行方向的作用。

四、补泻手法训练

【学习目的】

1. 掌握　提插补泻、捻转补泻、烧山火、透天凉的操作和适应证。
2. 熟悉　徐疾补泻、迎随补泻、呼吸补泻、开阖补泻的操作和适应证。
3. 了解　治病八法。

（一）单式补泻手法

1. 徐疾补泻 是主要依据针刺速度快慢，以及出针、按闭穴位的快慢来区分补泻的针刺手法。

《灵枢·九针十二原》说:“徐而疾则实，疾而徐则虚。”“刺之微在速迟者，徐疾之意也。”对徐疾补泻提出了基本术式要求，“徐”为缓慢之意，“疾”为快速之意。《灵枢·小针解》说:“徐而疾则实者，言徐内而疾出也，疾而徐则虚者，言疾内而徐出也。”

进针后，浅层得气，随之缓慢进针至一定深度，再迅速退针至浅层，反复施行。快速进针至一定深度，得气后，随之缓慢退针至浅层，反复施行；重在徐出，是为补法。速度是表象，重点是力度。

2. 提插补泻 是主要依据实施提、插手法时用力轻重的变化来区分补泻的针刺手法。

《难经·七十八难》说："得气，因推而内之，是谓补；动而伸之，是谓泻。"李梴《医学入门》说："凡提插，疾提慢按如冰冷，泻也；慢提紧按火烧身，补也。"后世医家根据此说，将提插补泻发展、演变成多种操作方法。

针刺得气后，在针下得气处反复施行小幅度的重插轻提手法，以下插用力为主，为补法（图 4-17-12）；针刺得气后，在针下得气处反复施行小幅度的轻插重提手法，以上提用力为主，为泻法（图 4-17-13）。

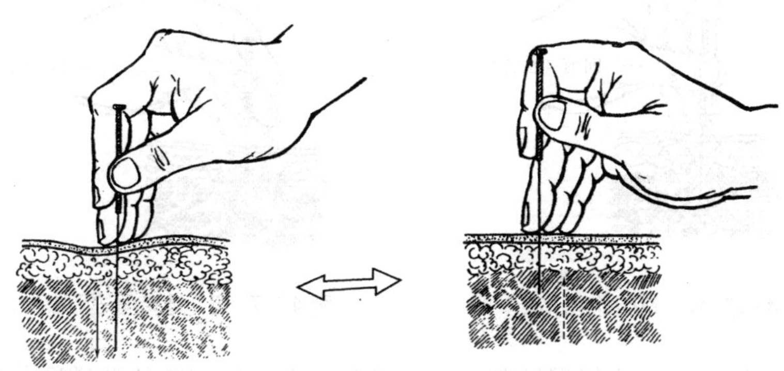

图 4-17-12 提插补法示意

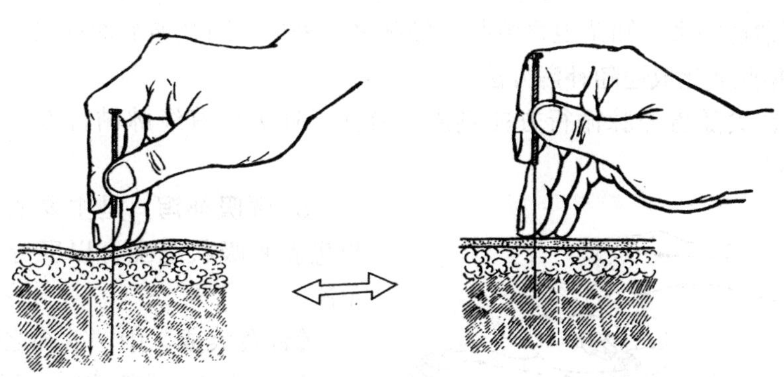

图 4-17-13 提插泻法示意

3. 捻转补泻 是主要依据向不同方向捻转时用力轻重的不同以分补泻的针刺手法。

窦汉卿《针经指南》中"以大指次指相合，大指往上进，谓之左；大指往下退，谓之右"及《针灸大成》中"左转从阳，能行诸阳；右转从阴，能行诸阴"为捻转补泻奠定了基础。

针刺得气后，在针下得气处反复施行捻转手法，拇指向前捻转时用力重（左转），指力下沉，拇指向后还原时用力轻，为补法（图 4-17-14）。针刺得气后，在针下得气处反复施行捻转手法，拇指向后捻转时用力重（右转），指力上浮，拇指向前还原时用力轻，为泻法（图 4-17-15）。

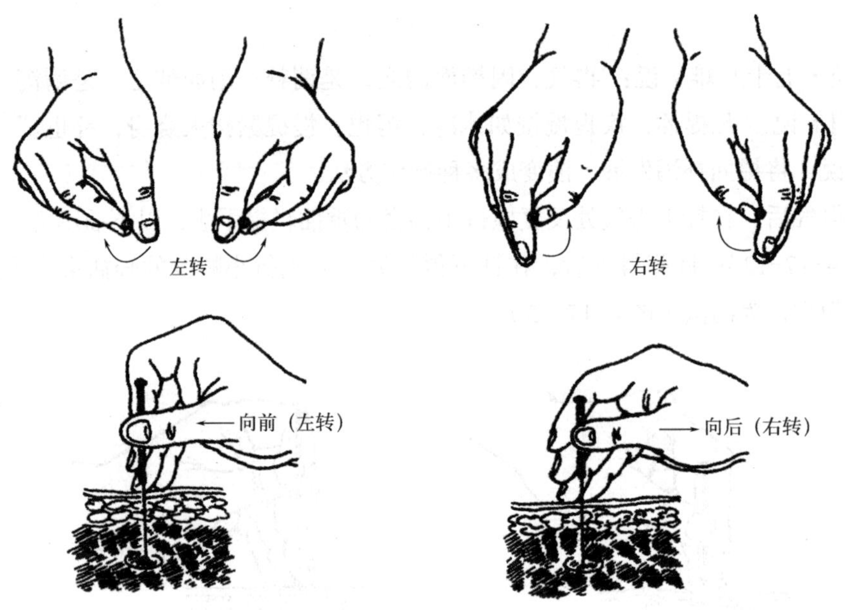

图 4-17-14 捻转补法示意　　图 4-17-15 捻转泻法示意

4. 迎随补泻　是主要依据针刺方向与经脉气血运行方向的顺逆区分补泻的针刺手法。

《灵枢·终始》说："泻者迎之，补者随之，知迎知随，气可令和。"《难经·七十二难》说："所谓迎随者，知荣卫之流行，经脉之往来也。随其逆顺而取之，故曰迎随。"后世医家多据此演化成迎随补泻方法。

进针时针尖随着经脉循行方向刺入为补法，针尖迎着经脉循行方向刺入为泻法（图 4-17-16）。

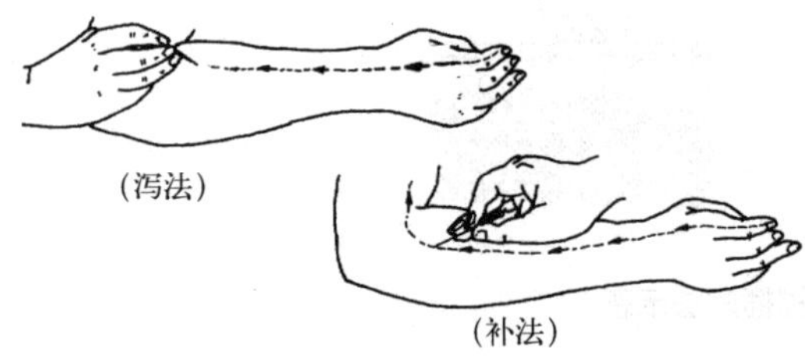

图 4-17-16 迎随补泻法示意

5. 呼吸补泻　是主要依据针刺进退与患者呼吸状态配合以区分补泻的针刺手法。

《针灸大成》中"欲补之时，气出针入，气入针出；欲泻之时，气入入针，气出出针"，即阐明了呼吸补泻的操作要点。

令患者深呼气时进针，得气后，依呼进吸退之法行针，患者深吸气时出针，为补法（图 4-17-17）；令患者深吸气时进针，得气后，依吸进呼退之法行针，患者深呼气时出针，为泻法（图 4-17-18）。

6. 开阖补泻　是主要依据出针之时，是否按闭针孔以区分补泻的针刺手法。

《素问·刺志论》中"入实者，左手开针空也，入虚者，左手闭针空也"，即开阖补泻的由来。

缓慢退针，出针后迅速按压针孔片刻，为补法（图 4-17-19）；疾速出针，出针时摇大针孔且不加按压，为泻法（图 4-17-20）。

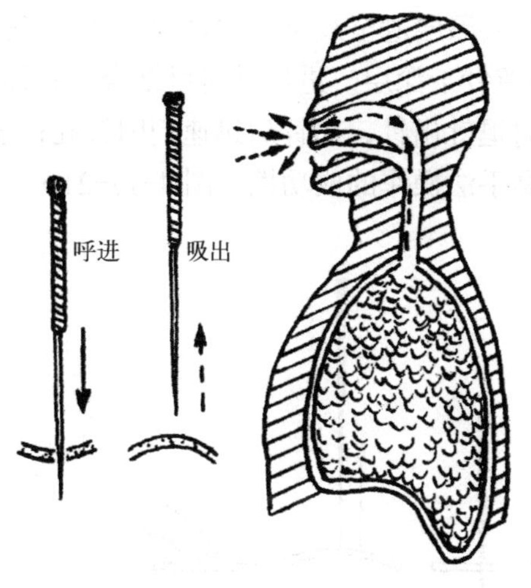

图 4-17-17 呼吸补法示意

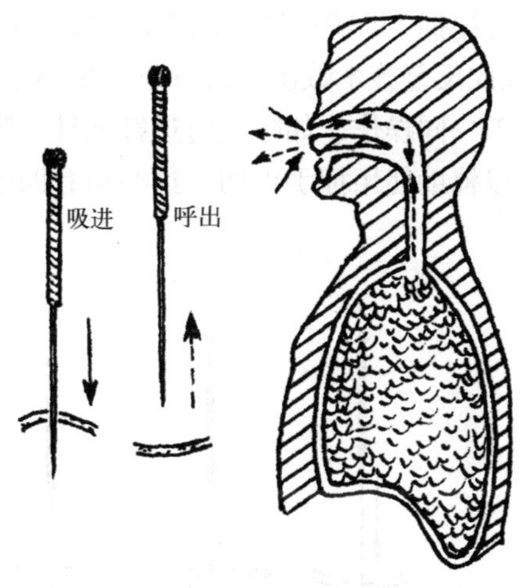

图 4-17-18 呼吸泻法示意

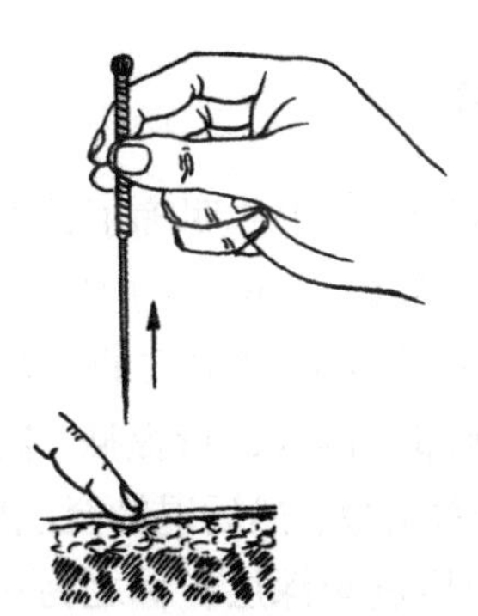

图 4-17-19 开阖补法示意

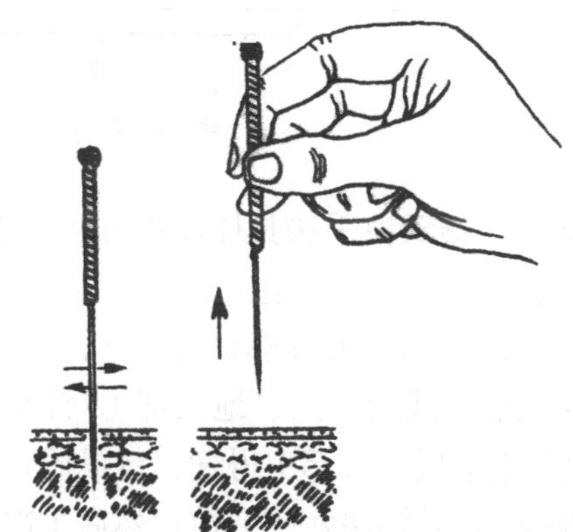

图 4-17-20 开阖泻法示意

（二）复式补泻手法

复式补泻手法是多种单式补泻手法的组合应用，操作较为复杂，多由金元以后的针灸医家所创立，系统地记载于《金针赋》中，主要有烧山火、透天凉、阳中隐阴、阴中隐阳、子午捣臼、进气与龙虎交战、留气、抽添等手法，又称为“治病八法”。复式补泻手法的代表烧山火、透天凉是大补大泻，补泻手法加上行气法是仿生学的四组手法：龙虎龟凤。现代临床运用中，复式补泻手法的操作步骤较多，《金针赋》对其操作步骤和部分术式进行了规范化处理，明确了大致的操作次数，即分别以九或六作为基数，一般补法用九阳数，泻法用六阴数。

1. 烧山火　烧山火手法具体操作方法见于《金针赋》，其中明确了针感要求，基本操作顺序是先浅后深、三进一退，具体手法以提插、呼吸、开阖等为主，以针下产生热感为基本要求，适用于顽麻冷痹等虚寒之证。具体操作方法：将腧穴的可刺深度，分作浅、中、深三层（或天、人、地三部）。针至浅层（天部）得气，行提插 / 捻转补法九阳数；再针至中层（人部）得气，行提插 / 捻转补法九阳数；然后针至深层（地部）

得气，行提插 / 捻转补法九阳数；然后一次将针从深层退至浅层，称之为一度（三进一退）。如此反复施术数次，待针下产生热感，即留针于深层。进出针时可结合呼吸补泻、开阖补泻一同操作。如呼气时进针插针，吸气时退针出针，出针后迅速扪闭针孔；进针时还可以辅助使用押手重切。这些均有助于提高手法操作的成功性（图 4-17-21）。

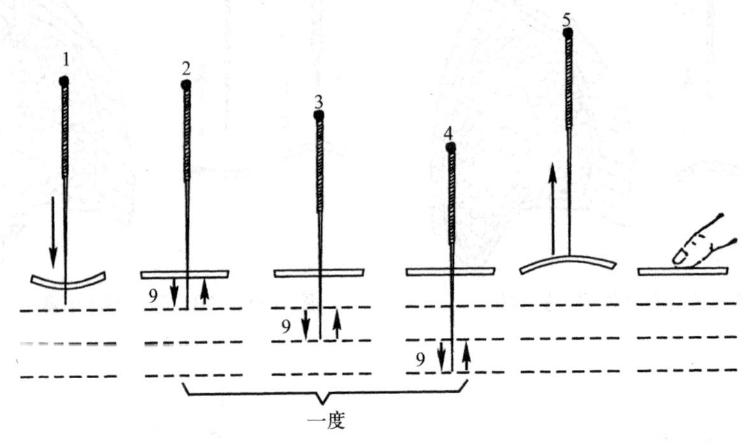

图 4-17-21　烧山火法示意

2. 透天凉　透天凉手法具体操作方法见于《金针赋》，其中亦明确了针感要求，基本操作顺序是先深后浅、一进三退，具体手法以提插、呼吸、开阖等为主，针下产生凉感为基本要求，适用于火邪热毒等实热之证。具体操作方法：将腧穴的可刺深度分作浅、中、深三层（或天、人、地三部）。针至深层（地部）得气，行提插 / 捻转泻法六阴数；再退针至中层（人部）得气，行提插 / 捻转泻法六阴数；然后退针至浅层（天部）得气，行提插 / 捻转泻法六阴数数；然后 1 次将针从浅层进至深层，称之为一度（一进三退）。如此反复施术数度，待针下产生凉感，即留针于此。进出针时可结合呼吸补泻、开阖补泻一同操作。如吸气时进针插针，呼气时退针出针，出针时摇大其孔，不扪其穴；进针时控制押手轻压腧穴。这些均有助于提高手法操作的成功性（图 4-17-22）。

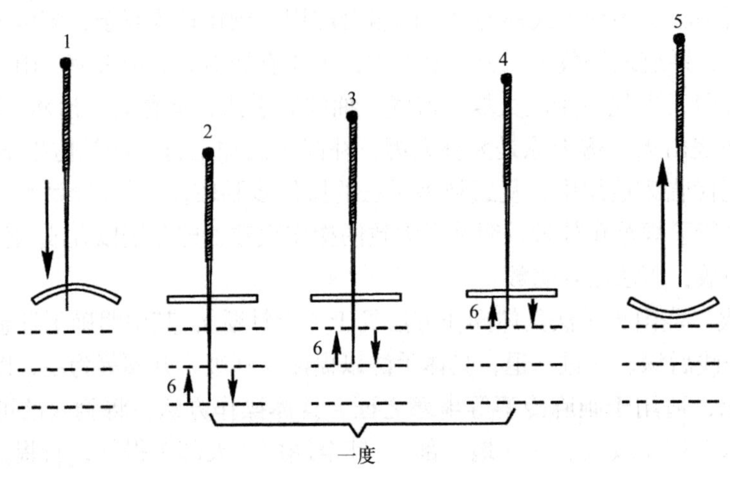

图 4-17-22　透天凉法示意

应用烧山火或透天凉法，以选用肌肉比较丰厚处的穴位为宜；当基础针感较强时，手法操作幅度不宜过大，重复次数不宜太多；更不可强力施行，以免引起患者疼痛；基础针感的把握，以及押手的合理应用也是提高手法操作成功的条件之一。

五、古代刺法训练

【学习目的】

1. 掌握　透穴刺法、齐刺、傍刺、围刺、毛刺、合谷刺、运动针法的操作和应用。
2. 熟悉　局部多针刺和病位深浅刺法的分类
3. 了解　五刺、九刺、十二刺的内涵。

（一）透穴刺法

透穴刺法是针刺时借助不同的针刺角度、方向与深度的调整，以达到一针透达两个或更多穴位的针刺方法。又称为“透穴”或“透刺”。

《灵枢·官针》中已有“合谷刺”等类似针法的描述，金元时期的医家王国瑞所著《扁鹊神应针灸玉龙经》有“偏正头风痛难医，丝竹金针亦可施，沿皮向后透率谷，一针两穴世间稀”及“口眼㖞斜最可嗟，地仓妙穴连颊车”等记载，即透刺针法的具体应用。《针经指南》《针方六集》《针灸大成》等针灸文献，也记录了大量透穴刺法的适应证和操作方法。清代医家周树冬《金针梅花诗钞》中也对透穴进行了全面的论述与总结。

透穴刺法依据针刺角度的不同，可分为直透法、斜透法和平透法。

1. 操作方法

（1）直透法：选择肢体阴阳表里相对的两个腧穴，从其一腧穴直刺进针，得气后，再刺达另一腧穴皮下的方法。多适用于四肢部位的腧穴。

（2）斜透法：选择肢体阴阳表里相对的两个腧穴，从其一腧穴斜刺进针，得气后，再刺达另一腧穴皮下的方法；亦可选择肢体同一层面的两个腧穴，先在其一腧穴直刺进针，得气后再斜向刺达另一个腧穴皮下。多适用于四肢部位或同一或相邻经脉上的腧穴。

（3）平透法：选择位于肢体同一个层面的两个腧穴，从其一腧穴平刺进针，得气后，刺达第二个腧穴皮下的方法。多适用于头面部、胸背及肌肉浅薄部位的腧穴。

（4）多向透刺法：选择腧穴较为密集的部位，以其中任一腧穴为进针点，或直刺或斜刺进针，得气后，将针依次刺向其他腧穴。多适用于肌肉丰厚部位的腧穴。

2. 临床应用　透穴刺法具有用针数量少、刺激穴位多、针刺感应强、适用范围广等特点。既可减少进针疼痛，又有利于多穴位协同增效。适用于针灸临床诸如头痛、面神经麻痹、中风偏瘫、胃下垂、子宫下垂、肩关节周围炎、软组织损伤、精神病、神经官能症等多种疾病。

3. 注意事项

（1）熟悉腧穴解剖结构，防止针刺异常情况发生。

（2）以针刺得气为度，不宜刺透对侧腧穴皮肤。

（3）透刺过程中的行针手法不宜过强。

（4）透穴刺法留针时间一般为20～30分钟。

（二）局部多针刺法

局部多针刺法是指针刺时使用多支毫针，以不同的组合与排列方式，同时刺激病变局部或者腧穴，以达多针协同增效的针刺方法。《灵枢·官针》记载的"九刺""五刺""十二刺"等刺法中的傍针刺、齐刺、扬刺及现代临床常用的围刺法等均属于此范畴。

1. 傍针刺法 此法源于《灵枢·官针》，以病变局部或腧穴为中心，直刺一针，再于其近旁斜向加刺一针，正傍配合，故称傍针刺法。

（1）操作方法：一般以痛点或某一腧穴为中心，直刺一针，得气后，再在其旁0.5～1寸处斜向刺入一针，针尖靠近直刺的毫针针尖，两针的针刺深度大致相同。

（2）临床应用：适用于痛点固定、压痛明显、病程日久的病证。如头痛、关节痛、腰背痛足跟痛、腰椎增生症、肌纤维组织炎等。

2. 齐刺法 此法源于《灵枢·官针》以病变局部或腧穴为中心，直刺一针，再于其两旁各斜刺一针，三针齐用，故称齐刺法。

（1）操作方法：一般以痛点为中心，直刺一针，得气后，再在其两旁（或上下或左右）0.5～1寸处斜向刺入两针。针尖靠近直刺的毫针针尖，三针的针刺深度大致相同。

（2）临床应用：与傍针刺的临床应用相近。如骨关节炎、网球肘、梨状肌综合征等。

3. 扬刺法 此法源于《灵枢·官针》在病变之中心部位直刺一针，然后在其四周（上下左右）各浅刺一针，刺的部位较为分散，故称扬刺。

（1）操作方法：选取病变之中心部位直刺一针，得气后，再于其上下左右（即病变部位的周边）向病变中心各斜刺或沿皮刺一针，五针的针刺深度大致相同。

（2）临床应用：适用于病变范围大、病变位置较浅、寒邪凝滞为主的病证。如风湿痛、皮神经炎、软组织损伤等。近代梅花针叩刺法即为扬刺法的演变。

4. 围刺法 以病变部位为中心，在其边缘多针直刺或平刺，形成包绕病变之势的多针刺法。由扬刺法发展而来，应用更为广泛。

（1）操作方法：根据病变之大小深浅，选择长短适宜毫针，围绕病变区域周边向病变中心或斜刺或平刺数针，进针深浅与针刺方向可根据病变性质和病灶大小决定。

（2）临床应用：适用于局限性肿块、结节、麻木等病证及部分皮肤病变。如四肢关节软组织损伤、神经性皮炎、荨麻疹、带状疱疹等。

（三）部位深浅刺法

部位深浅刺法是指针刺时依据病变部位深浅，刺入相对应的组织部位而发挥特定治疗作用的针刺方法。《素问·调经论》中"病在脉，调之血；病在血，调之络；病在气，调之卫；病在肉，调之分肉；病在筋，调之筋；病在骨，调之骨”为其应用原则。《灵枢·官针》“九刺”“五刺”“十二刺”等刺法中的部分内容即属此范畴。

1. 刺皮法 主要有毛刺、直针刺和半刺等法，源于《灵枢·官针》。

（1）操作方法

1）毛刺法：一般认为是多针直刺、浅刺皮肤的操作方法。现多选择皮肤针、滚刺筒等针具进行操作。

2）直针刺法：提捏起穴位处的皮肤，持针沿皮刺入，再沿皮下向病变方向针刺至适当位置的操作方法。近代多称沿皮刺或平刺。“直”是直对病所之意。

3）半刺法：使用短毫针直刺透皮，不刺及血络、肌肉，速刺不留针的操作方法。

（2）临床应用：适用于小儿感冒发热、泄泻、咳喘发作期、肢体麻木、关节扭伤等浅表络脉病证。

（3）注意事项：平刺时要避免针刺过于表浅，导致针刺疼痛。

2. 刺肉法 主要有分刺、合谷刺和浮刺等法，源于《灵枢·官针》。

（1）操作方法

1）分刺法：将毫针刺达肌肉层，施行提插手法，得气为度，提插幅度控制在肌肉间的针刺方法。分肉指附着于骨骼部的肌肉。

2）合谷刺法：将毫针刺达肌肉层后，借助提插手法，将针退至浅层，再依次向左右两旁斜刺，使穴位内部针刺痕迹形如鸡足状的针刺方法。“肉之大会”为谷，意指肌肉丰厚部位。

3）浮刺法：将毫针斜向浅刺至肌肉浅层的针刺方法。

（2）临床应用：适用于风湿痹痛、重症肌无力、肌肉痉挛、肌肉萎缩、肌筋膜炎等肌肉和软组织损伤疾病。其中痿痹瘫痛多用分刺法，肌肤麻木不仁多用合谷刺法，肌肤拘挛疼痛恶寒多用浮刺法。

（3）注意事项：选择肌肉丰厚部位应用本法，提插等动作要和缓连贯自然。

3. 刺筋法 源于《灵枢·官针》，主要有恢刺和关刺等法。

（1）操作方法

1）恢刺法：将毫针刺入病变肌腱的旁边，施行提插手法，得气为度，然后将针退至皮下浅层，同时令患者做关节功能活动以配合治疗的针刺方法。“恢”有恢复原有功能活动之意。

2）关刺法：将毫针刺入关节周围肌腱附着点部位的针刺方法。“关”取四肢筋肉的尽端在关节附近之意。

（2）临床应用：适用于腱鞘囊肿、肌腱损伤、关节炎等肌腱、韧带、关节疾病。

（3）注意事项：针刺关节周围时应避免刺入关节囊。穿刺时要处理好患者肢体活动与毫针留置位置的关系，以免弯针。

4. 刺骨法 源于《灵枢·官针》，主要有短刺和输刺等法。

（1）操作方法

1）短刺法：徐缓进针，边摇动针柄，边逐步深入至骨骼，在骨骼周围做小幅度提插手法如磨刮骨状的针刺方法。

2）输刺法：直刺进针，迅速刺达骨骼，在骨病部位反复做大幅度提插手法，再逐步退针的针刺方法。

（2）临床应用：适用于颈椎病、骨性关节炎、类风湿关节炎等各种骨痹。

（3）注意事项：该法以深刺为主，在脊柱附近应用时，要防止伤及脊髓等中枢神经部位或深部大血管。

（四）运动针法

源于《灵枢·官针》，由恢刺、报刺等发展而来。运动针法是指在针刺得气的基础上，医者实施行针手法的同时，令患者活动患处或相关部位，医患配合，以提高临床疗效的针刺方法。本法的特点在于针刺过程中强调患者的运动配合。因其强调医者和患者间的配合互动，又称互动式针刺法。

1. 操作方法

（1）针刺方法：常规针刺操作得气后，医生继续实施提插或捻转或提插捻转手法1～2分钟，同时指导患者做相关的功能活动，每隔5～10分钟施行针刺手法1次，2～3次为宜。实施行针手法应由弱渐强，并注意观察患者反应，防止过于疼痛或晕针发生。

（2）运动方式：患病部位不同，患者进行功能活动的方式也有所不同。关节部位的运动方式以屈伸、旋转形式为主，如行走、举臂、摇臂甚或负重举臂、手指做精细动作等；五官九窍等部位的运动方式以其生理活动为主，如做吞咽、叩齿、缩肛、发音等动作；内脏或胸腹部的运动方式以呼吸活动为主，例如岔气、胸闷等病证的患者以做胸或腹式深呼吸为主。

无论患者做何种运动方式，其速度都应由慢渐快，幅度由小到大，渐至生理活动极限；可以间歇进行，某些病证可逐步向疼痛明显的方向去强化活动。

（3）选穴原则：以远道取穴为主。一般是病在上取之下，病在下取之上；病在左取之右，病在右取之左；病在中取之外。

2. 临床应用　急性腰扭伤、肩关节周围炎、软组织损伤、中风偏瘫等运动障碍性疾病。

3. 注意事项　患者的体位选择要适合活动患处，并有助于保持针刺部位的相对稳定因需反复施行手法，加之患者的活动，要防止滞针或弯针。

六、分部腧穴刺法训练

【学习目的】

1. 掌握　分部腧穴针刺的针刺要求和操作要点。
2. 熟悉　不同部位解剖结构和局部重要脏器、血管、神经等。
3. 了解　各部位常用腧穴的适应证。

（一）眼部腧穴

针刺承泣、睛明、球后等位于眼球周围的腧穴时，进针前嘱患者闭目，并用押手将眼球推开并固定，以充分暴露针刺部位；将针沿眶骨边缘向内缓缓刺入，最深不宜超过 1 寸；一般不做提插捻转等行针。出针动作轻缓为宜；出针后，用消毒干棉球压迫针孔 2～3 分钟。

技术要点：慢压入进针，动作轻柔和缓，出针时长按压针孔。

（二）耳部腧穴

针刺耳门、听宫、听会三穴时，嘱患者微张口，局部肌肉放松，将针直刺 0.5～1 寸深，受试者自觉耳内有胀感即可。针刺完骨穴时，直刺、斜刺均不超过 0.5～0.8 寸深为宜；翳风穴直刺 0.8～1 寸或从后外向内下方刺 0.5～1 寸，至患者耳内有明显胀感即可；翳风穴深部正当面神经从颅骨穿出处，故进针不宜过深，以免损伤面神经。

技术要点：针刺手法柔和，协调，深度适当。

（三）颈项部腧穴

针刺天突穴时，应选用略粗毫针，以便于控制针刺方向，针刺时，先直刺 0.2～0.3 寸，再将针尖转向下方，沿胸骨柄后缘、气管前缘缓慢刺入 0.5～1 寸即可。针刺哑门、风府两穴时，针尖指向下颌方向，慢刺入 0.5～1 寸即可；不宜向上方斜刺过深，防止误入枕骨大孔而伤及延髓。针刺风池穴时，针尖方向指向同侧鼻旁，针刺深度以不超过 1 寸为宜。

技术要点：熟悉颈项部解剖知识，不宜针刺过深。

（四）胸腹部腧穴

针刺胸部膻中穴，一般向下平刺 0.5～0.8 寸。侧腹部章门、京门穴，多直刺、浅刺 0.5～0.8 寸，或向下斜刺。腹部下脘、中脘、天枢、气海等穴，直刺 0.5～1.5 寸。耻骨联合附近的腧穴，如曲骨、中极、横骨等穴，直刺或向下斜刺 0.5～1 寸。

技术要点：注意针刺角度、方向与深度的选择，下腹部针刺时，嘱排尿等。

（五）背腰部腧穴

针刺不同节段的督脉腧穴时，根据解剖学知识，要注意针刺深度和角度的差异；胸段腧穴，如大椎穴向上斜刺，针刺深度为 0.5～1 寸，注意刺达棘间韧带的针感阻力变化情况，如明显增大即停止进针。腰段腧穴，如命门等穴可直刺 1～2 寸。背俞穴多取向脊柱方向斜刺或平刺 0.5～0.8 寸，针刺的角度以针体与皮肤夹角控制在 30° 为宜。第 12 胸椎至第 2 腰椎脊柱两侧的腧穴，如胃俞、三焦俞、肾俞、志室等直刺 1～1.5 寸，不可深刺或向外侧斜向深刺。

技术要点：熟悉脏器解剖位置，合理把握针刺深度，角度与方向。

（六）骶部腧穴

针刺上髎穴时，因第 1 骶后孔稍向内下方偏斜，故针尖应稍向内下即耻骨联合方向进针，可透过骶后孔通向骨盆，针刺深度1～1.5寸为宜。针刺次髎、中髎、下髎穴，直刺1寸左右，以刺达骶后孔为宜。针刺长强穴时，针尖向上与尾骶骨平行，向上斜刺0.5～1寸，在直肠与尾骶骨之间刺入。

技术要点：把握好针刺角度，以及骶后孔的位置与角度。

第二节　头针治疗技术

【学习目的】

1. 掌握　标准头穴线的定位和针刺方法。
2. 熟悉　头针的主治范围。
3. 了解　颅骨外软组织的分层。

（一）针前准备

应根据病情和操作部位选择不同型号的毫针。应选择针身光滑、无锈蚀和折痕，针柄牢固，针尖锐利、无倒钩的针具。选择患者舒适、医师便于操作的治疗体位为宜。局部选用75%乙醇棉球或棉签在施术部位由中心向外环行擦拭。医师双手用肥皂水清洗干净，再用75%乙醇消毒棉球擦拭。

（二）进针方法

一般宜在针体与皮肤成15°～30°角进针，然后平刺进入穴线内。采用快速进针，将针迅速刺入皮下，当针尖达到帽状腱膜下层时，指下感到阻力减小，然后使针与头皮平行，根据不同穴线刺入不同深度。进针深度宜根据患者具体情况和处方要求决定。一般情况下，针刺入帽状腱膜下层后，使针体平卧，进针3cm左右为宜。

（三）行针方法

行针方法一般分为捻转、提插和弹拨针柄3种。

1. 捻转　在针体进入帽状腱膜下层后，医师肩、肘、腕关节和拇指固定不动，以保持毫针相对固定。食指第1、2节呈半屈曲状，用食指第1节的桡侧面与拇指第1节的掌侧面持住针柄，然后食指掌指关节做伸屈运动，使针体快速旋转，要求捻转频率在200次/分左右，持续2～3分钟。

2. 提插　医师手持毫针沿皮刺入帽状腱膜下层，将针向内推进3cm左右，保持针体平卧，用拇、食指紧捏针柄，进针提插，指力应均匀一致，幅度不宜过大，如此反复操作，持续3～5分钟。提插的幅度与频率视患者的病情而定。

3. 弹拨针柄　在头针留针期间，可用手指弹拨针柄，用力宜适度，速度不应过快，一般可用于不宜过强刺激的患者。

（四）留针方法

一般分为静留针与动留针 2 种。

1. 静留针 静留针是在留针期间不再施行任何针刺手法，让针体安静而自然地留置在头皮内。一般情况下，头针留针时间宜在 15～30 分钟。如症状严重、病情复杂，病程较长者，可留针 2 小时以上。

2. 动留针 动留针是在留针期间间歇重复施行相应手法，以加强刺激，在较短时间内获得即时疗效。一般情况下，在 15～30 分钟内，宜间歇行针 2～3 次，每次 2 分钟左右。

（五）出针方法

先缓慢出针至皮下，然后迅速拔出，拔针后必须用消毒干棉球按压针孔，以防出血。

第三节 耳针治疗技术

【学习目的】

1. 掌握 常用耳穴的定位和针刺操作。
2. 熟悉 耳郭的解剖。
3. 了解 耳穴的常用刺激方法。

（一）操作前准备

1. 选穴 根据耳穴选穴原则或采用耳穴探测法进行选穴组方。

2. 消毒 用 2%碘伏棉签，或用 75%乙醇消毒耳穴。

（二）刺激方法

1. 毫针刺法

（1）针具选择：选用 28～30 号粗细的 0.5～1 寸长的毫针。

（2）操作方法：进针时，押手固定耳郭，刺手持针速刺进针；针刺方向视耳穴所在部位灵活掌握，针刺深度宜 0.1～0.3cm，以不穿透对侧皮肤为度；多用捻转、刮法或震颤法行针，刺激强度视患者病情、体质和敏感性等因素综合决定；得气以热、胀、痛，或局部充血红润多见；一般留针 15～30 分钟，可间歇行针 1～2 次。疼痛性或慢性疾病留针时间可适当延长；出针时，押手托住耳背，刺手持针速出，同时用消毒干棉球压迫针孔片刻。

2. 电针法

（1）针具选择：选用 28～30 号粗细的 0.5～1 寸长的毫针；G6805 型电针仪。

（2）操作方法：押手固定耳郭，刺手持针速刺进针；得气后连接电针仪，多选用疏密波、适宜强度，刺激15～20分钟；起针时，先取下导线，押手固定耳郭，刺手持针速出，并用消毒干棉球压迫针孔片刻。

3. 埋针法

（1）针具选择：揿针型皮内针为宜。

（2）操作方法：押手固定耳郭并绷紧欲埋针处皮肤，刺手用镊子夹住皮内针柄，速刺（压）入所选穴位皮内，再用胶布固定并适度按压，可留置1～3天，其间可嘱患者每日自行按压2～3次；起针时轻轻撕下胶布即可将针一并取出，并再次消毒。两耳穴交替埋针，必要时双耳穴同用。

4. 压豆法 压豆又称埋豆，以王不留行、磁珠、磁片等为主，或油菜籽、小绿豆、莱菔子等表面光滑、硬度适宜、直径在2mm左右的球状物为宜，使用前用沸水烫洗后晒干备用。

（1）操作方法：将所选"压豆"贴于0.5cm×0.5cm大小的透气胶布中间，医师用镊子将其夹持，敷贴于所选耳穴并适当按揉，以耳穴发热、胀痛为宜；可留置2～4天，其间可嘱患者每日自行按压2～3次。

（2）注意事项

1）使用中应防止胶布潮湿或污染，以免引起皮肤炎症。

2）个别患者胶布过敏，局部出现红色粟粒样丘疹并伴有痒感，宜改用他法。

3）孕妇选用本法时刺激宜轻，但有流产倾向者慎用。

4）使用医用磁片注意同磁疗法。

5. 温灸法

（1）灸具选择：艾条、灸棒、灯心草、线香等。

（2）操作方法：灯心草灸，即医师手持灯心草，前端露出1～2cm，浸蘸香油后点燃，对准耳穴迅速点烫，每次1～2穴，两耳交替；艾条或灸棒灸、线香灸等灸法操作类似，即将艾条等物点燃后，距欲灸耳穴1～2cm施灸，以局部红晕或热胀感为宜，持续施灸3～5分钟。

（3）注意事项：同灸法。

6. 刺血法

（1）针具选择：三棱针、粗毫针。

（2）操作方法：针刺前在欲点刺部位的周围向中心处推揉，以使血液聚集；常规消毒后，押手固定耳郭，刺手持针点刺出血；一般点刺2～3穴，3～5次为一个疗程。

（3）注意事项：同三棱针刺法。

7. 按摩法 主要包括全耳按摩、手摩耳轮和提捏耳垂。全耳按摩，是用两手掌心依次按摩耳郭前后两侧至耳郭充血发热为止；手摩耳轮，是两手握空拳，以拇、食两指沿着外耳轮上下来回按摩至耳轮充血发热为止；提捏耳垂，是用两手由轻到重提捏耳垂。按摩时间以15～20分钟为宜，双耳充血发热为度。

8. 割治法

（1）针具选择：手术刀片或手术刀。

（2）操作方法：在相应耳穴或曲张的血管处常规消毒后，押手固定耳郭，刺手持手术刀片或手术刀进行轻微的切割，以局部出血为度，最后用消毒干棉球压迫割治部位片刻；一般割治 2～3 穴，3～5 次为 1 个疗程。

（3）注意事项：同三棱针刺法。

9. 穴位注射法

（1）针具选择：1mL 注射器和 26 号注射针头。

（2）操作方法：在所选耳穴处常规消毒后，押手固定耳郭，刺手持注射器将按照病情所选用的药物缓慢推入耳穴皮内或皮下 0.1～0.3mL，耳郭可有红、热、胀、痛等反应；注射完毕用消毒干棉球压迫局部片刻，一般注射 2～3 穴，3～5 次为 1 个疗程。

（3）注意事项：同穴位注射法。

第四节　电针治疗技术

【学习目的】

1. 掌握　电针的适应证和选穴连线原则。
2. 熟悉　电针的操作步骤。
3. 了解　电针刺激强度。

（一）选穴处方

电针法的处方配穴与毫针刺法相同。按电流回路要求，选穴宜成对，一般选用同侧肢体的 1～3 对穴位为宜，当选择单个腧穴进行治疗时，应加用无关电极。

（二）电针方法

毫针刺入穴位得气后，将输出电位器调至“0”位，两根导线分别接在两个针柄上。打开电源开关，选好波型，慢慢调高至所需输出电流量。根据病情决定电针治疗时间，一般为 5～20 分钟，用于镇痛则一般在 15～45 分钟。如感觉减弱，可适当加大输出电流量，或暂断电 1～2 分钟后再行通电。当达到预定时间后，先将输出电位器退至“0”位，然后关闭电源开关，取下导线，最后按毫针起针常规将针取出。

（三）电流刺激强度

当电流达到一定强度时，患者有麻、刺感觉，这时的电流强度称为“感觉阈”；如电流强度再稍增加，患者会突然产生刺痛感，这时的电流强度称为“痛阈”。感觉阈和痛阈因人而异在不同病理状态下其差异也较大。一般情况下，在感觉阈和痛阈之间的电流强度，是最适宜的刺激强度，但此范围较小，需仔细调节。超过痛阈的电流强度，患者不易接受，应以患者能接受的强度为宜。当患者对电流刺激量产生耐受时，需及时调整电流刺激量。

第五节　特种针具刺法

【学习目的】

1. 掌握　常见特种针具的操作方法。
2. 熟悉　常见特种针具的应用。
3. 了解　特种针具的分类。

（一）三棱针

三棱针的操作方法一般分为点刺法、刺络法、散刺法、挑治法 4 种。

1. 点刺法　点刺法即点刺腧穴出血或挤出少量液体的方法。此法是用三棱针点刺腧穴或血络以治疗疾病的方法。

针刺前，在预定针刺部位上下用左手拇指、食指向针刺处推按，使血液积聚于点刺部位。常规消毒后，左手拇、食、中三指夹紧被刺部位，右手持针，直刺 2～3mm，快进快出，轻轻挤压针孔周围，使出血数滴，或挤出少量液体。然后用消毒干棉球按压针孔。为了刺出一定量的血液或液体，点刺穴位的深度不宜太浅。此法多用于指（趾）末端、面部、耳部的穴位，如十宣、十二井穴等处（图 4-17-23）。

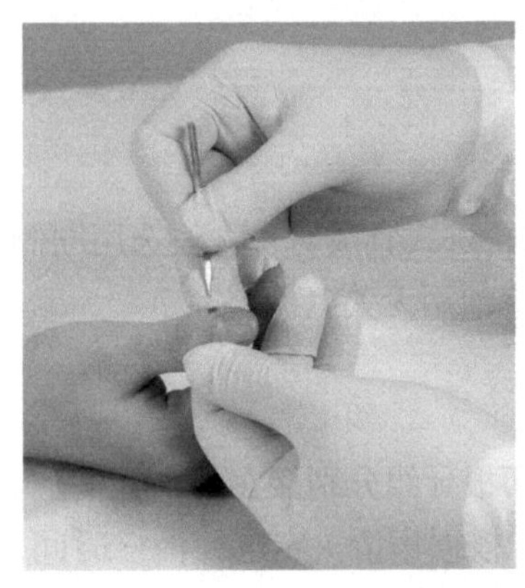

图 4-17-23　三棱针点刺法示意

2. 刺络法　刺络法有浅刺和深刺两种。

（1）浅刺：即点刺随病显现的浅表小静脉出血的方法。常规消毒后，右手持针垂直点刺，快进快出，动作要求稳、准、快。一次出血 5～10mL。此法多用于有小静脉显现的部位，如下肢后面、额部、颞部、足背等部位。

（2）深刺：即点刺较深、较大静脉放出一定量血液的方法。称为泻血法。先用带子或橡皮管，结扎在针刺部位上端（近心端），然后迅速消毒，针刺时左手拇指压在被针刺部位下端，右手持三棱针对准被针刺部位的静脉，刺入静脉 1～2mm 深，即将针迅速退出，出血停止后，再用消毒棉球按压针孔。本法出血量较大，一次治疗可出血几十甚至上百毫升，多用于肘窝、腘窝的静脉及小静脉瘀滞处（图 4-17-24）。

3. 散刺法　用一手固定被刺部位，另一手持针在施术部位点刺多点。根据病变部位大小不同，可刺数针，甚至十余针以上，由病变外缘环形向中心点刺，以促使瘀血或水肿的排泄，达到“宛陈则除之”，通经活络的目的。针刺深浅根据局部肌肉厚薄、血管深浅而定。此法多用于局部瘀血、水肿、顽癣等（图 4-17-25）。

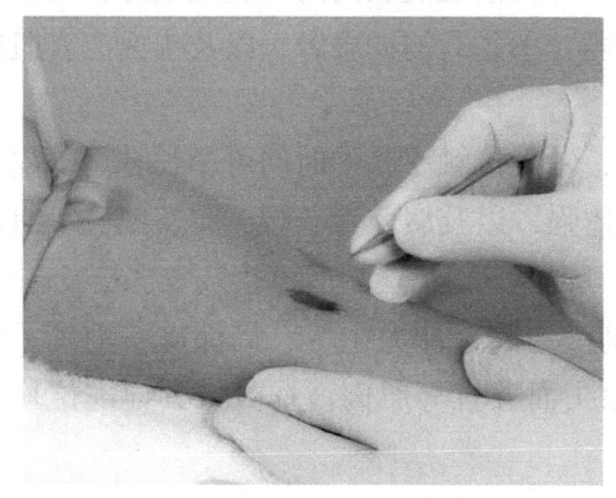

图 4-17-24　三棱针刺络法示意

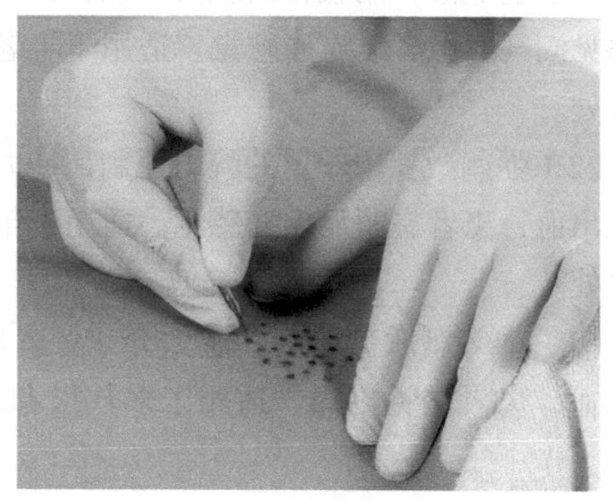

图 4-17-25　三棱针散刺法示意

4. 挑治法　此法是以三棱针挑断穴位皮下纤维组织以治疗疾病的方法。局部消毒后，左手捏起施术部位皮肤，右手持针先以 15°～30° 角进入皮肤，然后上挑针尖，挑破皮肤或皮下组织，并可挤出一定量的血液或少量液体，然后用无菌敷料保护创口，以胶布固定。对于一些畏惧疼痛者，可先用 2%利多卡因局麻后再挑刺。挑刺的部位可以选用经穴，也可选用奇穴，更多选用阿是穴。在选用阳性反应点时，应注意与痣、毛囊炎、色素斑及背俞穴相鉴别。

（二）皮肤针

1. 叩刺方法　皮肤常规消毒后，针尖对准叩刺部位，运用灵活的腕力垂直叩刺，即将针尖垂直叩击在皮肤上，并立刻弹起。如此反复进行。叩刺时要运用灵活的腕力直刺、弹刺、速刺。叩刺速度要均匀，防止快慢不一、用力不匀地乱刺。针尖起落要呈垂直方向，即将针垂直地刺下、垂直地提起，如此反复操作。防止针尖斜着刺入和向后拖拉着起针，这样会增加患者的疼痛。针刺部位须准确，按预定应刺部位下针，每一针之间的距离，一般为 1.0～1.5cm（图 4-17-26）。

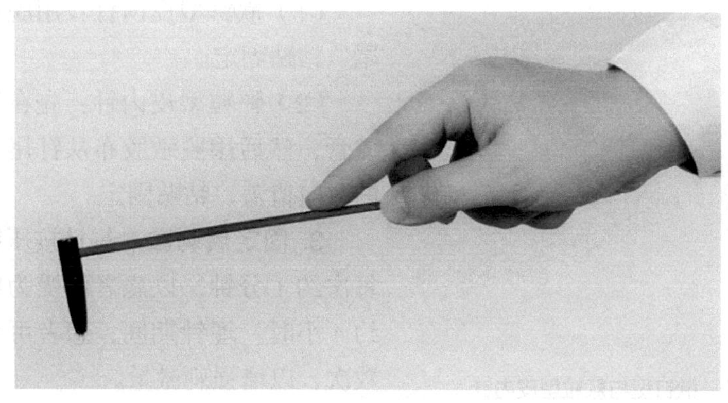

图 4-17-26　皮肤针叩刺法示意

2. 刺激强度 根据患者病情、体质、年龄和叩刺部位的不同，可分别采用弱刺激、中等刺激和强刺激。

（1）弱刺激：用较轻的腕力叩刺，冲力小，针尖接触皮肤的时间越短越好，局部皮肤略见潮红，患者无疼痛感觉。适用于年老体弱、小儿、初诊患者，以及头面五官肌肉浅薄处。

（2）强刺激：用较重的腕力叩刺，冲力大，针尖接触皮肤的时间可稍长，局部皮肤可见出血，患者有明显疼痛感觉。适用于年壮体强，以及肩、背、腰、臀、四肢等肌肉丰厚处。

（3）中等刺激：叩刺的腕力介于强、弱刺激之间，冲力中等，局部皮肤潮红，但无出血，患者稍觉疼痛。适用于多数患者，除头面五官等肌肉浅薄处，其他部位均可选用。

3. 叩刺部位 可分为循经叩刺、穴位叩刺和局部叩刺 3 种。

（1）循经叩刺：指沿着与疾病有关的经脉循行路线叩刺。主要用于项、背、腰、骶部的督脉和膀胱经，其次是四肢肘、膝以下的三阴经、三阳经。可治疗相应脏腑经络病变。

（2）穴位叩刺：指选取与疾病相关的穴位叩刺。主要用于背俞穴、夹脊穴和阳性反应点。

（3）局部叩刺：指在病变局部叩刺。如治疗头面五官、关节及局部扭伤、顽癣等疾病可叩刺病变局部。

（三）皮内针法

1. 进针

（1）揿钉型皮内针：一手固定腧穴部皮肤，另一手持镊子夹持针尾直刺入腧穴皮内。

（2）颗粒型皮内针：一手将腧穴部皮肤向两侧舒张，另一手持镊子夹持针尾平刺入腧穴皮内（图 4-17-27）。

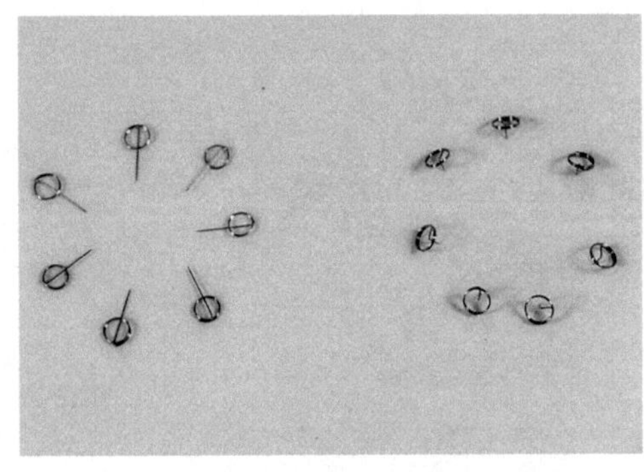

图 4-17-27 揿钉型与颗粒型皮内针

2. 固定

（1）揿钉型皮内针：用脱敏胶布覆盖针尾、粘贴固定。

（2）颗粒型皮内针：先在针尾下垫一橡皮膏，然后用脱敏胶布从针尾沿针身向刺入的方向覆盖、粘贴固定。

3. 固定后刺激 每日按压胶布 3～4 次，每次约 1 分钟，以患者耐受为度，两次间隔约 4 小时。埋针期间，患者可自行每天按压数次，以增强刺激量。

4. 出针 一手固定埋针部位两侧皮肤，另一手取下胶布，然后持镊子夹持针尾，将针取出。

皮内针可根据病情决定其留针时间，一般为 3～5 天，最长可达 1 周。若天气炎热，留针时间不宜超过 2 天，以防感染。

（四）火针

1. 选穴与消毒

（1）选穴：与毫针刺法选穴原则基本相同，但选穴宜少，多以局部腧穴为主。

（2）消毒：针刺前对局部进行严格消毒，用 2% 碘酒消毒，或以 75% 酒精消毒。

2. 刺法

（1）点刺法：在腧穴上施以单针点刺的方法。

（2）密刺法：在体表病灶施以多针密集刺激的方法，每针间隔不超过 1cm。

（3）散刺法：在体表病灶上施以多针密集刺激的方法，每针间隔 2cm 左右。

（4）围刺法：围绕体表病灶周围施以多针刺激的方法，针刺点在病灶与正常组织的交界处。

（5）刺络法：用火针刺入体表血液瘀滞的血络，放出适量血液的方法。

3. 烧针与针刺

（1）烧针：烧针是使用火针的关键步骤，针烧得红与不红，可直接影响疗效。《针灸大成·火针》明确指出："灯上烧，令通红，用方有功。若不红，不能去病，反损于人。"因此，在使用火针前必须将针烧红，多先烧针身，后烧针尖。火针烧灼的程度根据治疗需要，可将针烧至白亮、通红或微红。若针刺较深，需烧至白亮，速进疾出，否则不易刺入，也不易拔出，而且剧痛；若针刺较浅，可烧至通红，速入疾出，轻浅点刺；若针刺表浅，烧至微红，在表皮部位轻而稍慢地烙熨（图 4-17-28）。

（2）刺针：医师用左手拿点燃的酒精灯，右手持针，尽量靠近施治部位，烧针后对准穴位垂直点刺，速入疾出。出针后用无菌干棉球按压针孔，以减少疼痛并防止出血。要求术者全神贯注，动作熟练敏捷。

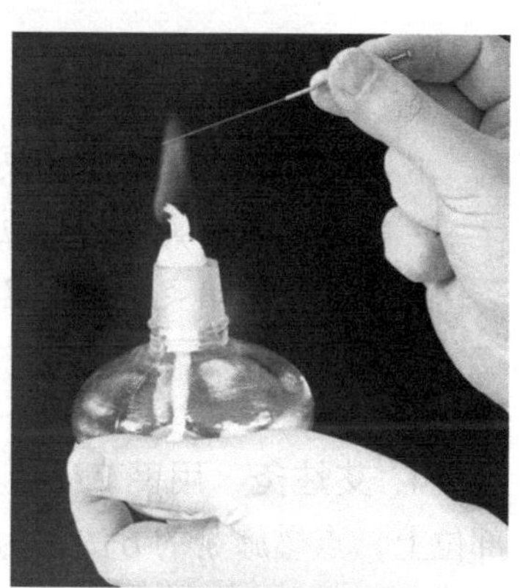

图 4-17-28 火针烧针示意

4. 针刺深度 针刺的深度应根据病情、体质、年龄和针刺部位的肌肉厚薄、血管深浅、神经分布等而定。《针灸大成·火针》曰："切忌太深，恐伤经络，太浅不能去病，惟消息取中耳。"一般而言，四肢、腰腹部针刺稍深，可刺 2～5 分深；胸背部针刺宜浅，可刺 1～2 分深；至于痣疣的针刺深度以刺至基底的深度为宜。

（五）芒针

1. 针具选择 根据病情需要和操作部位选择不同型号的芒针，所选择的芒针针体应光滑、无锈蚀，针尖宜端正不偏，光洁度高，尖中带圆。

2. 进针法 进针采用双手夹持进针法。应避免或减少疼痛，施术时，一方面要分

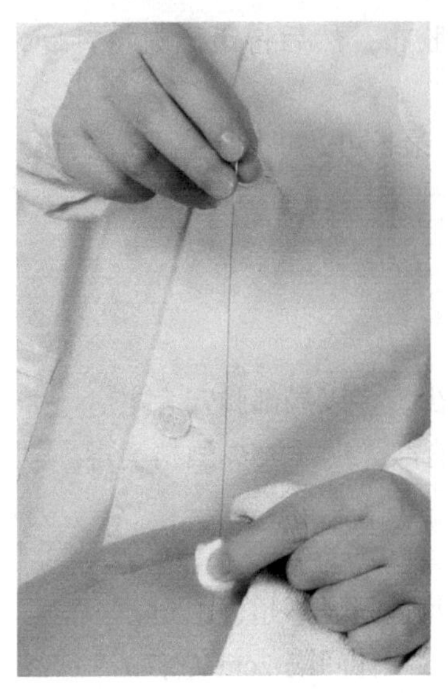
图 4-17-29　芒针进针法示意

散患者的注意力，消除恐惧心理，另一方面操作技术必须熟练。

针刺前，将穴位局部皮肤进行常规消毒，刺手持针柄下端，押手的拇、食两指用消毒干棉球捏住针体下段以固定针体，露出针尖，并将针尖对准穴位，当针尖接近穴位皮肤时，利用指力和腕力，压捻结合，双手同时用力迅速将针刺入。根据不同穴位，缓慢运针，将针刺至所需深度。得气后可施以捻转、提插或捻转提插相结合的补泻手法，也可结合使用其他补泻手法（图 4-17-29）。

3. 针刺角度

（1）直刺法：芒针垂直刺入皮肤，直达人体深部。一般适用于腹部、臀部及肌肉丰厚处。

（2）斜刺法：进针时，针体与皮肤约呈 45° 角倾斜刺入。一般适用于四肢、躯干、头项部、面部的穴位。

（3）平刺法：进针时，针体与皮肤约呈 15° 角刺入。一般适用于头及背部等皮肤浅薄的穴位。

4. 出针法　施针完毕后，应缓慢将针退至皮肤表层，再轻轻抽出，边退针边揉按针刺部位，以减轻疼痛。如出针后有血液溢出，应迅速以干棉球按压针孔，直至停止出血为止。

第六节　灸法治疗技术

【学习目的】

1. 掌握　灸法的分类和操作。
2. 熟悉　不同灸法的适应证。
3. 了解　常用灸材和灸具。

（一）艾灸法

1. 艾炷灸　用手工或器具将艾绒制成的圆锥状物，称为艾。将艾置于穴位或病变部位上，点燃施灸的方法称为艾炷灸。每燃 1 个艾炷，称为灸 1 壮。艾灸又分直接灸与间接灸两类。

（1）直接灸：又称为着肤灸，是将艾直接置于皮肤上施灸的方法。施灸时如将皮肤烧伤化脓，愈后留有瘢痕者，称为瘢痕灸，又称化脓灸；施灸时不使皮肤烧伤化脓，不留瘢痕者称为无瘢痕灸，又称非化脓灸。

1）瘢痕灸：施灸前可先将拟灸腧穴部位涂以少量大蒜汁，以增强黏附和刺激作用。然后将大小适宜的艾炷置于腧穴上，从上端点燃施灸。每壮艾炷必须燃尽，除去灰烬后，方可继续易炷再灸，直至拟灸壮数灸完为止。施灸时，由于艾火烧灼皮肤，因此可能产生剧痛，此时可用手在施灸腧穴周围轻轻拍打，以缓解疼痛。正常情况下，灸后1周左右，施灸部位无菌性化脓（脓液色白清稀）形成灸疮，经5～6周，灸自行愈，结脱落后留下痕。瘢痕灸会损伤皮肤，施灸前必须征求患者同意方可使用。在灸疮化脓期间，需注意局部清洁，避免继发感染。临床上常用于治疗哮喘、风湿顽痹、溃疡等慢性顽疾。

2）无瘢痕灸：施灸前可先在拟灸腧穴部位涂以少量凡士林，便于艾黏附。然后将大小适宜的艾炷置于腧穴上，从上端点燃施灸，当艾炷燃剩1/3左右而患者感到微有灼痛时，即用镊子将艾炷夹去，易炷再灸，直至拟灸壮数灸完为止。一般应灸至局部皮肤出现红晕而不起疱为度。因皮肤无灼伤，故灸后不化脓，不留瘢痕。一般虚寒性疾患均可采用此法。

（2）间接灸：是指用药物或其他材料将艾与施灸腧穴皮肤之间隔开而施灸的方法，故又称隔物灸、间隔灸。间隔所用药物或其他材料因病证而异。现将临床常用的几种间接灸法如下。

1）隔姜灸：将鲜姜切成直径2～3cm，厚约0.3cm的薄片，中间以针刺数孔，置于腧穴或患处，再将艾炷放在姜片上点燃施灸。若患者有灼痛感可将姜片提起，使之离开皮肤片刻，再行灸治。艾炷燃尽，易炷再灸，直至灸完应灸壮数。一般应以局部皮肤出现红晕而不起疮为度。此法有温胃止呕、散寒止痛的作用，常用于因寒而致的呕吐、腹痛以及风寒痹痛等。

2）隔蒜灸：将鲜大蒜头切成厚约0.3cm的薄片，中间以针刺数孔，置于腧穴或患处，再将艾炷放在蒜片上点燃施灸。操作方法与隔姜灸相同。此法有清热解毒、杀虫等作用，多用于治疗瘰疬、肺结核及肿疡初起等。

3）隔盐灸：用干燥的食盐填敷于脐部，或于盐上再置一薄姜片，上置大艾炷施灸。此法有回阳、救逆、固脱之功，多用于治疗伤寒阴证或吐泻并作、中风脱证等。注意要连续施灸，不拘壮数，以期脉起、肢温、证候改善。

4）隔附子饼灸：将附子研成粉末，用酒调和做成直径约3cm，厚约0.8cm的药饼，中间以针刺数孔，放在应灸腧穴或患处，上置艾炷，点燃施灸，直至灸完应灸壮数为止。此法有温补肾阳等作用，多用于治疗命门火衰而致的阳痿、早泄、宫寒不孕或疮疡久溃不敛等。

2. 艾条灸 以艾绒为主要成分卷成的圆柱形长条称为艾条。点燃艾条施灸的方法称为艾条灸。艾条灸可分为悬起灸和实按灸两种方式。

（1）悬起灸：将艾条的一端点燃，悬于腧穴或患处一定高度之上，使热力较为温和地作用于施灸部位，称为悬起灸。根据操作方法的不同，可分为温和灸、雀啄灸和回旋灸。

1）温和灸：施灸时，将艾条点燃的一端对准应灸部位，距皮肤2～3cm，使患者局部有温热感而无灼痛为宜。一般每处灸10～15分钟，至皮肤红晕为度。对于昏厥、局部知觉迟钝的患者，医者可将食、中两指分开置于施灸部位两侧，以医者手指感知患者局部受热程度，以便及时调节艾条高度，防止烫伤。

2）雀啄灸：施灸时，艾条点燃的一端与施灸部位皮肤的距离并不固定，而是如鸟雀啄食样上下活动，至皮肤红晕为度。

3）回旋灸：施灸时，艾条点燃的一端与施灸部位皮肤虽然保持一定距离，但艾条并不固定，而是左右移动或反复旋转施灸。

悬起灸适用于多种可灸病证，其中温和灸多用于灸治慢性病，雀啄灸、回旋灸多用于灸治急性病（图 4-17-30、图 4-17-31、图 4-17-32）。

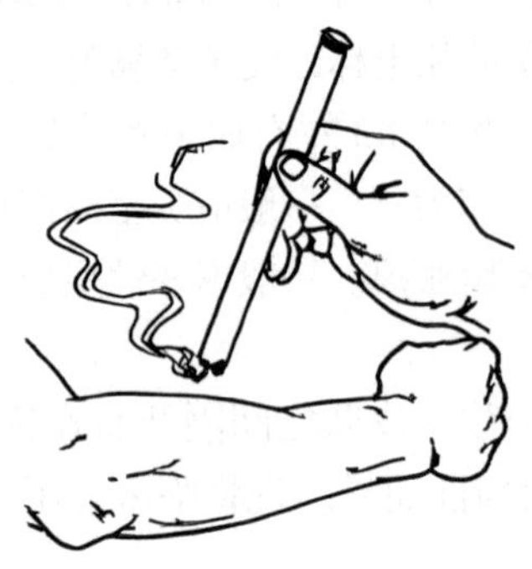

图 4-17-30　温和灸法示意

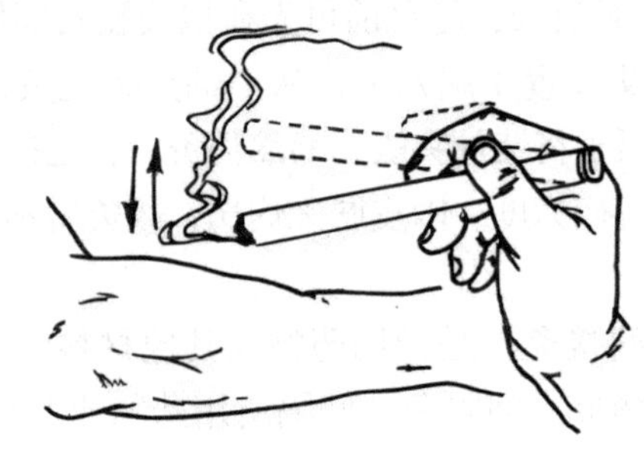

图 4-17-31　雀啄灸法示意

（2）实按灸：将点燃的艾条隔数层布或绵纸实按在穴位上，使热力透达深部，火灭热减后重新点火按灸，称为实按灸。若患者感到按灸局部灼烫、疼痛，即移开艾条，并增加隔层。灸量以反复灸熨 7～10 次为度。若在艾绒内另加药物后，用纸卷成艾卷施灸，名为“太乙神针”和“雷火神针”（图 4-17-33）。

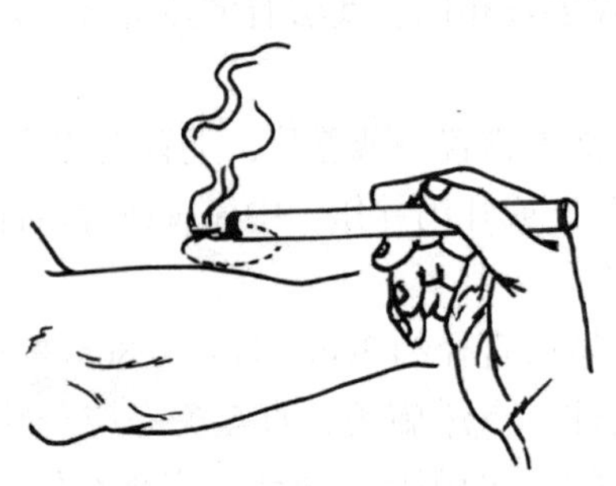

图 4-17-32　回旋灸法示意

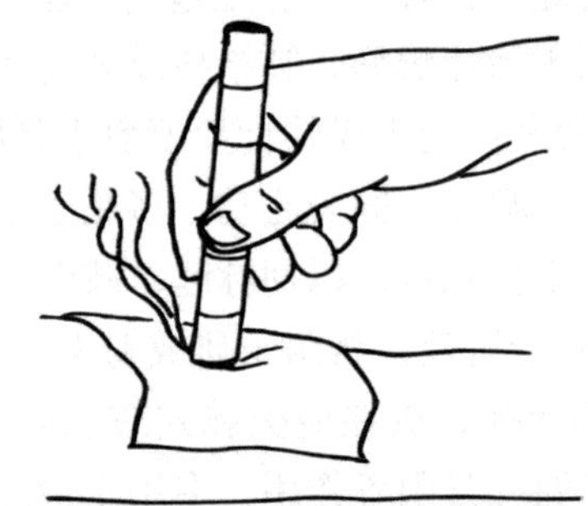

图 4-17-33　实按灸法示意

1）太乙神针：历代医家之药物配方记载有所不同，一般处方为：人参 250g，参三七 250g，山羊血 62.5g，千年健 500g，钻地风 500g，肉桂 500g，川椒 500g，乳香 500g，没药 500g，炮甲 250g，小茴香 500g，蕲艾 2000g，甘草 1000g，防风 2000g，人工麝香少许。加工炮制后，共研为末，每支艾条加药末 25g。此法治疗风寒湿痹、肢体顽麻、痿弱无力、半身不遂等均有效。

2）雷火神针：历代医家之药物配方记载有所不同，一般处方为：沉香、木香、乳香、茵陈、羌活、干姜、炮甲各 9g，人工麝香少许。加工炮制后共研为细末，将药末混入 94g 艾绒用棉皮纸卷成圆柱形长条，外用鸡蛋清涂抹，再糊上桑皮纸 6～7 层，阴干待用。临床主治急性扭挫伤及寒湿气痛，其他大体与“太乙神针”主治相同。

3. 温针灸 毫针留针时在针柄上置以艾绒（或艾条段）施灸的方法，称为温针灸。操作时，先将毫针刺入腧穴，得气并施行适当的补泻手法后，将针留在适当的深度，再将纯净细软的艾绒包裹于针尾，或将 2～3cm 长的艾条段直接插在针柄上，点燃施灸待艾绒或艾条燃尽后除去灰烬，将针取出。应用时须注意防止艾火脱落烧伤皮肤。此法将针刺与艾灸结合应用，适用于既需要留针而又适宜用艾灸的病证（图 14-17-34）。

4. 温灸器灸 温灸器又称灸疗器，指专门用于施灸的器具。临床常用的温灸器有灸架、灸盒和灸筒。用温灸器施灸的方法称为温灸器灸。施灸时，将艾绒或艾条装入温灸器，点燃后置于腧穴或应灸部位进行熨灸，以所灸部位的皮肤红晕为度，具有调和气血、温中散寒的作用，临床需要灸治者，一般均可应用，对小儿、妇女及畏灸者尤为适宜（图 4-17-35）。

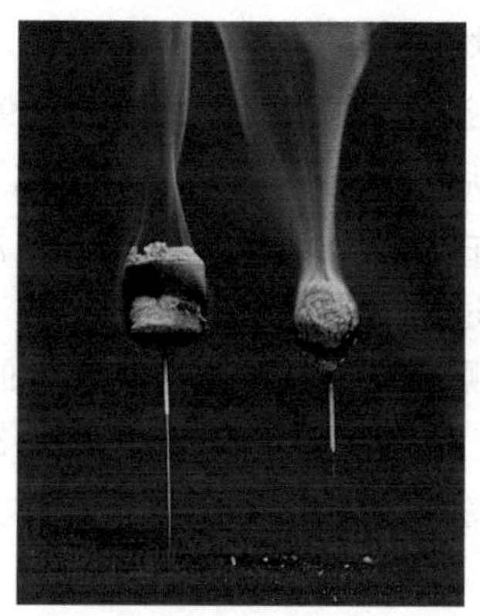

图 4-17-34 温针灸法示意

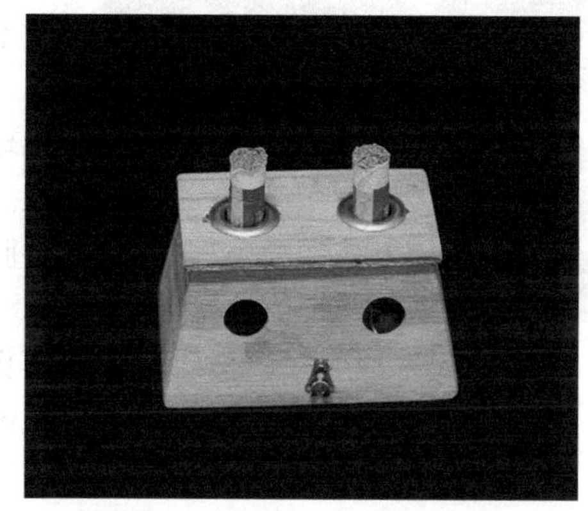

图 4-17-35 温灸盒法示意

（二）非艾灸法

1. 灯火灸 又称灯草灸、油捻灸，是民间沿用已久的简便灸法。用灯心草一根，以麻油浸之，燃着后对准穴位或患处，迅速点灸皮肤，一触即起，接触皮肤时会伴有“叭”的爆焠声如无爆焠声可重复一次。注意燃火前用软绵纸吸去灯心草上的浮油，以防止点火后油滴烫伤皮肤。灸后皮肤出现黄褐色斑点或斑块，偶尔会起小灸疮。此法主要用于治疗小儿痄腮、乳蛾、吐泻、麻疹、惊风等病证。

2. 天灸 是将一些具有刺激性的药物涂敷于穴位或患处，使局部充血、起疱，犹如灸疮故名天灸，又称药物灸、发灸。常用中药有白芥子、细辛、大蒜、斑蝥等。

第七节 拔罐治疗技术

【学习目的】

1. 掌握 拔罐的操作方法和适应证。

2. 熟悉　罐具的吸附方法。

3. 了解　不同罐具的特点。

（一）罐的吸附方法

1. 火罐法　火罐法是指通过燃烧加热罐内空气，利用罐内空气冷却时形成的负压，将罐吸附于体表的方法。临床常用以下 3 种方法，其中以闪火法应用最为广泛（图 4-17-36）。

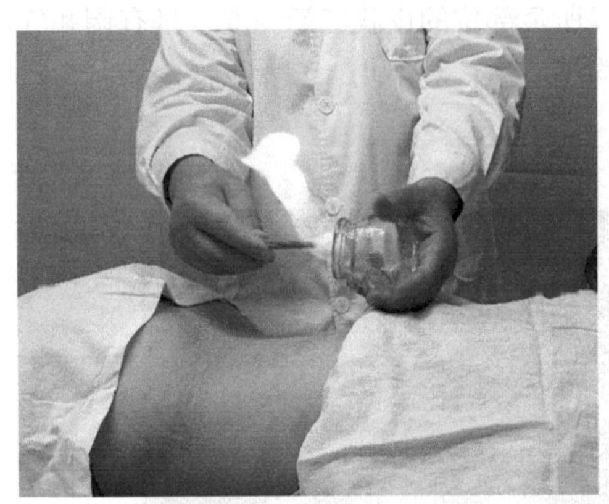

图 4-17-36　闪火法示意

（1）闪火法：用止血钳或镊子夹住 95% 乙醇棉球点燃后在火罐内旋绕数圈后抽出，迅速将罐扣于应拔部位。此法较安全，不受体位限制，是最常用的拔罐方法。注意操作时不要烧灼罐口，以免烫伤皮肤。

（2）投火法：将易燃纸片或 95% 乙醇棉球点燃后投入罐内，迅速将罐扣于应拔部位。此法由于罐内有燃烧物，容易落下烫伤皮肤，故适宜于侧面横拔。

（3）贴棉法：用直径 1～2cm 的 95% 乙醇棉片贴于罐内壁，点燃后迅速将罐扣于应拔部位此法也多用于侧面横拔，注意避免乙醇过多，滴下烫伤皮肤。

2. 水罐法　水罐法是指通过蒸汽、水煮等方法加热罐内空气，利用罐内空气冷却时形成的负压，使罐吸附于体表的方法。此法多选用竹罐，将罐放在水中煮沸 2 分钟左右，然后用镊子将罐口朝下夹出，迅速用折叠干毛巾捂紧罐口，以吸去罐内的水液，降低罐口温度。同时保持罐内空气温度，待罐口冷却至人体能接受的程度后，将罐拔于应拔部位并固定数分钟，吸牢即可。水罐法有较强的温热刺激，还可根据病情需要在水中放入适量的祛风活血等药物，以增强疗效。

3. 抽气罐法　抽气罐法是通过机械装置抽出罐内部分空气，形成罐内负压，使罐吸附于体表的方法。操作时，先将抽气罐紧扣在应拔部位用抽气筒从罐内抽气，使罐吸附于皮肤上。

（二）拔罐的操作方法

临床上，可根据病情和病变部位选择不同的方法。常用的有以下 5 种。

1. 留罐法　留罐法又称坐罐法，是指将罐具吸拔在皮肤上留置 5～15 分钟，然后将罐起下。此法是最常用的拔罐方法，一般疾病均可应用。

2. 走罐法　走罐法又名推罐法，即先在拟操作部位涂上凡士林等润滑剂，再用上述方法将罐吸住然后医生手握罐体，均匀用力，将罐沿着一定路线往返推动，直至走罐部位皮肤红润、充血甚至瘀血时，将罐起下。此法适宜于脊背、腰臀、大腿等面积较大、肌肉丰厚的部位（图 4-17-37）。

3. 闪罐法 闪罐法是将罐吸拔于所选部位，立即取下，再迅速吸拔、取下，如此反复，直至皮肤潮红。闪罐动作要迅速、准确，手法要轻巧，吸附力适中，多用于局部皮肤麻木、疼痛或功能减退等疾患，尤其适用于不宜留罐的部位及儿童患者。需注意一罐多次闪罐后，罐口温度升高应及时换罐，以免烫伤。

4. 刺络拔罐法 刺络拔罐法是指在局部消毒，并用三棱针、粗毫针等点刺或皮肤针叩刺出血后，再在出血部位拔罐、留罐，以加强刺血治疗效果的方法。留罐时间一般在 5～15 分钟。此法多用于治疗各种急慢性软组织损伤、神经性皮炎、痤疮、皮肤瘙痒、丹毒、坐骨神经痛等。

5. 留针拔罐法 留针拔罐法是指在毫针留针过程中，在留针部位加用拔罐的方法。操作时，先以毫针针刺得气后留针，再以毫针为中心，加用拔罐并留置 10～15 分钟，然后起罐、起针（图 4-17-38）。

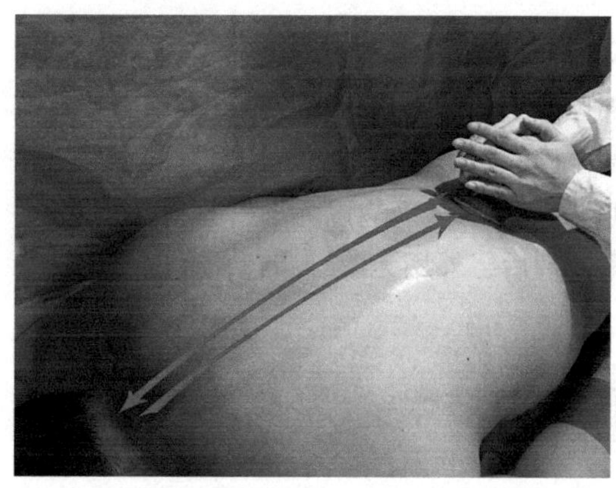

图 4-17-37 走罐法示意

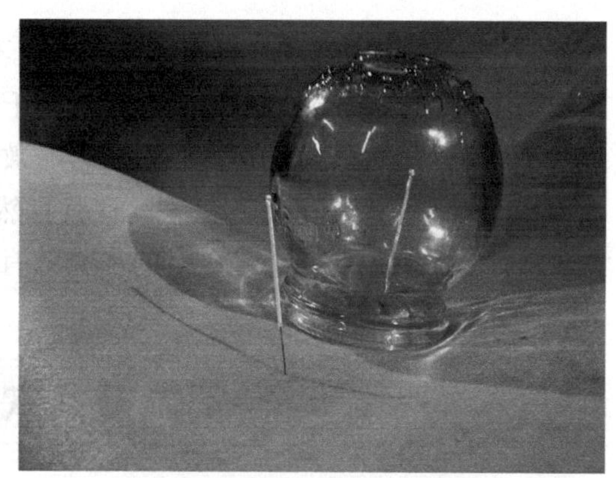

图 4-17-38 留针拔罐法示意

（三）起罐的方法

起罐时，一手握住罐体中下部，另一手拇指或食指按压罐口边缘的皮肤，使罐口与皮肤之间产生空隙，空气进入罐内，即可将罐取下。抽气罐则提起其上方的阀门使空气进入罐内，罐具即自行脱落。

第八节 穴位贴敷技术

【学习目的】

1. 掌握 穴位贴敷的操作方法。
2. 熟悉 不同疾病的选穴。
3. 了解 贴敷后起泡的处理。

（一）选穴处方

以辨证选穴为主，用穴力求少而精。也可选择病变局部或阿是穴、经验穴贴敷药物，如吴茱萸贴敷涌泉治疗小儿流涎等。

（二）贴敷方法

贴敷药物之前，先对腧穴局部皮肤进行常规消毒。将已制备好的药物直接贴压于穴位上，然后外敷医用胶布固定；或先将药物置于医用胶布贴面正中，再对准穴位粘贴。硬膏剂可直接或温化后将其中心对准穴位贴牢。

贴敷穴位皮肤出现色素沉着、潮红、微痒、烧灼感、疼痛、轻微红肿、轻度水疱，皆属于正常反应。

（三）换药

一般情况下，每隔1～2天换药1次；不需溶剂调和的药物，还可适当延长到3～5天换药1次。换药重新贴敷时，可用无菌干棉球或棉签蘸温水、植物油或液状石蜡清洁皮肤上的药物，擦干后即可再贴敷。若贴敷部位已起水疱或破溃者，应待皮肤愈后再贴敷。小的水疱一般不必特殊处理，让其自然吸收。大的水疱应以无菌针具挑破其底部，排尽液体，消毒以防感染。破溃的水疱做消毒处理后，外用无菌纱布包扎，以防感染。

第九节　穴位注射技术

【学习目的】

1. 掌握　穴位注射的特点和穴位的选择。
2. 熟悉　不同部位药量的选择。
3. 了解　不同药物的适应证。

（一）针具选择

针具多使用一次性注射器。根据使用药物剂量大小以及针刺深浅，选用不同规格的注射器和针头，一般可使用1mL、2mL、5mL注射器，若肌肉肥厚部位可使用5mL或10mL注射器针头可选用5～7号普通注射针头、牙科用5号长针头等。

（二）选穴处方

一般根据针灸治疗的选穴原则辨证选穴，亦可选取阳性反应点，如在背俞穴、募穴和四肢部特定穴出现的条索、结节、压痛，以及皮肤凹陷、隆起、色泽变异等，软组织损伤可选取最明显的压痛点。在阳性反应点进行穴位注射，效果更好。选穴以精为要，一般每次2～4穴。

（三）药物剂量

药物剂量取决于药物种类、浓度和注射部位。根据药物说明书规定的肌肉注射剂量，可以少用，不得过量。5%～10%葡萄糖每次可注射1～2mL，而刺激性较大的药物（如乙醇）和特异性药物（如激素、阿托品等）只宜小剂量注射，每次用量多为常规的1/10～1/3。中药注射液的穴位注射常规剂量为0.5～2mL。依穴位部位来分，耳穴每穴注射0.1mL，头面部每穴0.3～0.5mL，四肢部每穴1～2mL，胸背部每穴0.5mL，腰臀部每穴2～5mL。

（四）操作程序

患者取舒适体位。根据所选穴位、用药剂量选择合适的注射器及针头。局部皮肤常规消毒，快速将注射针头刺入腧穴或阳性反应点，然后慢慢推进或上下提插，针下得气后回抽，若无回血，即可将药液注入（图4-17-39）。

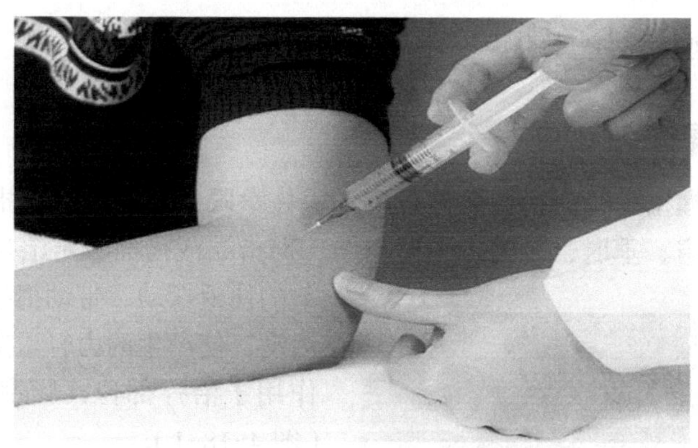

图4-17-39　穴位注射操作示意

根据穴位所在部位及病变组织确定针刺深度，一般轻压即痛、病变在浅表的注射宜浅；用力按压出现疼痛、病变在深层的注射宜深。通常使用中等速度推入药物：慢性病、体弱者用轻刺激，将药物缓慢推入；急性病、体壮者用强刺激，将药物快速推入。如果注射药量较多，可由深至浅，边退针边推药，或将注射器变换不同的方向进行注射。

（五）治疗周期

急症患者每日1～2次，慢性病一般每日或隔日1次，6～10次为1个疗程。同一穴位两次注射宜间隔1～3天。每个疗程间可休息3～5天。

第十八章
推拿基本手法

第一节　摆动类手法

一、一指禅推法

（一）操作

术者手握空拳，拇指自然伸直，并盖住拳眼，用拇指端或指面着力于体表治疗部位，沉肩、垂肘、悬腕，手握空拳，拇指端或指面吸定治疗部位，运用腕关节的往返摆动，带动拇指指间关节的屈伸活动，使产生的力轻重交替、持续不断地作用于治疗部位，频率120～160次/分（图4-18-1）。

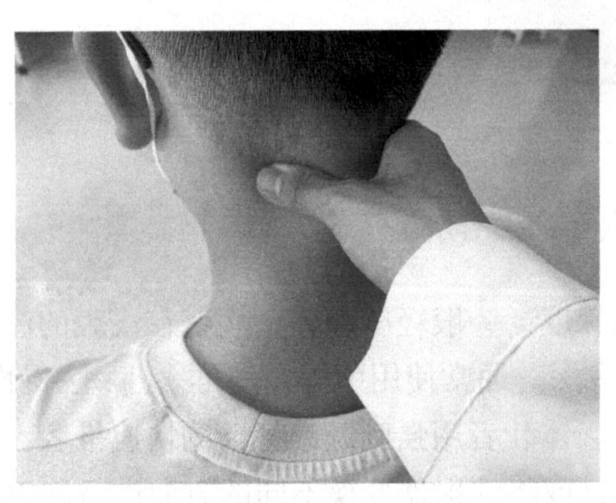

图4-18-1　一指禅推法

（二）实训要领及注意事项

1. 沉肩即要求肩关节放松，不可耸肩；垂肘即要求肘关节自然下垂，最高不能高于腕；悬腕即要求腕关节自然向上垂直悬抬。指实、掌虚，功力集中于拇指，蓄力于掌，发力于指，着力于指面。

2. 动作要柔和，力量要沉着，使手法的刺激柔和有力。

3. 要紧推慢移，也就是说腕部摆动的要快，拇指着力点的移动要缓慢。

（三）作用及实训操作

主要用于头痛、失眠、多梦、健忘、胸闷、胃脘痛、腹胀、泄泻、大便干结、痛经、月经不调、关节酸痛。

胃脘痛、腹泻、便秘，用一指禅推法推足太阳膀胱经第一侧线；重点推脾俞、胃俞、大肠俞；冠心病，用一指禅推法推心俞、肺俞、膈俞。颈项强痛，用一指禅推法推颈部脊柱正中、推颈部棘突两侧肌肉，从哑门穴高度开始至大椎穴水平为止。

二、小鱼际擦法

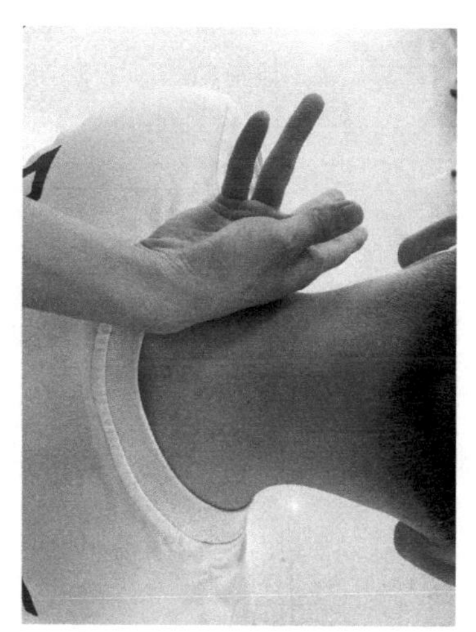

图 4-18-2 小鱼际擦法

（一）操作

术者掌指关节略为屈曲，手指自然展开，以手掌背部近小指侧部分附着于治疗部位上，通过腕关节做主动连续的屈伸运动，带动前臂的外旋和内旋，使掌背部在体表治疗部位上进行持续不断的 120～160 次 / 分的来回滚动（图 4-18-2）。

（二）实训要领及注意事项

1. 滚动时手背部接触范围为手背、尺侧至中指线。

2. 肩臂要放松，肩关节自然下垂，肘关节曲屈角度在 120°～140°，腕关节屈曲幅度在 120° 左右。

3. 手腕放松，腕关节屈伸幅度要大，屈伸幅度在

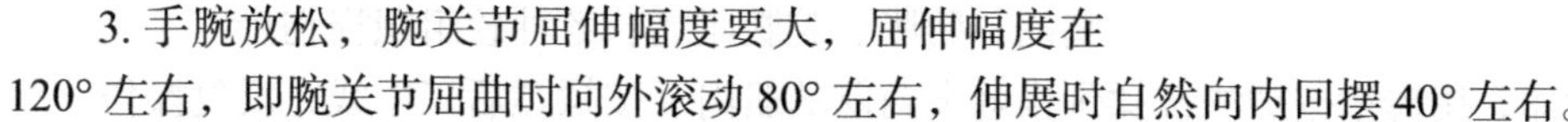

120° 左右，即腕关节屈曲时向外滚动 80° 左右，伸展时自然向内回摆 40° 左右。

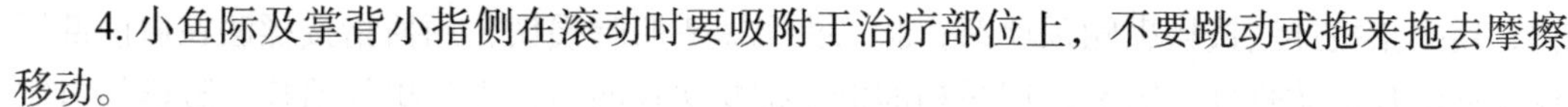

4. 小鱼际及掌背小指侧在滚动时要吸附于治疗部位上，不要跳动或拖来拖去摩擦移动。

5. 指掌放松，手指任其自然，不要有意分开或并拢或伸直。

6. 要动作柔和，压力均匀，节奏一致。

（三）作用及实训操作

主要用于肢体疼痛、肌肤麻木、关节运动功能障碍及各种内科、妇科病症，如颈椎病、肩周炎、腰椎间盘突出症、半身不遂、糖尿病、痛经、月经不调等。

肩周炎，常应用小鱼际擦法在肩关节周围操作，同时配合肩关节各方向的被动活动；颈椎病，常用小鱼际擦法从肩井部到颈肩交界部治疗；落枕，常用轻柔的小鱼际擦法在患侧颈项及肩背部治疗，同时配合轻缓的头部前屈、后伸及左右旋转活动；腰椎间盘突出症，常用小鱼际擦法在患侧腰部、臀部及下肢治疗，同时配合轻微的腰部后伸扳法；半身不遂，常用小鱼际擦法在患侧肢体反复操作。该手法渗透性强，有较好的解痉止痛、活血通经、滑利关节、松解粘连的作用。

三、揉法

（一）操作

术者用拇指指面或中指指面或并拢的食指、中指、无名指的指面附着于体表治疗部位上，稍用力下按，通过腕关节做主动的环形摆动，使指面在治疗部位上做轻柔的、小幅度的环旋揉动，频率 120～160 次 / 分。用拇指指面揉动的，称为拇指揉法，常与拇指按法结合。用中指指面揉动的，称为中指揉法，操作时常常食指搭于中指指背，其余手指屈曲相握。用食指、中指、无名指指面揉动的，称为三指揉法。常和指按法配合应用，形成指按揉法。术者用手掌的掌根或大鱼际附着于体表治疗部位上，稍用力下按，以腕关节

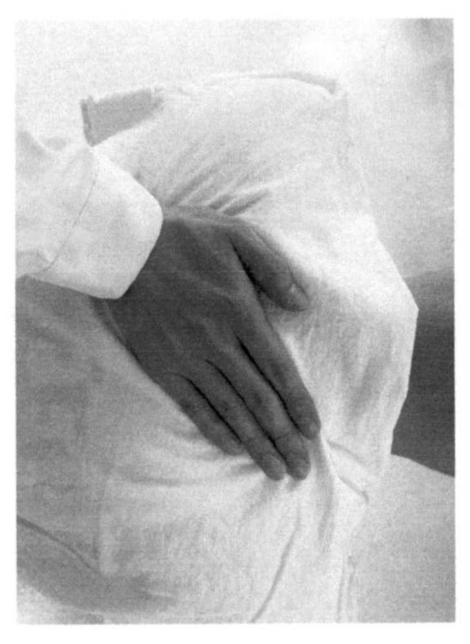
图 4-18-3　掌根揉法

连同前臂做小幅度的回旋活动，带动治疗部位的肌肤一起揉动，频率每分钟 120～160 次。用掌根着力的，称为掌根揉法（图 4-18-3），临床上常与掌按法配合应用，形成掌按揉法。用大鱼际着力的，称为大鱼际揉法。

（二）实训要领及注意事项

1. 腕部要放松，动作要灵活。

2. 压力要轻柔，要带动该处皮下组织一起揉动，不能有体表摩擦移动。

3. 揉动以顺时针方向为主。

（三）作用及实训操作

主要用于头痛、头晕、失眠、多梦、牙痛、面瘫、胸闷、胁胀、脘腹胀痛、各种软组织损伤。

颈背痛，用拇指按揉法按揉颈椎棘突两侧的肌肉、按揉颈后正中线，反复操作；落枕，用拇指按揉法按揉患侧颈项部；肱二头肌短头肌腱损伤，用拇指按揉法在肩前部压痛点处治疗；肱骨外上髁炎，用缓和的拇指按揉法在曲池，手三里处治疗。腰椎间盘突出症者，用掌根按揉法在患侧腰部、臀部及下肢治疗；肩周炎，用掌揉法在肩部治疗；尺骨鹰嘴滑囊炎，用轻柔的大鱼际揉法、掌根揉法在尺骨鹰嘴部治疗；胸闷胁痛者，用大鱼际揉法沿肋间隙操作；脘腹胀痛者，用掌揉法揉腹部；慢性腰痛者，用掌揉法揉肾俞、命门、腰阳关。掌揉法也常用于头面部、腹部的保健。

第二节　挤压类手法

一、按法

（一）操作

术者拇指伸直，用拇指指面着力于体表治疗部位上，做垂直向下的按压称为指按法。术者腕关节背伸，用掌根或小鱼际或手掌着力于体表治疗部位，做垂直向下的按压，也可双掌交叉重叠按压，称为掌按法（图 4-18-4）。

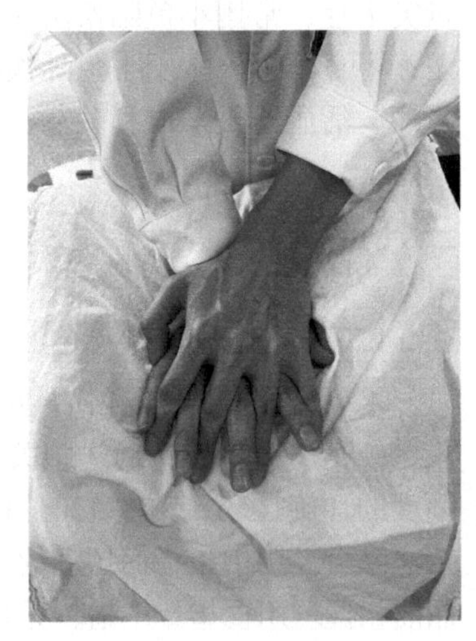
图 4-18-4　掌按法

（二）实训要领及注意事项

1. 按压的方向要垂直向下。按压后要稍微停留片刻，然后再做重复按压，不要按压后马上抬起。

2. 常与揉法结合使用，组成按揉法。即当按压到一定深度，被推拿者感觉瘦胀重麻，即有得气的感觉时，术者再做一个小幅度的缓缓揉动。

3. 按压时用力要由轻到重，稳而持续，不可用迅猛的暴力。按法结束时也宜缓慢地减轻压力。

4. 按压时术者身体可略微前倾，以借助上身体重。

（三）作用及实训操作

主要用于各种疼痛的治疗。此法止痛效果明显。也可同时配合他法治疗鼻塞、哮喘、呃逆、大便干结、小便量少且点滴而下，甚至小便闭塞不痛、半身不遂。

止痛时重点在阿是穴或病变所在部位进行按压。肩周炎，用拇指按法在肩髃、肩髎、肩贞、肩井、天宗处治疗；颈背痛，用拇指按按风池、风府、肩井；腰椎间盘突出症，用拇指按法在病变节段对应的华佗夹脊穴和背俞穴治疗；糖尿病，用拇指按法按曲池、三阴交；眩晕，用拇指按法按印堂、攒竹、鱼腰、四白、太阳、百会、四神聪；心悸，用拇指按法按百会；胃痛，用拇指按法或掐法在内关、合谷；胆绞痛，用拇指按法按胆俞、肝俞、膈俞；阳痿，用拇指按法按三阴交。

二、弹拨法

（一）操作

一手的拇指自然伸直，以拇指指面着力于体表被按摩部位上，垂直向下按压到一定深度后，再做与肌纤维、阳性反应物、肌腱、韧带、经络成垂直方向的来回拨动，其余四指扶在其旁边以帮助用力，如果一手的指力不足，可以双手拇指重叠按压弹拨（图 4-18-5）。

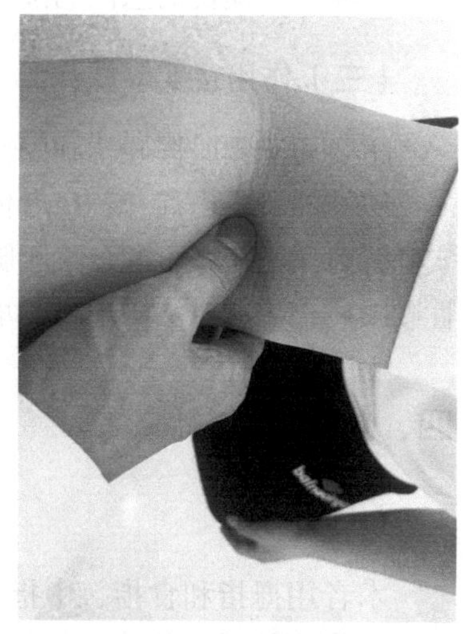

图 4-18-5　弹拨法

（二）实训要领及注意事项

1. 力要均匀，动作要灵活，用力的大小以患者能够忍受为度。

2. 拨动的手指不能在被按摩部位的皮肤表面有摩擦移动，要带动被弹拨部位的肌纤维或肌腱、韧带一起拨动。

（三）作用及实训操作

主要用于局部酸痛、活动不利。一般适用于软组织损伤的慢性期。

髂腰韧带损伤，用拇指弹拨法在压痛点处做有与髂腰韧带成垂直方向的弹拨；糖尿病者，用拇指弹拨法弹拨胰俞、肝俞、胆俞、脾俞、胃俞、肾俞、三焦俞等穴；早泄及肾阴阳两虚证者，用拇指弹拨法弹拨足三里；急性腰肌损伤者，用拇指弹拨法在压痛点上、下方治疗，手法宜柔和深沉；踝管综合征者，用轻巧的弹拨法从内踝后方沿肌腱行走路线到足弓部治疗，同时配合踝部的内翻、外翻及伸屈的被动运动；跟腱扭伤者，用

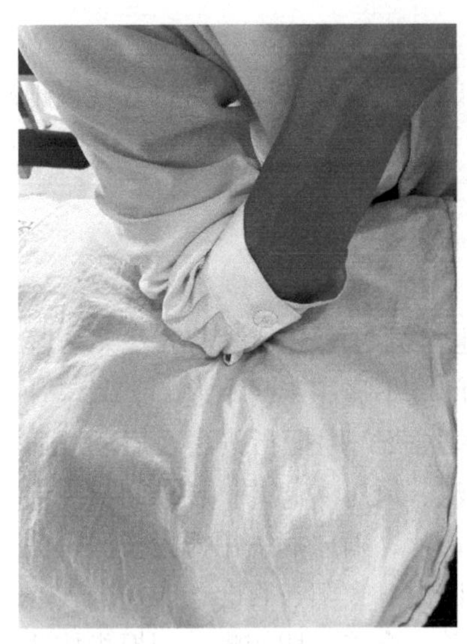
图 4-18-6　肘压法

轻快的拇指弹拨法在跟腱处治疗；足跟痛者，用拇指弹拨法在跖筋膜处应用，重点在其跟骨附着点周围。

三、肘压法

（一）操作

术者肘关节屈曲，用肘尖着力于体表治疗部位，做垂直向下的按压（图 4-18-6）。

（二）实训要领及注意事项

1. 用力要以患者能够忍受为度，用力要稳而缓，不要突发暴力。

2. 因肘压的刺激较强，按压时间不宜过长，以 1～3 分钟为宜。

3. 软组织损伤的急性期按压时间宜短，软组织损伤的慢性期按压时间宜长。

（三）作用及实训操作

主要用于腰肌僵硬、顽固性腰腿痛、腰椎间盘突出症。

腰椎间盘突出症，若患者体质健壮，术者可以用肘压法在病变节段对应的华佗夹脊穴和背俞穴治疗，可配合滚腰腿部、掌根按揉腰腿部、拳推下肢部，腰部斜扳法；顽固性腰腿痛，用肘压法压环跳、承扶、殷门。

四、捏法

（一）操作

术者用拇指和食指、中指的指面，或用拇指和其他四指的指面相对夹住治疗部位或穴位，然后做相对用力的挤压，随即放松，再用力挤压，并循序上下移动。用拇指和食指、中指操作的称为三指捏法，用拇指和其余四指操作的称为五指捏法（图 4-18-7）。

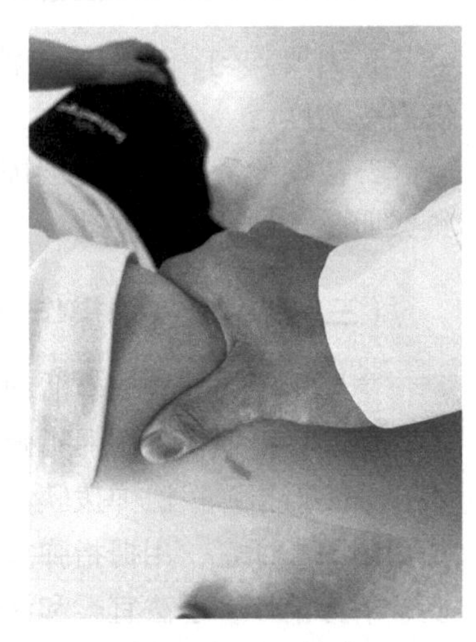
图 4-18-7　捏法

（二）实训要领及注意事项

1. 动作要连贯而有节奏性。

2. 用力要由小到大，用力的大小以患者能够忍受为度。

（三）作用及实训操作

主要用于肌肤不适、麻木不仁、肢体倦怠无力。

颈椎病，用捏法从两侧风池穴向下捏至颈根部；肩周炎，用捏法捏肩部；疲劳性四肢酸痛，用捏法捏四肢肌肉。具有松肌解痉、舒筋通络、行气活血的作用。

五、拿法

（一）操作

术者用拇指指面和其他手指指面相对用力，捏住治疗部位的肌肤并逐渐用力内收，将治疗部位的肌肤提起，做连续的提捏或揉捏动作。用拇指和食指、中指着力的，称为三指拿法；用拇指与其他四指着力的，称为五指拿法（图 4-18-8）。

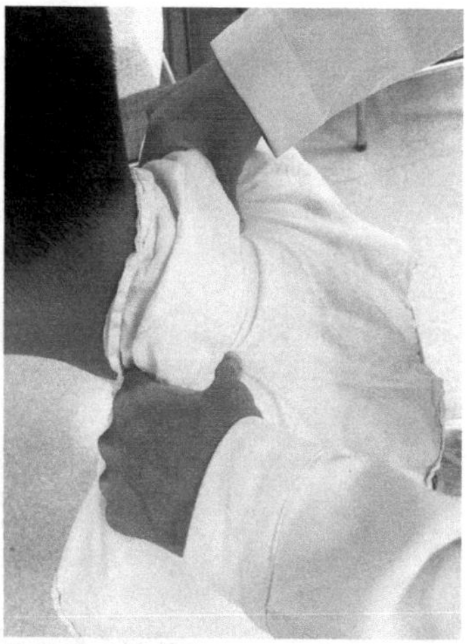

图 4-18-8 拿法

（二）实训要领及注意事项

1. 动作要连绵不断而有节奏。
2. 腕部要放松，动作要灵活。
3. 用指面着力，而不用指端着力。

（三）作用及实训操作

主要用于头痛、头晕、失眠、多梦、健忘、感冒、牙痛、颈项强痛、腰痛、肌肤酸痛、麻木、肢体无力、腹胀、食欲不振。颈背痛者，用五指拿法拿颈椎棘突两侧的肌肉，自上而下操作，从风池穴的高度到大椎穴水平，反复操作；落枕，用拿法拿颈项部、肩背部；肩周炎，用拿法在肩部治疗；神经根型颈椎病，用拿法拿患侧上肢；交感型颈椎病，用拿法拿头部；肱二头肌长腱腱鞘炎，用柔和的拿法在肩部沿三角肌向下经上臂到肘部治疗，重点在三角肌前部、肱二头肌；肱二头肌短头肌腱损伤，用拿法在肩前部、上臂治疗；冈上肌肌腱炎，用拿法在肩井及肩关节周围应用；尺骨鹰嘴滑囊炎，用轻快的拿法在肱三头肌处治疗，重点在肱三头肌近尺骨鹰嘴部的肌腱；肱骨外上髁炎，用轻快的拿法沿桡侧伸腕肌往返操作。

第三节 摩擦类手法

一、摩法

（一）操作

1. 指摩法：术者掌指关节自然伸直，腕部微屈，用并拢的食指、中指、无名指指面附着于体表治疗部位，随同腕关节做环旋活动，频率每分钟 120 次。

2. 掌摩法：术者手掌自然伸直，腕关节微背伸，以手掌平放于体表治疗部位上，

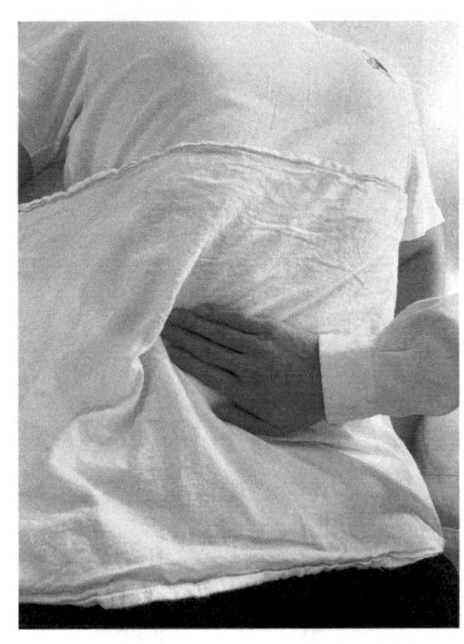

图 4-18-9　摩法

随同腕关节做环旋活动，频率每分钟 80～100 次（图 4-18-9）。

（二）实训要领及注意事项

1. 动作要轻柔，压力要均匀。
2. 顺摩为补，逆摩为泻。

（三）作用及实训操作

主要用于胸闷、脘腹胀痛、痛经、月经不调、风湿痹痛、增生性关节炎。

胸闷，用指摩法摩膻中；脘腹胀痛，用掌摩法摩脘腹部，用指摩法摩上、中、下三脘；痛经、月经不调，用指摩法摩气海、关元；风湿痹痛、增生性关节炎，用掌摩法摩病变处。

二、擦法

（一）操作

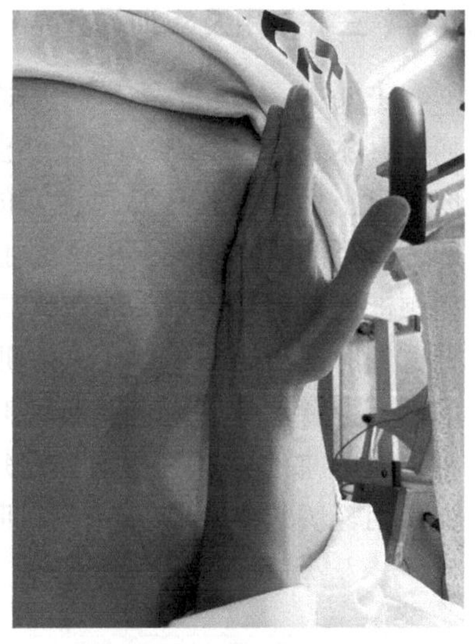

图 4-18-10　擦法

腕关节伸直，用食指、中指、无名指和小指指面或小鱼际或大鱼际或全掌紧贴于治疗部位的皮肤，并稍微用力下压，以肘或肩关节为支点，前臂或上臂做主动运动，使手的着力部分在体表做均匀的上下或左右往返摩擦移动。用食指、中指、无名指和小指指面着力摩擦的称指擦法，用小鱼际着力摩擦的称小鱼际擦法或侧擦法（图 4-18-10）；用大鱼际摩擦的称大鱼际擦法或鱼际擦法；用全掌着力摩擦的称掌擦法。

（二）实训要领及注意事项

1. 向下的压力不宜太大，但推动的幅度要大。
2. 用力要稳，动作要均匀连续，有如拉锯状。
3. 必须直线往返移动，不可歪斜。

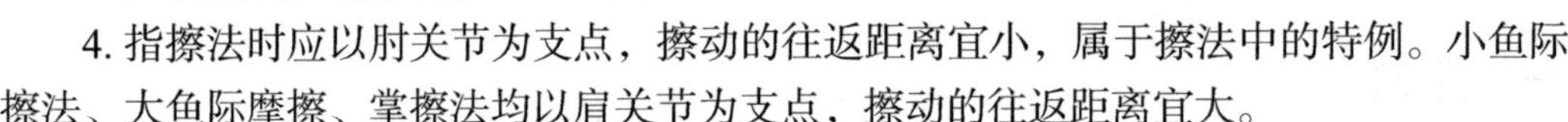

4. 指擦法时应以肘关节为支点，擦动的往返距离宜小，属于擦法中的特例。小鱼际擦法、大鱼际摩擦、掌擦法均以肩关节为支点，擦动的往返距离宜大。
5. 应用擦法时，必须在施术部位涂上少许润滑剂，防止擦破皮肤，并有利于热量的渗透。
6. 以透热为度。擦法属于生热手法，应以操作者感觉手下所产生的热已进入受术者的体内，并与其体内之“热”相呼应为尺度。
7. 擦法使用后，不能在该部位再使用其他手法。

8. 在同一部位要避免重复多次擦，以免擦伤皮肤。

（三）作用及实训操作

主要用于运动系统、呼吸系统、消化系统及生殖系统疾病。如软组织损伤、咳嗽、气喘、胸闷、脘腹胀痛、消化不良、胁肋胀痛、阳痿、遗精、不孕症、倦怠乏力、风湿痹痛。

软组织损伤和风湿痹痛，常擦患处；咳嗽、气喘、胸闷，常擦胸部和上背部；脘腹胀痛、消化不良，常擦背部两侧膀胱经和足三里穴处；阳痿、遗精、不孕症，常擦肾俞、命门、八髎；胁肋胀痛，常擦两胁肋。

三、平推法

（一）操作

术者用拇指指面着力于体表治疗部位，做与经络循行路线或肌纤维平行方向的缓慢推动，称为拇指平推法。术者用掌根部或掌面着力于体表治疗部位，做与经络循行路线或肌纤维平行方向的缓慢推动，称为掌平推法（图 4-18-11）。术者手握拳，以食指、中指、无名指、小指四指的指间关节突起部着力，做与肌纤维平行方向的单方向缓慢推动，称为拳平推法。术者肘关节屈曲，用肘尖着力于体表治疗部位，做与肌纤维平行方向的缓慢推进，称为肘平推法。

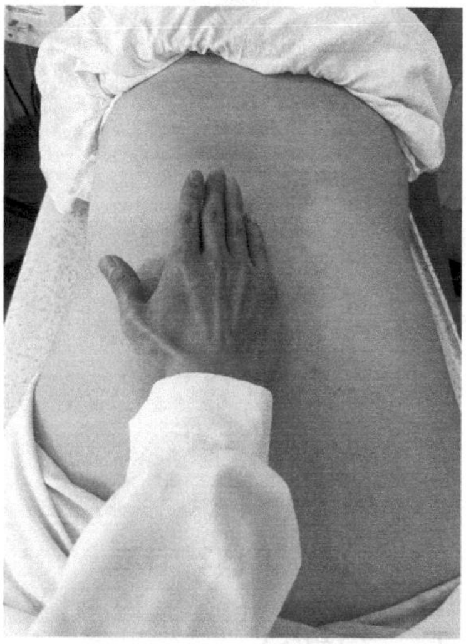

图 4-18-11　掌平推法

（二）实训要领及注意事项

用力要平稳，动作宜缓慢。

（三）作用及实训操作

主要用于风湿痹痛、筋脉拘急、软组织损伤。

肱骨内上髁炎，用拇指推法从肱骨内上髁沿尺侧屈腕肌治疗；指部腱鞘炎，用拇指推法推掌指关节；桡骨茎突部狭窄性腱鞘炎，用拇指推法推桡骨茎突部；桡侧伸腕肌腱周围炎，用拇指推法沿桡侧腕长、短伸肌治疗。胸闷，用掌平推法横推胸部，可配合搓胁肋、指摩膻中；脘腹胀痛，用掌平推法横推或直推脘腹部，可配合掌摩腹部、掌揉腹部、指摩中脘；腰背酸痛，用掌平推法横推或直推腰背部，可配合掌揉腰背部；下肢麻木疼痛，用掌平推法直推下肢部，可配合拿下肢部。腰背肌劳损、风湿痹痛、腰背部僵硬、感觉迟钝，用拳平推法平推脊柱两侧膀胱经、华佗夹脊，顽固性腰腿痛、下肢麻木，用拳平推法平推腰椎两侧膀胱经、两下肢后侧，以祛风除湿、通经活络、解痉止痛。腰背肌劳损、风湿痹痛、腰背部僵硬、感觉迟钝，用肘平推法平推脊柱两侧膀胱经、华佗夹脊，顽固性腰腿痛、下肢麻木，顽固性腰腿痛、下肢麻木，用肘平推法平推腰椎两侧膀胱经、两下肢后侧，以祛风除湿、通经活络、解痉止痛。

四、抹法

（一）操作

术者用单手或双手的拇指指面或中指指面或食指、中指、无名指的指面在体表治疗部位上做上下左右或弧形曲线推动（图 4-18-12）。用拇指指面操作的，称为拇指抹法；用中指指面操作的，称为中指抹法；用食指、中指、无名指的指面操作的，称为三指抹法。若是在体表被推拿部位上同时做相反方向的推动，又叫分抹法。

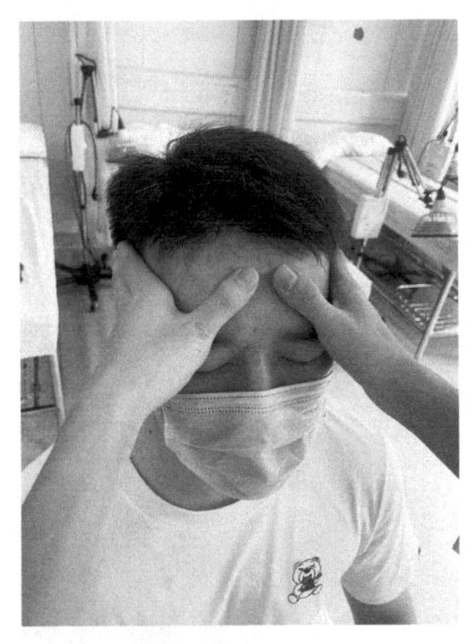

图 4-18-12　抹法

（二）实训要领及注意事项

1. 用该法时可在治疗部位涂上少许润滑剂以提高治疗效果。

2. 用力要均匀柔和，动作宜稳而沉着。

（三）作用及实训操作

主要用于感冒、头痛、头晕、失眠、健忘、近视、眼花、面瘫、手掌麻木酸痛、胸闷脘胀。

感冒、头痛、头晕、失眠、健忘、近视、眼花，用指抹法抹前额部、印堂穴、两侧太阳穴；面瘫，用指抹法抹面部；手掌麻木酸痛，用指抹法抹整个手掌；胸闷脘胀，用指抹法抹胸腹部。

五、扫散法

（一）操作

术者一手的食指、中指、无名指、小指并拢微屈，以指端部置于头维穴处，拇指伸直，以拇指挠侧面附着于耳后上方。然后，稍用力在头颞部做较快速的单向向后下方的推动，使四指的指端在额角发际至耳上范围内移动，拇指在耳后上方至乳突范围内移动（图 4-18-13）。

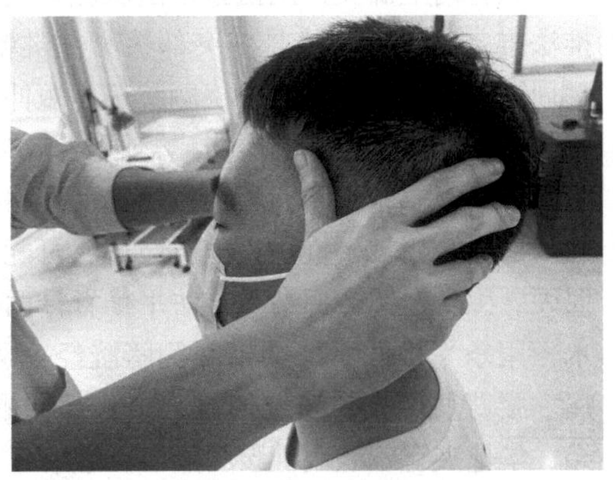

图 4-18-13　扫散法

（二）实训要领及注意事项

1. 动作要轻快而有节奏，用力不要过大，以免损伤头皮。

2. 头部要扶住，避免头部随手法操作而前俯后仰。

3. 如果头发较长，应将手指插入头发间，贴于头皮操作。

（三）作用及实训操作

主要用于头痛、头晕、失眠、多梦、感冒。

治疗高血压，常配合推桥弓；治疗头痛、失眠、多梦，常配合按揉太阳、印堂及拿头部等手法；治疗感冒，常配合拿风池、拿肩井、擦膀胱经等手法。具有平肝潜阳、安神醒脑、祛风散寒的作用。

六、搓法

（一）操作

术者用双手的掌面夹住治疗部位，相对用力做相反方向的快速搓揉，并循序上下往返移动（图4-18-14）。

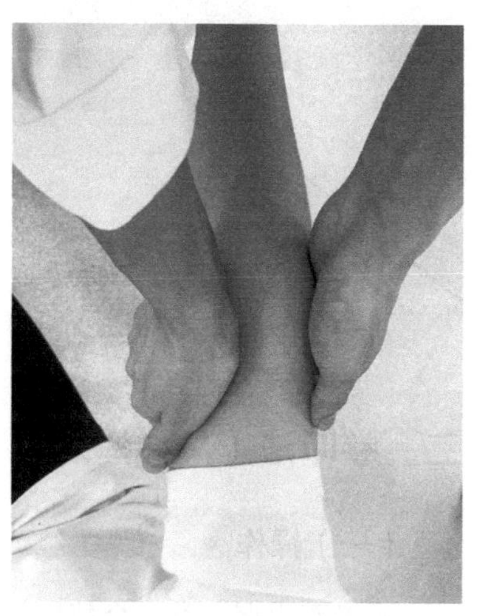

图 4-18-14　搓法

（二）实训要领及注意事项

1. 双手用力要对称，不宜将治疗部位过于挟紧。
2. 动作要快，但在被治疗者体表的上下移动要慢。
3. 一般作为推拿按摩治疗的结束手法。

（三）作用及实训操作

主要用于肢体酸痛、活动不利、肢体麻木、倦怠无力。

四肢部酸痛、关节活动不利，用搓法搓四肢部及病变的关节；肝郁气滞用搓法搓胸胁部。肱二头肌长腱腱鞘炎，用搓法在患肩及上肢治疗，常配合擦法擦肱二头肌长腱、拨法拨肱二头肌长腱；肱二头肌短头肌腱损伤，用搓法在患肩及上肢部治疗，常配合按揉法按揉肱二头肌短头肌腱；肱骨内上髁炎，用搓法在肘部和前臂治疗，常配合擦法擦肱骨内上髁及前臂屈肌群；腕管综合征，用搓法在腕关节处治疗，常配合擦法擦腕掌部、用摇法摇腕关节。常作为上肢部治疗的结束手法。

第四节　叩击类手法

一、虚掌拍法

（一）操作

术者五指自然并拢，掌指关节部微屈曲，掌心空虚，用虚掌有节奏地拍击体表治疗部位的皮肤，拍击时常可以听到清脆的响声。可以单手拍打，也可以双手交替拍打（图4-18-15）。

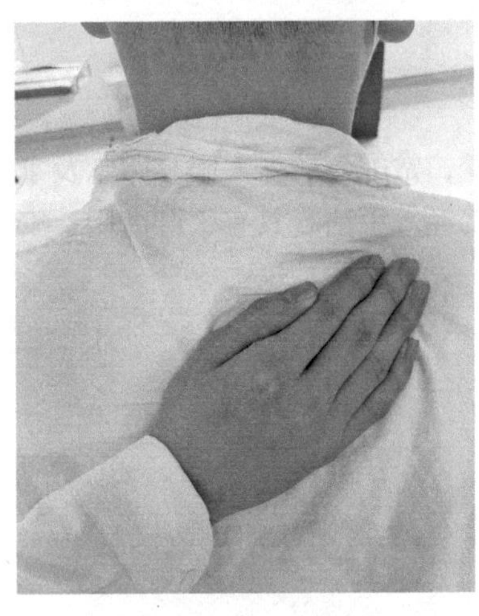

图 4-18-15　虚掌拍法

（二）实训要领及注意事项

1. 腕关节要放松，动作要平稳。
2. 对骨折、冠心病、肿瘤、结核病患者禁用此法。

（三）作用及实训操作

主要用于腰背筋膜劳损，腰椎间盘突出症。

颈背痛者，用拍法拍颈背部；落枕，用拍法在颈项部、肩背部治疗；腰椎间盘突出症者，用拍法在腰部和下肢部治疗；四肢肌肉酸痛，用拍法拍四肢部。具有舒筋通络、行气活血的作用，常作为推拿结束手法和保健手法。

二、拳叩法（又称捶法）

（一）操作

术者双手握空拳，交替用拳背部或拳眼部上下叩击被推拿部位，形状如击鼓状（图 4-18-16）。

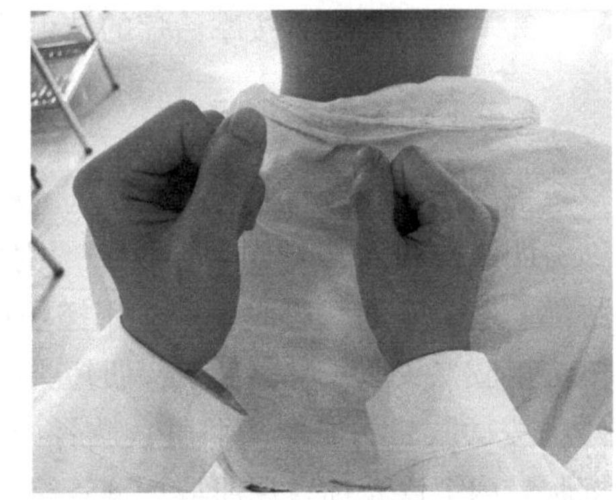

图 4-18-16　拳叩法

（二）实训要领及注意事项

1. 双手用力要均匀柔和，持续有序。不可用暴力。
2. 腕部动作要灵巧，动作轻快而富有弹性。
3. 心脏病、高血压患者禁用或慎用此手法。
4. 肾区部位用力不宜过重。

（三）作用及实训操作

主要用于局部酸痛、倦怠酸痛。

背肌劳损，用捶法捶背部；顽固性腰腿痛，用捶法捶腰腿部；四肢肌肉疲劳酸痛，用捶法捶四肢部。可松肌活血、通经活络、解除疲劳。

三、击法

（一）操作

用拳背、掌根、小鱼际、指尖击打体表一定部位，称为击法。术者手指半握，腕关节放松，运用腕关节做小幅度或较大幅度的屈伸，以指端轻轻击打或重力击打治疗部位。击打时常用五指同时着力，称为指尖击法。术者手握空拳，腕关节伸直，用拳背平击治疗部位，称为拳击法（图 4-18-17）。术者手指自然松开、微屈，腕关节略微背伸，以掌根部或小鱼际根部为着力点击打治疗部位，称为掌击法。术者掌指关节伸直，腕关节略背伸，用单手小鱼际击打或双手小鱼际交替击打治疗部位，称为侧击法。

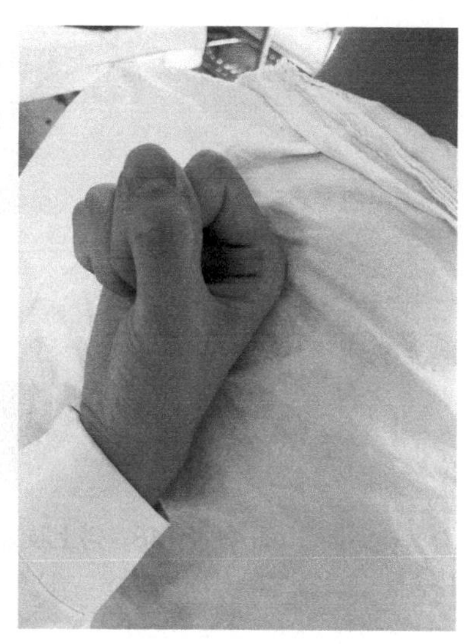
图 4-18-17 拳击法

（二）实训要领及注意事项

1. 击打时腕关节要挺住，不能有屈伸动作，使整个拳背平稳地击打治疗部位。

2. 通过肘关节的伸屈带动前臂发力来进行击打。

3. 要有信拳。即在正式击打前轻轻拳击治疗部位，以引起患者注意。

（三）作用及实训操作

主要用于头痛、失眠、多梦、健忘、胸胁胀满。也用于头痛、眩晕、坐骨神经痛、腰臀部软组织劳损、下肢酸痛。

用指尖击法击前额部和头顶部治疗头痛、失眠、多梦、健忘；胸胁胀满，用指尖击法击胁肋部。颈椎病引起的上肢麻木酸痛，用拳击法拳击大椎穴，在拳击大椎穴时，患者宜取坐位，颈腰部挺直，术者用拳背做竖直击打，也就是术者前臂与患者脊柱呈平行方向击打，切不可在颈前倾位时击打；退行性脊柱炎、腰腿风湿痹痛，用拳击法拳击腰骶部，拳击腰骶部时，患者宜取坐位或站立位，腰部挺直，术者用拳背进行横向击打。内功推拿流派认为，拳击大椎穴能通调一身之阳气、祛散风寒，拳击腰骶部可以引火归原、壮肾阳。头痛、眩晕，用掌根击法击百会穴；腰臀部软组织劳损，用掌根击法击腰臀部；坐骨神经痛、下肢酸麻，用掌根击法击环跳穴、下肢部。风湿痹痛、肢体麻木，用侧击法击打患病肢体的肌肉丰厚处；腰椎间盘突出症，用侧击法击打腰臀部、下肢后侧。可祛风除湿、调和气血、通经活络。

第五节 振颤类手法

一、抖法

（一）操作

1. 抖上肢法：被推拿者坐位，肩臂放松。术者站在其前外侧，双手握住患肢腕部将患肢抬起 60° 左右，然后做连续的小幅度的上下抖动，频率 250 次 / 分左右（图

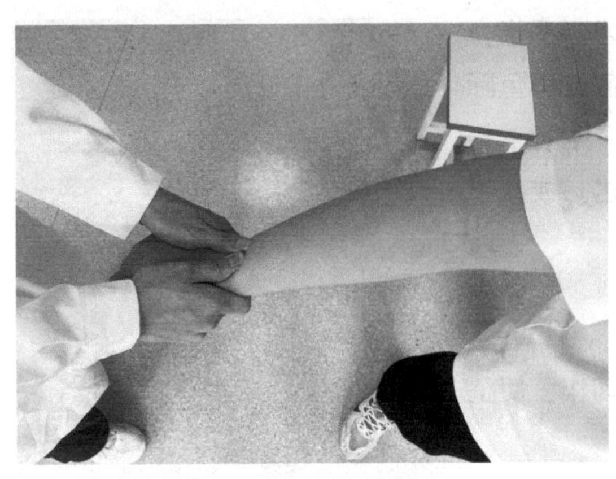
图 4-18-18　抖上肢法

4-18-18)。

2. 抖下肢法：患者仰卧位，下肢伸直放松。术者站在其正前方，双手分别握住其两踝部将其抬高 30cm 左右，然后做连续的小幅度的上下抖动，频率 100 次 / 分左右。也可两侧下肢轮流抖动。

(二) 实训要领及注意事项

1. 被抖的肢体要放松，自然伸直。
2. 抖动的幅度要小，频率要快。

(三) 作用及实训操作

主要用于肩臂酸痛，活动不利，腰腿痛。

肩周炎，用抖法抖上肢；神经根型颈椎病，用抖法抖患侧上肢；腰椎间盘突出症，用抖法抖双侧下肢或患侧下肢。抖法常与搓法配合作为上、下肢部推拿的结束手法，具有舒松肌筋、行气活血、滑利关节的作用。

二、颤法

(一) 操作

1. 中指颤法：术者中指伸直，以指端着力于穴位处，食指重叠于中指指背，肘微屈，运用前臂和手部的静止性用力使肌肉强力收缩，发出快速而强烈的振颤。

2. 掌颤法：术者用单手掌面或双手掌面重叠交叉附着于治疗部位，上肢部静止性用力，使肌肉强力收缩，发出快速而强烈的振颤。

(二) 实训要领及注意事项

1. 指、掌部不要过于用力向下按压。
2. 动作要连贯，使振颤持续不断地传递到机体。

(三) 作用及实训操作

主要用于失眠、头痛、眩晕、胃脘痛、咳嗽、气喘、呃逆、痛经、月经不调。

脘腹胀满、消化不良，可指颤上脘、中脘、下脘穴，常配合掌摩腹部、分推腹部、掌揉腹部，指按揉足三里、脾俞、胃俞。失眠、头痛、眩晕，可指颤百会，常配合拿五经，指按揉印堂、攒竹、太阳、神庭、角孙、风池，指尖击前额部及头顶。

第六节 运动关节类手法

一、摇法

应用摇法时须注意：摇转的幅度要由小到大；用力要稳，动作要缓和；摇转的方向和幅度要在生理许可的范围内进行，或在患者能够忍受的范围内进行。

（一）颈项部摇法

1. 操作 患者坐位，颈项部放松。术者站在患者的身后或侧面，一手扶住其头顶部，另一手托住其下颌部，双手协调做相反方向用力，使颈项部按顺时针或逆时针方向由前屈位渐渐转至后仰位的环形摇转，反复数次（图 4-18-19）。

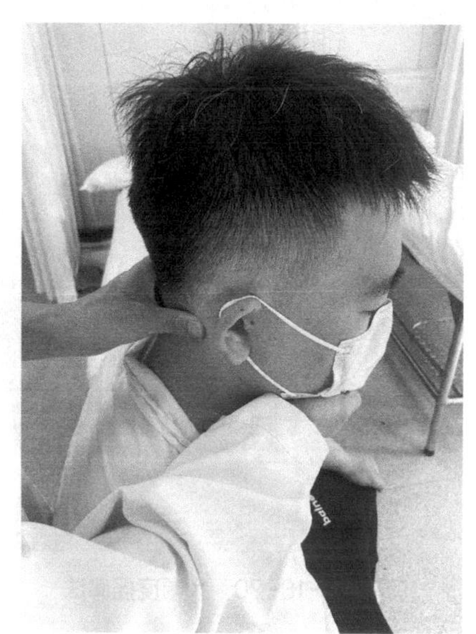

图 4-18-19 颈项部摇法

2. 实训要领及注意事项 摇转动作要稳缓，以免产生头晕等不适感。

3. 作用及实训操作 主要用于落枕、颈椎病、颈项部软组织劳损。

落枕，常配合拿捏和按揉患侧颈项部，滚颈项部和肩背部，擦颈项及肩背部；颈椎病神经根型，常配合拿捏患侧上肢、搓患侧上肢、抖患侧上肢、勒手指。

（二）肩部摇法

1. 握手摇肩法

（1）操作：患者坐位，患肢放松并自然下垂。术者站在其侧面，一手扶住其肩关节上部，用与患肢同侧的手与患手相握，稍微用力将患肢牵直后，做肩关节顺时针或逆时针方向小幅度的摇转活动。

（2）实训要领及注意事项：摇动的幅度要由小到大，要在生理活动的范围内。

（3）作用及实训操作：主要用于肩周炎、肩部伤筋。

肩周炎，常配合肩关节各方向的被动运动，拿肩井、曲池、合谷，指按揉肩内陵、肩贞、肩内陵、天宗，㨰法㨰肩关节周围；肱二头肌短头损伤非急性期，常配合拇指按揉、弹拨喙突部肱二头肌短头，拇指从喙突部沿肱二头肌短头用抹法。

2. 托肘摇肩法

（1）操作：患者坐位或站位，患侧肩部放松、肘关节自然屈曲。术者站在患者侧面，一手扶住其肩关节上部，用与患肢同侧的手托起患肢肘部，使患侧前臂放在术者前臂上，然后做肩关节顺时针及逆时针方向的环转摇动。

（2）实训要领及注意事项：和握手摇肩法相同。

（3）作用及实训操作：和握手摇肩法相同。

3. 大幅度摇肩法

（1）操作：患者坐位，患肢自然下垂。术者站在其侧面，两手掌相对，托住患者腕部。先将患肢慢慢向上向前托起，然后位于下方的手逐渐翻掌，当患肢前上举至160°时，虎口向下握住腕部，另一手由腕部向下滑移到肩关节上部，此时按于肩部之手将肩部略向下向前按，握腕之手则略上提，使肩关节充分伸展，随即使肩关节向后做大幅度的摇转。若向后摇转时两手动作正相反（图4-18-20）。

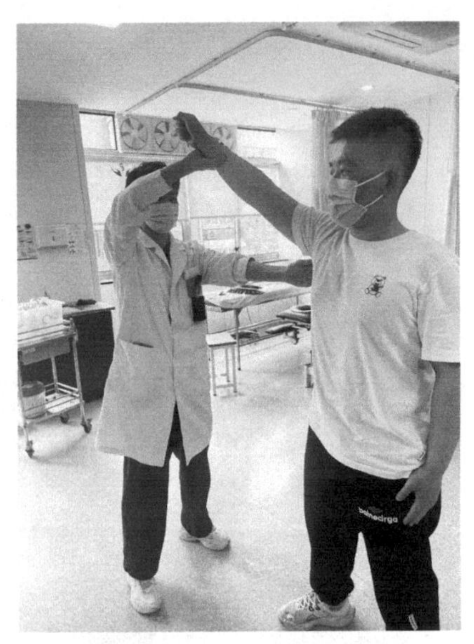

图4-18-20　大幅度摇肩法

（2）实训要领及注意事项：和握手摇肩法相同。

（3）作用及实训操作：和握手摇肩法相同。

（三）腰部摇法

1. 操作　患者俯卧位，下肢伸直。术者站在其身旁，用一手掌按压住患者腰部，另一手前臂托于患者双下肢膝关节近端，将双下肢缓慢抬起，然后做顺时针和逆时针方向的缓慢摇动。

2. 实训要领及注意事项　宜缓慢进行，幅度由小到大。

3. 作用及实训操作　增加腰部活动度。

主要用于急性腰扭伤后出现腰脊酸痛、板滞、活动不利。

（四）踝关节摇法

1. 操作　患者仰卧位，下肢自然伸直。术者坐在或站在足端，一手握住足跟，另一手握住患者足趾部，稍微用力做下肢的拔伸，在拔伸的同时做踝关节顺时针和逆时针方向的缓慢摇动。

2. 实训要领及注意事项　缓慢进行，先环旋，再配合适当的屈伸动作。

3. 作用及实训操作　主要用于踝关节扭伤、踝关节酸痛、活动不利。

踝关节扭伤、踝关节酸痛、活动不利，常配合拇指按揉踝部，重点按揉丘墟、绝骨、阳陵泉，以酸胀为度；用一指禅推法推患处，从局部向周围扩展；擦足背。

二、扳法

应用扳法时须注意：要顺应关节的生理功能，不能超过或违背关节的生理功能；动作要分阶段进行，即先把需要扳动的关节极度伸展或旋转，然后在此位置上再做一个突发性的、稍微增大幅度的扳动；突发的扳动动作要干脆利落，时机要准，力度要适当，收力要及时；不要强求关节的弹响声。

（一）颈部斜扳法

1. 操作 患者坐位，颈项部放松，头稍微前倾。术者站在患者后侧方，一手扶住患者头顶部，另一手托住患者下颌部，两手协同动作使头向患侧慢慢旋转，当旋转到有阻力时稍微停顿一下，随即用劲做一个突发性的有控制的快速扳动，此时常可以听到轻微的“咔喀”声（图 4-18-21）。

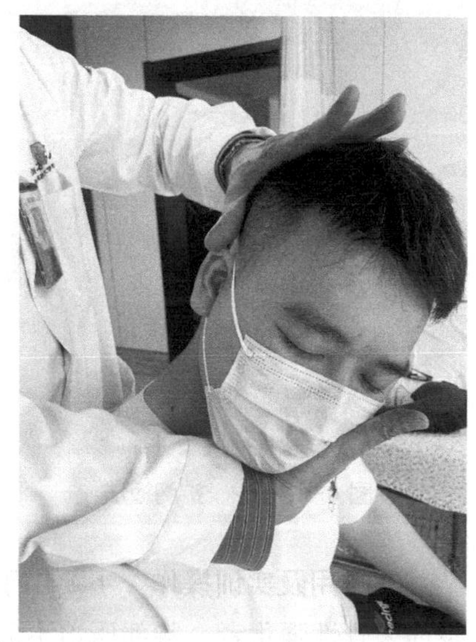

图 4-18-21 颈部斜扳法

2. 实训要领及注意事项

（1）对颈椎有可疑的骨折、肿瘤、结核、骨质疏松等病变时，禁用扳法。

（2）对高血压患者或血管硬化患者，慎用扳法。

3. 作用及实训操作 纠正颈椎小关节紊乱。主要用于颈椎病、颈椎后关节错位。对落枕患者适合运用，配合揉法等软组织松解手法。

（二）寰枢关节扳法

1. 操作 患者坐低凳上，颈部微前倾。术者站在其侧后方，用一手拇指顶住患者第二颈椎棘突，另一手以肘部托住患者下颌部，手掌绕过对侧耳后扶住其枕骨部。逐渐用力将颈椎向上拔伸，在拔伸基础上同时使颈椎向患侧旋转，当有阻力时做一个突然的稍微增大幅度的扳动，顶住棘突的拇指也同时用力，此时常可以听到弹响声，拇指下也有棘突跳动的感觉。

2. 实训要领及注意事项 和颈部斜扳法相同。

3. 作用及实训操作 主要用于寰枢关节半脱位。

寰枢关节半脱位，常配合轻柔的㨰法、拿法、一指禅推法在颈两侧及肩部治疗，使紧张痉挛的肌肉放松。

（三）扩胸扳法

本法又称扩胸牵引扳法。

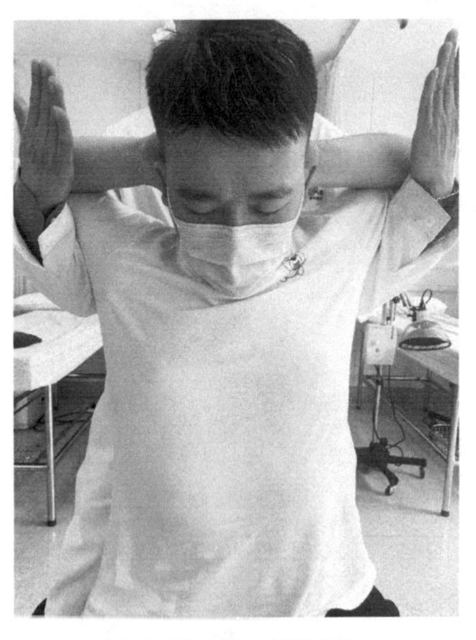

图 4-18-22　扩胸扳法

1. 操作　患者坐位，两手十指交叉扣住抱于枕后部，术者站在其身后，用一侧膝关节抵住患者背部病变处，两手分别握扶住患者两肘部。让患者做主动前俯后仰运动，并深呼吸，也就是前俯时呼气，后仰时吸气。如此活动数遍，当患者后仰到最大限度时，术者随即两手用力将患者两肘部做突然的向后拉动，同时用力将患者两肘部做突然的向后拉动，同时膝部也向前做顶抵，此时常常可以听到“咔喀”声，表示手法成功（图 4-18-22）。

2. 实训要领及注意事项　在患者做前俯后仰时，术者应将其两肘部尽量朝前推，使其内收。在患者做后仰运动时，术者将其两肘部尽量向后拉，使其外展。

3. 作用及实训操作　主要用于胸闷，背部板滞酸痛，胸椎小关节错位，强直性脊柱炎尚未骨性强化者，胸部压迫不适感。

胸椎小关节错位，常配合一指禅推法、㨰法、弹拨法沿胸椎棘突两旁、以错位病变节段为中心施治。强直性脊柱炎尚未骨性强化者，常配合㨰法在患者腰背部沿脊柱及两侧上下往返操作；用手掌在背部沿脊柱按压，在按压时要配合患者呼吸，当呼气时向下按压，吸气时放松；指按脊柱两侧膀胱经及臀部秩边、环跳、居髎。可舒筋通络、理筋整复。

（四）腰部斜扳法

1. 操作　患者侧卧位，患肢在上，屈膝屈髋；健肢在下，自然伸直，腰部要放松。术者面对患者站立，一手按住其肩前部，另一手用肘部抵住患者臀部，双手协同做相反方向的用力，即手掌将肩部向前推，肘部将髋臀部向后按，使患者腰部做被动扭转。当有明显阻力时，做一个增大幅度的突然扳动（图 4-18-23）。

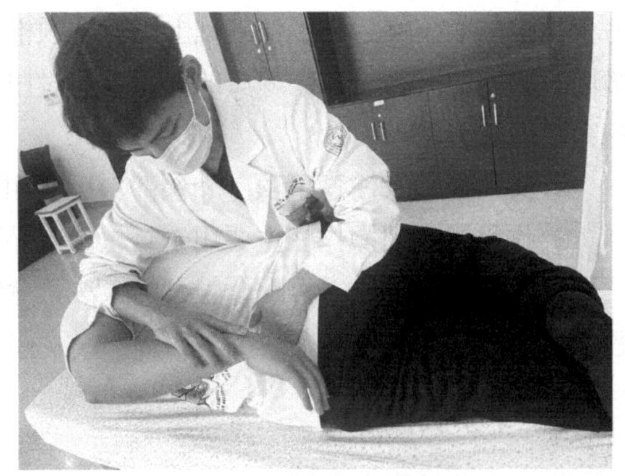

图 4-18-23　腰部斜扳法

2. 实训要领及注意事项　安全性高，基本无明显副作用。骨质疏松患者禁用。

3. 作用及实训操作　主要用于腰椎间盘突出症、腰椎后关节错位、急性腰扭伤、慢性腰肌劳损。

腰椎间盘突出症，常配合患侧腰臀及下肢轻柔的㨰法、按法以及腰部后伸扳法、仰卧位强制直腿抬高法。急性腰扭伤，常配合㨰法在腰部压痛点周围治疗，逐渐移至疼痛处，然后在伤侧顺骶棘肌纤维方向用㨰法操作；以及腰部后伸扳法；按揉腰阳关、肾俞、委中；在压痛点的上、下方，用弹拨法治疗；在受伤一侧，沿骶棘肌纤维方向，进行直擦。慢性腰肌劳损，常配合指按揉大肠俞、八髎、秩边，在腰部两侧膀胱经用较重刺激的㨰法上下往返操作，直擦腰背部两侧膀胱经，横擦腰骶部。

（五）腰部后伸扳法

1. 操作　患者俯卧位，两手放在下颏下方或头前，两下肢并拢，自然伸直。术者站在其侧面，以一手掌按住患者腰部，另一手托住其膝关节近端，缓缓上抬其下肢，使腰部后伸，当后伸到最大限度时，两手同时用力做相反方向的扳动，反复操作 2～3 次（图 4-18-24）。

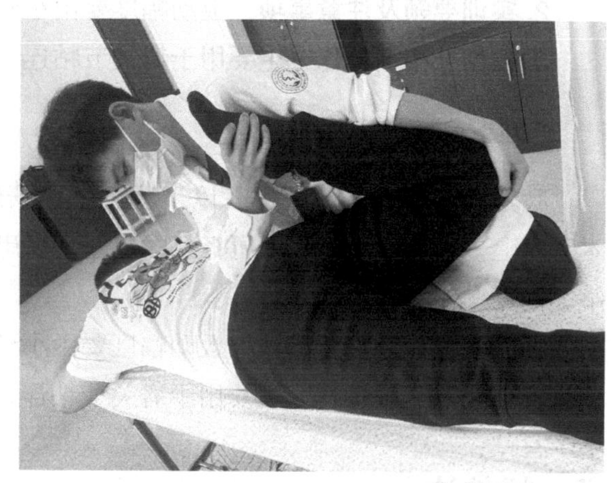

图 4-18-24　腰部后伸扳法

2. 实训要领及注意事项　骨质疏松患者禁用。不宜过度后伸，按压位置要避开第三腰椎横突。

3. 作用及实训操作　主要用于腰椎间盘突出症、急性腰肌扭伤、腰肌劳损、腰部板滞、活动不利。

腰椎间盘突出症者，做腰部后伸扳法 2～3 次，但此法不适用于急性期；急性腰肌扭伤，做腰部后伸扳法，常配合㨰法、揉法在损伤局部施术，用拇指点压、弹拨肾俞、腰阳关、志室、大肠俞、环跳、阿是穴，腰部斜扳法。可调整腰椎后关节紊乱、滑利关节。

（六）肩关节内收扳法

1. 操作　患者坐位，将患侧上肢置于胸前并尽量内收。术者站在其身后，用和患肩同侧的手扶住患者，另一手握住其患侧上肢的肘部做内收方向的扳动。

2. 实训要领及注意事项　扳动幅度要由小到大，并且以患者能够忍受为度。

3. 作用及实训操作　主要用于肩关节粘连、内收活动障碍。

（七）肩关节后伸扳法

1. 操作　患者坐位，患侧上肢自然下垂。术者站在其患侧，用和患肩同侧的手按扶住患肩，另一手握住患肢手腕部将其缓缓向后扳动，然后使其屈肘，手背贴于背腰部，沿脊柱缓缓向上牵拉。

2. 实训要领及注意事项 扳动幅度要由小到大，并且以患者能够忍受为度。

3. 作用及实训操作 主要用于肩关节粘连、后伸活动障碍。

（八）肩关节外展扳法

1. 操作 患者坐位，患侧上肢自然下垂。术者站在其患侧，一手按住其肩部做支点，另一手握住其肘部做向外扳动。在扳动的同时，可以做肩关节的旋内、旋外被动活动。

2. 实训要领及注意事项 扳动幅度要由小到大，并且以患者能够忍受为度。

3. 作用及实训操作 主要用于肩关节粘连、外展活动障碍。

（九）肩关节上举扳法

1. 操作 患者坐位，术者以半蹲位站在其患肩的前方，患者上肢伸直，前臂放在术者肩上，术者双手抱住患肩将其固定住，以患肩为支点缓慢地站起用肩将患肢慢慢抬举，反复操作 3～5 遍。

2. 实训要领及注意事项 扳动幅度要由小到大，并且以患者能够忍受为度。

3. 作用及实训操作 主要用于肩关节粘连、上举活动障碍。

三、拔伸法

使用对抗力量对关节或肢体进行牵拉，使关节伸展，称为拔伸法。又称为“拔法”“牵拉法”“牵引法”。常用于颈腰部、四肢关节处。具有整骨复位、松解粘连、解除痉挛、拉宽关节的作用，是治疗骨折和关节脱位不可缺少的手法。拔伸法的操作方法共性是：固定肢体或关节的近端，术者沿纵轴方向牵拉其远端；或在关节两端做相对用力牵拉。其动作要领是：动作要稳而缓和，动作要均匀而持续。开始拔伸时用力要由小到大逐渐增加，不要用突发性的暴力。要根据不同的病情和部位控制拔伸的力量和方向。否则，运用不当不但会影响治疗的效果，还有可能会造成不良后果。

（一）颈椎拔伸法之一

1. 操作 患者坐位。术者站在其身后，用双手拇指顶按枕骨下方风池穴处，双手掌根合力夹住下颌部两侧以帮助用力。然后两手同时用力向上拔伸。

2. 实训要领及注意事项 拔伸时术者双手掌不能夹按两侧颈部，以免压迫颈动脉窦，引起患者头晕等不良反应。拔伸时应使患者头部保持中立位或稍前屈位，还可以配合颈部缓慢的摇法。

3. 作用及实训操作 用于落枕、颈椎病、颈椎半脱位、颈椎小关节紊乱、颈项部扭伤、项背肌筋膜炎。

（二）颈椎拔伸法之二

1. 操作　患者坐位。术者站在其身后，一手扶住患者枕后部，另一侧上肢用肘弯部托住其下颌部，手掌扶住对侧颜面部，两手同时用力向上拔伸，牵引其颈椎。

2. 实训要领及注意事项　术者肘部不能挤按颈前部，以免压迫气管引起呼吸不畅。拔伸时应使患者头部保持中立位或稍前屈位，还可以配合颈部缓慢的摇法。本手法操作方便且较省力，故临床上在颈椎拔伸法中应用较多。

3. 作用及实训操作　和颈椎拔伸法之一基本相同。

（三）颈椎拔伸法之三

1. 操作　患者仰卧位。术者坐在其头前方，用中指按住其颈椎棘突，两拇指分别扶按住下颏部两侧，两手同时用力拔伸颈椎。

2. 实训要领及注意事项　对体质虚弱、精神较紧张的患者，用颈椎拔伸法时应选择卧位拔伸法。

3. 作用及实训操作　和颈椎拔伸法之一基本相同。

（四）肩关节拔伸法之一

1. 操作　患者坐在低凳上，患肢放松。术者站在其后外侧，双手握住其腕部，缓缓向上做拔伸（图 3-6-18）。

2. 实训要领及注意事项　操作要缓慢，疼痛要适度，不能超过患者的忍受程度。

3. 作用及实训操作　主要用于肩关节脱位、粘连，以上举困难为主要功能障碍者。

（五）肩关节拔伸法之二

1. 操作　患者坐位。术者用一侧膝部顶住患侧腋窝部，双手握住其腕部，用力向下做拔伸。

2. 实训要领及注意事项　操作要缓慢，疼痛要适度，不能超过患者的忍受程度。

3. 作用及实训操作　主要用于肩关节脱位、粘连，以外展困难为主要功能障碍者。

（六）腰部拔伸法

1. 操作　患者俯卧位，双手抓住床头。术者双手分别握住患者两踝关节上端，逐渐用力做拔伸牵引。

2. 实训要领及注意事项　操作时，患者应用力抓住床头，术者上身应顺势向后倾仰，以加强拔伸牵引的力量。

3. 作用及实训操作　主要用于腰椎间盘突出症、腰椎后关节紊乱症。

（七）踝关节拔伸法

1. 操作 患者仰卧或坐在床上。术者用一手握住其小腿下段，另一手握住其足趾，两手协同用力做相反方向的拔伸牵引。

2. 实训要领及注意事项 在拔伸过程中，术者可配合做踝关节的摇转活动。

3. 作用及实训操作 主要用于踝关节扭伤。

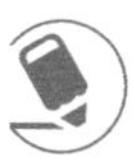

第十九章

临床康复基本技术

第一节　关节活动技术

一、概述

利用各种方法维持和恢复因组织粘连或肌肉痉挛等多种因素导致的关节功能障碍的运动治疗技术，称为关节活动技术，包括手法技术，利用设备的技术，利用患者自身体重、肢体位置和强制运动的训练等。

改善关节活动的技术包括主动运动、主动助力运动、被动运动和持续被动运动（CPM）。

二、适应证

（一）主动和主动—辅助关节活动度练习

患者可主动收缩肌肉，有或无辅助条件下可活动身体的该部分；肌肉较弱（低于 3 级）采用主动—辅助关节活动度练习；有氧练习时，多次重复的主动或主动—辅助关节活动度练习改善心血管和呼吸功能。

（二）被动关节活动度练习

患者不能主动活动身体的该部分，昏迷、麻痹、完全卧床休息、存在炎症反应、关节挛缩粘连松解术后四肢骨折切开复位内固定术后、肌痉挛、主动关节活动导致疼痛等。

（三）特殊情况

身体的某一部分处于制动阶段，为保持其上下相邻关节的功能，并为制动关节活动做准备；卧床患者避免循环不良、骨质疏松和心肺功能的降低。

三、禁忌证

各种原因所致的关节不稳定、关节内未完全愈合的骨折、关节急性炎症或外伤所致的肿胀、骨关节结核和肿瘤、运动造成该部位新的损伤、运动导致疼痛、炎症等症状加重等。

四、具体操作

（一）肩关节被动运动

1. 前屈后伸　患者仰卧位，治疗师一手握住患侧手腕，另一手扶住患者肘关节上部，慢慢把患者的上肢沿矢状面向前或向后运动（图 4-19-1、图 4-19-2）。肩后伸被动运动体位包括 4 种：仰卧位、患侧肩稍离开床沿，健侧卧位或外物支持下健侧卧位，坐位，俯卧位。

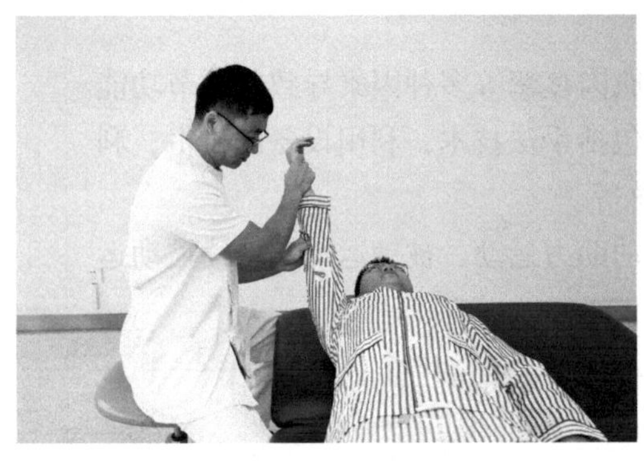

图 4-19-1　肩关节前屈

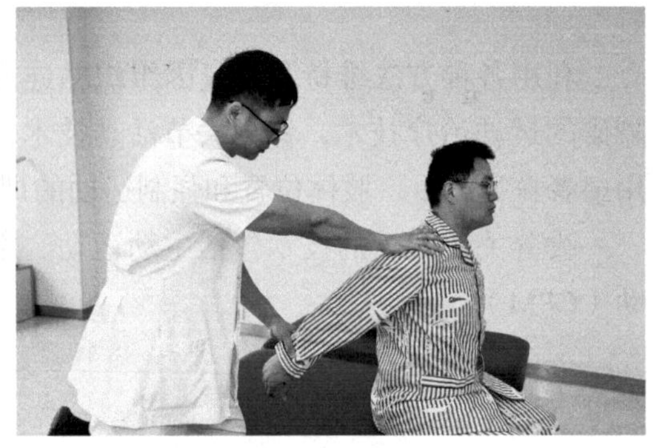

图 4-19-2　肩关节后伸

2. 内收外展　患者取仰卧位，治疗师立于患侧，一手握住患侧腕关节处，另一手握住肘关节稍上方，然后慢慢把患侧上肢沿额状面外展，但当患者上肢被移动到外展 60°时（若 90° 时才开始外展，已经产生肩峰撞击症，临床上很多患者已经出现疼痛），要注意将上肢外旋后再继续移动直至接近患者同侧耳部。内收时需稍前屈肩关节，向对侧肢体方向活动，使患侧上肢在身体前方活动至腕部靠近对侧髋关节。

3. 内外旋　患者取仰卧位，患侧肩关节外展 90°，肘关节屈曲，治疗师立于患侧，一手固定肘关节，另一只手握住腕关节，以肘关节为轴，将患侧前臂沿肱骨干轴线向头、向足方向运动，使肩关节被动外旋或内旋（图 4-19-3、图 4-19-4）。

（二）肘关节被动运动

肘关节屈曲和伸展：患者取坐位，治疗师一手扶持患肢腕关节上方，另一手固定肱骨远端，在完成肘关节屈曲的同时前臂旋后，完成肘伸展的同时前臂旋前（图 4-19-5、图 4-19-6）。

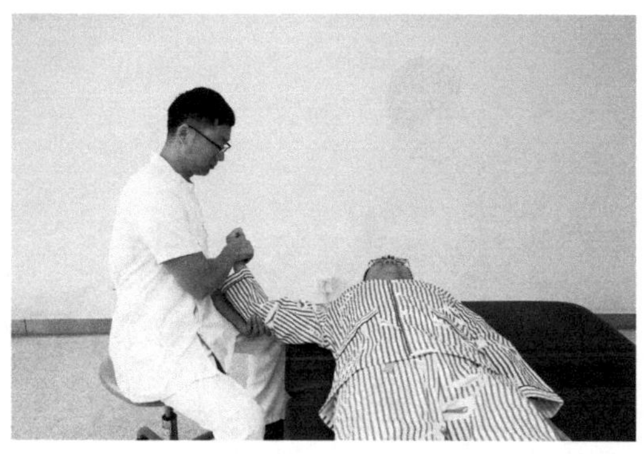
图 4-19-3　肩关节外旋

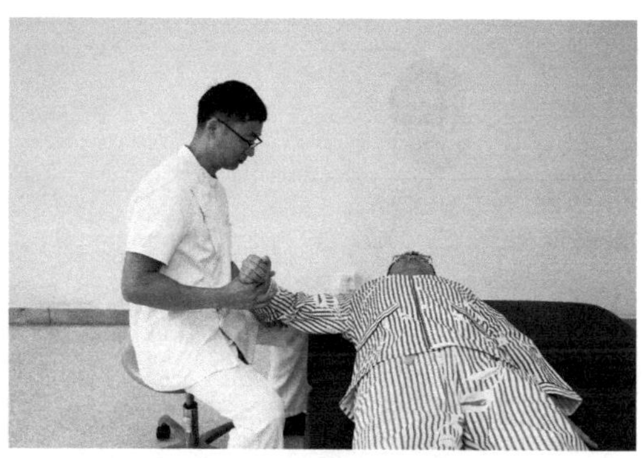
图 4-19-4　肩关节内旋

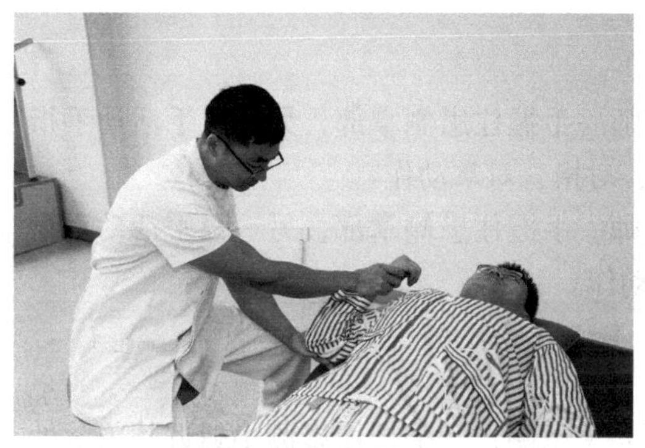
图 4-19-5　肘关节屈曲

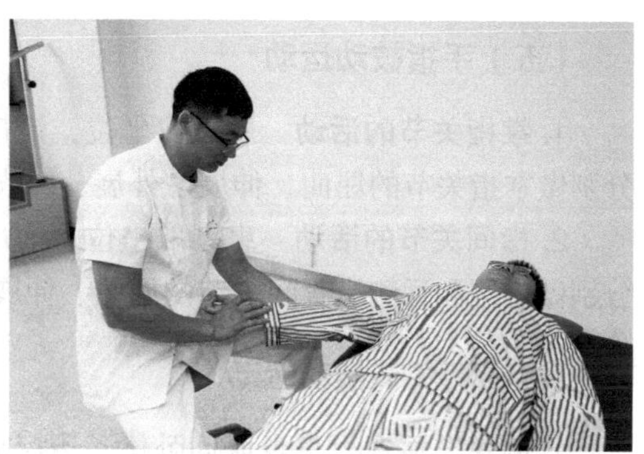
图 4-19-6　肘关节伸展

（三）前臂被动运动

患者取坐位，肘关节处于屈曲位，治疗师一手握住患侧腕关节近端，另一手固定手指，然后旋转前臂（图 4-19-7）。

（四）腕关节被动运动

患者取坐位，肘关节处于屈曲位，治疗师一手握住患侧腕关节上方，另一手握住腕关节下方，做腕关节的屈伸、桡偏、尺偏动作（图 4-19-8、图 4-19-9、图 4-19-10）

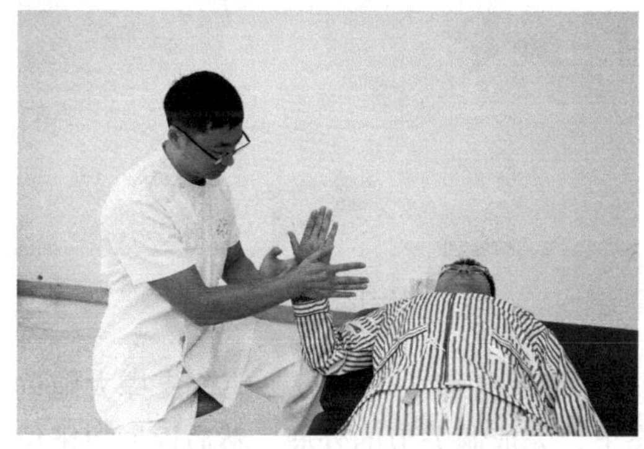
图 4-19-7　前臂旋转

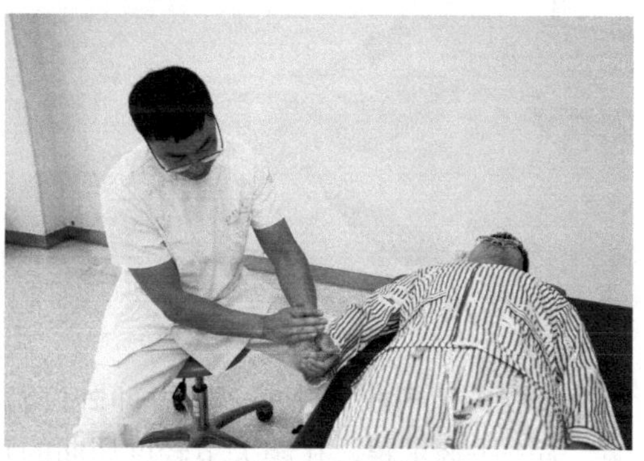
图 4-19-8　腕关节屈伸

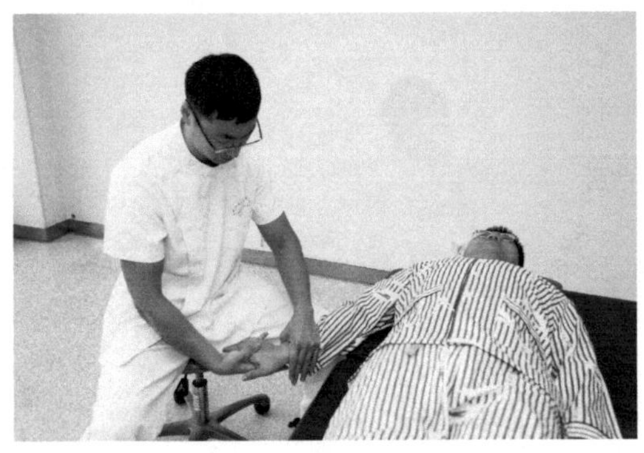

图 4-19-9　腕关节桡偏

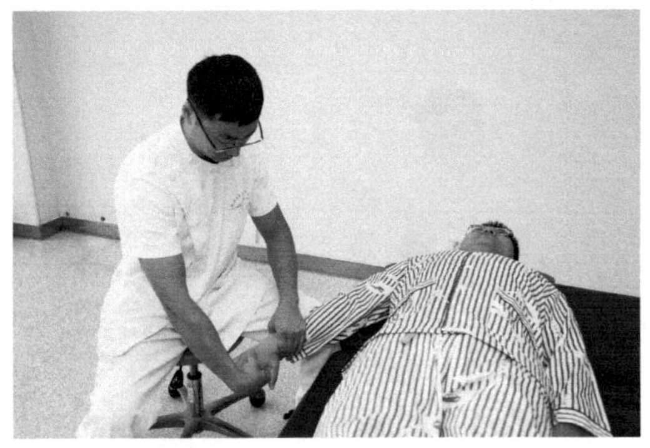

图 4-19-10　腕关节尺偏

（五）手指被动运动

1. 掌指关节的活动　患者取坐位，治疗师一手握住患侧掌部，另一只手活动手指，分别做掌指关节的屈曲、伸展、外展、内收、对指、对掌动作。

2. 指间关节的活动　患者取坐位，治疗师一手握住患侧掌部，另一只手活动手指，分别做近侧和远侧指骨间关节的屈曲、伸展动作。

（六）髋关节被动运动

1. 髋关节屈曲　患者取仰卧位，治疗师立于患侧，一手托住患侧小腿近膝关节处，另一只手用手心托住患侧足跟处，双手将患侧大腿沿矢状面向上弯曲，使大腿前部尽量接近患者腹部（图 4-19-11）。

2. 髋关节后伸　患者取俯卧位，治疗师立于患侧，一手抓握患侧踝关节上方，另一只手从下方抓住患侧膝关节前部，并用前臂托住患侧小腿和膝关节部位，用力向上方抬，被动伸展髋部（图 4-19-12）。

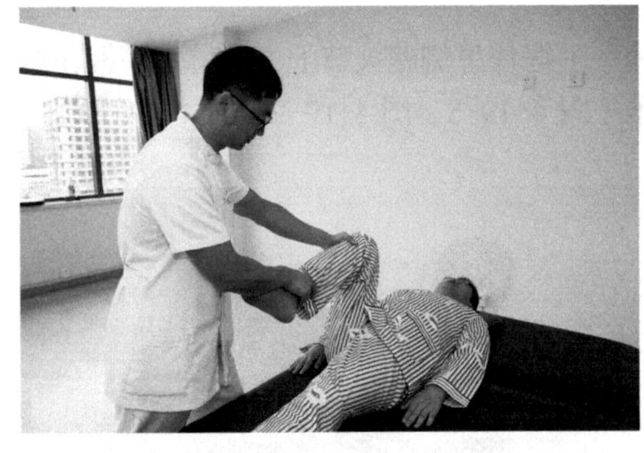

图 4-19-11　髋关节屈曲

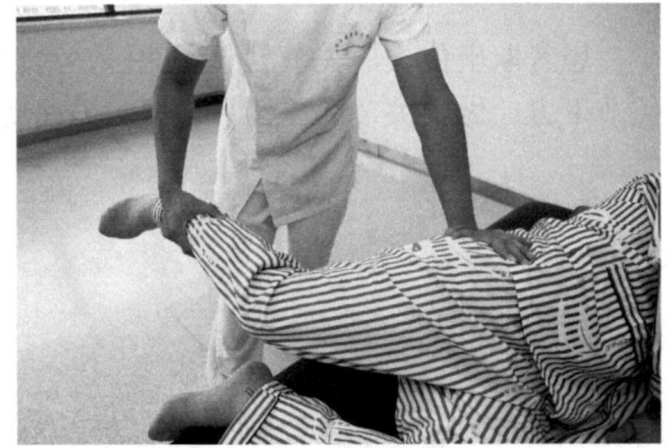

图 4-19-12　髋关节后伸

3. 髋关节内收、外展　患者仰卧位，治疗师一手托膝关节后方，前臂支撑大腿远端，另一手握足跟，在髋关节轻度屈曲的状态下，完成髋关节的外展，然后返回原来位置（图 4-19-13）。

4. 髋关节内旋、外旋 患者取仰卧位，下肢伸展位，治疗师一手固定患者膝关节上方，另一手固定踝关节上方，完成下肢轴位的旋转，足尖向内侧为髋关节内旋，足尖向外侧为髋关节外旋。也可令患者髋关节呈屈曲位，治疗师一手扶持患者小腿近端，另一手固定足跟，以髋关节为轴，向内、外侧摆动小腿，完成髋关节的内旋、外旋（图 4-19-14、图 4-19-15）。

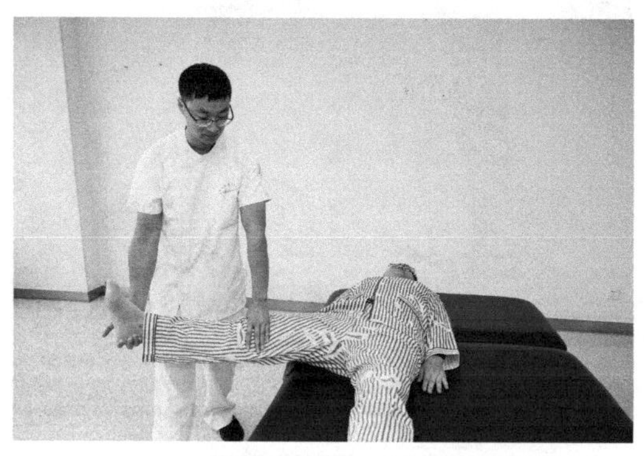
图 4-19-13 髋关节外展

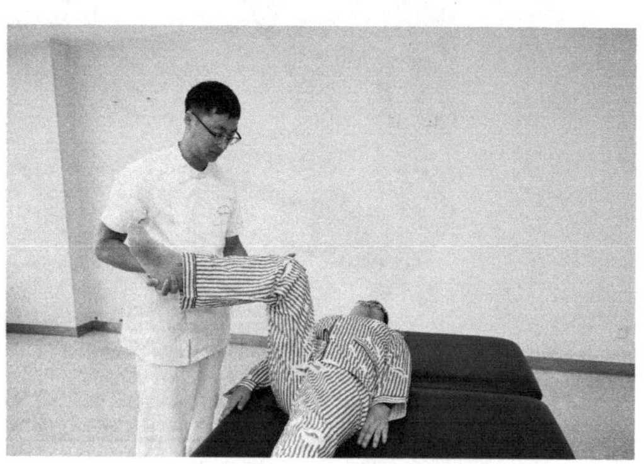
图 4-19-14 髋关节内旋

（七）膝关节被动运动

患者仰卧位，治疗师一手托膝关节后方（腘窝），另一手托足跟进行膝关节的屈曲。然后在髋关节屈曲状态下完成膝关节伸展（图 4-19-16）。

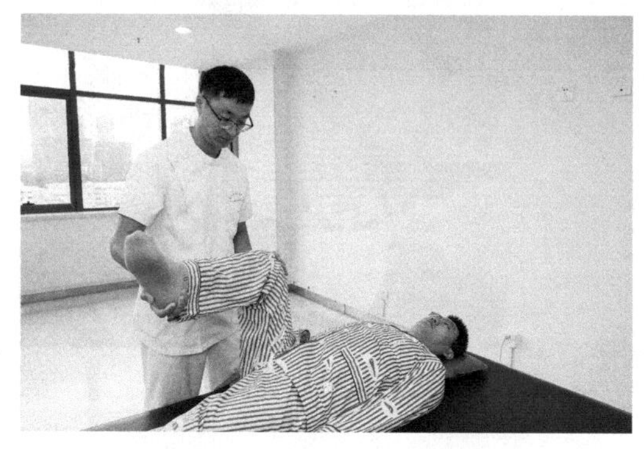
图 4-19-15 髋关节外旋

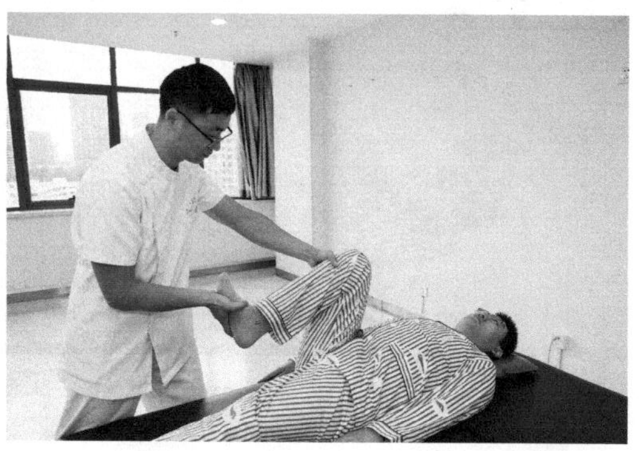
图 4-19-16 膝关节屈曲

（八）踝关节被动活动

1. 背伸 患者仰卧位，治疗师一手固定踝关节上方，另一手用手心握住患者的足跟，前臂贴住患者脚掌及外侧，用力向上方拉动（图 4-19-17）。

2. 跖屈 患者仰卧位，下肢伸展。治疗师固定踝关节上方的手移到足背，向下压足背的同时，另一手将足跟上提（图 4-19-18）。

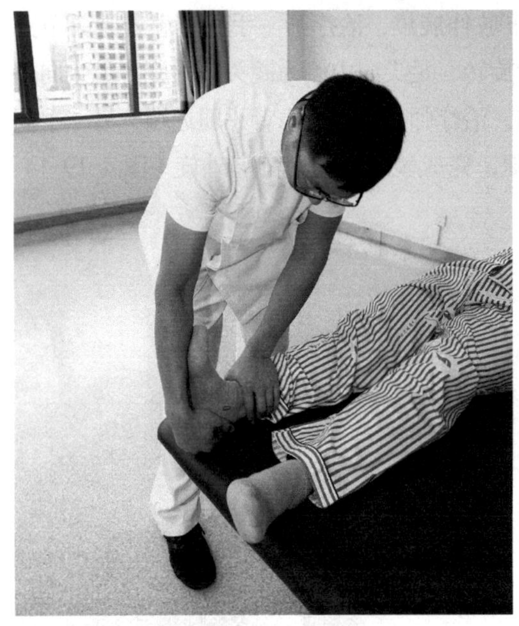
图 4-19-17 踝关节背伸

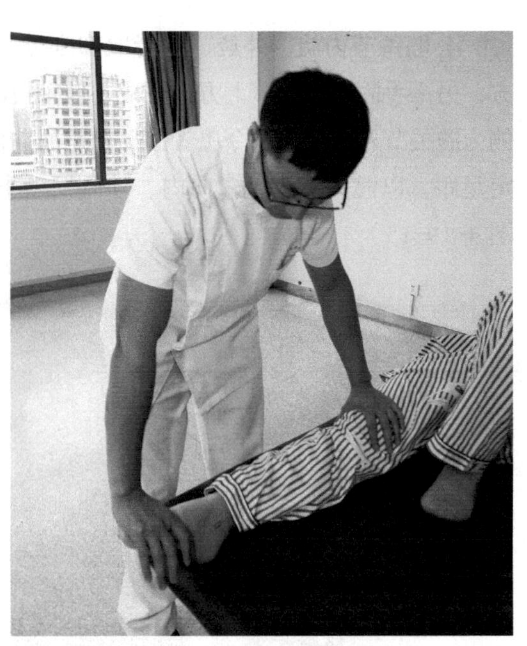
图 4-19-18 踝关节跖屈

3. 踝关节内翻、外翻 患者仰卧位，下肢伸展。治疗师一手固定踝关节，另一手进行内翻、外翻运动。如果有助手，也可以让助手固定踝关节，治疗师手握足前部和足跟使全足同时完成内翻、外翻运动（图 4-19-19、图 4-19-20）。

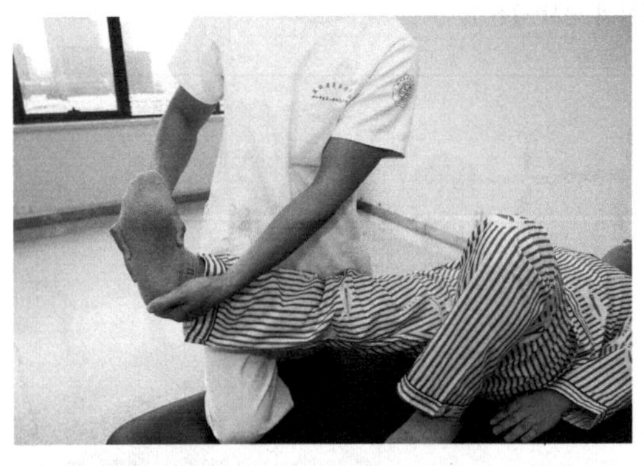
图 4-19-19 踝关节内翻

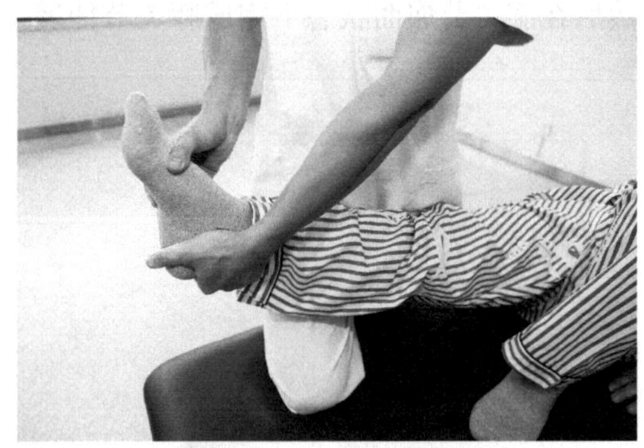
图 4-19-20 踝关节外翻

4. 跗横关节旋转 患者仰卧位，下肢伸展。治疗师用一手固定距骨和跟骨，另一手握住舟状骨和股骨，轻柔地进行旋转运动。

5. 趾间关节和跖趾关节的屈伸和外展、内收 患者仰卧位，下肢伸展。治疗师用手固定拟活动的近端关节，再活动远端关节，其运动原则和方法与活动掌指关节相同。

（九）颈部被动活动

操作方法：患者仰卧位，头颈部在床沿外，治疗师双手托住患者头部，缓慢地进行颈部的前屈、后伸、侧屈、左右旋转活动（图 4-19-21、图 4-19-22、图 4-19-23、图 4-19-24）。

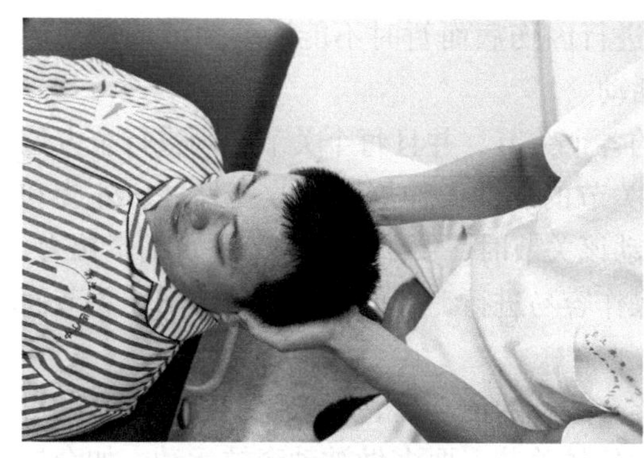
图 4-19-21　颈部前屈

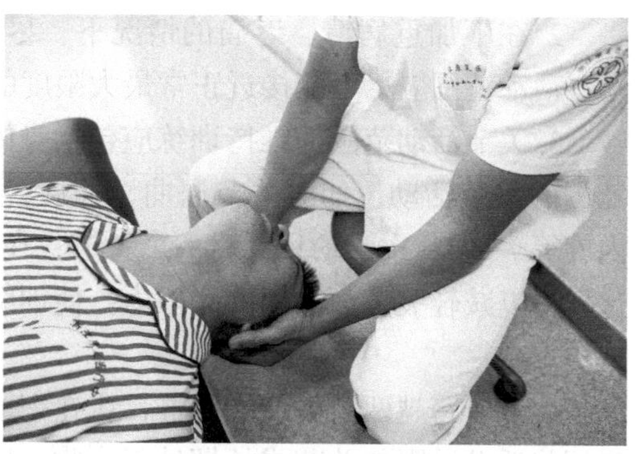
图 4-19-22　颈部后伸

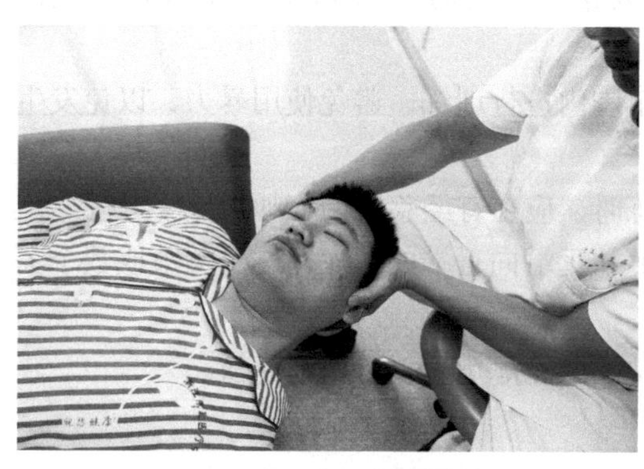
图 4-19-23　颈部侧屈

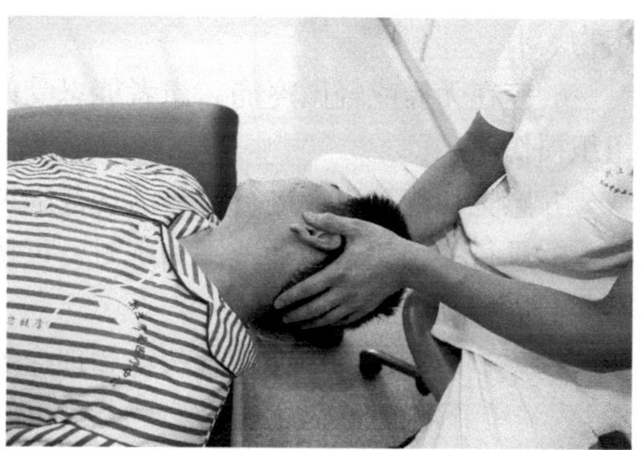
图 4-19-24　颈部右旋

（十）腰部被动活动

1. 患者取床边坐位，治疗师弯曲患者躯干使胸部尽量靠近大腿。

2. 患者取侧卧位，利用治疗床的中部拱起的功能，被动使躯干侧屈，并保持此姿势 5～10 分钟。

3. 患者侧卧位，上面的膝关节屈曲，下面的下肢伸直，治疗师一手固定患者上面的髋关节，另一手放在同侧骨盆位置，使髋和骨盆向相反的方向旋转并停留数秒钟，以起到充分牵拉躯干的作用（图 4-19-25）。

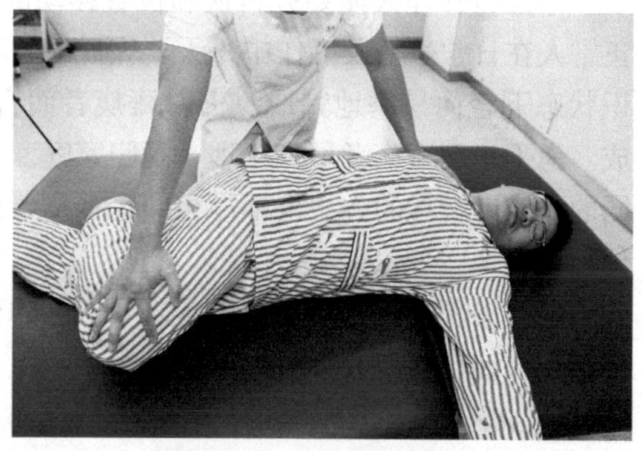
图 4-19-25　腰部被动活动

五、注意事项

1. 治疗师在进行关节被动运动时必须熟练掌握关节解剖学结构、关节的运动方向、运动平面及其各个关节活动范围的正常值等。

2. 在不加重病情、疼痛的情况下，尽早进行因伤病而暂时不能活动关节的被动活动，活动范围应尽可能接近正常最大限度的活动。

3. 关节活动范围的维持训练应包括身体的各个关节，并且每个关节必须进行全方位范围的关节活动（如肘关节屈曲、伸展；肩关节的屈曲、伸展、内收、外展、外旋和内旋等）。但每次活动只针对一个关节，在运动该关节时，要给予该关节一定的牵拉力，这样可以减轻关节面之间的摩擦力，使训练操作容易进行，并能保护关节，防止关节面挤压。

4. 对于跨越两个关节的肌群，应在完成逐个关节的活动后，对该肌群进行牵张。对于那些活动受限的关节或长期处于内收、屈曲位的关节，要多做被动牵拉运动，如牵拉跟腱维持踝关节的背屈活动、对屈曲的肘关节做伸展活动等。

5. 患者应在舒适体位下进行，并尽量放松，必要时脱去妨碍治疗的衣物或固定物。

6. 应在无痛或轻微疼痛、患者能忍受的范围内进行训练，避免使用暴力，以免发生组织损伤。

7. 感觉功能障碍者进行关节活动范围训练时，应在有经验的治疗师指导下进行。

8. 进行多个关节活动范围训练时，可按照从远端向近端的顺序，逐个关节或数个关节一起进行训练。

9. 关节活动训练中如配合药物和理疗等镇痛或热疗措施，可增加疗效。

第二节　体位转移技术

一、概述

体位转移即人体姿势转换和位置移动的过程，如翻身、床上移动、站起与坐下等。正常人在日常生活及工作中每天要完成的各种体位转移活动有上千次之多，并可在潜意识状态下轻而易举地完成。但对瘫痪者而言，轻者不能顺利完成，重者则完全不能完成。为了帮助瘫痪者早日自理、回归家庭、回归社会，转移训练是不可缺少的。针对不同的瘫痪者转移的方法也不尽相同，本章着重介绍偏瘫、四肢瘫、截瘫和脑瘫患者的体位转移技术。

根据患者是否需要帮助以及需要帮助的程度，体位转移技术分为：独立转移、辅助转移和被动转移三大类。

二、偏瘫患者的体位转移技术

适应证：脑卒中或脑外伤恢复期偏瘫患者，意识清楚，生命体征平稳，心肺功能基本正常，无褥疮、肺部感染、深静脉血栓形成、肩手综合征等并发症，能理解并执行简单指令。

（一）床上转移活动

1. 床上翻身

（1）从仰卧位到患侧卧位：患者取仰卧位，治疗师立于患者的患侧，嘱（协助）患者双上肢 Bobath 握手伸肘，肩上举约 90°，健侧下肢屈髋屈膝，足底置于床面；嘱患者抬头并转向患侧，健侧上肢和手伸向患侧，健腿蹬床协助旋转躯干带动骨盆翻向患侧卧位；如果患者不能主动旋转躯干和骨盆至患侧卧位，治疗师可以从健侧膝关节或上肢向患侧施加助力，协助患者完成翻身（图 4-19-26、图 4-19-27）。

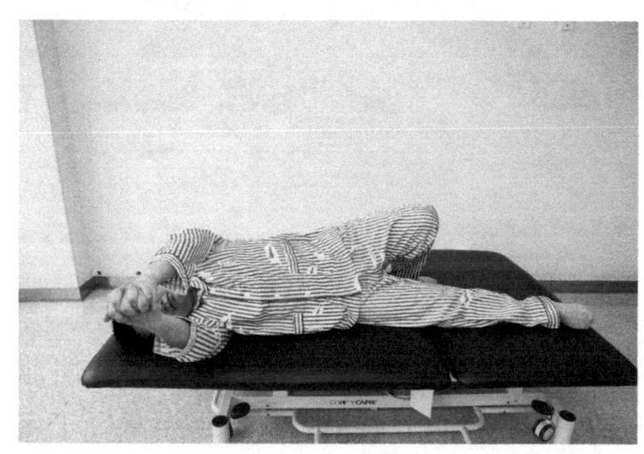

图 4-19-26　从仰卧位到患侧卧位（一）

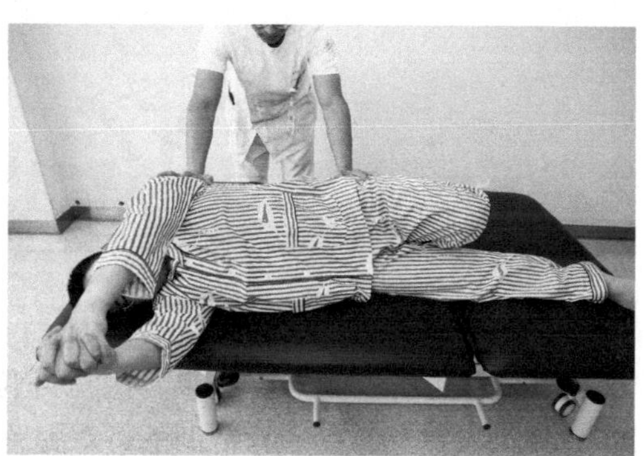

图 4-19-27　从仰卧位到患侧卧位（二）

（2）从仰卧位到健侧卧位：患者取仰卧位将健足从患侧腘窝处插入并沿患侧小腿伸展，将患足置于健足上方；然后（在治疗师协助下）双手 Bobath 握手进行上举后向左、右两侧摆动，利用上肢摆动的惯性带动躯干及骨盆向健侧翻身（图 4-19-28、图 4-19-29）。

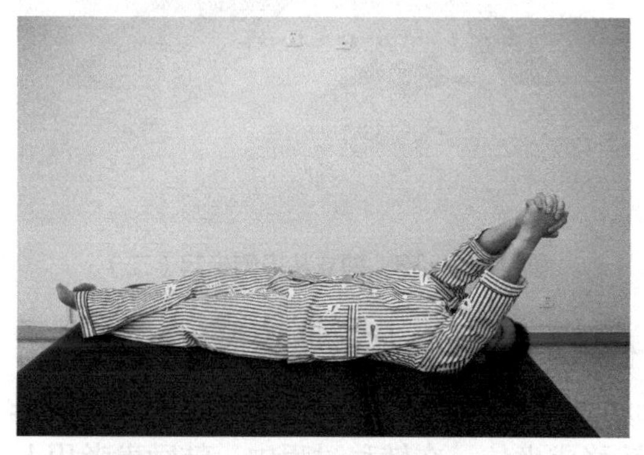

图 4-19-28　从仰卧位到健侧卧位（一）

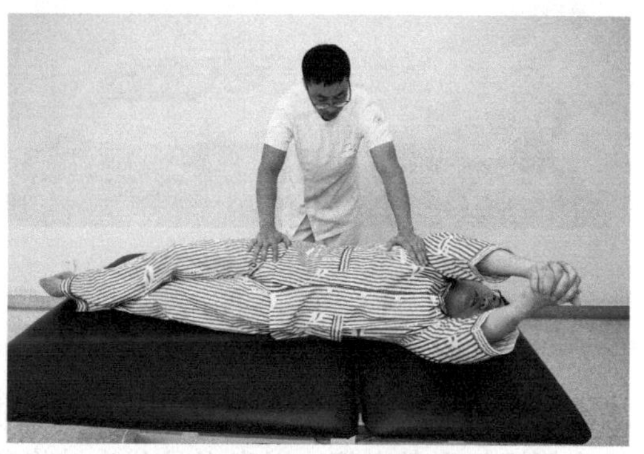

图 4-19-29　从仰卧位到健侧卧位（二）

（3）诱导翻身技术：患者朝目标方向侧卧位，治疗师站在患者背侧或头后侧床边，在上方肢体的肩前或骨盆前向背侧施力，同时嘱患者往前使劲，对抗治疗师用力。患者起始体位越接近仰卧位难度越大，此方法适用于能听从指令、翻身时肩胛骨前伸困难或躯干、骨盆旋转困难的患者。

2. 由卧位到床边坐位

（1）独立从健侧坐起：患者健侧卧位，患腿跨过健腿（健腿插入患腿下），用健侧前臂支撑自己的体重，头、颈和躯干向上方侧屈；用健腿将患腿移到床沿下；改用健手支撑，使躯干直立，完成床边坐起动作（图 4-19-30、图 4-19-31）。

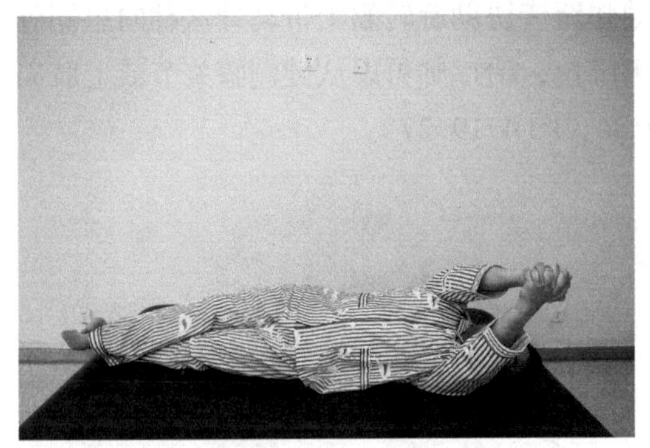

图 4-19-30　独立从健侧坐起（一）

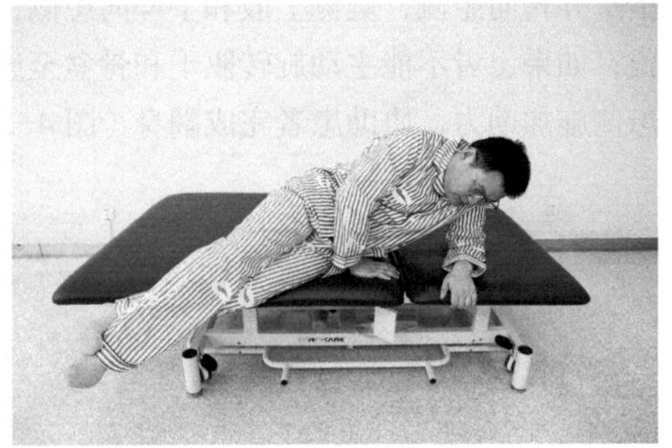

图 4-19-31　独立从健侧坐起（二）

（2）独立从患侧坐起：患者患侧卧位，用健手将患臂置于胸前，使肩关节屈曲 90°，提供支撑点；在健腿帮助下将双腿置于床沿下；健侧上肢横过胸前，手掌置于患侧肩关节下的床面上支撑，头、颈和躯干向上方侧屈起身。患者坐直，调整好姿势（图 4-19-32、图 4-19-33）。

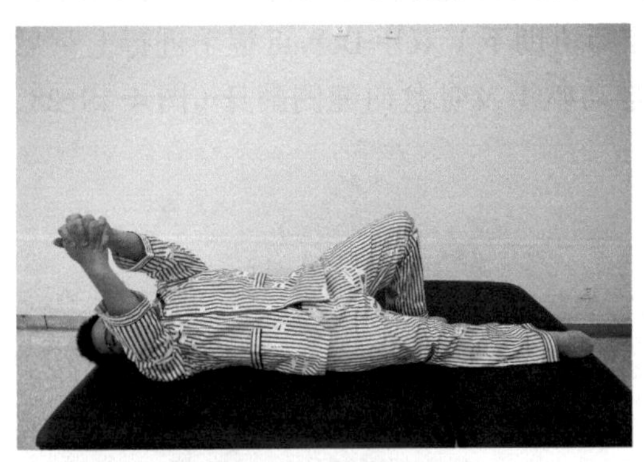

图 4-19-32　独立从患侧坐起（一）

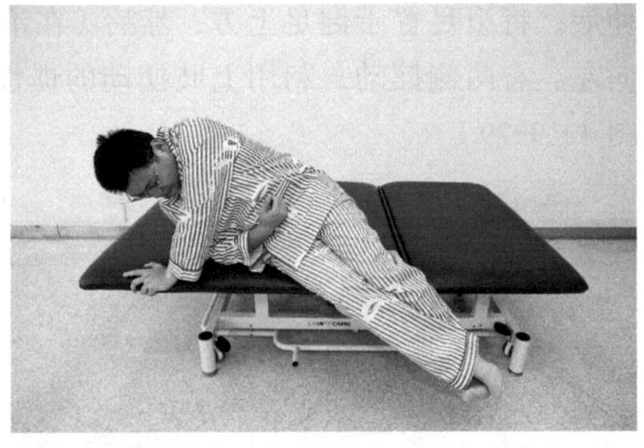

图 4-19-33　独立从患侧坐起（二）

（3）治疗师辅助下坐起：患者侧卧位（健侧、患侧均可），两膝屈曲，治疗师面向患者，先将患者双小腿悬置床边，上方手托起患者肩颈部，下方手同时下压患者两膝；治疗师抬起患者肩部，以患者骨盆为轴将其转移成坐位。在转移过程中，鼓励患者用上肢支撑（图 4-19-34）。

（二）坐位与立位之间的转移

1. 独立转移

（1）由坐位到立位：患者坐于床边，双足分开与肩同宽，双足着地，两足跟落后于两膝，患足稍后，以利负重及防止健侧代偿。患者 Bobath 握手，双臂前伸，躯干前倾，使重心前移，患侧下肢充分负重，双肩超出两膝时，双腿同时用力，臀部离开床面，慢慢站起，立位时双腿同等负重。完成动作的过程中，患者不得低头，起立后防止膝关节过伸或是伴有踝关节跖屈内翻的髋关节向后方摆动。

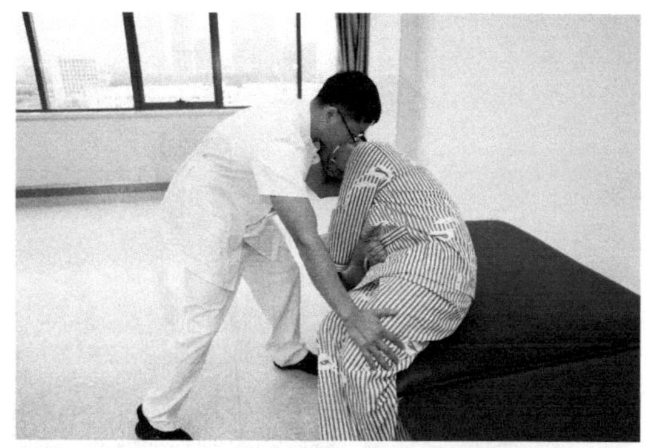

图 4-19-34　治疗师辅助下坐起

（2）由立位到坐位：患者背靠床站立，Bobath 握手，双下肢平均负重，弯腰屈膝屈髋，慢慢向后、向下移动臀部和髋部，双臂前伸使两肩在两膝前（以便有控制地坐下），继续向后、向下移动臀部和髋部坐下；在患者坐下的过程中，确信双下肢平均负重。

从椅子或轮椅上站起和坐下的方法同上，但应注意以下几点：①高椅子比矮椅子易于站起，开始训练时，应选择高椅子；②椅子应结实、牢固、椅面硬、具有一定的高度；③轮椅应制动，脚踏板向两侧移开。

2. 辅助转移

（1）由坐位到立位：患者坐于床边或椅子上，躯干尽量挺直，两脚分开与肩同宽平放地上，患足可稍偏后（利于负重），协助患者 Bobath 握手伸肘，治疗师面向患者患侧站在患者旁边，引导患者躯干充分前倾，髋关节尽量屈曲，注意躯干前倾是屈髋的过程而不是弯脊柱和低头；当患者重心向前移到两肩超出两膝、两膝在两足跟前时，嘱患者双下肢用力抬起臀部，同时治疗师靠近患者后背的手从患者裤腰协助向上提拉，另一手放在患者肩前腋窝处向上向后用力协助患者直腰并防止患者向前摔倒；患者伸髋伸膝，治疗师用在患者前方的腿向后顶患者的患侧膝盖协助其伸直；起立后患者双下肢应对称负重，治疗师可继续用膝顶住患膝以防患膝突然屈曲（图 4-19-35、图 4-19-36、图 4-19-37）。

（2）由立位到坐位：与上述顺序相反。

注意：无论是站起还是坐下，患者必须学会向前倾斜躯干，保持脊柱伸直。患者必须学会两侧臀部和下肢平均承重。治疗师向下压患者的患膝（向足跟方向），鼓励患者站立时两腿充分负重。治疗师应教会患者在完全伸膝前将重心充分前移。

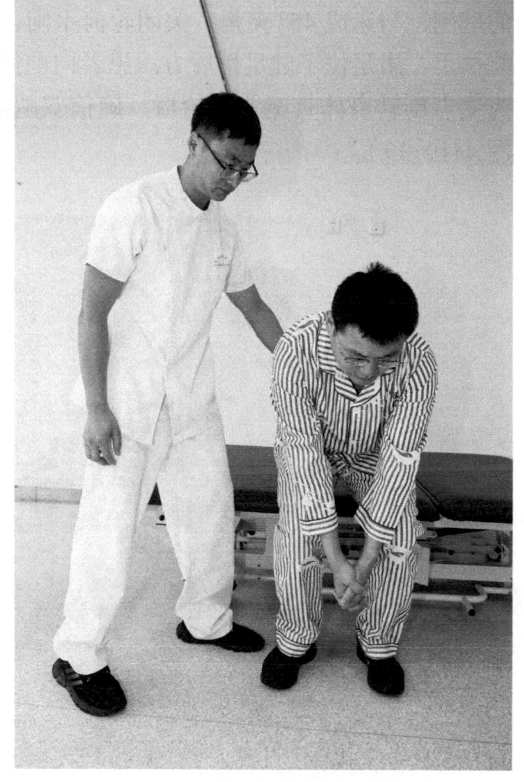

图 4-19-35　由坐位到立位

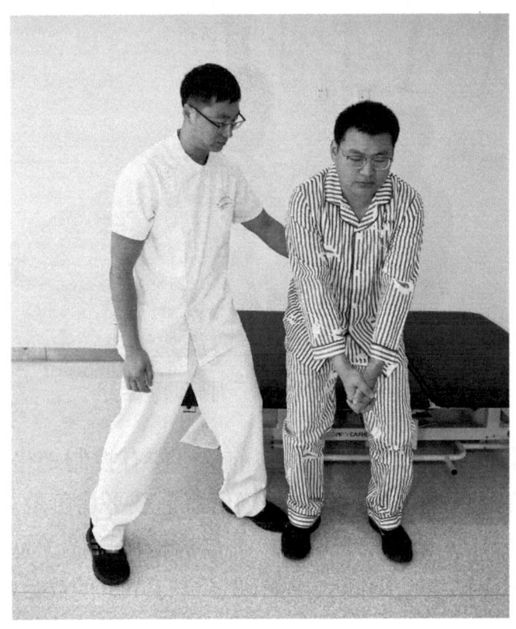

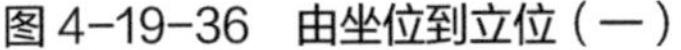
图 4-19-36　由坐位到立位（一）

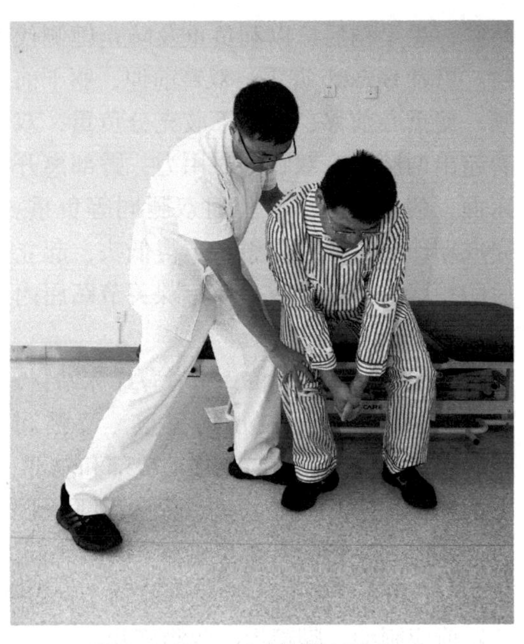
图 4-19-37　由坐位到立位（二）

（三）床与轮椅之间的转移

1. 独立由床到轮椅的转移　患者坐在床边，双足平放于地面上。将轮椅放在患者的健侧，与床成 45° 夹角。关闭轮椅手闸，移开近床侧脚踏板。患者健手支撑于轮椅远侧扶手，患足位于健足稍后方。患者向前倾斜躯干，健手用力支撑，抬起臀部，以双足为支点旋转身体直至背对轮椅。确信双腿后侧贴近轮椅后正对轮椅坐下（图 4-19-38、图 4-19-39）。

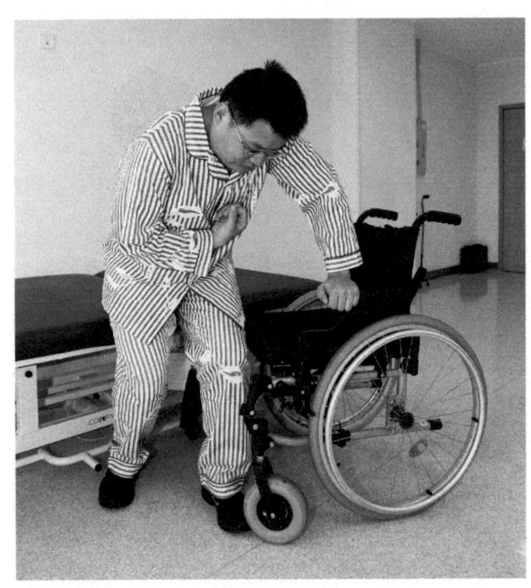
图 4-19-38　独立由床到轮椅的转移（一）

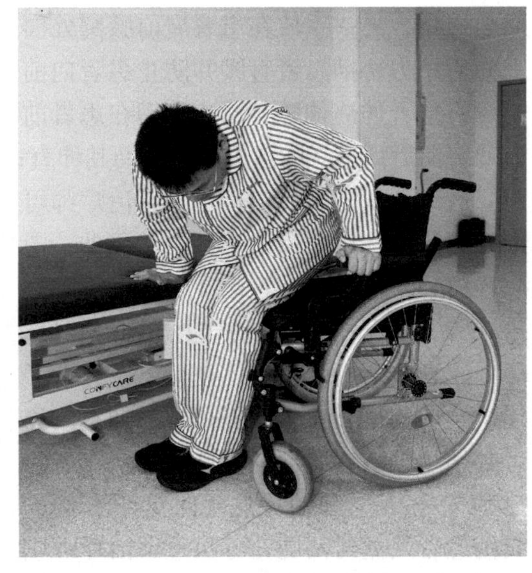
图 4-19-39　独立由床到轮椅的转移（二）

由轮椅返回病床的转移与上述顺序相反。

2. 辅助下由床到轮椅的转移 患者坐在床边，双足平放于地面上。将轮椅放在患者的健侧，与床成45°夹角。关闭轮椅手闸，移开近床侧脚踏板；患者健手支撑于轮椅远侧扶手（引导患者主动前移重心完成健手支撑，防止患者用健手拉拽轮椅扶手站起），患足位于健足稍后方；治疗师面向患者患侧马步站立在患者旁边，靠近患者背侧的手抓住患者腰带向上提，协助患者站立，另一手放在患者肩前腋窝处向上向后用力协助患者直腰并防止患者向前摔倒；治疗师帮助患者旋转身体，双腿后侧贴近轮椅后正对轮椅坐下（如站立位到坐位的训练）（图4-19-40）。

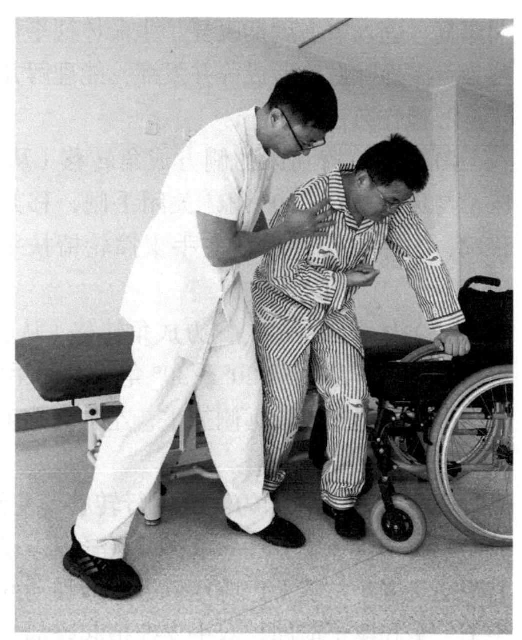

图4-19-40 辅助下由床到轮椅的转移

三、四肢瘫患者的体位转移技术

1. 适应证 C6完全性脊髓损伤患者，骨科情况稳定，脊柱稳定性好，意识清楚，已经过急性卧床期康复，进入中、后期康复，生命体征平稳，无直立性低血压、褥疮、肺部感染、尿路感染、深静脉血栓形成、肩痛等并发症，能理解并执行各项指令。

2. 操作方法

（1）辅助下由轮椅到床的转移：患者坐在轮椅中，臀部向前移动，直到双足能平放在地面上。治疗师面向患者，采用髋膝屈曲、腰背伸直的半蹲位，用自己的双脚和双膝抵住患者的双脚和双膝的外侧，双手抱住患者的臀部，同时患者躯干向前倾，将下颏抵在治疗师的一侧肩部。如果患者的肱二头肌尚有神经支配，可用双臂抱住治疗师的颈部；如两臂完全瘫痪，则可将两臂悬置于膝前。如果患者超重或不能将下颏抵住治疗师的肩部，那么治疗师必须抓住患者的腰带。治疗师的头应转向一侧，必要时将自己的下颏抵在患者的肩部。

（2）治疗师用力将患者向上提起，并向后倾斜身体以对抗患者的体重，必要时治疗师一侧脚可向后迈一步以保持平衡，但应注意控制患者的膝部。将患者拉起呈站立位后，再向床边转动。治疗师左手仍扶住患者臀部，右手向上移动至其肩胛骨部位以稳定躯干，同时控制住患者的膝关节、屈曲其髋关节，将其臀部轻轻放到床上。

四、截瘫患者的体位转移技术

1. 适应证 C7及以下脊髓损伤患者，脊柱稳定性好，意识清楚，已经过急性卧床期康复，进入中、后期康复，生命体征平稳，无直立性低血压、褥疮、肺部感染、尿路感染、深静脉血栓形成等并发症，能理解并执行各项指令。

2. 操作方法

（1）从轮椅到床的侧方成角转移（从右侧转移）：患者驱动轮椅从右侧尽量靠近床，与床成 20°～30° 角，关闭手闸，移开右侧脚踏板。患者在轮椅中先将臀部向前移动，右手支撑床面，左手支撑轮椅扶手，同时撑起臀部并向前、向右侧方移动到床上。

（2）从床到轮椅的侧方成角转移（从右侧转移）：患者坐于床边，将轮椅从其右侧尽量靠近床，与床成 20°～30° 角，关闭手闸、卸下轮椅靠床侧扶手，移开靠床侧足踏板。患者右手扶轮椅远侧扶手，左手支撑床面，同时撑起躯干并向前、向右侧方移动到轮椅上。

（3）从轮椅到床的侧方平行转移（左侧身体靠床）：患者驱动轮椅与床平行放置，关闸；卸下近床侧扶手、将双腿抬上床（方法同直角转移）；躯干向床沿方向前倾，将右腿交叉置于左腿上，应用侧方支撑移动的方法，左手支撑于床上，右手支撑于轮椅扶手上，头和躯干前屈，双手支撑抬起臀部并向床移动（图 4-19-41）。

（4）从轮椅到床的正面转移：这种转移方法适用于年轻的或体重超重的或双下肢痉挛严重的患者。患者驱动轮椅正面靠近床，其间距离约为 30cm，以供抬腿之用，然后关闭手闸。将左腕置于右膝下，通过屈肘动作，将右下肢抬起，放到床上。用同样方法将左下肢放到床上。打开轮椅手闸，向前推动轮椅紧贴床沿，再关闭手闸。双手扶住轮椅扶手向上撑起，同时向前移动坐于床上，此过程中要保持头和躯干屈曲。然后双手支撑于床面将身体移于床上正确位置，并用上肢帮助摆正下肢的位置。由于双腿要在床上滑动，故床垫不宜太软，必要时可临时在床上使用滑板，转移完毕后撤除（图 4-19-42）。

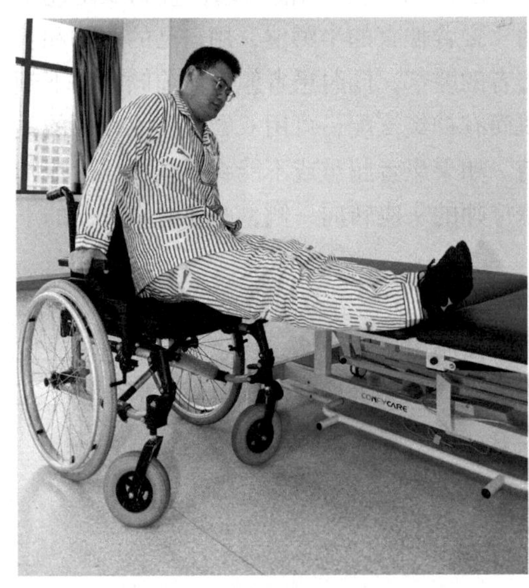

图 4-19-41　从轮椅到床的侧方平行转移

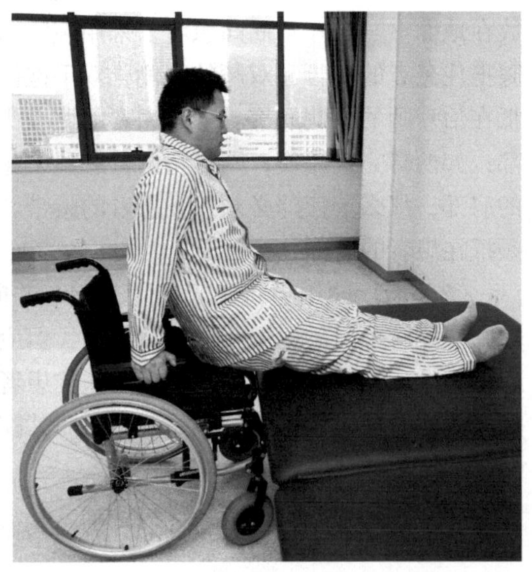

图 4-19-42　从轮椅到床的正面转移

第三节　肌肉牵伸技术

一、概述

肌肉牵伸技术是指运用外力（徒手、自身重力、器械）对肌肉进行牵伸的技术。它可以增加肌肉组织的伸展性、预防肌肉挛缩、降低肌肉张力、改善和恢复关节活动度、治疗疼痛。

二、适应证

肌肉牵伸技术的适应证主要包括：①脑卒中、脊髓损伤等中枢神经系统疾病；②恢复期的肌肉软组织损伤；③各类骨折、关节疾病；④心肺疾病。

三、禁忌证

肌肉牵伸技术的禁忌主要包括：①肌肉软组织损伤的急性期；②未充分固定的骨折；③未充分固定的肌腱、韧带损伤；④严重的疼痛、水肿。

四、操作方法

被动牵伸是肌肉牵伸技术最常用的方法，它包括了：持续被动牵伸、自我牵伸、利用重物牵伸等方法。临床上脑卒中患者常表现为上肢屈肌痉挛、下肢伸肌痉挛模式，脑瘫患者常出现内收肌张力增高，脊髓损伤患者会出现损伤平面以下肌肉张力异常，长期卧床患者会出现髋外旋畸形、足下垂，胸大肌紧张会导致肩关节内旋、梨状肌紧张会压迫坐骨神经出现疼痛。因此胸大肌、肱二头肌、前臂旋前肌、腕屈肌、指屈肌、股四头肌、内收肌群、髋外旋肌、腘绳肌、梨状肌、小腿三头肌均是临床上经常进行牵伸的肌肉（图 4-19-43～图 4-19-56）。

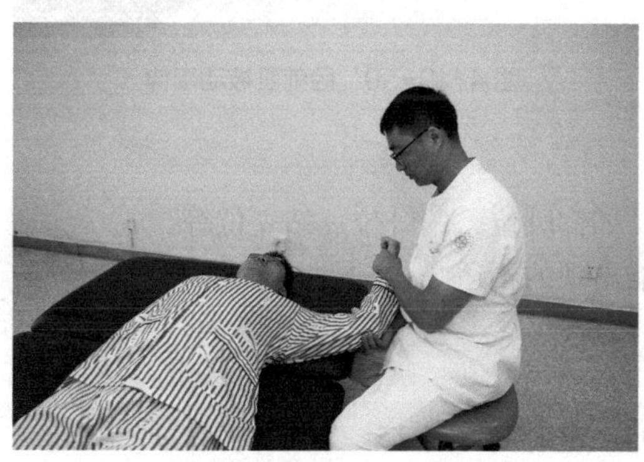

图 4-19-43　胸大肌被动牵伸

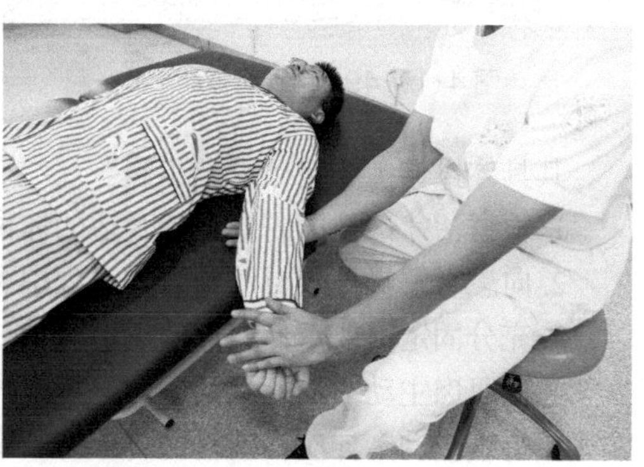

图 4-19-44　肱二头肌被动牵伸

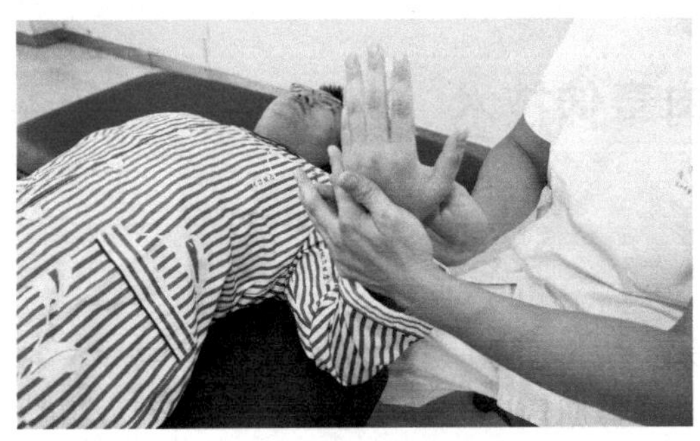
图 4-19-45　前臂旋前肌群被动牵伸

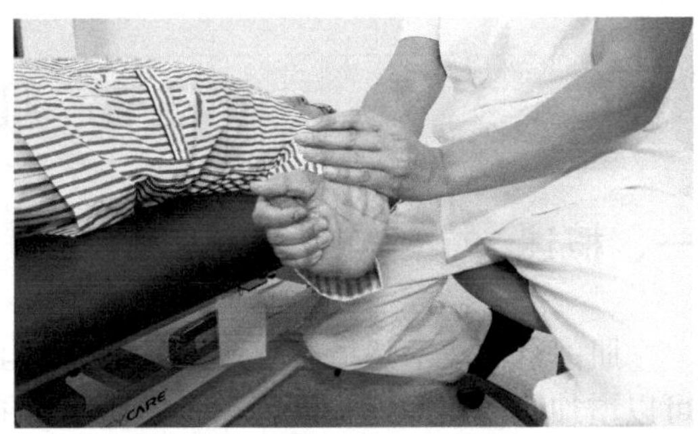
图 4-19-46　腕及手指屈肌群被动牵伸

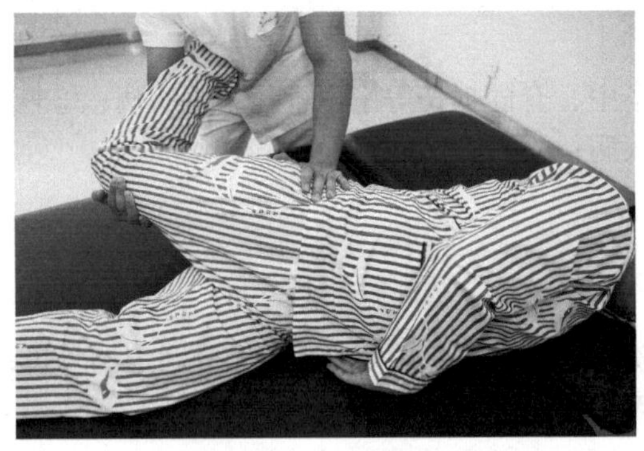
图 4-19-47　髂腰肌被动牵伸

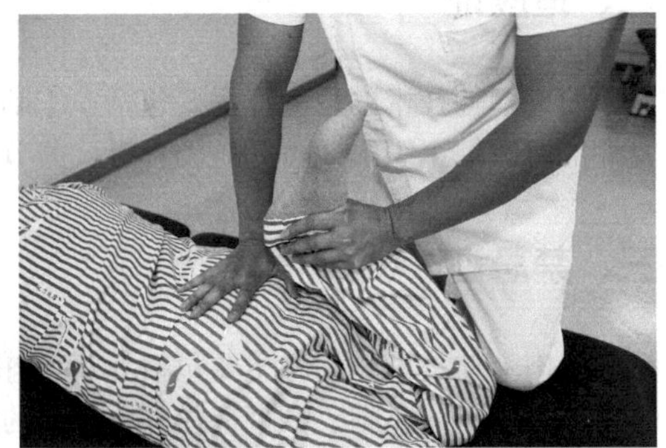
图 4-19-48　股四头肌被动牵伸

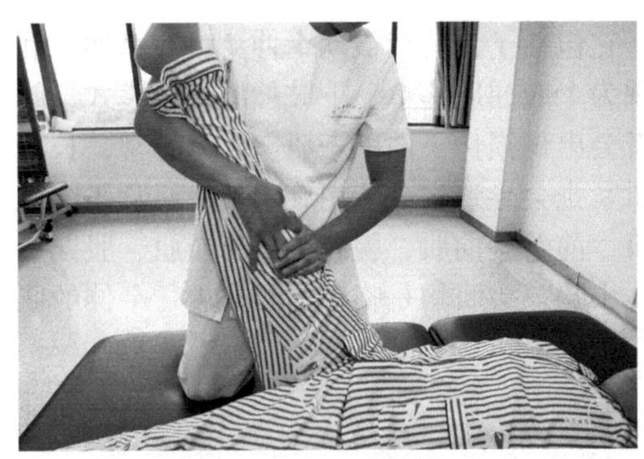
图 4-19-49　腘绳肌被动牵伸

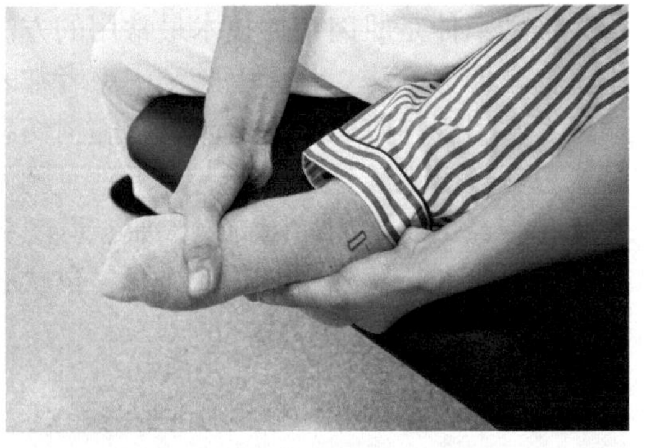
图 4-19-50　胫前肌被动牵伸

其具体操作主要包括以下步骤。

1. 根据治疗部位的需要选择合适的体位，如仰卧位、俯卧位、站立位等。
2. 向患者解释操作目的及操作过程中可能出现的不适。
3. 充分固定需要牵伸肌肉的近端。
4. 向肌肉主动活动相反的方向进行牵伸。
5. 持续被动牵伸应在活动的终末持续牵伸一定时间，以 15～30 秒为宜。
6. 治疗过程中注意患者反应，及时调整治疗强度。

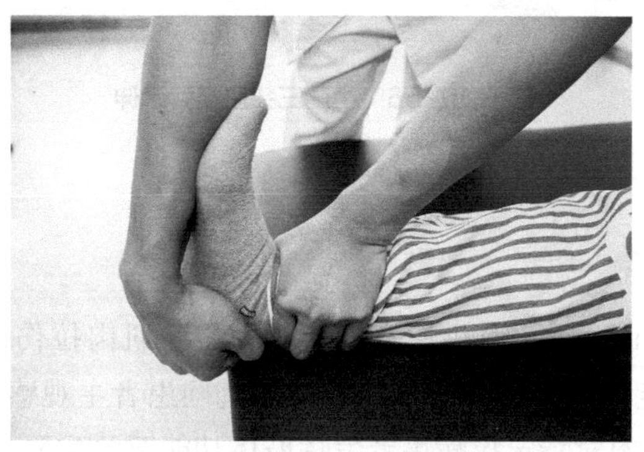

图 4-19-51　小腿三头肌被动牵伸

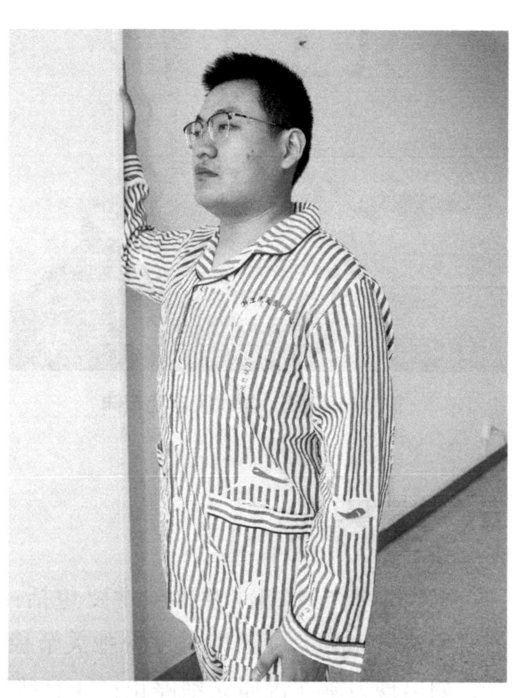

图 4-19-52　胸大肌自我牵伸

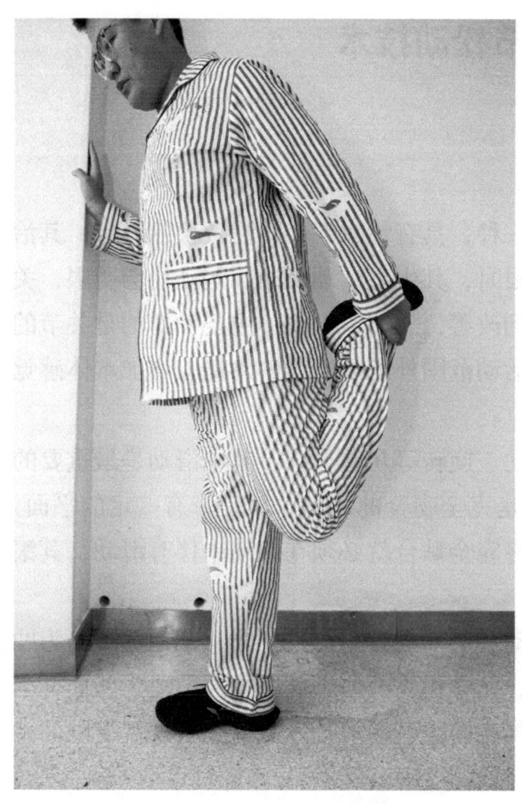

图 4-19-53　股四头肌自我牵伸

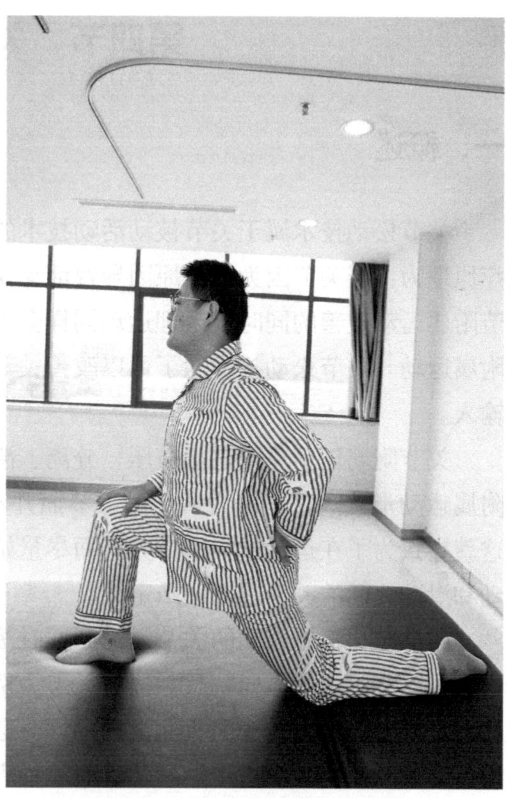

图 4-19-54　髂腰肌自我牵伸

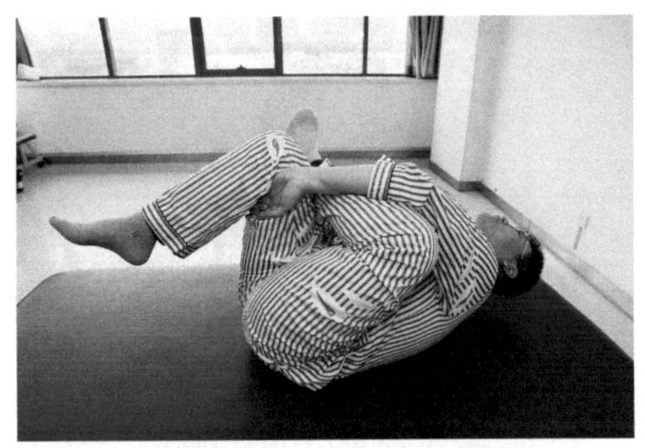
图 4-19-55　梨状肌自我牵伸

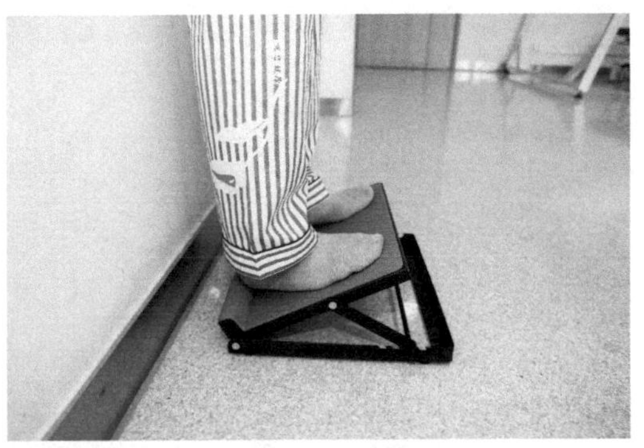
图 4-19-56　小腿三头肌自我牵伸

五、注意事项

肌肉牵伸技术的注意事项主要包括：①严禁暴力快速牵伸肌肉，避免肌肉拉伤；②避免过度牵伸，使肌肉过度松弛关节稳定性下降；③牵伸过程中多询问患者主观感受，如出现刀割样锐痛立刻停止；④有些肌肉对特定疾病患者发挥肢体功能至关重要，避免盲目牵伸所有肌肉。

第四节　关节松动技术

一、概述

关节松动技术属于关节被动活动技术的一种，具有针对性强、见效快的特点，其治疗原理为：当关节因为各种原因导致活动受限时，其生理运动及附属运动均会受限，关节附属运动改善的同时其生理运动同样会得到改善，故关节松动术主要针对的是关节的附属运动。关节松动技术除了可以改善关节活动范围外还可以缓解疼痛、增加本体感觉输入。

关节附属运动主要包括挤压、分离、滑动、旋转等几种形式，其中滑动是最重要的附属运动形式。这是因为人体的关节面并不是完全吻合的球窝，而是带有一定的平面，这就导致为了在运动过程中两关节面尽量始终完全贴合就必须在滚动中伴有滑动，其滚动和滑动之间的关系遵循凹凸定律。

凹凸定律：当移动的关节面为凸面时滚动和滑动的方向相反，当移动的关节面为凹面时滚动和滑动的方向一致。以肩关节为例，肱骨头为凸面，肩胛骨关节盂为凹面，当肩关节外展时，肱骨头向头侧滚动的同时会伴有向足侧的滑动，故肩关节外展受限的患者可通过改善肱骨头向足侧滑动进而改善肩外展的活动范围。

麦特兰德手法分级是最常用的关节松动技术分级标准：Ⅰ级，在关节活动的起始处做小幅度有节奏的振动；Ⅱ级，在关节活动范围内做大幅度有节奏的振动，但不触及运动极限；Ⅲ级，在关节活动极限处做大幅度有节奏的振动；Ⅳ级，在关节活动极限处做小幅度有节奏的振动。其中Ⅰ、Ⅱ级主要针对疼痛引起的活动受限，Ⅲ级治疗关节疼痛伴有僵硬，Ⅳ级针对关节周围组织挛缩、粘连引起的活动受限。

二、适应证

关节松动技术的适应证主要包括：①任何力学因素引起的关节功能障碍；②关节疼痛；③肌痉挛；④可逆性关节活动受限；⑤进行性关节活动受限。

三、禁忌证

关节松动技术的禁忌证主要包括：①关节活动已经过度；②关节存在明显的肿胀、渗出；③关节周围骨折未愈合；④关节周围肿瘤恶病质。

四、操作方法

在正式操作前应首先进行全面细致的评估，评估内容主要包括受限和疼痛，分析是哪些因素导致的受限和疼痛，制订治疗目标，是缓解疼痛，牵张关节，还是处理粘连、挛缩。

其具体操作主要包括以下步骤。

1. 根据治疗的需要选择合适的体位，如仰卧位、俯卧位等。

2. 在评定和首次治疗时注意选取关节的休息位。

3. 向患者解释操作目的及操作过程中可能出现的不适。

4. 充分固定治疗关节的近端。

5. 治疗过程中所施加力尽量靠近关节面，接触面积越大越好。

6. 选择合适的治疗运动方向，分离牵引垂直于治疗平面，滑动的方向根据受限的方向遵循凹凸定律。

7. 根据病情需要和患者反应选择合适的手法分级。

五、注意事项

关节松动技术的注意事项主要包括：①治疗前应认真细致评估关节活动范围受限、疼痛的性质、原因；②治疗中根据患者反馈及时调整治疗手法；③关节松动技术只是整体治疗的一部分，注意与肌力训练、技巧训练相结合。

附：髌骨、膝关节、肩关节、松动示例（图 4-19-57～图 4-19-65）。

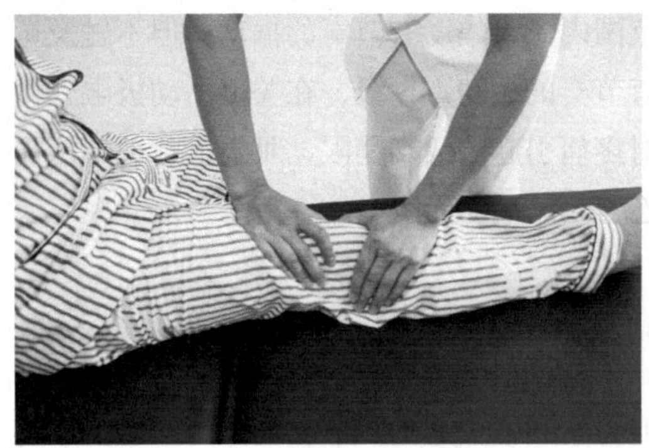
图 4-19-57　髌骨的左右滑动

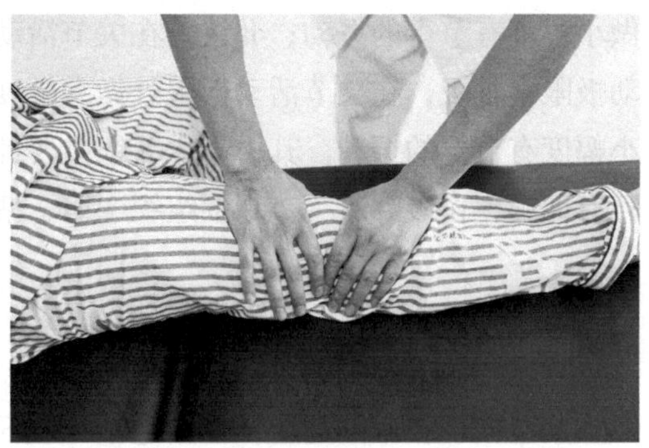
图 4-19-58　髌骨的上下滑动

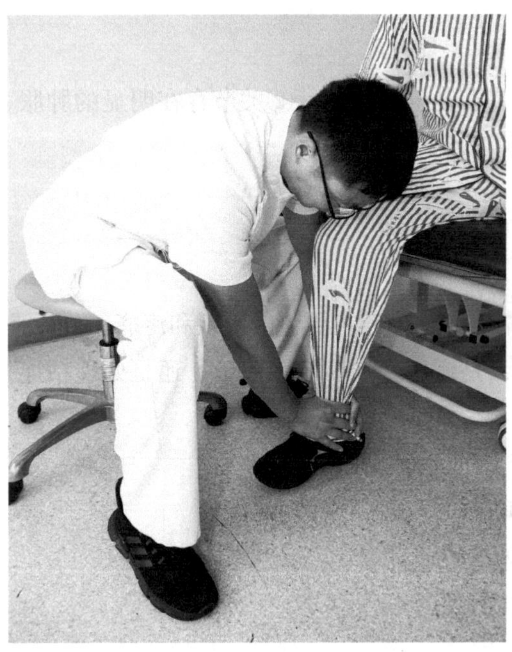
图 4-19-59　膝关节分离牵引

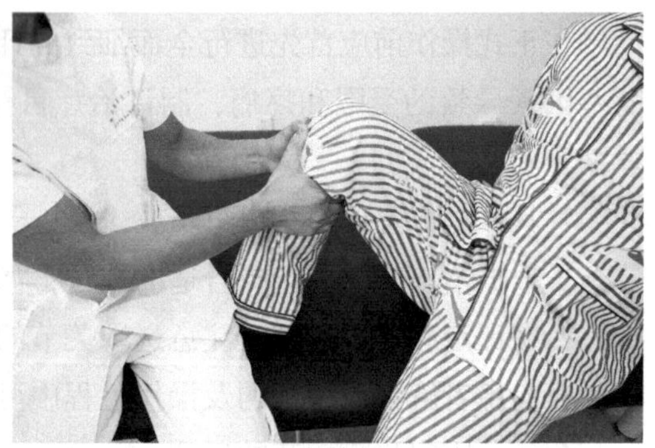
图 4-19-60　膝关节后前向滑动

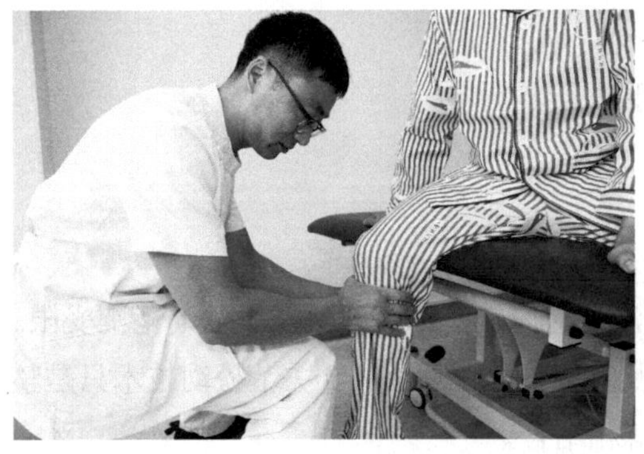
图 4-19-61　膝关节前后向滑动

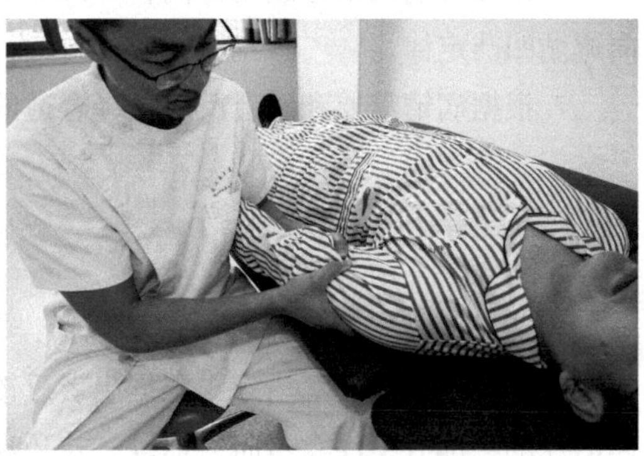
图 4-19-62　肩关节长轴牵引

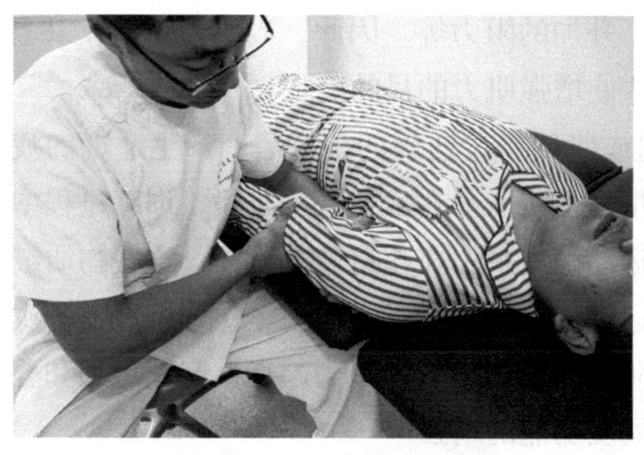

图 4-19-63 肩关节分离牵引

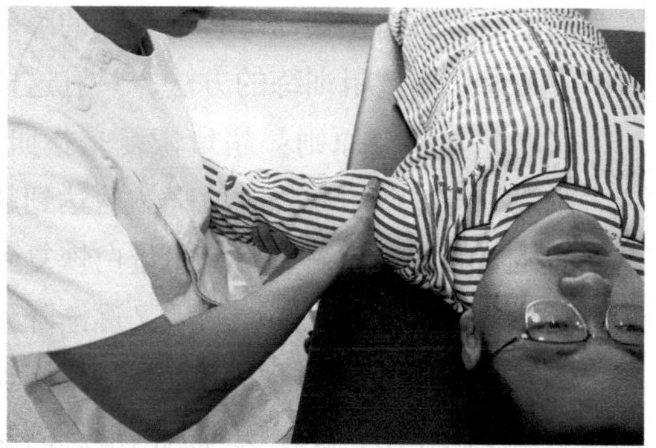

图 4-19-64 肩关节外展向足侧滑动

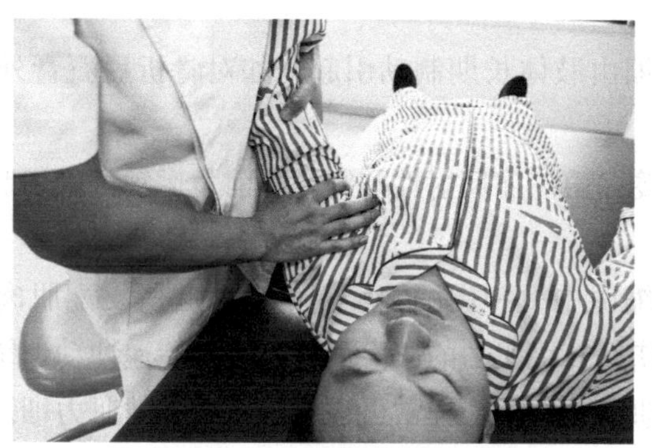

图 4-19-65 肩关节前屈向足侧滑动

第五节 肌力训练技术

一、概述

1. 肌力（muscle strength） 是机体依靠肌肉收缩克服和对抗阻力来完成运动的能力，是肌肉发挥其生理功能的形式，肌肉主要通过肌力对外界做功。

2. 肌肉耐力（muscle endurance） 指肌肉持续地维持一定强度的等长收缩，或做多次一定强度的等张（速）收缩的能力。收缩的总时间或总次数来表示它的大小。

3. 肌力训练的基本方法 肌力训练的方法很多，根据肌肉的收缩方式可以分为等长运动和等张运动；根据是否施加阻力分为抗阻力运动和非抗阻力运动。抗阻力运动又包括等张性（向心性、离心性）、等长性、等速性抗阻力运动；非抗阻力运动包括主动运动和主动助力运动。

4. 肌力训练的基本原则

（1）抗阻训练原则：训练中施加阻力是增加肌力的重要因素。阻力主要来自肌肉本身的重量、肌肉在移动过程中受到的障碍、外加的阻力等。因此，当肌力在 3 级以上时，应考虑采用抗阻训练的方法，只有这样才能增强肌力的目的。

（2）超量恢复原则：超量恢复是指肌肉或肌群经过适当的训练后，产生适度的疲劳。肌肉先经过疲劳恢复阶段，然后达到超量恢复阶段。在疲劳恢复阶段，训练过程中消耗的能源物质、收缩蛋白、酶蛋白恢复到运动前水平；在超量恢复阶段，这些物质继续上升并超过运动前水平，然后又逐渐降到运动前水平；所以，当下一次训练在前一次超量恢复阶段进行，就能以前一次超量恢复阶段的生理生化水平为起点，起到巩固和叠加超量恢复的作用，逐步实现肌肉形态的发展及功能的增强。

二、适应证

1. 失用性肌肉萎缩由肢体长期制动引起，如对骨折后石膏外固定的肌肉进行等长训练。

2. 关节源性肌肉萎缩由疼痛反射性抑制脊髓前角运动细胞引起，如对膝关节源性肌肉萎缩进行等速训练。

3. 神经性肌肉萎缩由中枢和周围神经损伤后引起所支配肌肉的瘫痪或肌力减退所致，如对臂丛神经损伤后 0 级肌力的肌肉可进行神经传递冲动训练。

4. 肌源性疾病时肌肉收缩功能异常可进行强度适宜的肌力训练。

5. 骨关节畸形由局部肌肉力量不平衡引起，如对脊柱侧弯、平足等进行选择性增强肌肉力量、调整肌力平衡训练。

6. 脊柱稳定性差由躯干肌肉力量不协调引起，如进行腰腹肌肌力训练，预防下腰痛发生。

7. 关节周围主动肌和拮抗肌不平衡如对膝关节炎患者进行腓肠肌肌力训练，防止膝关节退行性改变。

8. 内脏下垂、尿失禁由腹肌和盆底肌肌力减退引起，如对老年妇女盆底肌肌力下降的患者进行盆底肌肌力训练。

三、禁忌证

1. 全身有严重感染和高热患者。

2. 严重的心脏病患者，如快速性心律失常、心力衰竭等。

3. 皮肌炎、肌炎发作期、严重肌病患者，不宜进行高强度或抗阻训练。

4. 局部有活动性出血，不宜进行局部肌肉训练，以免加重出血形成血肿。

5. 骨折后只行石膏外固定、骨折断端尚未形成牢固骨痂时，不宜进行等张或等速肌力训练。

四、具体操作

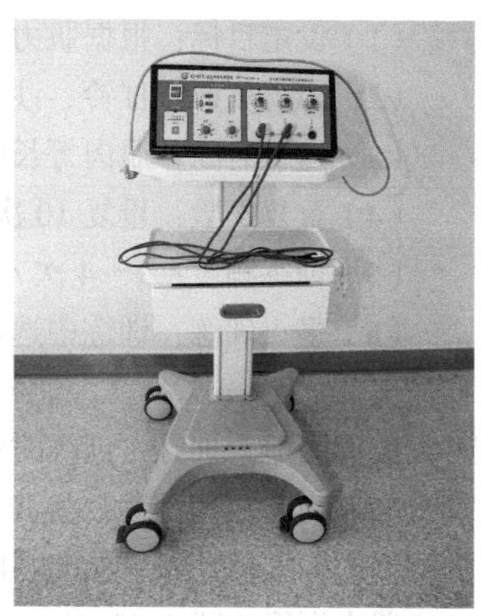
图 4-19-66　电刺激疗法

（一）根据患者肌力水平选择合适的肌力训练方式

1. 肌力为 0 级时，宜进行电刺激疗法（图 4-19-66）、被动运动及传递冲动训练（即患者在思想上用力试图做肌肉收缩活动）。传递冲动训练与被动运动结合进行，效果较好。

2. 肌力为 1～2 级时，宜进行电刺激疗法或肌电生物反馈电刺激疗法（图 4-19-67）。此时肌肉已有一定的肌电活动，肌电生物反馈电刺激疗法效果较佳，同时配合助力运动训练和其他负荷运动训练。

3. 肌力为 3～4 级时，宜进行徒手抗阻训练和各种器械的抗阻训练。

4. 耐力较差的肌肉群，宜进行肌肉耐力训练。

（二）徒手抗阻训练

1. 根据患者功能受限程度，确定适宜的抗阻运动形式和运动量。
2. 患者取舒适体位，尽最大努力在无痛范围内完成训练。
3. 阻力置于肢体远端，避免替代运动。
4. 逐渐增加运动强度或抗阻力。
5. 训练中应给予有力的语言指令，增加训练效果。
6. 每一运动可重复 8～10 次，间隔适当休息，逐渐增加训练次数。

（三）器械抗阻训练

适用于肌力 3 级以上者，分为等长抗阻训练、等张抗阻训练和等速抗阻训练。

1. 等长肌力训练　肌肉等长抗阻收缩时，肌张力明显升高，但不产生关节运动。主要适用于关节不能或不宜运动时（如关节石膏或夹板固定、关节创伤、炎症或关节肿胀等情况）的肌力训练，以延缓和减轻肌肉失用性萎缩（图 4-19-68）。

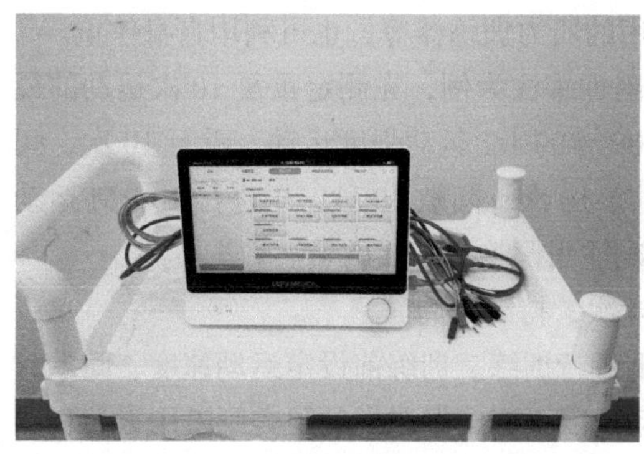
图 4-19-67　肌电生物反馈电刺激疗法

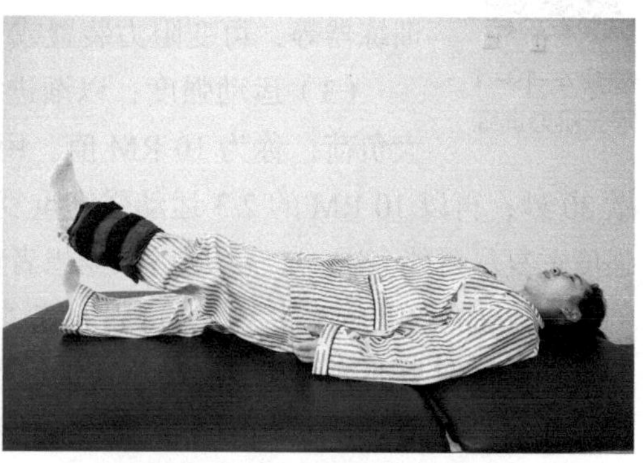
图 4-19-68　等长肌力训练

（1）设定目标：根据肌力水平和训练目标设定运动强度。

（2）阻力负荷：杠铃、沙袋、墙壁或力量训练器等。

（3）运动时间：肌肉等长收缩时间 10 秒，休息 10 秒。

（4）重复次数：重复 10 次为 1 组，每天可做若干组训练。

（5）训练频度：1～4 次 / 日，每周训练 3～4 次，持续数周。

（6）多点训练：训练中选择多个不诱发疼痛的关节角度作为训练点，以避开诱发疼痛的关节角度。

2. 等张肌力训练 训练时作用于肌肉上的阻力负荷恒定，产生关节运动。适用于发展动态肌力和肌肉耐力。等张肌力训练包括向心性训练和离心性训练，肌肉主动缩短，使肌肉的两端相互靠近为向心肌力训练；肌肉在收缩逐渐延长，致使其两端相互分离为离心肌力训练（图 4-19-69、图 4-19-70、图 4-19-71、视频 4-19-1）。

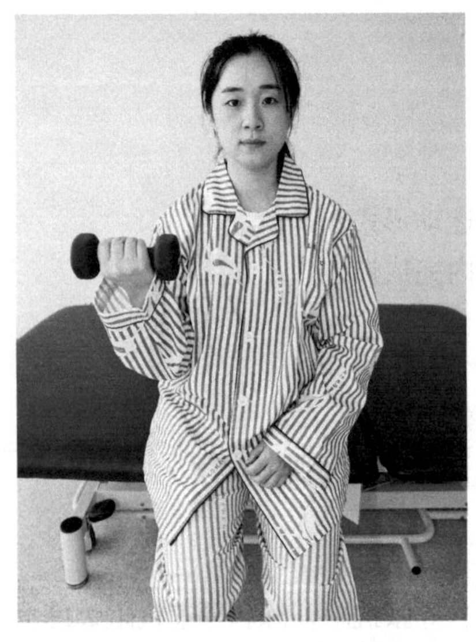
图 4-19-69　等张肌力训练

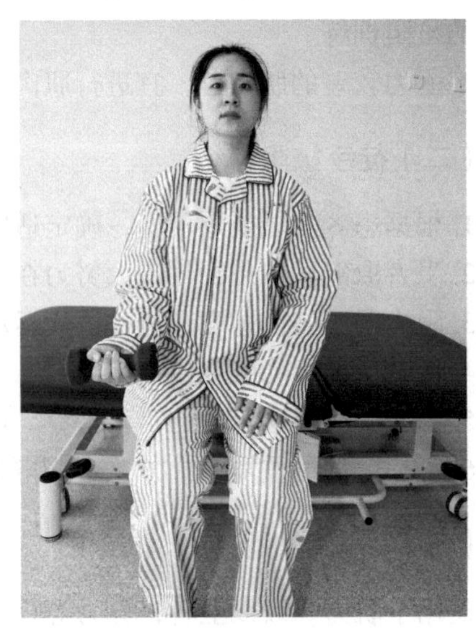
图 4-19-70　等张肌力训练

视频 4-19-1
等张肌力训练

（1）设定目标：根据肌力水平和训练目标设定运动强度。

（2）阻力负荷：沙袋、哑铃、墙壁拉力器、滑轮系统，如股四头肌训练器等、可变阻力装置或专用的肌力训练器等，也可利用自身体重。

（3）运动强度：以渐进抗阻训练法为例，先测定重复 10 次运动的最大负荷，称为 10 RM 值。用 10RM 的 1/2 运动强度运动，重复 10 次，间歇 30 秒；再以 10 RM 的 2/3 运动强度重复训练 10 次，间歇 30 秒，再进行 10 RM 运动强度重复尽可能多次，2～3 周后根据患者情况适当调整 10RM 的量。

（4）训练频度：1 次 / 日，每周训练 3～4 次，持续数周。

3. 等速肌力训练 在专门的等速训练器上进行训练。训练前设定运动速度、间歇时间、训练组数和关节活动范围等。训练中运动速度不变，但遇到的阻力则随用力的程度而变化，以使运动肢体肌肉的肌张力保持最佳状态，从而达到最好训练效果（图 4-19-

71、图 4-19-72、图 4-19-73、视频 4-19-2）。

（1）训练仪器：Biodex、Cybex、Kin-Com、Lido 等。

（2）训练前准备：开机，根据训练要求，安装相应的训练器械。

（3）体位：摆放患者体位，对患者进行良好固定。

（4）关节活动角度设定：通常可设定全关节活动角度，对于肌肉、肌腱、韧带愈合早期、关节术后或关节病变时则宜选择限定关节活动范围。

（5）训练方式：分为等速向心和等速离心训练。临床常用等速向心收缩方式进行训练。

（6）运动速度：等速向心肌力训练时，常选用的运动速度谱为 60°/s、90°/s、120°/s、150°/s、180°/s、180°/s、150°/s、120°/s、90°/s、60°/s。

（7）训练次数：每种运动速度收缩 10 次，上述 10 种运动速度共收缩 100 次为 1 个训练单位。

（8）根据肌肉功能适应情况，逐渐增加收缩次数到 2 个或 3 个训练单位。

（9）间歇时间：可在训练前预先设置每种运动速度之间和每个训练单位之间的休息时间。每种运动速度之间通常间歇 15s，以使肌肉有短暂休息。每个训练单位之间的间歇时间为 3～5 分钟。

（10）训练频度：1 次 / 日，每周训练 3～4 次，根据患者情况，持续数周。

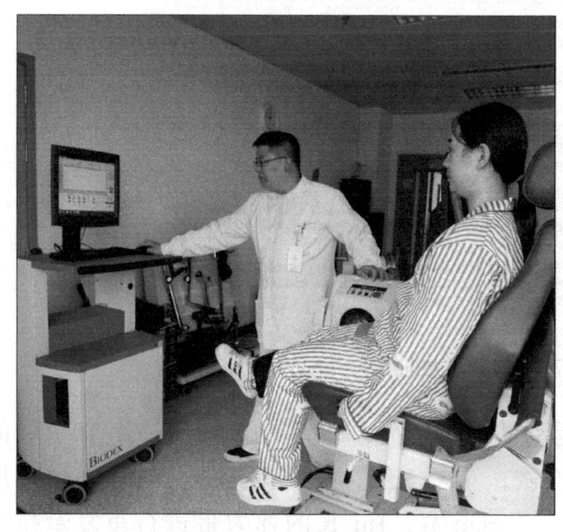

图 4-19-71　等速肌力训练

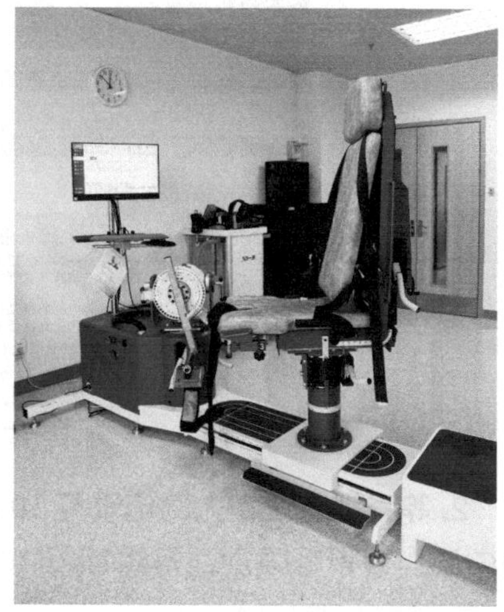
图 4-19-72　等速肌力训练

（四）肌肉耐力训练

发展肌肉耐力的训练强调较轻负荷，较长时间内多次重复肌肉收缩。常用的方法如下。

1. 等长训练法　取 20%～30% 的最大等长收缩阻力，做逐渐延长时间的等长收缩练习，直至出现肌肉疲劳为止，1 次 / 日，每周练习 3～5 天。

视频 4-19-2
等速肌力训练

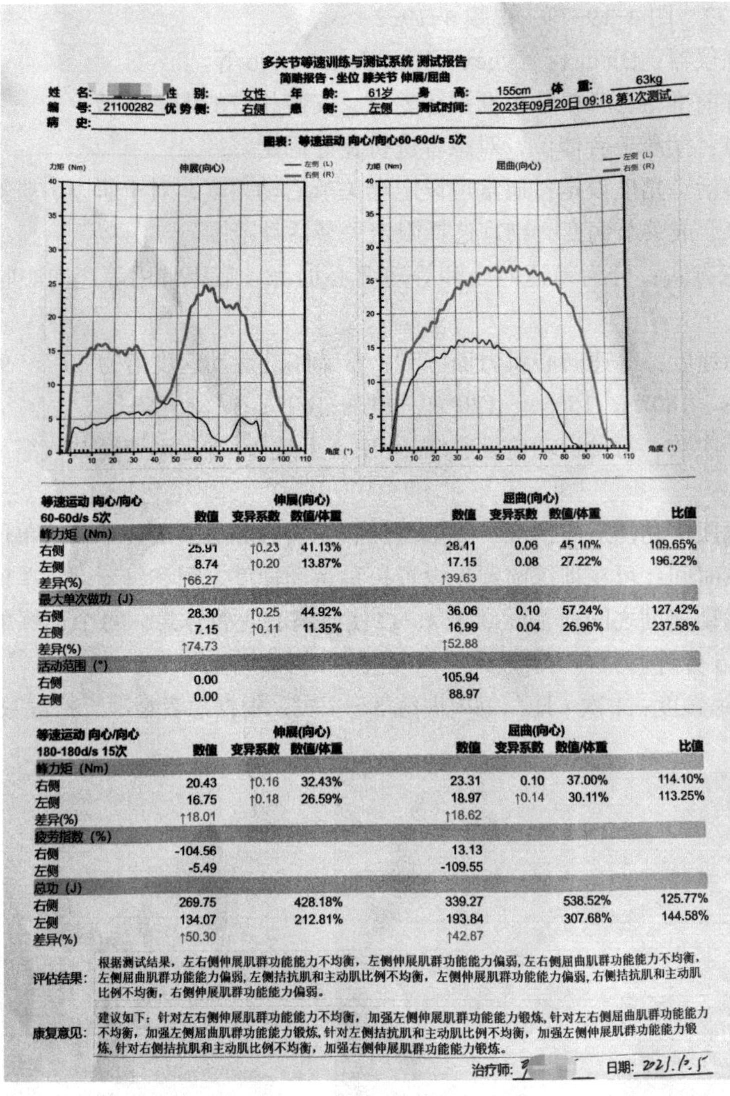

多关节等速训练与测试系统 测试报告
简略报告 - 坐位 膝关节 伸展/屈曲

姓 名：　性 别：女性　年 龄：61岁　身 高：155cm　体 重：63kg
编 号：21100282　优势侧：右侧　患 侧：左侧　测试时间：2023年09月20日 09:18 第1次测试
病 史：

图表：等速运动 向心/向心60-60d/s 5次

等速运动 向心/向心 60-60d/s 5次	伸展(向心) 数值	变异系数	数值/体重	屈曲(向心) 数值	变异系数	数值/体重	比值
峰力矩（Nm）							
右侧	25.91	↑0.23	41.13%	28.41	0.06	45.10%	109.65%
左侧	8.74	↑0.20	13.87%	17.15	0.08	27.22%	196.22%
差异(%)	↑66.27			↑39.63			
最大单次做功（J）							
右侧	28.30	↑0.25	44.92%	36.06	0.10	57.24%	127.42%
左侧	7.15	↑0.11	11.35%	16.99	0.04	26.96%	237.58%
差异(%)	↑74.73			↑52.88			
活动范围（°）							
右侧	0.00			105.94			
左侧	0.00			88.97			

等速运动 向心/向心 180-180d/s 15次	伸展(向心) 数值	变异系数	数值/体重	屈曲(向心) 数值	变异系数	数值/体重	比值
峰力矩（Nm）							
右侧	20.43	↑0.16	32.43%	23.31	0.10	37.00%	114.10%
左侧	16.75	↑0.18	26.59%	18.97	↑0.14	30.11%	113.25%
差异(%)	↑18.01			↑18.62			
疲劳指数（%）							
右侧	-104.56			13.13			
左侧	-5.49			-109.55			
总功（J）							
右侧	269.75		428.18%	339.27		538.52%	125.77%
左侧	134.07		212.81%	193.84		307.68%	144.58%
差异(%)	↑50.30			↑42.87			

评估结果：根据测试结果，左右侧伸展肌群功能能力不均衡，左侧伸展肌群功能能力偏弱，左右侧屈曲肌群功能能力不均衡，左侧屈曲肌群功能能力偏弱，左侧拮抗肌和主动肌比例不均衡，左侧伸展肌群功能能力偏弱，右侧拮抗肌和主动肌比例不均衡，右侧伸展肌群功能能力偏弱。

康复意见：建议如下：针对左右侧伸展肌群功能能力不均衡，加强左侧伸展肌群功能能力锻炼，针对左右侧屈曲肌群功能能力不均衡，加强左侧屈曲肌群功能能力锻炼，针对左侧拮抗肌和主动肌比例不均衡，加强左侧伸展肌群功能能力锻炼，针对右侧拮抗肌和主动肌比例不均衡，加强右侧伸展肌群功能能力锻炼。

治疗师：　日期：2021.12.5

图 4-19-73　等速肌力训练

2. 等张训练法　先测定重复 10 次运动的最大负荷，即为 10 RM 值。用 10 RM 的 50% 量作为训练强度，每组练习 10～20 次，重复 3 组，每组间隔 1 分钟。亦可采用 5cm 宽、1m 长的弹力带进行重复牵拉练习。弹力带的一头固定于床架或其他固定物上，反复牵拉弹力带直至肌肉疲劳，1 次 / 日，每周练习 3～5 天（图 4-19-74）。

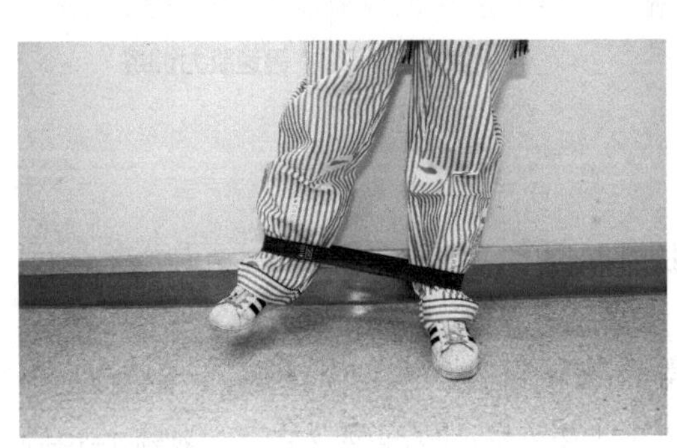

图 4-19-74　等张训练法

3. 等速训练法　选择快速运动速度，然后作快速重复运动。每次重复运动 100 次为 1 个训练单位。逐渐增加收缩次数到 2 个或 3 个训练单位，每组间休息 3～5 分钟，直至出现肌肉疲劳为止，1 次 / 日，每周练习 3～5 天。

五、注意事项

1. 正确掌握运动量与训练节奏，及时调整运动量。

2. 神经系统疾病的早期不应强调单个肌肉的肌力训练，以免加重肌痉挛；在恢复期或后遗症期，则需重视肌力训练，以多肌肉运动或闭链运动方式为主。

3. 在无痛和轻度疼痛范围内进行训练。

4. 各种训练方法相结合。

5. 抗阻训练时要有足够的阻力，但不要大到阻止患者完成活动。

6. 调动患者的主观努力程度。训练前使患者了解训练的作用和意义，训练中经常给予语言鼓励并显示训练的效果，以提高患者的信心和积极性。

7. 严格掌握训练适应证和禁忌证。

第六节　平衡与协调训练

一、概述

1. 平衡（balance equilibrium） 是指身体所处的一种姿势状态，并能在运动或受到外力作用时自动调整并维持姿势的一种能力，分为静态平衡和动态平衡。

2. 协调（coordination） 是指人体产生平滑、准确、有控制的运动的能力。所完成运动的质量应包括按照一定的方向和节奏，采用适当的力量和速度，达到准确的目标等几个方面，协调功能障碍又称为共济失调（dystaxia）。

二、适应证与禁忌证

（一）平衡训练

1. 适应证　需要进行平衡训练的患者。

2. 禁忌证　骨折、关节脱位未愈者，严重认知损害，严重疼痛或肌力、肌张力异常而不能维持平衡者。

（二）协调训练

1. 适应证　深感觉障碍如小脑性、前庭迷路性和大脑性运动失调、震颤性麻痹；因不随意运动所致的一系列协调运动障碍者。

2. 禁忌证　严重认知损害不能理解训练目的和技能者；骨折、脱位未愈者；严重疼痛或肌力、肌张力异常者。

三、具体操作方法

（一）徒手平衡训练

1. 坐位平衡训练

（1）Ⅰ级平衡：在无外力和身体移动的前提下保持坐姿稳定。

（2）Ⅱ级平衡：患者独立完成身体重心转移，躯干屈曲、伸展、左右倾斜及旋转运动，并保持坐位平衡。

（3）Ⅲ级平衡：患者抵抗外力保持身体平衡，如患者双手胸前抱肘，治疗者从不同方向推患者以诱发头部及躯干向正中线的调正反应。

2. 立位平衡训练

（1）Ⅰ级平衡：在无外力和身体移动的前提下保持站立稳定，开始时两足分开站立，逐步缩小两足间距，以减小支撑面，增加难度。

（2）Ⅱ级平衡：患者在站立姿势下独立完成身体重心转移，躯干屈曲、伸展、左右倾斜及旋转运动，并保持平衡。开始时治疗师双手固定患者髋部协助完成重心转移和躯体活动，逐步过渡到患者独立完成动作。

（3）Ⅲ级平衡：在站立姿势下抵抗外力并保持身体平衡。患者可以借助于平衡板或在站立位完成作业训练等。

3. 增强前庭功能训练 患者双足并拢（必要时双手或单手扶墙保持平衡），左右转头；随后单手或双手不扶墙站立，时间逐渐延长并保持平衡。患者练习在行走过程中转头。在这一训练时，双眼先断续闭住，然后闭眼且时间逐渐延长。

4. 踝调节训练 患者自我进行小范围向前、向后、向侧方的摆动中保持身体直立，且不屈髋、屈膝；分别在睁眼和闭眼时患侧下肢单腿平地站立30秒；睁眼和闭眼时患侧下肢单腿枕头上站立（图4-19-75）；也可采用患侧下肢单腿站立时健侧下肢晃动的方法（先屈曲、伸展，后外展、内收；逐渐增加晃动的速度和范围）。

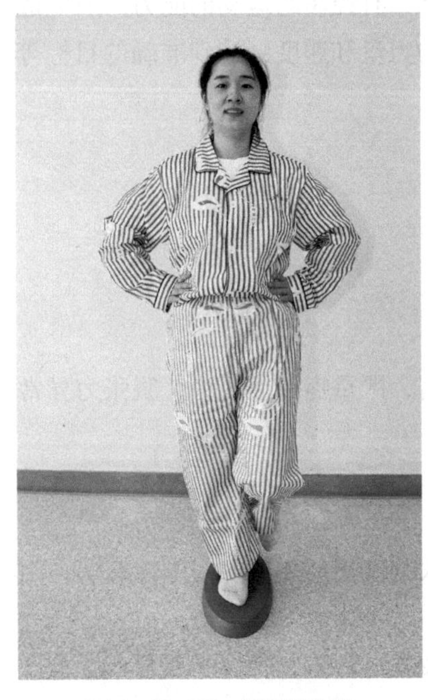

图4-19-75 踝调节训练

5. 髋调节训练 单腿站立平衡；单腿站立同时头部旋转；单腿站立同时上肢完成矢状面、额面和水平面运动；单腿站立，上肢、头部和眼同时运动；单腿站立，躯干向对侧屈曲和旋转（图4-19-76、图4-19-77）；单腿站立，躯干向同侧伸展和旋转（同侧手向前方、侧方及头后部及物）等（图4-19-78、图4-19-79、图4-19-80、视频4-19-3）。同时从稳定支持面渐进至不稳定支持面，以增加练习难度。还可以采用踝矫形器限制踝的运动。如需加大难度，可采取在窄条上站立，足跟/足趾站立或改良的单腿站立等，应用髋策略稳定的各种平衡训练练习。

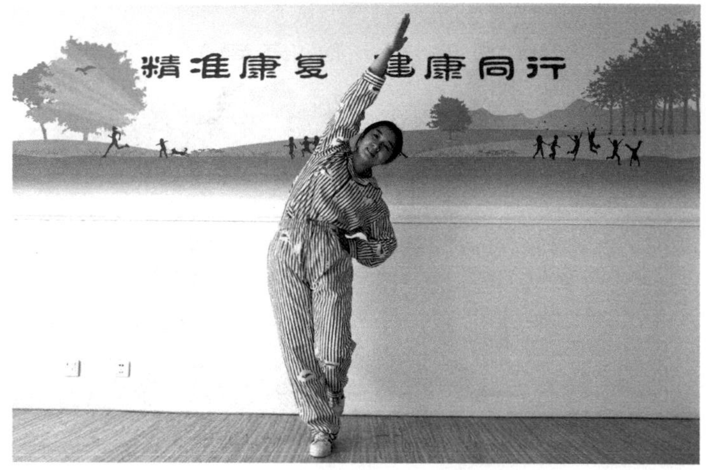

图 4-19-76 躯干向对侧屈曲和旋转

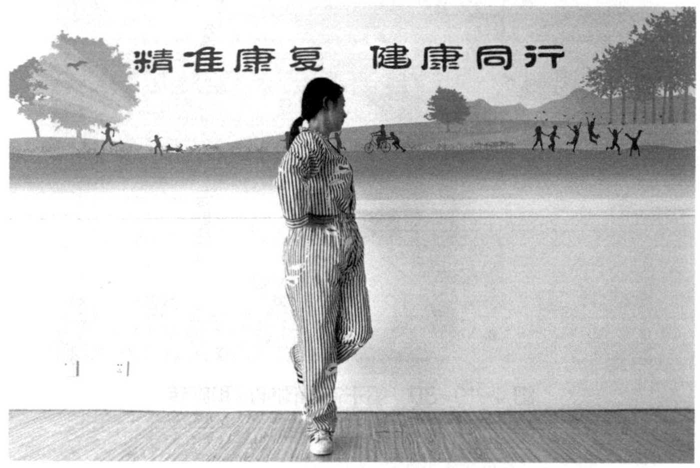

图 4-19-77 躯干向对侧屈曲和旋转

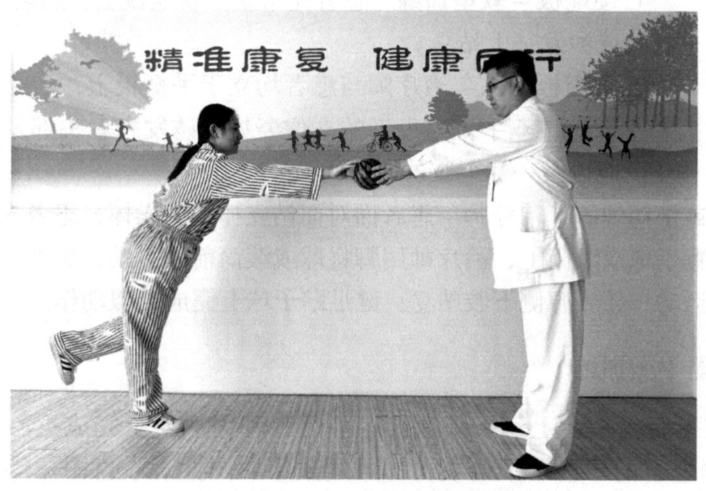

图 4-19-78 躯干向同侧伸展和旋转

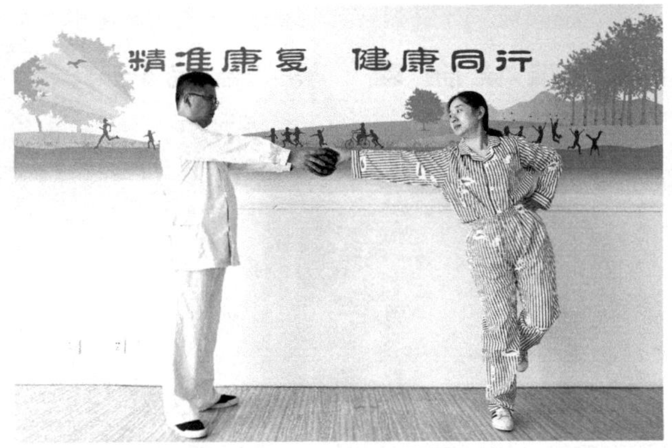

图 4-19-79　躯干向同侧伸展和旋转

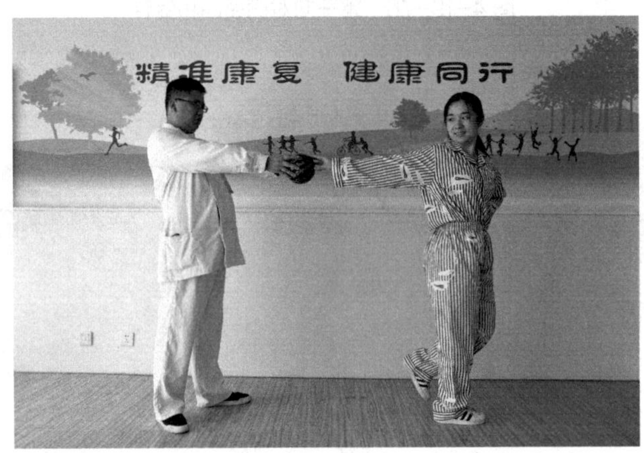

图 4-19-80　躯干向同侧伸展和旋转

视频 4-19-3
躯干向同侧
伸展和旋转

（二）简易设备平衡训练

1. 硬地板 - 软垫训练　患者先站立于硬地板上，逐渐过渡到薄地毯、薄枕头或沙发垫上站立。

2. 平衡板训练　治疗师与患者均立于平衡板上，治疗师双足缓慢地摇动平衡板，双手调整患者的立位姿势，诱发患者头部及躯干向中线的调正反应以及一侧上肢外展的调正反应。

3. 球、棒或滚筒训练　治疗师与患者面对面站立抓握体操棒，患者先用健侧下肢支撑体重，患足置于球或滚筒上，治疗师用脚将球或滚筒前后滚动，患者下肢随着滚动完成下肢的屈伸运动；随后患侧下肢站立，健足踏于球上完成类似动作。

（三）仪器平衡训练

患者站在平衡仪平台上，按平衡仪屏幕上各种图形要求完成重心的调整。图形的设计可根据患者的年龄、平衡能力，采用数字、图案、彩色图标等（图 4-19-81、图 4-19-82、视频 4-19-4）。

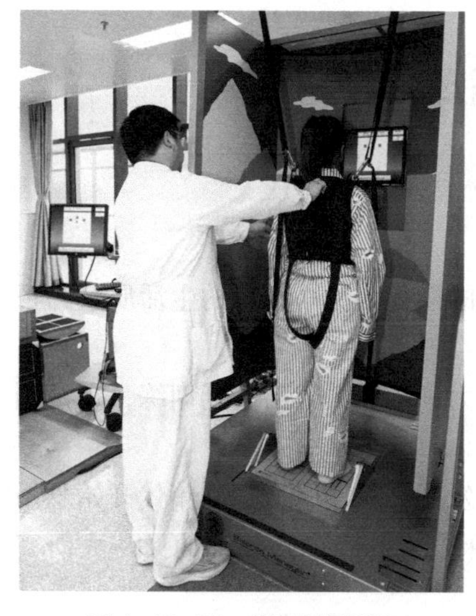

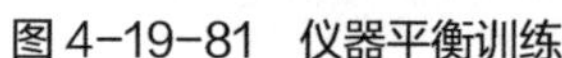

图 4-19-81 仪器平衡训练

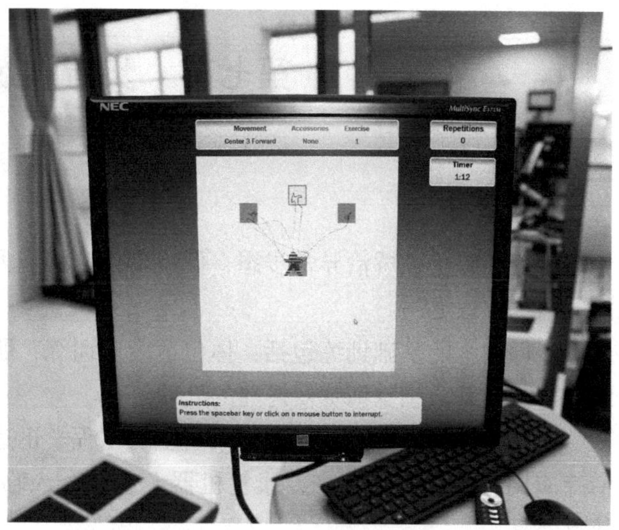

图 4-19-82 仪器平衡训练

（四）协调训练

视频 4-19-4
仪器平衡训练

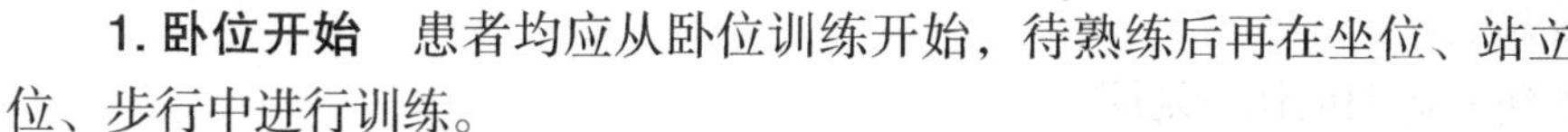

1. 卧位开始 患者均应从卧位训练开始，待熟练后再在坐位、站立位、步行中进行训练。

2. 简单动作开始 从简单的单侧动作开始，逐步过渡到比较复杂的动作；最初几天的简单运动为上肢、下肢和头部单一轴心方向的运动，然后逐渐过渡到多轴心方向；复杂的动作包括：双侧上肢（或下肢）同时动作、上下肢同时动作、上下肢交替动作、两侧肢体做互不相关的动作等。

3. 大动作开始 先做容易完成的大范围、快速的动作，熟练后再做小范围、缓慢动作的训练。上肢和手的协调训练应从动作的正确性、反应速度快慢、动作节律性等方面进行；下肢协调训练主要采用下肢各方向的运动和各种正确的行走步态训练。

4. 睁眼练习开始 先睁眼练习后闭眼训练，两侧程度不等时先从轻侧开始。

四、注意事项

1. 训练顺序 由易到难。支撑面从稳定到不稳定，逐步缩减支撑面积；训练体位从卧位、坐位到立位，逐渐提高重心；动作从简单到复杂，在保持稳定性的前提下逐步增加头颈和躯干运动；从睁眼训练过渡到闭眼训练；从静态平衡（Ⅰ级平衡）开始，逐渐过渡到自动动态平衡（Ⅱ级平衡）、他动动态平衡（Ⅲ级平衡）。

2. 训练强度 由低到高。训练时间开始较短，逐渐延长，并根据患者的疲劳程度调节，训练频度由少到多。

3. 训练安全 给予足够时间休息，练习时间与休息时间相等，所有训练要在可动作范围内进行，注意保护；训练时穿软底、平跟、合脚的鞋；如果训练过程中出现头晕、头痛或恶心症状时，应减少运动量或暂停训练。

第七节　步行训练技术

一、概述

步行训练是以矫治异常步态，促进步行转移能力的恢复，提高患者的生活质量为目的的训练方法之一。

步行训练的基础训练包括：体位适应性训练，肌力训练，关节活动度训练，平衡训练，协调训练，感觉训练及疼痛的处理。

随着临床发展的需要，现代康复生物工程学迅速发展，从 20 世纪 50 年代开始悬吊治疗应用于临床，近年来，康复机器人也已介入临床，成为当今国际上的又一大研究热点。

二、减重步行训练适应证

1. 神经系统疾病。

2. 骨关节疾病和运动创伤恢复期。

3. 假肢、矫形器穿戴前后的下肢步态训练、年老、体弱、久病卧床患者、体重过重、有严重关节退行性病变患者、腰腿痛患者。

4. 从功能训练的角度可以用于控制和协调姿势障碍的训练、步行训练、直立位作业训练、平衡训练、转移训练等。

三、减重步行训练禁忌证

1. 脊柱不稳定。

2. 下肢骨折未充分愈合或关节损伤处于不稳定阶段。

3. 患者不能主动配合。

4. 运动时诱发过分肌肉痉挛。

5. 直立性低血压；严重骨质疏松症。

6. 慎用于下肢主动收缩肌力小于 2 级，没有配置矫形器者，以免发生关节损伤。

四、反重力跑台减重具体操作

1. 常规操作

（1）减重程度：一般减重不超过体重的 30%～40%。

（2）减重步行速度：因平板的起始速度不同，可根据患者的具体情况以接近正常的步速训练中枢性损伤患者。

2. 常用治疗参数

（1）训练时间：30～60 分钟 / 次，或根据患者情况分节进行。

（2）训练频率：不低于 3～5 次 / 周。

（3）疗程：8～12 周（图 4-19-83、图 4-19-84、图 4-19-85）。

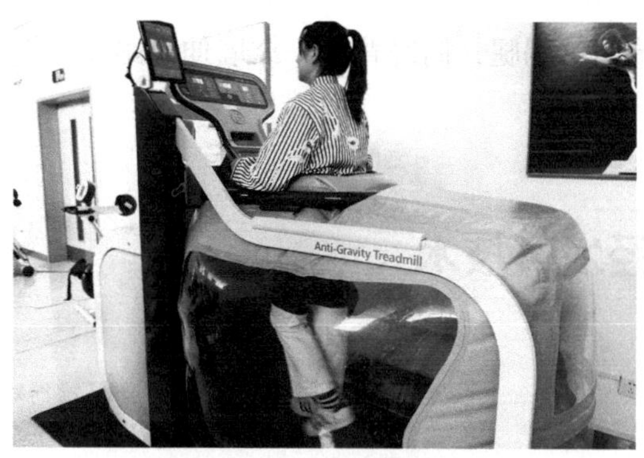

图 4-19-83　反重力跑台减重

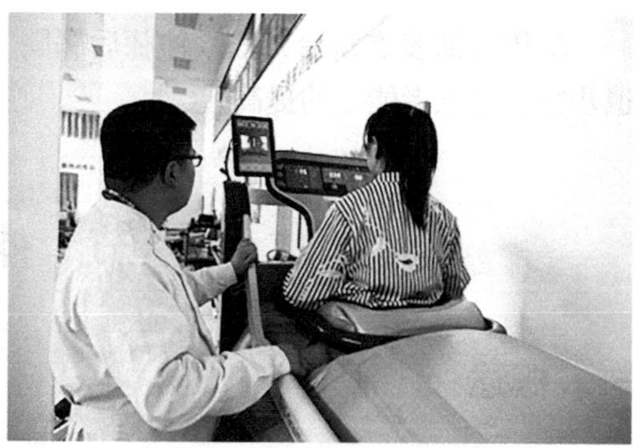

图 4-19-84　反重力跑台减重

五、注意事项

1. 悬吊固定带要适当，不能诱发患者痉挛。

2. 减重程度要适当。

3. 悬吊装置必须可靠。

4. 训练过程中必须有医务人员在场进行指导和保护。

5. 避免活动平板起始速度过快或加速过快，造成危险，步行时患者可以佩戴矫形器。

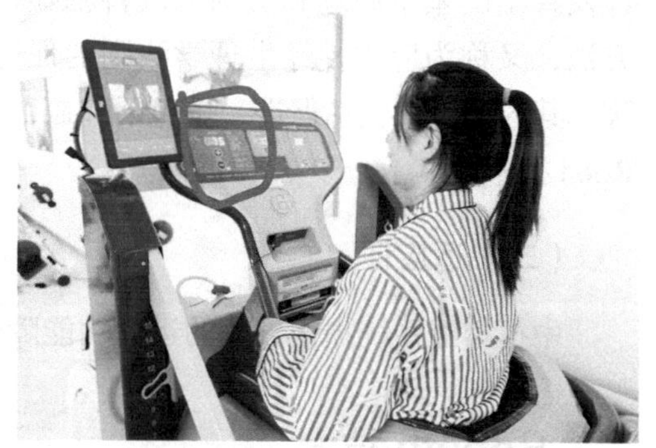

图 4-19-85　反重力跑台减重

六、常见异常步态的矫治训练

1. 剪刀步态矫治方法　采用神经生理学治疗技术及牵伸手法，抑制内收肌痉挛对顽固性痉挛；局部可考虑神经肌肉阻滞治疗；全身性可给以口服中枢解痉药；强化拮抗肌，温热敷或冷敷；强化臀中肌，促进两者协同运动；严重者可行选择性脊神经根切断术。

2. 偏瘫步态矫治方法　牵伸股四头、腘绳肌、小腿三头肌、内收肌等；躯干肌肌力训练如半桥运动等；强化步行分解训练如靠墙蹲马步训练；退上退下台阶训练及侧方上下台阶训练；膝关节屈伸控制性训练等

3. 足下垂步态矫治方法　胫前肌肌力训练；踝足矫形器（AFO）的使用；小腿三头肌及胫后肌牵伸；功能性电刺激（FES）或肌电触发功能性电刺激等；局部肌肉神经阻滞。

4. 膝塌陷矫治方法　手法牵伸训练、功能性电刺激（FES）或肌电触发功能性电刺

激；强化小腿三头肌肌力训练如踮脚步行、前脚掌踏楼梯上下训练等；对痉挛严重的可行局部肌肉神经阻滞，必要时给以伸膝矫形器以辅助治疗；加强拮抗肌肌力训练如靠墙马步蹲、功率自行车训练、登山器踏踩训练、直腿抬高训练、上下楼梯训练等。

5. 膝过伸矫治方法 股四头肌牵伸训练；股四头肌肌力训练；膝关节控制训练；臀大肌肌力训练。

6. 臀大肌步态矫治方法 伸膝后踢腿 / 抗阻后踢腿；俯卧背飞；靠墙伸髋踏步；倒退步行，随患者能力的提高。

第八节 神经发育技术

一、概述

（一）定义

是根据实际的临床经验再经理论上加以证明，逐渐形成的以应用神经生理学、神经发育学的基本原理和法则来改善脑损伤后肢体运动功能障碍的一类康复治疗技术与方法，又称为应用神经生理学法则的促进技术或易化技术。所谓促进或易化技术是总称，其内容不仅包括促进，也包括抑制，其典型代表有 Bobath 技术、Brunnstrom 技术、Rood 技术。

（二）适应证

中枢神经系统损伤导致的运动功能障碍。

二、Bobath 技术

（一）定义

通过抑制不正常的姿势、病理性反射或异常的运动模式，尽可能诱发正常运动，以达到提高患者日常生活活动的能力。

（二）具体操作

1. 关键点的选择与控制

治疗师通过操作患者身体的某些部位，以达到一种抑制痉挛和异常姿势反射，进而促进正常姿势反射的目的。关键点的控制是此技术手法操作的核心。

（1）头部：通过头部的屈伸和旋转来抑制异常的姿势反射（图 4-19-86、图 4-19-87）。

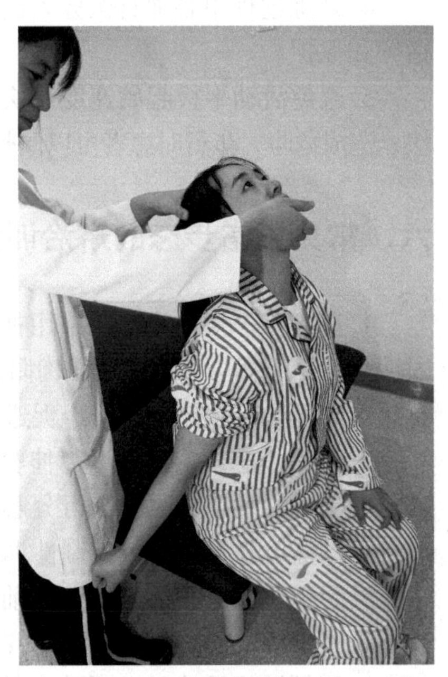

图 4-19-86 头部后伸

（2）胸椎：通过调整胸椎的屈 / 伸运动以改善躯干的平衡能力。

（3）躯干：通过躯干的屈伸和旋转来抑制异常的姿势反射。

（4）下肢：下肢屈曲可促进髋关节外展外旋和踝关节背屈。

（5）骨盆：在坐位或站位时，通过骨盆的前倾、后倾来抑制异常的姿势反射（图 4-19-88）。

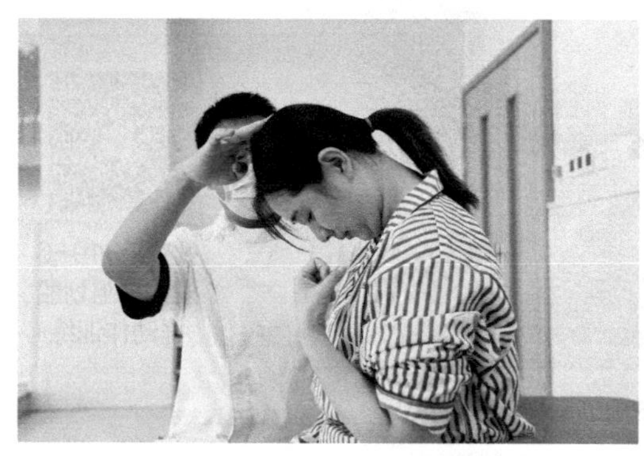

图 4-19-87 头部前屈

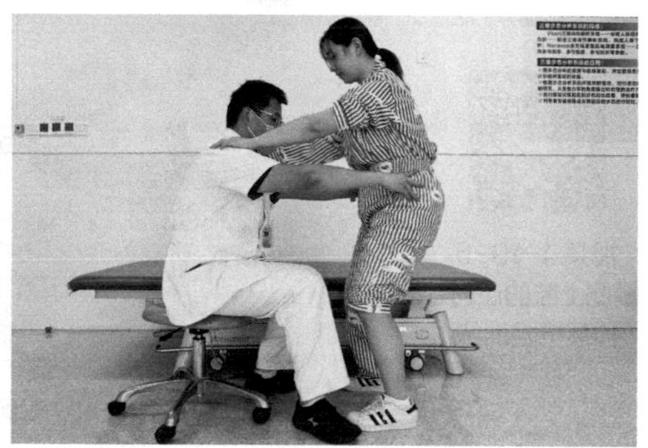

图 4-19-88 骨盆控制

2. 促进姿势反射 ① 促进调正反应；②上肢保护性伸展反应；③促进平衡反应。

3. 刺激固有感受器和体表感受器 ①关节负重；②位置反应；③保持反应；④拍打。

三、Brunnstrom 技术

（一）定义

在中枢神经系统损伤初期，利用协同运动等病理运动模式和反射模式作为促进手段，然后再把这些运动模式逐步修整成功能性运动，以恢复运动控制能力的方法。

（二）治疗的原则

①遵循运动功能恢复的六阶段理论；②利用原始反射和联合反应、共同运动。原始反射常包括紧张性颈反射、紧张性腰反射、同侧屈伸反射、交叉屈伸反射及阳性支撑反射。

（三）具体操作

1. 卧位和床上训练 利用紧张性颈反射和腰反射来对抗肢体的痉挛模式和练习床上翻身。

2. 坐位训练

（1）坐位平衡反应的诱发训练。

（2）躯干的前倾、屈曲及旋转训练。

（3）肩胛带的运动诱发训练。

（4）肩关节及髋关节的活动。

3. 引导联合反应和共同运动

（1）健侧上肢的屈肘、伸展抗阻训练（视频 4-19-5）。

（2）双侧抗阻划船样动作训练（图 4-19-89、视频 4-19-6）。

视频 4-19-5
健侧上肢的屈肘、伸展抗阻训练

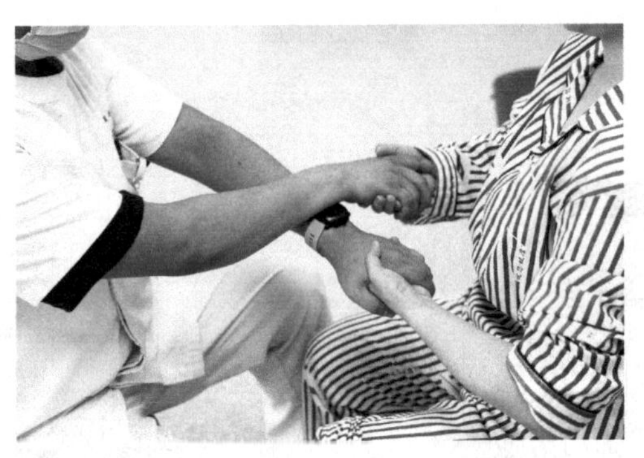

图 4-19-89　双侧抗阻划船样动作训练

视频 4-19-6
双侧抗阻划船样动作训练

（3）下肢屈 / 伸连带运动。

（4）下肢外展 / 内收连带运动。

4. 引导分离运动　①肘关节屈 / 伸分离运动；②手指的屈曲 / 伸展；③下肢的屈曲 / 伸展。

5. 日常练习　利用共同运动进行日常生活练习。

四、Rood 技术

（一）定义

利用温、痛、触觉、视、听、嗅等多种感觉刺激，调整感觉通路上的兴奋性，以加强与中枢神经系统的联系，达到神经运动功能的重组。主要分为促进技术和抑制技术。

（二）治疗原则

①颈部开始尾部结束；②由近端向远端进行；③由反射运动过渡到随意运动；④先利用外感受器，后利用本体感受器；⑤先进行两侧运动，后完成一侧运动；⑥颈部和躯干运动难度由高到低，四肢运动难度由低到高；⑦两侧运动之后进行旋转运动。

（三）具体操作

1. 触觉刺激

（1）一次快速刷擦：15～30 秒，若无反应，可以重复 3～5 次，主要用于意识水平较低的患者（图 4-19-90）。

（2）连续快速刷擦：在治疗部位的皮肤上做 3～5 秒来回刷动。诱发小肌肉时每次小于 3 秒，休息 2～3 秒后再进行下一次，每块肌肉刺激 1 分钟，诱发大肌肉时无需间隔 3 秒。刷擦一般由远端向近端进行，而挤压刺激是由近端向远端进行，注意两者不能混用（视频 4-19-7）。

（3）轻触摸：触摸手指或脚趾间的背侧皮肤、手掌或足底部，以引起受刺激肢体的回缩反应（视频 4-19-8）。

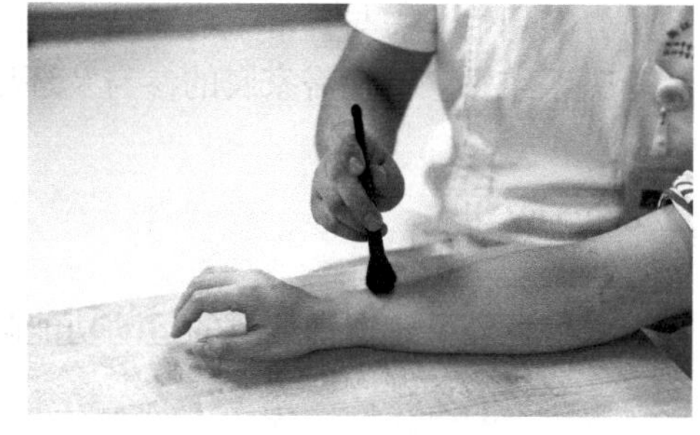

图 4-19-90　一次快速刷擦

2. 温度刺激　常用冰来刺激（温度建议在 -17～-12℃）。

3. 轻叩　轻叩手指间 / 脚趾间、掌心、足底均可引起相应肢体的回缩反应；轻叩肌腱或肌腹，可产生与快速牵拉相同的效应。

4. 拍打　拍打肌腹可引起与牵拉肌梭相同的牵张反应（视频 4-19-9）。

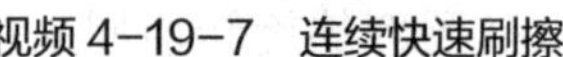

视频 4-19-7　连续快速刷擦

视频 4-19-8　轻触摸

视频 4 -19-9　拍打肌腹

5. 特殊感觉刺激

利用视觉、听觉、环境的改变、音乐以及治疗师说话的语调和语气均可抑制或促进肌肉的活动。

第九节　运动再学习技术

一、概述

（一）定义

运动再学习技术是把中枢神经系统损伤后恢复运动功能的训练视为一种再学习或重新学习的治疗方法。此技术需在强调患者主观参与和认知重要性的前提下，按照科学的方法对患者进行再教育，以恢复其运动功能。

（二）特点

1. 主动性　患者是主动参与者，治疗师是指导者。

2. 科学性　以生物力学、神经及运动科学和认知心理学理论为指导。

3. 针对性　从现存的功能障碍出发。

4. 实用性 需与日常生活相结合。

5. 系统性 治疗需家属的参与及环境的改造。

二、适应证

中枢神经系统损伤导致的运动功能障碍。

三、禁忌证

1. 意识障碍患者。
2. 认知障碍患者。
3. 视、听理解障碍患者。

四、具体操作

（一）从仰卧到床边坐起

1. 分析患者从仰卧到床边坐起过程中常见的问题 ①患侧屈髋屈膝、肩屈曲、肩带前伸困难；②不适当的代偿活动，颈和躯干的侧屈动作常被颈部的旋转前屈来代偿；③不能尝试用健手将患侧上肢被动地越过身体，提示可能存在患侧忽略；④用健腿帮助患腿，将双腿移至床边。

2. 训练丧失的成分 ①患者转向健侧时鼓励其转头；②帮其将肩和前臂向前伸；③屈髋屈膝的练习；④颈部侧屈训练。

3. 练习坐起及躺下 ①从仰卧到患侧卧：使患侧肩和手臂前屈前伸，同时屈髋、屈膝，必要时治疗师给予辅助。鼓励患者转头，避免过度用力。一旦转身后帮助调整骨盆和下肢以保持稳定体位；②从侧卧到坐起：让患者侧屈头，用健侧上肢撑床作为杠杆，躯干侧屈坐起，必要时治疗师一手放在患者肩下，另一手推其骨盆，辅助从床边坐起（视频 4-19-10）；③从坐起到躺下：患者躺下时，让其将身体移向支撑的健侧手臂上，然后向手臂处缓慢低下身体，将头缓慢落到枕头上躺下。

视频 4-19-10
从侧卧到坐起

4. 将训练转移至日常生活中 ①床上的臀桥训练；②在病房中的翻身坐起训练。

（二）平衡

1. 分析患者取坐位平衡和站立平衡常见的问题 ①随意动作受限；②不适当的代偿动作。

2. 坐位平衡训练 ①头和躯干运动；②取物训练；③拾物训练。

3. 站立平衡训练 ①诱发伸髋肌群活动；②头和身体的运动；③站立下取物训练；

④单腿支撑；⑤拾起物体训练；⑥迈步训练。

4. 将训练转移至日常生活中 ①改变运动速度；②减少支撑面积；③增加物体的重量、体积和距离，双上肢同时参与活动；④练习时间限制性活动，如接球或拍球。

（三）站起和坐下

1. 分析患者站起和坐下常见的问题 ①重心不能充分前移；②代偿动作出现。

2. 练习丧失的成分 ①训练躯干在髋部前后的移动；②牵伸比目鱼肌和腓肠肌；③激发腘绳肌和胫前肌收缩。

3. 站起和坐下训练 ①站起时，躯干直立，双足后移。然后，患者躯干在髋关节处屈曲前移，当双膝和双肩越过足尖后再伸髋伸膝站起（视频 4-19-11）；②坐下时，膝前移启动屈膝，躯干在髋关节处前屈，重心保持在双脚上方，身体逐渐下降，接近座位时，后移坐到位子上。

4. 将训练转移至日常生活中 ①手拿物品进行站起和坐下训练；②在与人交谈中站起和坐下；③变换站起和坐下的速度，要求停住时能停住而且不失去平衡，尤其在臀部离开座位时或接近座位之前立刻停住；④从不同类型的椅子上站起和坐下。

视频 4-19-11
站起和坐下训练

（四）行走

1. 分析患者行走常见的问题 ①站立相：伸髋及踝背屈不充分、膝关节小范围内的屈伸控制差、骨盆过度水平偏移；②摆动相：足趾离地时踝背屈不充分、膝关节屈曲范围小、躯干后仰代偿髋关节的屈曲动作、重心不敢侧移等。

2. 练习丧失的成分 ①站立期膝关节的控制训练；②站立期骨盆侧水平侧移训练；③站立期伸髋训练；④摆动期膝关节屈曲控制训练；⑤踝关节背屈训练；⑥软组织牵伸。

3. 行走训练 ①站立相训练：站立伸髋训练；站立膝关节小范围的屈伸训练；踏步训练，加强骨盆水平前移动作。②摆动相训练：膝关节的屈曲控制训练；迈步训练；行走训练等。

4. 将训练转移至日常生活中 ①路过不同高度的物体；②边说话边走，拿着东西走；③加快速度走；④在有行人的地方行走。

五、注意事项

1. 需获得患者主动配合。
2. 注意学习时机，病情稳定后立即进行。
3. 在运动学习的早期，需时刻保持注意力集中。

4. 明确学习的不是某种运动模式，而是有现实意义的运动作业能力。

5. 训练要有正确的顺序。

6. 充分利用视、听和言语反馈。

7. 学习和训练要循序渐进，制定的目标要符合患者的现状。

8. 良好的康复环境是患者学习和转移并融入日常生活的保障。

第十节　心肺功能训练

一、概述

通过有氧运动、抗阻运动、呼吸训练等方式提高心肺功能，使最大运动能力得到恢复或提升，改善运动耐力、提高生活质量。

二、适应证

1. 心血管疾病：陈旧性心肌梗死、稳定型心绞痛、心脏移植术后、冠状动脉腔内扩张成型术后、轻度慢性充血性心力衰竭等。

2. 代谢性疾病：糖尿病、单纯性肥胖症。

3. 慢性呼吸系统疾病：慢性阻塞性肺疾病、慢性支气管炎、肺气肿、哮喘、胸腔术后恢复期、肺结核恢复期等。

4. 其他慢性疾病：ICU 获得性衰弱、慢性肾衰竭稳定期、长期缺乏体力活动及长期卧床恢复期等。

5. 中老年人健身锻炼。

三、禁忌证

1. 各种疾病急性发作期或进展期。

2. 心血管功能不稳定：血流动力学不稳的严重心律失常、不稳定型心绞痛、严重未控制的高血压、急性肺动脉栓塞或梗死、严重主动脉瓣狭窄等。

3. 其他：主观不合作或不能理解指令，精神疾病发作期间或严重神经症；感知认知功能障碍。

四、具体操作

（一）呼吸训练

1. 腹式呼吸 患者处于前倾依靠卧位，屈髋屈膝，放松腹部肌肉。治疗师将手置于前肋骨下方的腹直肌上，嘱患者用鼻缓慢深吸气，肩部与胸廓保持平静，只有腹部隆起。然后有控制地呼气，将空气缓慢排出体外（图 4-19-91）。

2. 缩唇呼气 又叫吹笛式呼气。患者取舒适体位，呼气时放松，避免腹肌收缩。缓慢吸气后，呼气时将嘴唇缩紧，如吹口哨样，在 4～6 秒内将气体缓慢呼出（图 4-19-92）。

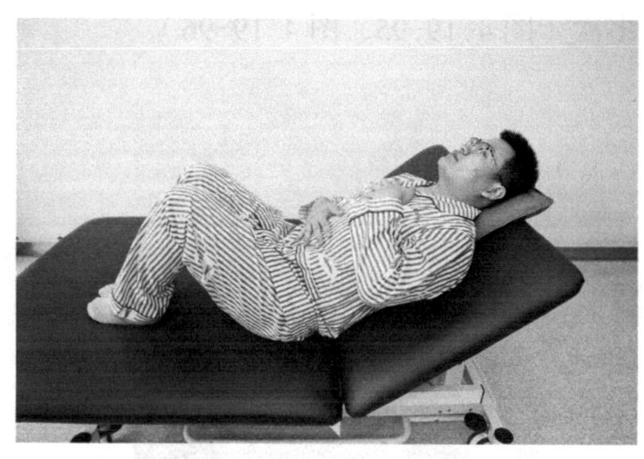

图 4-19-91　腹式呼吸

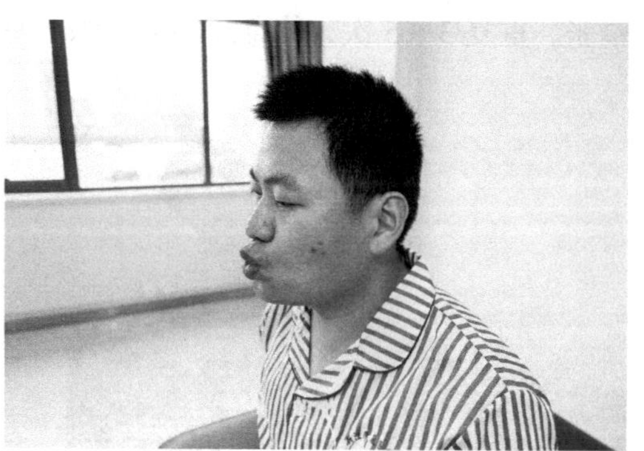

图 4-19-92　缩唇呼气

该方法可增加呼气时的阻力，这种阻力可传导至支气管，使支气管内保持一定压力，防止支气管及小支气管过早塌陷，增加肺泡内气体排出，减少残气量，从而可吸入更多新鲜空气，缓解缺氧症状。

3. 呼吸肌训练

（1）CO_2 过度通气法：患者以每分通气量进行较长时间的重复呼吸练习并保持呼气末 CO_2 恒定，主要目的是改善呼吸肌耐力。

（2）阻力呼吸法：通过练习装置上的吸气孔来调节吸气阻力，进行吸气肌的抗阻训练，可以改善呼吸肌力和耐力。

（3）阈值压力负荷法：患者吸气时必须克服练习装置上预置的负荷并保持这一负荷才能通气（图 4-19-93）。

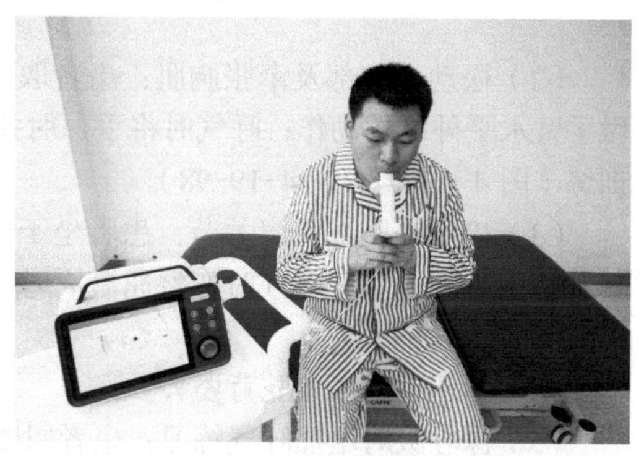

图 4-19-93　阈值压力负荷法

4. 局部呼吸

（1）单侧或双侧肋骨扩张：患者取坐位或屈膝卧位，治疗师将手置于患者下肋骨侧方，嘱患者呼吸。患者吸气时抵抗治疗师手掌的阻力，以扩张下肋，治疗师可给予下肋区轻微阻力以增强患者抗阻意识。当患者呼气时，治疗师用手轻柔向下挤压胸腔进行辅

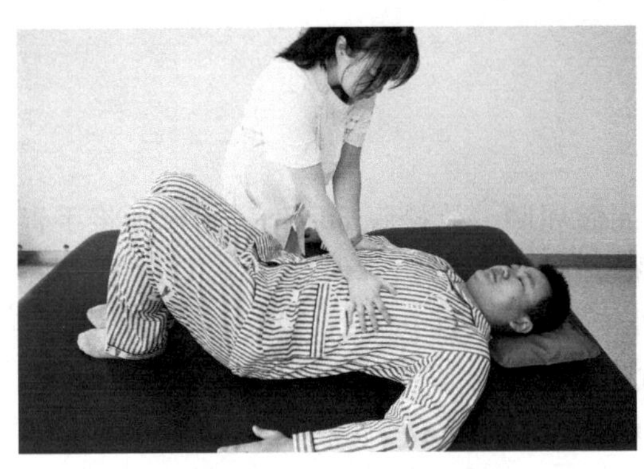

图 4-19-94　局部呼吸

助（图 4-19-94）。

（2）后侧底部扩张：患者取坐位，身体前倾，髋关节屈曲。按照上述扩张肋骨的方法同样进行。适用于术后需长期在床上保持半卧位的患者。

5. 胸廓松动练习

（1）松动一侧胸腔：患者取坐位，朝紧绷侧侧屈并呼气，将握拳的手推紧绷侧胸壁，接着上举胸腔紧绷侧的上肢过肩，并朝另一侧弯曲，使紧绷侧组织做额外的牵张。重复 3～5 次，休息片刻再训练，一日多次（图 4-19-95、图 4-19-96）。

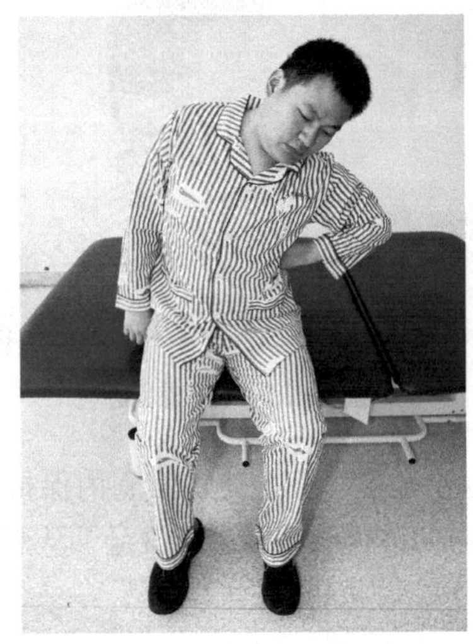

图 4-19-95　胸廓松动练习

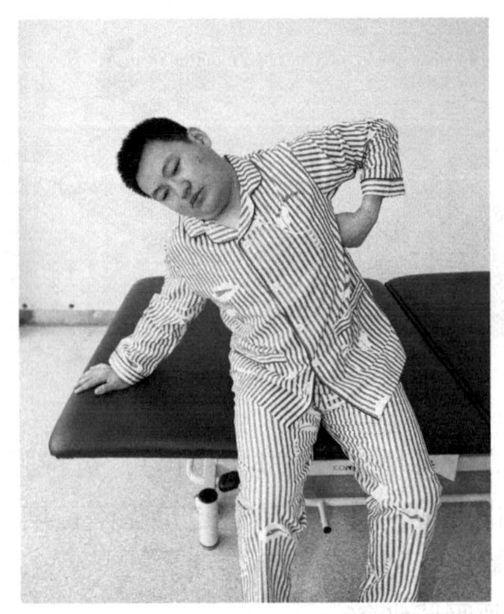

图 4-19-96　胸廓松动练习

（2）松动上胸部及牵张胸肌：患者取坐位，两手在头后方交叉握，深吸气时挺胸，做手臂水平外展的动作；呼气时将手、肘并拢，低头缩胸，身体向前弯。亦可于仰卧位训练（图 4-19-97、图 4-19-98）。

（3）松动上胸部及肩关节：患者坐于椅上或站立位，吸气时上肢伸直，两臂上举，掌心朝前举高过头；呼气时弯腰屈髋同时两手下伸触地，或尽量下伸。重复 5～10 次，每日多次。

（4）纠正头前倾和驼背姿势。

（5）深呼吸时增加呼气练习：患者屈膝仰卧位姿势下呼吸。呼气时将双膝屈曲靠近胸部（一次屈曲单侧膝关节可保护下背），该动作将腹部脏器推向横膈以协助呼气（图 4-19-99、图 4-19-100）。

6. 咳嗽　患者双手置于腹部且在呼气时做 3 次哈气以感觉腹肌的收缩，练习发“K”的声音以感觉声带绷紧、声门关闭及腹肌收缩。当患者将这些动作结合时，指导患者做深而放松的吸气，接着做急剧的咳嗽。

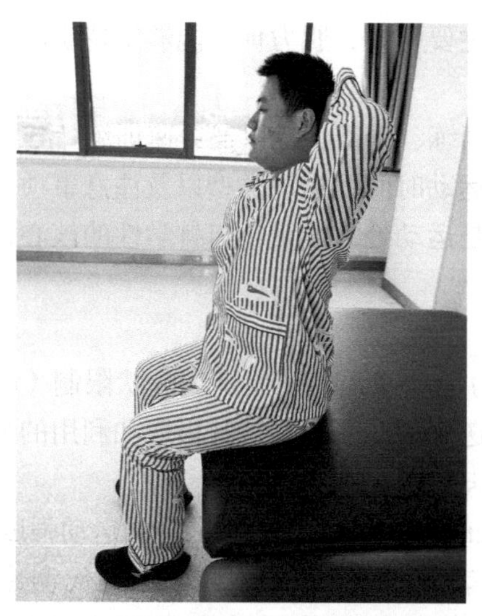
图 4-19-97　松动上胸部及牵张胸肌

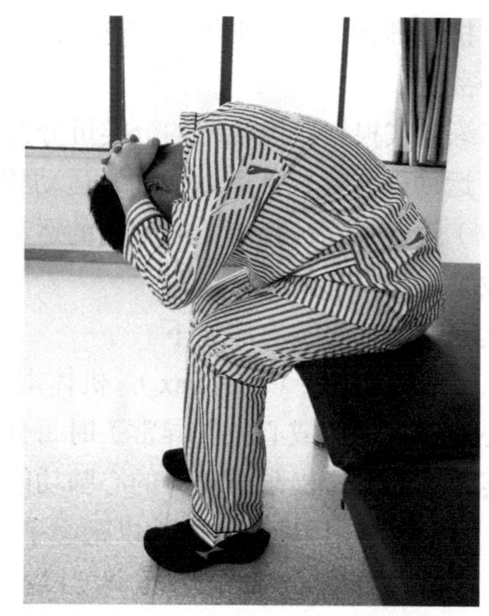
图 4-19-98　松动上胸部及牵张胸肌

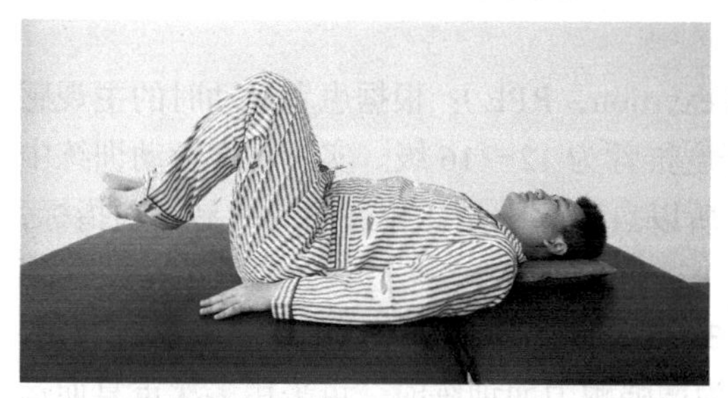
图 4-19-99　深呼吸时增加呼气练习

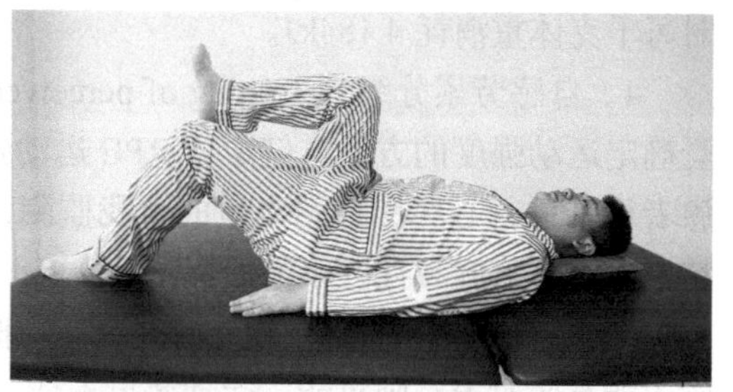
图 4-19-100　深呼吸时增加呼气练习

若患者咳嗽无力，多为腹肌肌力下降，可通过腹肌肌力训练以及呼气训练改善。常用的呼气训练的方法有：吹蜡烛法、吹瓶法等。

7. 体位引流　呼吸道疾病时，呼吸道内黏液分泌量明显增多且分泌物多积聚于下垂部位，改变患者的体位既有利于分泌物的排出，又有利于改善肺通气和血流的比例。引流的体位主要取决于病变的部位，使某一特殊的肺段向主支气管垂直方向引流为宜。

通过听诊、阅胸片来评估患者以决定肺部哪一段要引流，将患者置于正确的引流姿势，随时观察患者脸色及表情。餐前进行为宜，每次引流一个部位，时间 5～10 分钟，如有数个部位，则总时间不超过 30～45 分钟，以免疲劳。引流时让患者轻松地呼吸，不能过度换气或呼吸急促，过程中，可结合使用手法叩击等技巧。

（二）运动训练

1. 有氧运动　运动不足本身就是心血管疾病发病的危险因素，也加速了其他慢性疾病的发展，而经常从事中等强度的锻炼，就可以有效地改善健康状况。选择中等强度运动的生活方式比改善某种素质更易达到健身锻炼的目标。

常见的有氧运动方式有：慢跑、游泳、骑车、快走、有氧体操等，可根据患者自身情况及喜好选择。

2. 抗阻训练　抗阻训练是锻炼肌肉力量的主要形式，肌力训练能够维持肌肉的质量与骨骼密度。

训练方式根据肌肉收缩的分类可分为等张训练、等长训练以及等速训练。

3. 运动处方　包括运动强度、运动频率、运动时间、运动类型以及注意事项。

（1）运动强度：指单位时间内的运动量，是运动处方定量化与科学性的核心，也是康复效果与安全性的关键。

运动强度的表示方法如下。

1）最大摄氧量（VO_2max）：机体竭尽全力运动或运动试验出现症状限制（呼吸急迫、心绞痛、血压或心电图异常）时每分钟输送到活动肌肉，被其摄取和利用的最大氧量，客观反映人体极限运动时的心肺功能和肌肉代谢水平。

2）心率：在运动处方中常以靶心率（target heart rate，THR）来控制运动强度。

3）代谢当量（METs）：代谢当量 METs 表示运动时代谢率对静息代谢率的倍数。每千克体重从事1分钟活动消耗 3.5mL 的氧气，其活动强度定为 1MET，即 1MET=3.5mL/kg/ 分钟。1MET 的活动强度，相当于健康成年人安静代谢水平，约每小时每千克体重消耗 4.184kJ。

4）自感劳累分级表（rating of perceived exertion，RPE）：根据患者运动时的主观感受确定运动强度的方法。健康者 RPE 运动强度推荐为 12～16 级。实际日常运动训练中患者很难进行心率和代谢当量的自我监测，所以自我感觉是比较适用的简易判别指标，特别适用于家庭和社区康复锻炼。

（2）运动频率：指每周运动的次数，一般3～5次/周，或隔日一次即可。少于2次/周，常不能有效改善心肺机能，运动效果不佳。为增强耐力而训练时，可采用多次重复而运动强度较小的练习方法。

（3）运动时间：运动强度和运动持续的时间是影响锻炼效果的重要因素。运动持续的时间长短与运动强度成反比，强度大，持续时间则可相应缩短，强度小，运动时间可相应延长。一般要求锻炼时运动强度达到靶心率后，至少应持续 20～30 分钟以上。

（4）运动类型：提高心肺机能的有效途径是大肌肉群参加的、较长时间的锻炼。锻炼者可按照自己的年龄、性别、过去锻炼经历、主观愿望及客观条件选择运动方式。但运动处方应将有氧运动与抗阻运动都包含在内。

（5）注意事项：①以下情况提示运动强度过大：不能完成运动、活动时因气喘而不能自由交谈、运动后无力或恶心。②以下情况提示运动量过多：慢性持续性疲劳；运动当日失眠；运动后持续性关节酸痛；运动次日清晨安静心率突然出现明显变快或变慢，或感觉不适；情绪改变。

五、注意事项

1. 训练过程中应时刻注意患者的生命体征、面色及自我感觉，避免因训练导致的损害。

2. 应根据患者情况、地区差异、天气变化等制定个性化方案，增强患者依从性、持久性。

第五部分
护理学科

第二十章 生命体征测量技术

第一节 体温测量

【学习目的】

1. 掌握 为不同病情的患者选择适宜的体温测量部位和方法。
2. 熟悉 测量体温的操作要领及注意事项。
3. 了解 不同种类体温计的使用方法。

生命体征（vital signs）是体温、脉搏、呼吸与血压的总称，是机体内在活动的客观反映，是衡量机体状况变化的重要指标。体温（temperature）可分为体表温度和体核温度。体表温度指身体表层的温度，可随环境温度和衣着等影响而变化；体核温度指身体内部胸腔、腹腔和中枢神经的温度，相较皮肤温度高且稳定。一般而言的体温指机体深部的平均温度。体温维持相对恒定源于产热和散热的动态平衡，进而为机体新陈代谢和正常生命活动提供必要条件。

一、操作目的

动态监测体温的变化，了解患者的一般情况及疾病的发生、发展规律，为预防、诊断、治疗及护理提供依据。

二、操作评估

评估患者的年龄、意识状态、病情、诊疗情况（如抗生素等药物的应用）、心理状态、合作程度、肢体功能及测量部位的皮肤情况等。此外，还应评估可能影响体温测量准确性的因素，如测量前 30 分钟内有无进食、冷热饮、活动、坐浴、冷热敷、情绪波动等。

三、用物准备

带盖容器 2 个（一清洁容器用于放置已消毒的体温计；另一容器用于放置测温后的体温计）、消毒纱布、有秒针的表、笔、记录本、手消毒液等。

若测肛温，另备润滑油、棉签、卫生纸。

若测耳温，备耳温枪及配套的耳套。

四、操作流程

1. 核对解释 备齐用物至患者床旁，核对患者床号、姓名、腕带信息，向患者和/或家属解释测量体温的目的、方法、注意事项及配合要点等。

2. 安置体位 根据患者的病情和测量体温的部位协助其取舒适体位。

3. 测量 根据患者病情选择不同的体温测量方法。

（1）口温：将口表水银槽一端斜放在患者舌下热窝（位于舌系带两侧），嘱患者紧闭口唇（图 5-20-1），用鼻呼吸，必要时可用手扶托体温计，防止其滑落或咬断，测量时间 3 分钟。

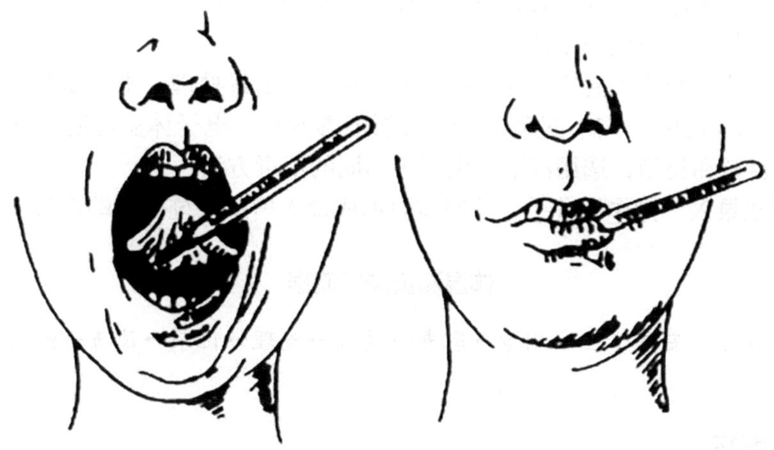

图 5-20-1 口温测量法

（2）腋温：擦干腋下汗液，将体温计水银端置于患者腋窝正中，紧贴皮肤。协助患者屈臂过胸，夹紧体温计（图 5-20-2），测量时间 10 分钟。

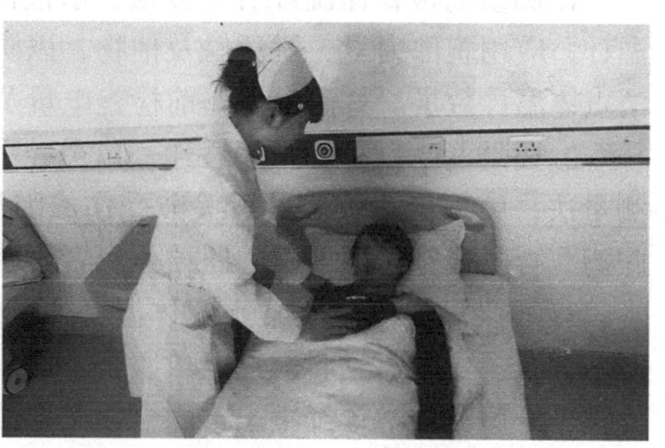

图 5-20-2 腋温测量法

（3）肛温：适用于婴幼儿、昏迷、精神异常者，协助患者取舒适体位，如侧卧、俯卧或屈膝仰卧位，暴露测量部位，用棉签蘸取润滑油润滑肛表水银端，分开臀部，将肛表缓慢旋转插入肛门 3～4cm

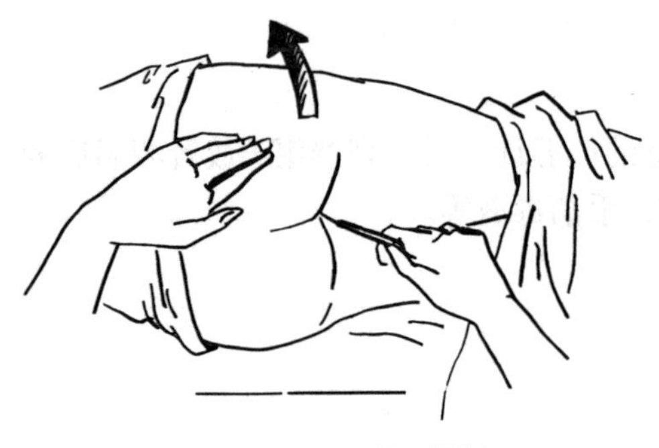

图 5-20-3　肛温测量法

并固定（图 5-20-3）。婴幼儿可取仰卧位，护士一手握住患儿双踝，提起双腿；另一手将已润滑的肛表插入肛门，插入深度一般婴儿 1.25cm，幼儿 2.5cm，握住肛表，用手掌根部和手指将双臀轻轻捏拢，固定。测量时间 3 分钟。

（4）耳温：打开耳温枪，显示面板正常显示且听闻指示音后代表开机成功。为耳温枪测温头套上配套的耳套，将患者一侧耳郭向后上方提拉固定（一岁以下患儿将耳郭向后下方轻拉），以便尽量保持耳道成直线形。将测温头轻放入耳道对准鼓膜方向，按下测量键，等待听到指示音后表示测量完成（不同种类耳温计可能存在差异，操作前参照具体使用指导）。

4. 取表　取出体温计，用消毒纱布擦拭。如测肛温，必要时取表后用卫生纸擦拭肛门处。

5. 读数　检视读数，并评估所测体温是否正常。发现与病情不符时，应查找原因，予以复测。测量完毕将体温计放于盛有消毒剂的容器内。

6. 整理　协助患者整理仪表，取舒适体位，整理床单位。

7. 记录　将体温值记录于体温测量记录单上。

8. 消毒　为防止交叉感染，用毕的体温计应严格消毒处理。水银体温计消毒常用的消毒剂包括 75% 乙醇、0.1% 过氧乙酸、含氯消毒剂等。电子体温计通常消毒感温探头部分，根据材料和类型，选用浸泡、熏蒸等不同的消毒方法。

9. 绘制或录入　操作后洗手，绘制体温单或录入信息系统的终端设备。

体温测量操作流程

核对解释→安置体位→测量→取表→读数→整理→记录→消毒→绘制或录入

五、注意事项

1. 测量前检查体温计有无破损、水银柱是否在 35.0℃以下。如采用手动法甩水银体温计，应用腕部力量，避免触及他物，以防碎裂。如为多位患者测量体温，操作前后应清点体温计数量。耳温枪操作前检查电量及性能。

2. 婴幼儿、精神异常、昏迷、口鼻腔手术、口腔疾病或呼吸困难者，不宜采用口温测量法；腋下出汗较多、肩关节受伤或因消瘦无法夹紧体温计者不宜采用腋温测量法；腹泻、直肠或肛门手术、心肌梗死患者不宜采用肛温测量法。

3. 如果患者不慎咬破水银体温计，首先立即清除玻璃碎屑，以免损伤唇、舌、口腔、食管、胃肠道黏膜，然后口服蛋清或牛奶保护消化道黏膜并延缓汞的吸收。如病情允许者，可食用膳食纤维丰富的食物以促进汞的排出。

4. 为婴幼儿、昏迷患者、躁动患者测体温时，为保证安全，应专人守护。

六、思考题

1. 为何心肌梗死患者不宜采用肛温测量法？
2. 如遇患者体温过高应如何处理？
3. 患者体温过低的原因有哪些？

第二节 脉搏测量

【学习目的】

1. 掌握 异常脉搏的评估。
2. 熟悉 测量脉搏的操作要领。
3. 了解 测量脉搏的注意事项。

动脉管壁随心脏的舒缩而出现的周期性起伏搏动，即脉搏（pulse）。脉搏的评估包括脉率、脉律、脉搏的强弱以及动脉壁的情况。正常情况下，脉率与心率是一致的，当脉率微弱难以测定时，应测心率。通过评估及时发现异常脉搏具有重要的临床意义。

一、操作目的

监测脉搏的变化，发现患者心脏及其他疾病的状况，为预防、诊断、治疗及护理提供依据。

二、操作评估

评估患者的年龄、意识状态、病情、诊疗情况、心理状态、合作程度、肢体功能及测量部位的皮肤情况等。此外，还应评估可能影响脉搏测量准确性的因素，如测量前30分钟内有无进食、剧烈运动或情绪波动等。

三、用物准备

有秒针的表、笔、记录本、手消毒液等，必要时备听诊器。

四、操作流程

1. 核对解释 备齐用物至患者床旁，核对患者床号、姓名、腕带信息，向患者和/

或家属解释测量脉搏的目的、方法、注意事项及配合要点等。

2. 安置体位 协助患者取卧位或坐位。

3. 选择部位 浅表、靠近骨骼的大动脉均可作为测量部位，具体根据患者病情选择合适的测量部位。以临床最常选择的桡动脉为例，患者手臂放于舒适位置，腕部伸展。

4. 测量 以食指、中指、环指的指端放在桡动脉搏动处（图 5-20-4），压力大小以能清楚触及脉搏搏动为宜。

5. 计数 测量 30 秒，将所测数值乘以 2，即为脉率。同时注意脉搏的节律、强弱以及动脉壁的情况。若发现为脉搏短绌，应由两名护士同时测量，一人听心率，另一人测脉率，由听心率者发出“开始”与“停止”的口令，计数 1 分钟（图 5-20-5）。

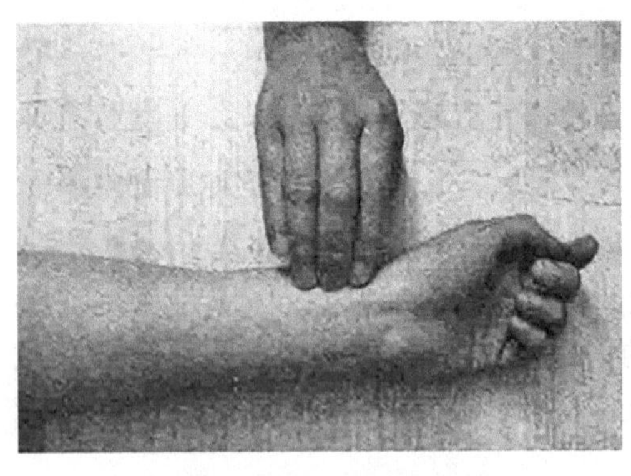

图 5-20-4　桡动脉测量法

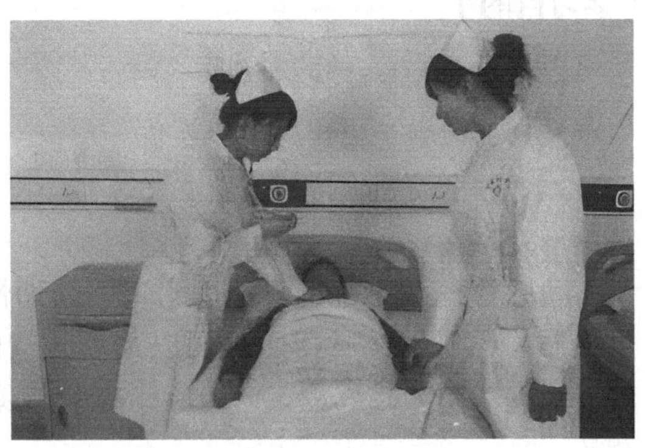

图 5-20-5　脉搏短绌测量法

6. 整理： 协助患者整理衣被，取舒适体位；清理用物，归还原处。

7. 记录： 将脉率数记录于记录单上，脉搏短绌以分数形式记录为心率 / 脉率，如测得心率 190 次 / 分、脉率 70 次 / 分，则记录为 190/70 次 / 分。

8. 绘制或录入： 洗手后在体温单上绘制脉搏曲线或录入信息系统的终端设备。

脉搏测量操作流程

核对解释→安置体位→选择部位→测量→计数→整理→记录→绘制或录入

五、注意事项

1. 勿用拇指诊脉，因拇指小动脉搏动较强，易与患者的脉搏混淆。

2. 为偏瘫或肢体有损伤的患者测量脉搏时，应选择健侧肢体，避免患侧肢体血液循环不良，影响结果准确性。

3. 异常或危重患者脉搏应测量 1 分钟；脉搏细弱难以触及、心律不齐或使用洋地黄类药物的患者，以及 2 岁以下儿童等，可用听诊器听诊心率 1 分钟代替测量脉搏，心脏听诊部位在左锁骨中线内侧第 5 肋间处。

六、思考题

1. 常见的诊脉部位包括哪些？
2. 临床中如何为脉搏短绌的患者测量脉搏？

第三节 呼吸测量

【学习目的】

1. 掌握 异常呼吸的评估。
2. 熟悉 测量呼吸的操作要领及注意事项。
3. 了解 促进患者呼吸功能的措施。

机体不断从外界环境中摄取氧气，并将自身产生的二氧化碳排出体外，这种与环境之间进行气体交换的过程，称为呼吸（respiration）。呼吸是机体新陈代谢和生命活动所必需的基本生理活动之一，一旦呼吸停止，生命也将终结。

一、操作目的

监测呼吸的变化，判断患者呼吸功能状况，为预防、诊断、治疗及护理提供依据。

二、操作评估

评估患者的年龄、意识状态、病情、诊疗情况、心理状态、合作程度等。此外，还应评估可能影响呼吸测量准确性的因素，如测量前30分钟内有无剧烈运动或情绪波动等。

三、用物准备

有秒针的表、笔、记录本、手消毒液等，必要时备棉签。

四、操作流程

1. 核对 备齐用物至患者床旁，核对患者床号、姓名、腕带信息。为保持患者处于自然呼吸状态，通常呼吸测量与诊脉测量同步进行，测量前无需对患者单独解释。

2. 安置体位 协助患者取卧位或坐位。

3. 测量 护士保持诊脉姿势，以分散患者注意力，眼睛观察患者胸部或腹部的起伏（图 5-20-6）。

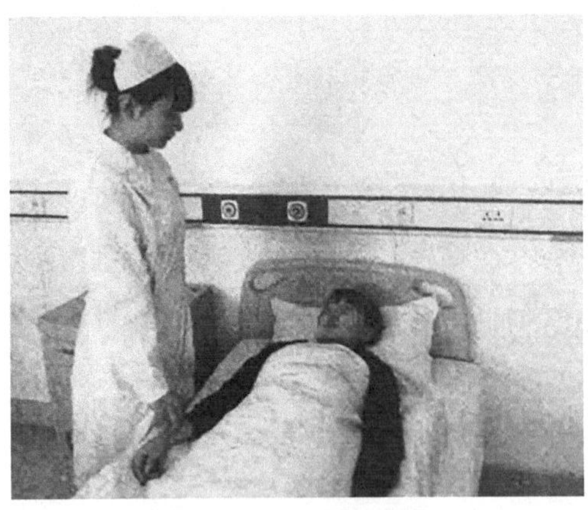

图 5-20-6　呼吸测量法

4. 观察　患者胸部或腹部一起一伏为一次呼吸。观察呼吸频率的同时，注意呼吸的深度、节律、音响、形态及有无呼吸困难。

5. 计数　正常呼吸测 30 秒，将所测数值乘以 2，即为呼吸频率。危重患者或婴儿应测量 1 分钟。

6. 整理　协助患者整理衣被，取舒适体位；清理用物，归还原处。

7. 记录　将所测呼吸值记录在记录本上。

8. 绘制或录入　洗手后在体温单上绘制呼吸曲线或录入信息系统的终端设备。

呼吸测量操作流程

核对→安置体位→测量→观察→计数→整理→记录→绘制或录入

五、注意事项

1. 因呼吸可受意识控制，测量前无需对患者单独解释，测量过程中保持诊脉姿势，不使患者觉察，使其处于自然呼吸的状态，有助于保证测量结果的准确性。

2. 当危重患者呼吸微弱不易观察时，可用少许棉花置于患者鼻孔前，观察棉花被吹动的次数，测量时间 1 分钟（图 5-20-7）。

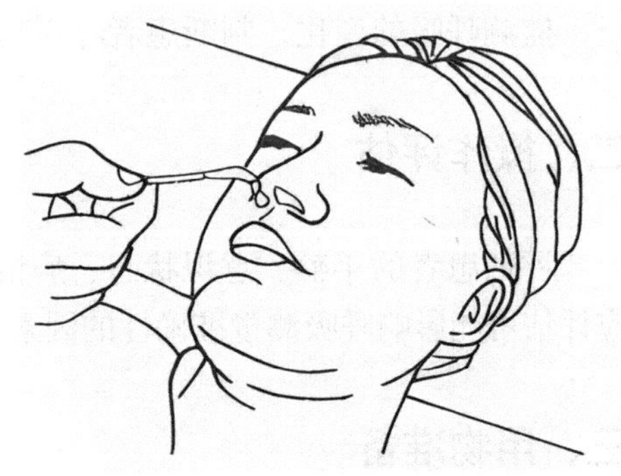

图 5-20-7　危重患者呼吸测量法

六、思考题

1. 临床中常见的呼吸节律异常有哪些？

2. 促进患者呼吸功能的措施有哪些？

第四节　血压测量

【学习目的】

1. 掌握　异常血压的评估。

2. 熟悉　测量呼吸的操作要领及注意事项。

3. 了解　直接血压测量和间接血压测量的优缺点及适应情形。

血压（blood pressure，Bp）是血管内流动的血液对单位面积血管壁产生的侧压力，一般指动脉血压。当左心室收缩时，流经主动脉的血液对管壁产生的最大压力称为收缩压；当心室舒张时，血液对血管壁产生的最低压力称为舒张压。血压的测量可分为直接测量和间接测量两种方法。直接测量法可直接测量主动脉内压力，不受周围动脉舒缩的影响，因而数值精确、可靠，但其属于创伤性检查，仅限于急危重、特大手术及严重休克的患者。间接测量法是目前临床应用最广泛的血压测量方法，操作简便易行，适用于任何患者，但易受周围动脉舒缩的影响，有时测量数值不够准确。本节以肱动脉间接血压测量法（使用水银血压计）为例进行介绍。

一、操作目的

监测血压的变化，了解患者循环系统功能，为预防、诊断、治疗及护理提供依据。

二、操作评估

评估患者的年龄、意识状态、病情、基础血压值、诊疗情况、心理状态、合作程度、被测肢体功能及皮肤完整性等。此外，还应评估可能影响呼吸测量准确性的因素，如测量前30分钟内有无剧烈活动、吸烟、饮酒、饮咖啡及情绪变化等。

三、用物准备

血压计、听诊器、笔、记录本、手消毒液等。

四、操作流程

1. 核对解释　备齐用物至患者床旁，核对患者床号、姓名、腕带信息，向患者和/或家属解释测量血压的目的、方法、注意事项及配合要点等。

2. 安置体位　使手臂位置（肱动脉）与心脏在同一水平，坐位时平第4肋，仰卧位时平腋中线。一侧手臂卷袖或脱去一侧衣袖，肘部伸直，手掌向上。

3. 缠妥袖带　打开血压计，垂直放妥，开启水银槽开关。驱尽袖带内空气，平整置于上臂中部，下缘距肘窝2～3cm，松紧以能插入一指为宜。

4. 充气　触摸肱动脉搏动，戴听诊器，将听诊器胸件置于肱动脉搏动最明显处，注意胸件不可塞于袖带下，以免局部受压较大和听诊时出现干扰声（图5-20-8）。一手固定听诊器胸件，另一手握加压气球，关气门，充气至肱动脉搏动消失再升高20～30mmHg。充气不可过猛过快，以免水银溢出或患者不适。

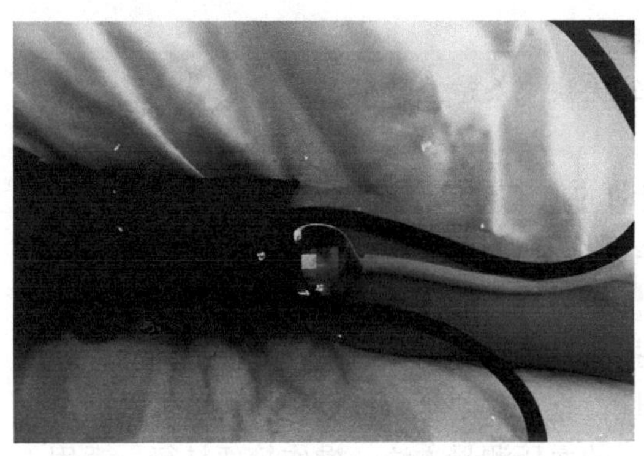
图 5-20-8　袖带及听诊器胸件放置位置

5. 放气　缓慢放气，速度以水银柱下降 4mm/s 为宜，注意水银柱刻度和肱动脉声音的变化。听诊出现的第一声搏动音，此时水银柱所指的刻度为收缩压；当搏动音突然变弱或消失时，水银柱所指的刻度为舒张压。

6. 整理　测量结束后，解下袖带。协助患者穿衣并取舒适体位。驱尽袖带内余气，旋紧气门，妥善整理后放于血压计盒内；将血压计右倾 45°，使水银全部流回槽内，关闭水银槽开关，盖盒盖，平稳放置。

7. 记录　所测血压值按"收缩压 / 舒张压 mmHg"记录于记录本上，如 120/80mmHg。如变音与消失音之间出现差异，两读数均应记录，方法是"收缩压 / 变音 / 消失音 mmHg"，如 120/80/60mmHg

8. 转记或录入　洗手后将血压转记于体温单上或录入信息系统的终端设备。

血压测量操作流程

核对解释→安置体位→缠妥袖带→充气→放气→整理→记录→转记或录入

五、注意事项

1. 测量前应检查血压计：玻璃管有无裂缝，刻度是否清晰，其上端是否与大气相通；袖带宽窄是否适合患者；水银是否足够；橡胶管和加压气球是否漏气。定期检测、校对血压计。

2. 需长期观察血压的患者，为保证血压的准确性和对照的可比性，应做到"四定"，即定体位（立位血压高于坐位血压，坐位血压高于卧位血压）、定部位（左上肢血压低于右上肢）、定时间（血压变化有明显的昼夜波动）和定血压计。

3. 对偏瘫、肢体外伤、手术或内置输液管路（如经外周中心静脉置管）等特殊情形的患者，测量血压时选择健侧肢体。

4. 注意排除影响血压值的外界因素。比如袖带缠绕过松，充气后呈气球状，有效面积变窄，使血压测量值偏高；袖带缠绕过紧，未注气已受压，使血压测量值偏低。放气太慢，导致静脉充血，舒张压值会偏高；放气太快，水银柱下降过快，导致听诊不清，猜测血压值。读数时视线应保持与水银柱弯月面同一水平，视线低于水银柱弯月面读数偏高，反之读数偏低。

5. 如发现血压听不清或异常时，应复测。先将袖带内余气驱尽，使汞柱降至"0"点，稍待片刻后再进行第二次测量。必要时双侧对照。

6. 测量血压的要求（中国高血压分类标准，2010 修订版）：应间隔 1～2 分钟复测，取 2 次读数的平均值记录。如收缩压或舒张压的 2 次读数相差 5mmHg 以上，应再次测量，取 3 次读数的平均值记录。首诊时要求测量两上臂血压，以后通常测量读数较高一侧的上臂血压。

7. 如选用腘动脉测量血压，袖带应缠于大腿下部，其下缘距腘窝 3～5cm。其余操作要点同肱动脉测量。

六、思考题

1. 临床常见的血压计种类有哪些？
2. 如何规避影响血压准确测量的外界因素？
3. 如血压测量过程中不慎发生水银溢出，应如何处置？

第二十一章 给药相关技术

第一节 药液抽吸

【学习目的】

1. 掌握 查对制度和无菌操作原则的具体落实。
2. 熟悉 药液抽吸的操作要领。
3. 了解 药液抽吸的注意事项。

一、操作目的

从安瓿或密闭瓶中抽吸药液，为注射做准备。

二、操作评估

评估药物名称、有效期、外包装，以及有无沉淀、浑浊、变色等现象。

三、用物准备

治疗车上层：注射盘、无菌治疗巾、一次性无菌注射器、注射单（卡）、医嘱用药物、皮肤消毒液（安尔碘或0.5%碘伏或2%碘酊、75%乙醇）、无菌棉签、无菌纱布、砂轮、打孔器、手消毒液，必要时备手套。

治疗车下层：锐器盒、医疗垃圾桶、生活垃圾桶。

四、操作流程

1. 核对药物 严格执行查对制度，双人核对药物名称、浓度、剂量、有效期及药品质量。

2. 铺无菌盘 在注射盘中铺无菌治疗巾，保持抽吸药液的注射器不被污染。

3. 抽吸药液

（1）自安瓿内抽吸药液

1）消毒及折断安瓿：将安瓿尖端药液弹至体部，在安瓿颈部划一锯痕，用消毒棉签或棉球消毒，若安瓿颈部有蓝点标记，则无须划痕，直接消毒颈部，垫无菌纱布折断安瓿。

2）抽吸药液：选择合适的注射器并检查。打开包装后将注射器连接妥善，试抽通畅后排尽空气。持注射器，将针头斜面向下置入安瓿内的药液中，手持活塞柄，不可触及活塞体部，以免污染药液，抽动活塞，抽吸药液。注意小安瓿和大安瓿的抽吸手法不同（图 5-21-1）。

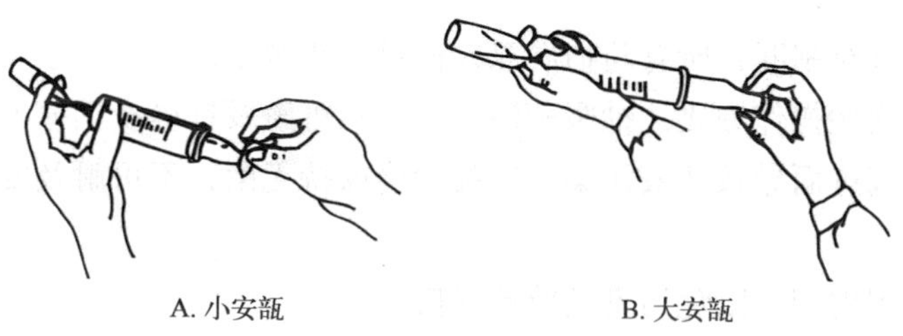

图 5-21-1　自安瓿内抽吸药液

（2）自密封瓶内抽吸药液

1）消毒瓶塞：用启瓶器除去密闭瓶盖中心部分，常规消毒瓶塞，待干。

2）注入空气：选择合适的注射器并检查。注射器内吸入与所需药液等量的空气，用食指固定针栓，将针头插入密封瓶内，注入空气，以增加瓶内压力，利于抽吸。

3）抽吸药液：倒转密封瓶，使针头始终在液面下，吸取药液至所需剂量，以食指固定针栓，拔出针头（图 5-21-2）。

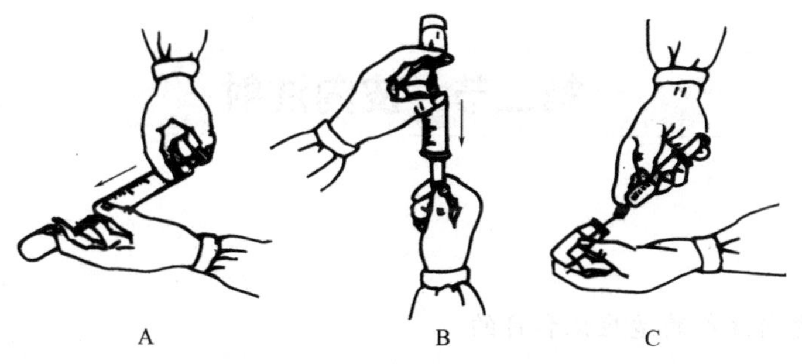

图 5-21-2　自密封瓶内抽吸药液

4. 排尽空气 将针头垂直向上，轻拉活塞，使针头中的药液流入注射器，并使气泡集于乳头口，轻推活塞，驱出气体。如注射器乳头偏向一侧，排气时使注射器乳头向上倾斜位于高位，以使气泡集中于乳头根部，便于排出气体。注意排气时不可浪费药液，以免影响药量的准确性。

5. 保持无菌 排气毕，将空安瓿或药瓶套在针头上，再次核对无误后放入无菌巾内备用。也可以套上针头套，但须将空安瓿或密封瓶置于一边，以备注射时查对。需要时，在注射器外贴上药物标签。

6. 洗手 操作后洗手。

药液抽吸操作流程

核对药物→铺无菌盘→抽吸药液→排尽空气→保持无菌→洗手

五、注意事项

1. 严格执行查对制度，所有药物需双人核对，严防差错。

2. 严格执行无菌操作原则。抽吸药液时，手只可触及针栓及活塞柄，不可触及活塞体，以免污染活塞进而导致药液污染。针头始终保持无菌，不可触及安瓿外口或其他可疑污染的区域。

3. 药液应现用现配，以免污染及效价降低。

4. 根据药液的性质抽吸药液。混悬剂摇匀后立即抽吸；抽吸结晶、粉剂药物时，用无菌生理盐水或注射用水或专用溶媒将其充分溶解后抽吸；油剂可稍加温或双手对搓药瓶（药液遇热破坏者除外）后，用稍粗针头抽吸。

六、思考题

1. 在抽吸药液的过程中，如果发现药液可疑污染应如何处理？

2. 抽吸完的空安瓿或密封瓶为何暂时不可丢弃？

第二节 皮内注射

【学习目的】

1. 掌握 皮内注射的适应证和目的。

2. 熟悉 皮内注射的操作要领。

3. 了解 皮内注射的注意事项。

皮内注射（intradermal injection，ID）是将少量药液或生物制品注射于表皮与真皮之间的方法。

一、操作目的

1. 进行药物过敏试验，观察有无过敏反应。
2. 预防接种，如卡介苗。
3. 局部麻醉的起始步骤。

二、操作评估

评估患者的年龄、意识状态、病情、诊疗情况、心理状态、对用药的认知及合作程度、注射部位的皮肤情况等。尤其应注意评估患者的用药史、药物过敏史及家族史。

三、用物准备

治疗车上层：注射盘、无菌治疗巾、1mL 一次性无菌注射器、$4^1/_2$ 号针头、注射单（卡）、医嘱用药物、75%乙醇、无菌棉签、手消毒液，必要时备手套。如做药物过敏试验，应另备 0.1%盐酸肾上腺素和一次性无菌注射器。

治疗车下层：锐器盒、医疗垃圾桶、生活垃圾桶。

四、操作流程

1. 核对备药　在注射盘中铺无菌治疗巾，双人核对注射单（卡），按医嘱抽吸药液，放于无菌治疗巾中。

2. 核对解释　备齐用物至患者床旁，核对患者床号、姓名、腕带信息，再次确认药物过敏史。向患者和 / 或家属解释操作的目的、方法、注意事项及配合要点等。

3. 选择部位　根据操作目的选择相应的注射部位。药物过敏试验常选取前臂掌侧下段，因此处皮肤较薄易于注射，且肤色较淡，易于观察局部反应；预防接种常选取上臂三角肌下缘部位注射；局部麻醉选取实施麻醉处的局部皮肤。以药物过敏试验为例，用 75%乙醇棉签消毒前臂掌侧下段，以穿刺点为中心，消毒直径约 5cm，待干。

4. 核对排气　二次核对，包括患者的床号、姓名、腕带信息、药物名称、浓度、剂量、给药方法及时间。排尽注射器内空气。

5. 穿刺注药　左手绷紧局部皮肤，右手以平执式持注射器，针尖斜面向上，与皮肤呈 0°～5° 角刺入皮内，待针尖斜面全部进入皮内后，放平注射器，左手拇指固定针栓，右手缓慢推注药液 0.1mL，使局部隆起形成一皮丘，皮丘呈半球状，皮肤变白并显露毛孔（图 5-21-3）。

6. 拔针不按压　注射完毕迅速拔针，勿按压针眼。

7. 核对告知　看表计时，并再次核对。嘱患者勿按揉或搔抓注射局部，以免影响结果观察；20 分钟内勿离开病室或注射室，如有不适及时报告；告知 15～20 分钟后评估结果，必要时与患者确认时间。

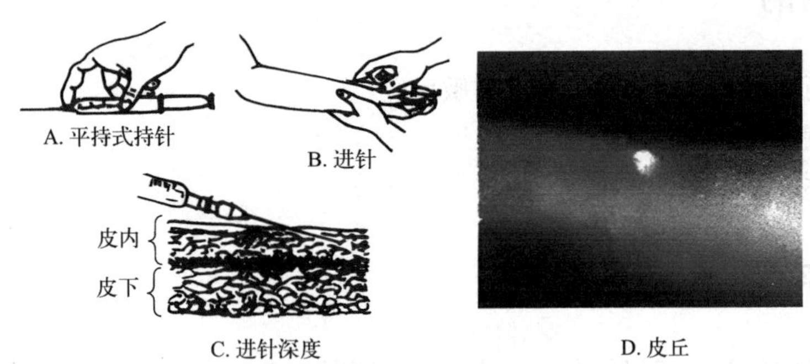

图 5-21-3　皮内注射法

8. 操作后处理　协助患者取舒适体位，整理床单位。按消毒隔离原则整理用物，洗手。

9. 观察记录　20 分钟后双人评估结果，将结果告知患者和 / 或家属。洗手记录，双人签全名。

皮内注射操作流程

核对备药→核对解释→选择部位→核对排气→穿刺注药→拔针不按压→核对告知→操作后处理→观察记录

五、注意事项

1. 严格执行查对制度和无菌操作原则。
2. 做药物过敏试验前，应详细询问患者的用药史、过敏史及家族史，如患者对需要注射的药物有过敏史，则不可做皮试，及时与医生联系，更换其他药物。
3. 皮试液要现配现用，浓度与剂量必须准确。
4. 做药物过敏试验消毒皮肤时，忌用含碘消毒剂，以免着色影响对局部反应的观察与碘过敏反应相混淆。
5. 做药物过敏试验前，要备好急救药品，以防发生意外。
6. 若对药物过敏试验结果有怀疑，需做对照试验。用另一注射器及针头，在另一侧前臂相应部位注入 0.1mL 生理盐水，20 分钟后对照结果。
7. 药物过敏试验结果如为阳性反应，应告知患者或家属，避免再用该种药物，并在病历等相关医疗文件上记录。

六、思考题

1. 如果评估后得知某患者对消毒用的 75% 乙醇过敏，如何处置？
2. 如何准确判断青霉素皮试的结果？

第三节 皮下注射

【学习目的】

1. 掌握 皮下注射的适应证和目的。
2. 熟悉 皮下注射的操作要领。
3. 了解 皮下注射的注意事项。

皮下注射（subcutaneous injection，H）是将少量药液或生物制品注入皮下组织的方法。

一、操作目的

1. 注入小剂量药物，需在一定时间内产生疗效，且不能或不宜经口服给药时，如胰岛素。
2. 预防接种。
3. 局部麻醉用药。

二、操作评估

评估患者的年龄、意识状态、病情、诊疗情况、用药史、过敏史、心理状态、对用药的认知及合作程度、注射部位的皮肤情况等。

三、用物准备

治疗车上层：注射盘、无菌治疗巾、1～2mL 一次性无菌注射器、$5^1/_2$～6 号针头、注射单（卡）、医嘱用药物、皮肤消毒液（安尔碘或 0.5% 碘伏或 2% 碘酊、75% 乙醇）、无菌棉签、手消毒液，必要时备手套。

治疗车下层：锐器盒、医疗垃圾桶、生活垃圾桶。

四、操作流程

1. 核对备药 在注射盘中铺无菌治疗巾，双人核对注射单（卡），按医嘱抽吸药液，放于无菌治疗巾中。药液少于 1mL 时，应选用 1mL 注射器。

2. 核对解释 备齐用物至患者床旁，核对患者床号、姓名、腕带信息等。向患者和 / 或家属解释操作的目的、方法、注意事项及配合要点等。

3. 选择部位 根据操作目的选择相应的注射部位。常选择的注射部位包括上臂三角肌下缘、腹部、后背、大腿前侧和外侧等（图 5-21-4）。常规消毒皮肤，以穿刺点为中心，消毒直径约 5cm，待干。

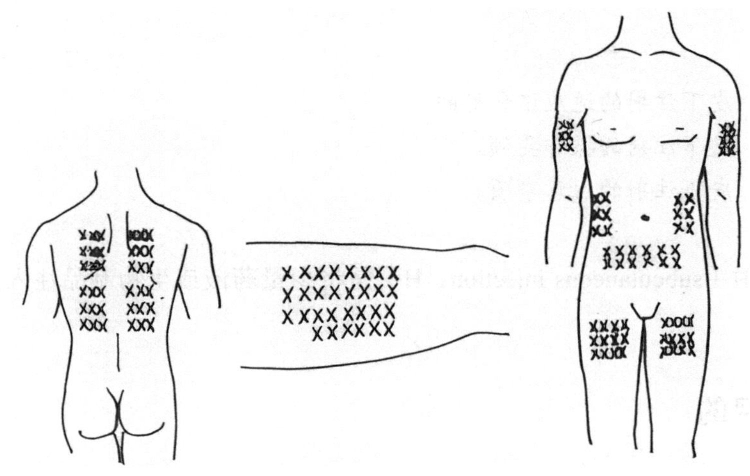

图 5-21-4 皮下注射部位

4. 核对排气 二次核对，包括患者的床号、姓名、腕带信息，药物的名称、浓度、剂量，给药方法及时间。排尽注射器内空气。

5. 穿刺注药 左手手指间夹一干棉签，并绷紧局部皮肤，右手以平执式持注射器，食指固定针栓，针尖斜面向上，与皮肤呈 30°～40° 角快速刺入皮下，一般刺入针梗的 1/2～2/3，勿全部刺入，以免不慎断针增加处理的难度，然后松开绷紧皮肤的左手，抽动活塞，如无回血，缓慢推注药液（图 5-21-5）。

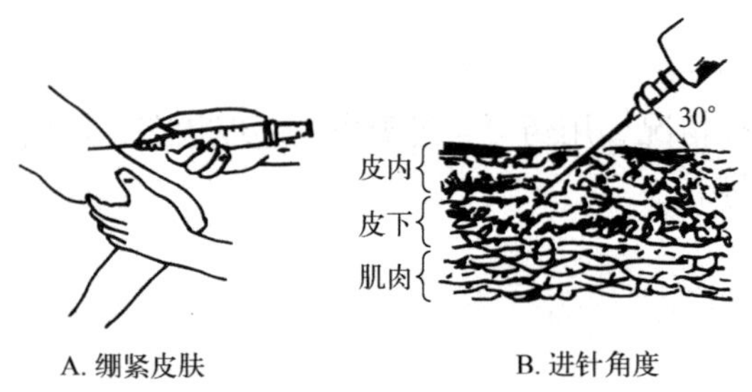

图 5-21-5 皮下注射法

6. 拔针按压 注射完毕，用无菌干棉签轻压针刺处，快速拔针，按压至不出血为止。

7. 核对告知 再次核对并告知注意事项。

8. 操作后处理 协助患者取舒适体位，整理床单位。按消毒隔离原则整理用物，洗手。

9. 观察记录 观察患者反应，询问患者感受并记录。

皮下注射操作流程

核对备药→核对解释→选择部位→核对排气→穿刺注药→拔针按压→核对告知→操作后处理→观察记录

五、注意事项

1. 严格执行查对制度和无菌操作原则。

2. 对刺激性强的药物，不宜做皮下注射。

3. 皮下注射穿刺角度一般30°～40°，不宜超过45°，以免刺入肌层。对过于消瘦者，护士可捏起局部组织，适当减小穿刺角度。

4. 对需长期注射者，如糖尿病患者注射胰岛素，应有计划地轮流交替更换注射部位，以促进药液吸收。

第四节　肌内注射

【学习目的】

1. 掌握　肌内注射的适应证和目的。
2. 熟悉　肌内注射不同部位的定位方法及操作要领。
3. 了解　肌内注射的注意事项。

肌内注射（intramuscular injection，IM）是将一定量的药液注入肌肉组织的方法。

一、操作目的

1. 药物不宜或不能静脉注射，且要求比皮下注射更迅速发挥疗效时。

2. 注射刺激性较强或剂量较大的药物。

二、操作评估

评估患者的年龄、意识状态、病情、诊疗情况、用药史、过敏史、心理状态、对用药的认知及合作程度、注射部位的皮肤及肌肉组织的情况等。

三、用物准备

治疗车上层：注射盘、无菌治疗巾、2～5mL一次性无菌注射器、6～7号针头、注射单（卡）、医嘱用药物、皮肤消毒液（安尔碘或0.5%碘伏或2%碘酊、75%乙醇）、无菌棉签、手消毒液，必要时备手套。

治疗车下层：锐器盒、医疗垃圾桶、生活垃圾桶。

四、操作流程

1. 核对备药 在注射盘中铺无菌治疗巾，双人核对注射单（卡），按医嘱抽吸药液，放于无菌治疗巾中。

2. 核对解释 备齐用物至患者床旁，核对患者床号、姓名、腕带信息等。向患者和/或家属解释操作的目的、方法、注意事项及配合要点等。

3. 安置体位 拉隔帘，根据病情不同安置合适体位，并使注射部位肌肉放松。常用体位及姿势包括：

（1）侧卧位：上腿伸直、放松，下腿稍弯曲。

（2）俯卧位：足尖相对，足跟分开，头偏向一侧。

（3）仰卧位：身体自然放松，双腿伸直。常用于危重及不便翻身的患者。

（4）坐位：门诊患者肌内注射时的常用体位，可供上臂三角肌和臀部肌内注射，坐位臀部注射时调节椅子稍高些，便于操作。

4. 确定部位 选择注射部位且定位准确，常规消毒皮肤，以穿刺点为中心，消毒直径约 5cm，待干。一般选择肌肉丰厚且距大血管和神经较远处，最常用的部位为臀大肌，其次为臀中肌、臀小肌、股外侧肌及上臂三角肌。不同注射部位的定位方法如下。

（1）臀大肌内注射定位法：臀大肌起自髂后上棘与尾骨尖之间，肌纤维平行斜向外下方止于股骨上部。坐骨神经起自骶丛神经，自梨状肌下孔出骨盆至臀部，在臀大肌深部，约在坐骨结节与大转子之间中点处下降至股部。其体表投影为自大转子尖至坐骨结节中点向下至腘窝，注射时应注意避免损伤坐骨神经。臀大肌定位方法有两种：

1）十字法：从臀裂顶点向左侧或右侧划一水平线，然后从髂嵴最高点做一垂线，将一侧臀部分为四个象限，其外上象限并避开内角（髂后上棘与股骨大转子连线）为注射区（图 5-21-6A）。

2）连线法：髂前上棘与尾骨连线的外上 1/3 处为注射部位（图 5-21-6B）。

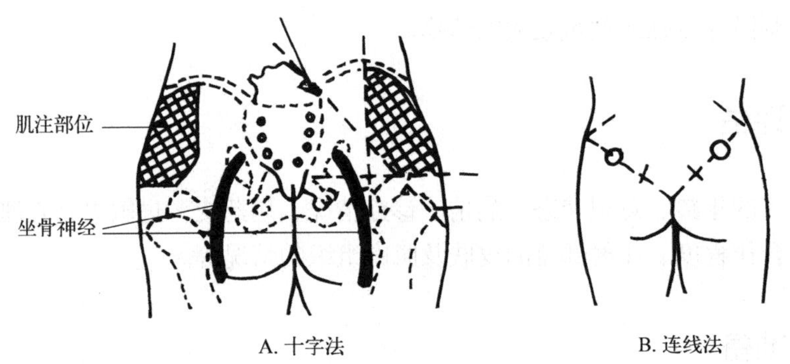

图 5-21-6 臀大肌内注射定位法

（2）臀中肌、臀小肌内注射定位法：

1）构角法：以食指尖和中指尖分别置于髂前上棘和髂嵴下缘处，在髂嵴、食指和中指之间构成的三角形区域即为注射部位（图 5-21-7）。

2）三横指法：髂前上棘外侧三横指处（以患者自己的手指宽度为准）。

（3）股外侧肌内注射定位法：大腿中段外侧，一般成人取髋关节下10cm、膝关节上10cm，宽约7.5cm的范围。此处注射范围较广，大血管、神经干很少通过，可供多次注射（图5-21-8）。

（4）上臂三角肌内注射定位法：上臂外侧，肩峰下2～3横指处（图5-21-9）。此处肌肉较薄，只可小剂量肌内注射。

5. 核对排气 二次核对，包括患者的床号、姓名、腕带信息，药物的名称、浓度、剂量，给药方法及时间。排尽注射器内空气。

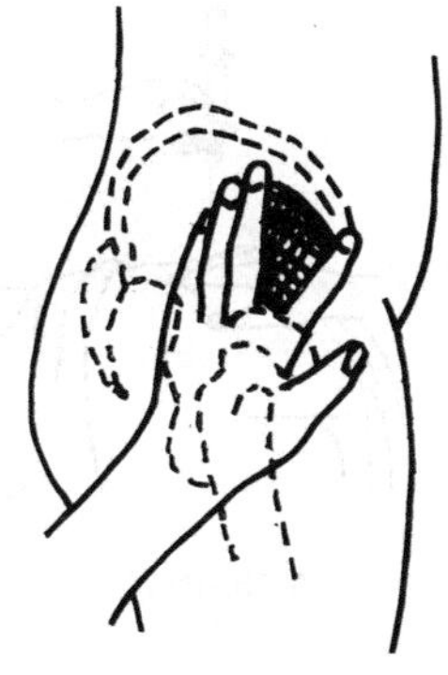
图5-21-7 臀中肌、臀小肌内注射定位法

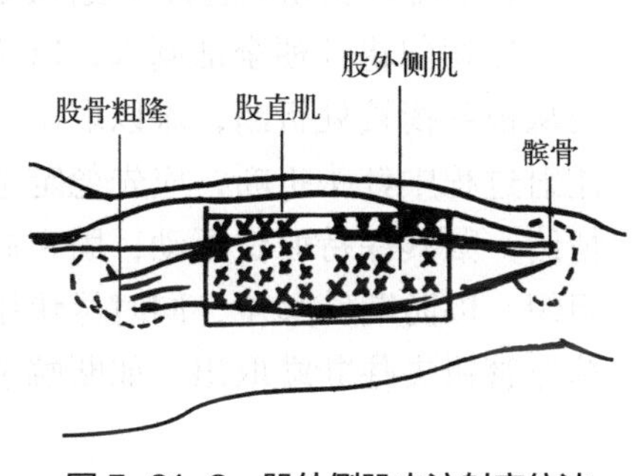

图5-21-8 股外侧肌内注射定位法

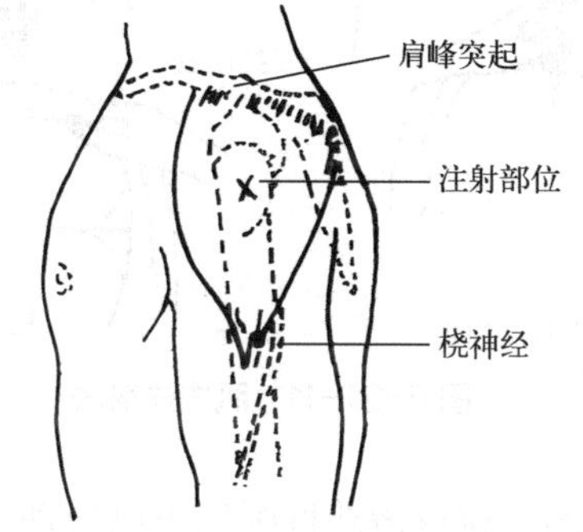

图5-21-9 上臂三角肌内注射定位法

6. 穿刺注药 左手拇指、食指绷紧局部皮肤，右手持注射器如持笔式（图5-21-10），以中指固定针栓，用手臂带动腕部发力，将针栓的1/2～2/3迅速垂直刺入皮肤，松开绷紧皮肤的手，抽动活塞，如无回血，缓慢推注药液（图5-21-11A、B、C、D）。

7. 拔针按压 注射完毕，用无菌干棉签轻压针刺处，快速拔针，按压至不出血为止（图5-21-11E）。

8. 核对告知 再次核对并告知注意事项。

9. 操作后处理 协助患者取舒适体位，整理床单位。按消毒隔离原则整理用物，洗手。

10. 观察记录 观察患者反应，询问患者感受并记录。

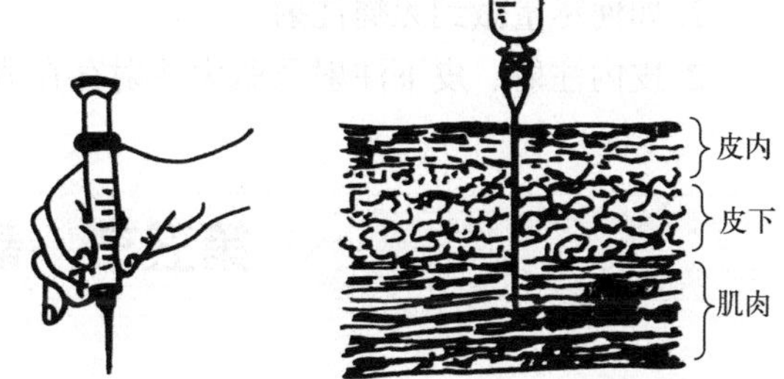

图5-21-10 肌内注射执笔式持注射器

肌内注射操作流程

核对备药→核对解释→安置体位→确定部位→核对排气→穿刺注药→拔针按压→核对告知→操作后处理→观察记录

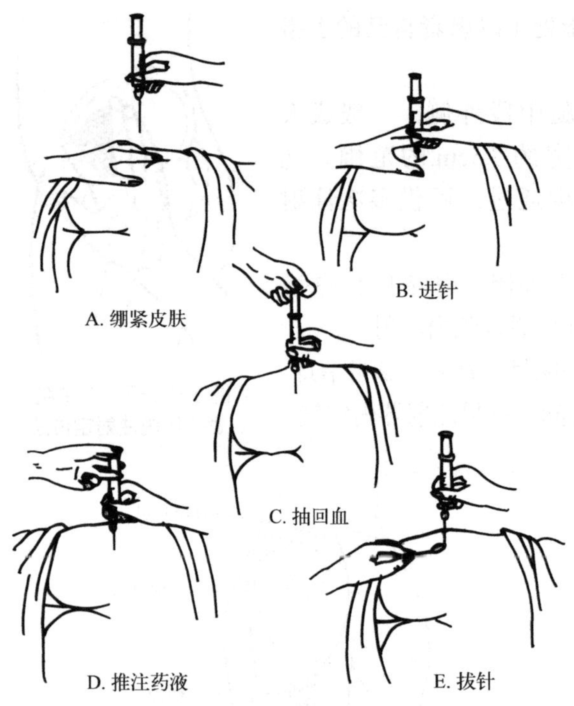

图 5-21-11　肌内注射法

五、注意事项

1. 严格执行查对制度和无菌操作原则。

2. 两种或两种以上的药物同时注射时，应注意配伍禁忌。

3. 对 2 岁以下婴幼儿不宜选用臀大肌内注射，因其臀大肌尚未发育完善，注射时有损伤坐骨神经的危险，最好选用臀中肌、臀小肌和股外侧肌内注射。

4. 消瘦者及儿童进针深度酌减。

5. 切勿将针梗全部刺入，以防针梗从根部衔接处折断，难以取出。若注射过程中针头折断，应先稳定患者情绪，嘱其保持原位不动，固定局部组织，以防断针移位，同时尽快用无菌血管钳夹住断端取出；如断端全部埋入肌肉，应速请外科医生予以处理。

6. 对长期注射的患者，应交替更换注射部位，并选用细长针头，以避免或减少硬结的发生。一旦出现局部硬结，可采用理疗、热敷或外敷活血化瘀类中药等方法处理。

六、思考题

1. 肌内注射铁剂等刺激性药物时应注意哪些方面？
2. 如何尽量做到无痛注射？
2. 皮内注射、皮下注射及肌肉注射存在哪些异同之处？

第五节　静脉注射

【学习目的】

1. 掌握　静脉注射常用注射部位及穿刺方法。
2. 熟悉　特殊患者静脉穿刺的操作要领。
3. 了解　静脉注射的注意事项。

静脉注射（intravenous injection，IV）是自静脉注入无菌药液的方法。

一、操作目的

1. 用于药物不宜口服、皮下注射、肌内注射，或需迅速发挥药效时。
2. 用于特殊的诊断和检查。
3. 用于静脉输液、输血和营养治疗。

二、操作评估

1. 患者的病情、治疗情况、用药史、过敏史、年龄、意识状态及肢体活动能力。
2. 患者对静脉注射给药的认识程度及合作程度。
3. 穿刺部位的皮肤状况、静脉弹性及充盈度。

三、用物准备

治疗车上层：注射盘、碘伏、棉签、输液贴、止血带、医嘱用药液、注射器（按药量备）、针头或头皮针头（6～9 号）、一次性垫巾、小垫枕、注射单、手消剂，必要时备手套。

治疗车下层：医用垃圾桶、生活垃圾桶、锐器盒。

四、操作流程

（一）四肢静脉注射

1. 抽吸药液 在治疗室内铺无菌盘，核对医嘱及注射单中的床号、姓名、药名、浓度、剂量、用法、时间。检查药液质量及有效期，按医嘱抽吸药液，放入无菌盘内。

2. 核对解释 携用物至患者床旁，核对并向患者解释目的和方法。

3. 选择血管 选择合适的静脉，以手指探明静脉方向及深浅。在穿刺部位下方放置一次性垫巾与小垫枕，在穿刺部位上方（近心端）约 6cm 处扎止血带，常规消毒皮肤，待干，嘱患者握拳，使静脉充盈。

4. 二次核对、排气 二次核对患者信息，并排尽注射器内空气。

5. 穿刺 嘱患者轻轻握拳，以左手拇指绷紧静脉下端皮肤，使其固定，右手持注射器，食指固定针栓（若使用头皮针，手持头皮针小翼），针尖斜面向上，与皮肤呈 15°～30° 角自静脉上方或侧方刺入皮下，再沿静脉走向滑行刺入静脉。

6. 推药 见回血后再沿静脉走向进针少许。松开止血带，嘱患者松拳，固定针头（如为头皮针，用输液贴固定），缓慢注入药液，注药过程中要试抽回血，以检查针头是否仍在静脉内（图 5-21-12）。

7. 拔针、按压 注射毕，用无菌干棉签轻压针刺处，快速拔出针头，按压至不出血为止或嘱患者屈肘。

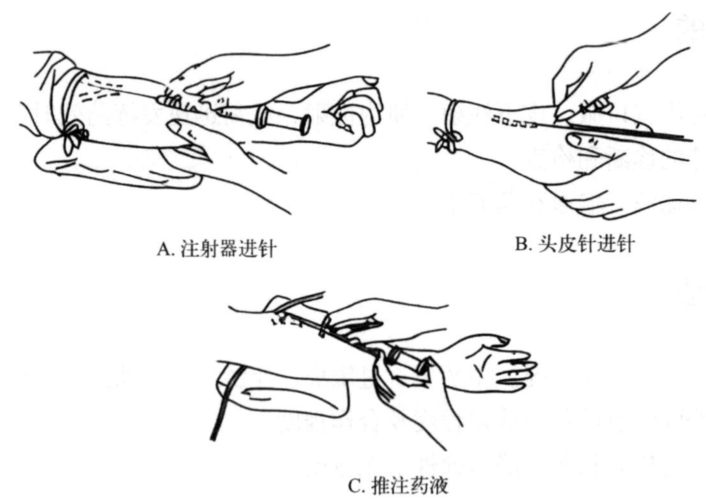

A. 注射器进针　　B. 头皮针进针

C. 推注药液

图 5-21-12　静脉注射法

8. 再次核对　再次核对患者信息。

9. 操作后处理　协助患者取舒适体位，整理床单位，清理用物，洗手、记录，签全名。

（二）小儿头皮静脉注射

1. 抽吸药液、核对解释　同四肢静脉注射 1～2。

2. 选择静脉： 选择合适的静脉，常规消毒皮肤，待干。

3. 二次核对、排气： 二次核对患者，并排尽注射器内空气。

4. 穿刺、推药： 由助手固定患儿头部，操作者左手拇、食指固定静脉两端，右手持头皮针小翼，沿静脉向心方向平行刺入，见回血后推药少许，如无异常，用输液贴固定针头，缓慢推注药液。

5. 拔针、按压： 注射毕，用无菌干棉签轻压针刺处，快速拔出针头，按压至不出血为止。

6. 再次核对、操作后处理　同四肢静脉注射 8～9。

静脉注射操作流程

抽吸药液→核对解释→选择血管→二次核对、排气→穿刺→推药→拔针、按压→再次核对→操作后处理

五、注意事项

1. 严格执行查对制度和无菌操作原则。

2. 需长期静脉给药者，应有计划地由远心端到近心端选择静脉。

3. 选择粗直、弹性好、易于固定的静脉，避开关节和静脉瓣。

4. 注射对组织有强烈刺激性的药物，应另备抽有生理盐水的注射器和头皮针，注射穿刺成功后，先注入少量生理盐水，证实针头确在静脉内，再换上抽有药液的注射器进行推药，以免药液外溢而致组织坏死。

5. 小儿头皮静脉注射，注药过程中注意约束患儿，防止其抓挠注射部位。注药过程中要试抽回血，以检查针头是否仍在静脉内。如有局部疼痛或肿胀隆起，回抽无回血，提示针头滑出静脉，应拔出针头，更换部位重新穿刺。

6. 根据患者年龄、病情及药物性质，掌握注入药液的速度，并随时听取患者主诉，观察注射局部情况及病情变化。

7. 若需长时间、微量、均匀、精确注射药物，可选用微量注射泵。

8. 肥胖患者皮下脂肪多，静脉位置较深，表面不明显，但相对固定，穿刺时，可消毒手指，摸清血管走向后由静脉上方进针，进针角度稍加大（30°～40°）。

9. 脱水患者静脉萎陷，充盈不良，可局部热敷、按摩，待血管扩张充盈后再穿刺。

六、思考题

1. 静脉注射是如何执行“查对”制度？
2. 肥胖、消瘦、水肿等特殊患者如何增加静脉穿刺成功率？

第六节　静脉输液

【学习目的】

1. 掌握　静脉输液时静脉选择的原则、排气及穿刺方法。
2. 熟悉　头皮针静脉输液法和静脉留置针输液法的注意事项。
3. 了解　头皮针静脉输液法和静脉留置针输液法的异同点。

静脉输液（intravenous infusion）是利用大气压和液体静压形成的输液系统内压高于人体静脉压的原理，将一定量的无菌溶液或药液直接输入静脉的技术。是临床上快速救治患者的重要措施之一。

一、操作目的

1. 补充水分和电解质，预防和纠正水、电解质及酸碱平衡紊乱。
2. 增加循环血量，改善微循环，维持血压和微循环灌注量。
3. 输入药物，治疗疾病，达到控制感染、解毒、利尿等目的。
4. 补充营养，促进组织修复，增加体重，维持正氮平衡。

二、操作评估

1. 患者的年龄、病情、心肺功能、过敏史、用药情况、意识状态及营养状况等。
2. 患者的心理状态及配合程度。
3. 穿刺部位的皮肤、血管状况及肢体活动度。

三、用物准备

治疗车上层：治疗盘、棉签、碘伏、输液贴、止血带、医嘱单、输液卡、药液（按医嘱）、启瓶器、输液瓶贴、瓶套（网套）、注射器、输液器、一次性垫巾、小垫枕、手表、笔及输液巡视卡、手消毒剂；采用静脉留置针输液法需另备外周静脉留置针、无菌透明敷贴、生理盐水封管液；采用输液港输液法需另备无损伤针、肝素帽或无针接头、无菌透明敷贴、无菌手套、无菌洞巾、无菌治疗巾、2%氯己定消毒液、酒精棉球或酒精棉片、20mL 针筒、生理盐水封管液。

治疗车下层：医用垃圾桶、生活垃圾桶、锐器盒、剪刀。

四、操作流程

（一）头皮针静脉输液法

1. 核对检查 核对医嘱单与输液卡的床号、姓名、药名、浓度、剂量、给药时间、给药方法；检查药品名称、浓度、剂量、有效期、瓶盖有无松动、瓶身有无裂痕；将输液瓶上下摇动，对光检查药液有无混浊、沉淀及絮状物等；核查输液器、注射器包装有无破损，是否在有效期内。

2. 贴输液卡 将输液卡倒贴于输液瓶上。

3. 配制药物 开启输液瓶口包装，消毒瓶塞，遵医嘱加入药物，加药后摇匀，再次检查输液瓶内溶液的透明度，有无浑浊、颗粒等。检查完毕签全名。

4. 连接输液器 再次消毒瓶塞，检查输液器质量，无问题后取出，插入密闭式输液器，并关闭调节器。

5. 操作前核对 备齐物品携至患者床前，核对床号、姓名，再次核对所用药液、给药时间及给药方法。向患者解释。消毒手，备输液贴。

6. 排气 将输液瓶挂于输液架上，倒置茂菲氏滴管，上举，打开调节器开关，当药液平面达茂菲氏滴管 1/2～2/3 满时，迅速转正滴管，使液体缓缓下降，待液体流入头皮针内且输液管道下段无气泡时关闭调节器（图 5-21-13）。将输液管末端放入输液器包装袋内，置于治疗盘中。

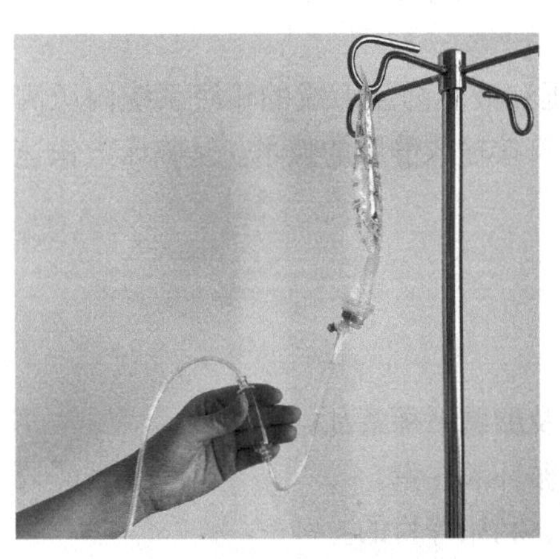

图 5-21-13　静脉输液排气法

7. 选择静脉 铺治疗巾，将小垫枕置于穿刺肢体下，在穿刺部位上方 6cm 处扎止血带，根据粗直、弹性好、避开关节和静脉瓣的静脉。

8. 消毒皮肤 常规消毒皮肤，消毒范围直径大于 5cm，待干。

9. 操作中核对 再次核对床号、姓名、药名、浓度、剂量、给药时间、给药方法。

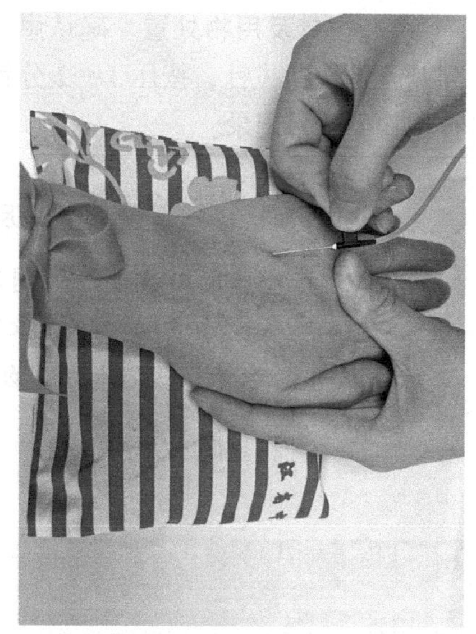

图 5-21-14 静脉穿刺

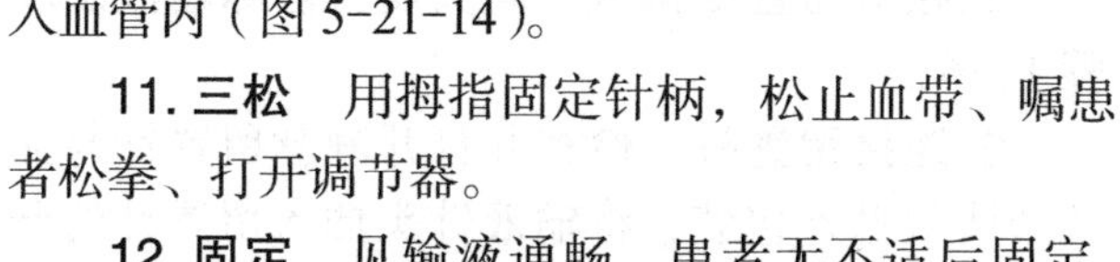

10. 静脉穿刺 再次排气，确保输液管内无气泡；嘱患者握拳，取下针帽，左手绷紧皮肤，右手持针，以 15°～30° 角沿静脉走向进针，见回血后将针头与皮肤平行再进入少许，使针头斜面全部进入血管内（图 5-21-14）。

11. 三松 用拇指固定针柄，松止血带、嘱患者松拳、打开调节器。

12. 固定 见输液通畅、患者无不适后固定。先固定针柄，再用敷贴覆盖针眼，然后将针头附近的输液管环绕后固定，避开针头及血管走向，必要时外固定或物理制动（图 5-21-15）。

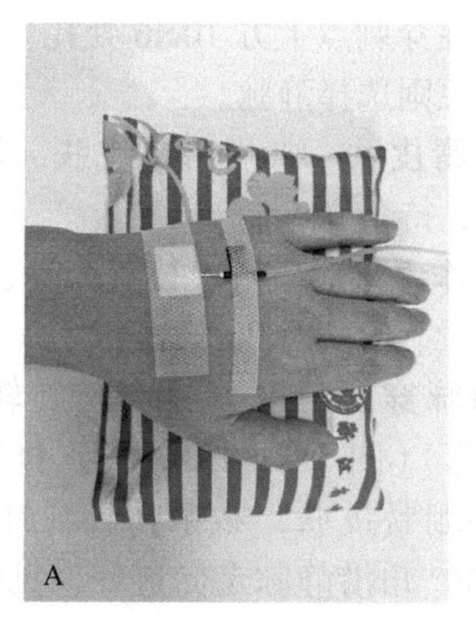

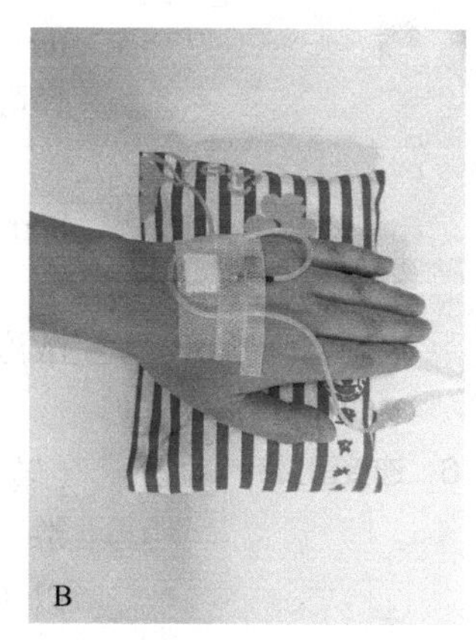

图 5-21-15 固定

13. 调节滴速 根据病情、年龄、药物性质调节滴速。

14. 操作后核对 核对床号、姓名、药名、浓度、剂量、给药时间、给药方法，填写输液巡视卡。

15. 操作后处理 协助患者取舒适卧位，对患者进行健康教育，嘱患者不可随意调节滴速，注意保护输液部位，将呼叫器置于患者易取处，并告知如有肿胀、疼痛等异常或不适及时使用呼叫器。整理床单位及用物。用物分类处理，洗手记录。

16. 更换液体 输液中加强巡视，需更换液体时，常规消毒瓶塞后，从第一瓶中拔出输液管插入第二瓶中，确认滴管高度合适、输液管内无气泡、输液通畅，在输液巡视卡上记录第二瓶输液内容、液量、滴速，签名后方可离去。

17. 拔针及用物处置 确认患者输液已完毕，关闭输液器，轻揭输液贴，轻压敷贴穿刺点，快速拔针，按压1～2分钟至不出血。协助患者取舒适体位，整理床单位，处置用物，洗手记录。

头皮针静脉输液操作流程

核对检查→贴输液卡→配制药物→连接输液器→操作前核对→排气→选择静脉→消毒皮肤→操作中核对→静脉穿刺→三松→固定→调节滴速→操作后核对→操作后处理→更换液体→拔针及用物处置

（二）静脉留置针输液法

1. 核对检查至排气 同头皮针静脉输液法步骤1～6。

2. 连接留置针 检查并打开静脉留置针与无菌透明敷贴外包装，将输液针头插入留置针的肝素帽内至针头根部，打开调节器，排尽留置针内气体后关闭调节器（图5-21-16）。

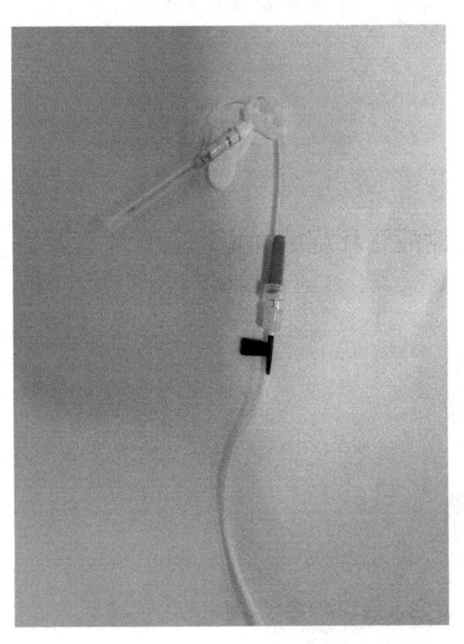

图5-21-16 连接留置针

3. 选择静脉 将小垫枕置于穿刺肢体下，铺治疗巾，在穿刺点上方10cm处扎止血带，根据选择静脉的原则选择静脉。

4. 消毒皮肤 常规消毒皮肤，消毒范围直径8cm以上，待干。

5. 操作中核对 再次核对床号、姓名、药名、浓度、剂量、给药时间、给药方法。

6. 静脉穿刺 取下针套，旋转松动外套管（转动针芯）（图5-21-17），再次排气；嘱患者握拳，左手绷紧皮肤，右手持针，针尖斜面向上，以15°～30°角沿静脉走向进针，见回血后压低进针角度，沿静脉走行继续少许（约0.2cm）。

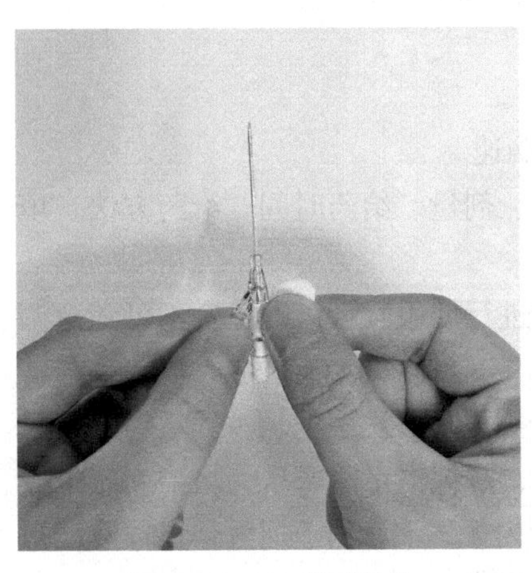

图5-21-17 转动针芯

7. 送套管 左手持外套管Y形接口处，右手后撤针芯0.5cm，持针座将针芯和外套管一起送入静脉内。

8. 撤针芯 左手固定针座，右手快速撤出针芯（图5-21-18），放于锐器盒中。

9. 三松 松止血带、嘱患者松拳、打开调节器。

10. 固定 用无菌透明敷贴以穿刺点为中心密闭式固定，留置针延长管U形固定，接头高于导管尖端位置，注明置管时间、签名，并用胶布固定肝素帽内的头皮针（图5-21-19）。

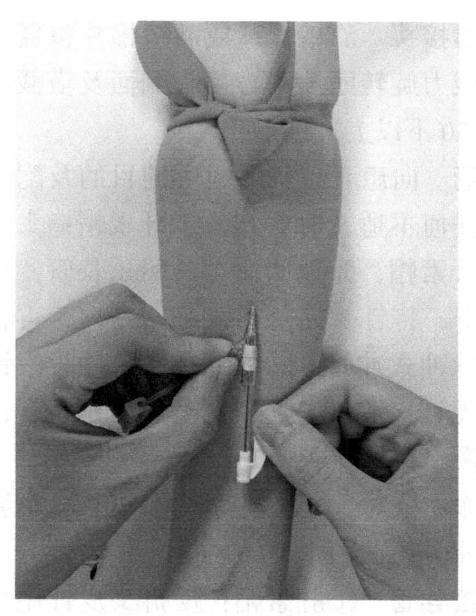
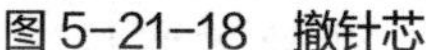
图 5-21-18 撤针芯

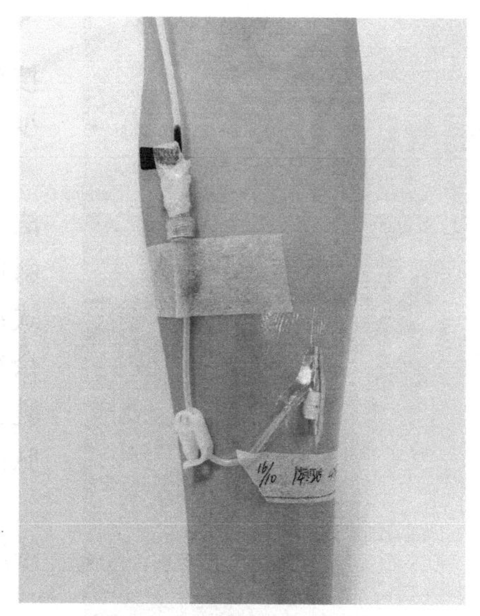
图 5-21-19 静脉留置针固定

11. 调节滴速至更换液体 同头皮针静脉输液法步骤 13～16。

12. 封管 输液完毕，关闭调节器，将抽有封管液的注射器与输液针头相连，将输液针头斜面退至肝素帽内，脉冲式冲管，剩下 1～2mL 时边推注边拔针，作正压封管。

13. 再次输液 打开延长管上的开关，常规消毒肝素帽，将抽有冲管液的注射器针头斜面插入肝素帽，抽回血至透明延长管，脉冲式冲管 2 下，将针头完全插入肝素帽内，作脉冲式冲管。再将排好气的输液器针头插入肝素帽内并固定，打开调节器，调节滴速，开始输液。

14. 拔管 关闭输液器，撕下小敷贴，揭去透明敷贴，消毒皮肤，用无菌棉签轻压穿刺点，快速拔针，按压至不出血。

15. 用物处置 协助患者取舒适体位，整理床单位，确认患者无其他需要后离开病室。处置用物，洗手记录。

静脉留置针输液操作流程

核对检查→贴输液卡→配制药物→连接输液器→操作前核对→排气→连接留置针→选择静脉→消毒皮肤→操作中核对→静脉穿刺→送套管→撤针芯→三松→固定→调节滴速→操作后核对→操作后处理→更换液体→封管→再次输液→拔管→用物处置

（三）PICC 导管输液法

1. 核对检查至排气 同头皮针静脉输液法步骤 1～6。

2. 导管评估 协助患者取舒适体位，暴露导管位置，评估导管敷贴固定情况，观察肢体有无肿胀、穿刺点有无红肿及渗出，按压穿刺点及周围皮肤，询问有无疼痛不适（图 5-21-20）。

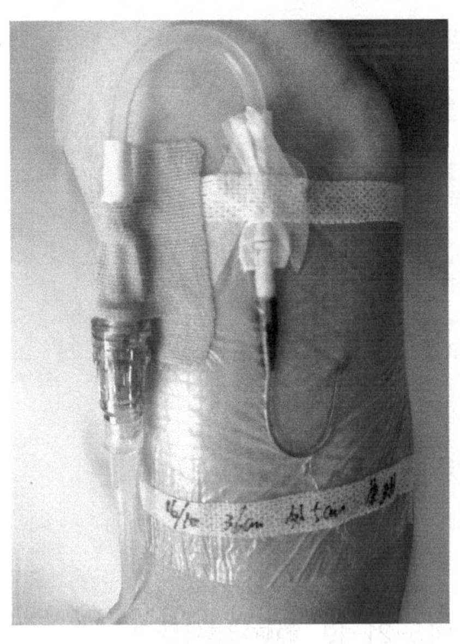

图 5-21-20　PICC 导管

3. 消毒接头　酒精棉球或酒精棉片包裹导管接头，机械力旋转摩擦消毒接头侧面及横截面至少 15 秒（30 下以上），待干。

4. 冲管　向患者解释冲封管的目的及配合方法、出现任何不适及时告知。①肝素帽：头皮针斜面插入肝素帽，先抽回血至透明延长管，脉冲式冲管 2 下，将针头完全插入肝素帽内，再将剩余冲管液脉冲式冲管。②无针接头：冲管液针筒乳头连接无针接头，先抽回血至透明延长管，再脉冲式冲管。

5. 操作中核对　再次核对床号、姓名、药名、浓度、剂量、给药时间、给药方法。

6. 连接导管　①肝素帽：反折头皮针尾端与冲管的注射器脱离，将输液器与头皮针相连接，打开调节器，用胶布固定肝素帽内的头皮针；②无针接头：将冲管的注射器与无针接头脱离，取下输液器的头皮针，将输液器乳头端与无针接头相连接，打开调节器。

7. 调节滴速至更换液体　同头皮针静脉输液法步骤 13～16。

8. 封管　①肝素帽：关闭调节器，连接封管液注射器，撕除固定胶带，将头皮针斜面退至肝素帽内，脉冲式冲管，剩下 1～2mL 时边推注边拔针，作正压封管。②无针接头：关闭调节器，连接封管液注射器与无针接头，脉冲式冲管，冲管结束脱开接头，确认无针接头乳头弹出，关闭止水夹。

9. 用物处置　协助患者取舒适体位，整理床单位，确认患者无其他需要后离开病室。处置用物，洗手记录。

PICC 导管输液操作流程

核对检查→贴输液卡→配制药物→连接输液器→操作前核对→排气→导管评估→消毒接头→冲管→操作中核对→连接导管→调节滴速→操作后核对→操作后处理→更换液体→封管→用物处置

（四）输液港输液法

1. 核对检查至排气　同头皮针静脉输液法步骤 1～6。

2. 导管评估　协助患者取舒适体位，暴露输液港植入位置，注意保暖及保护隐私。观察植入侧肢体有无肿胀，按压输液港港体及周围皮肤，询问有无疼痛不适，查看维护记录本。

3. 插无损伤针　常规消毒皮肤，消毒范围 $15 \times 15cm^2$。戴无菌手套，治疗车上铺无菌巾，将无损伤针等无菌物品放入无菌巾上，用生理盐水预冲无损伤针（图 5-21-21）、肝素帽或无针接头。将洞巾铺于输液港植入处，左手拇指、食指、中指固定输液港港体，右手持无损伤针自港体中心处垂直刺入，有脱空感即可，抽回血后用生理盐水脉冲式冲管，关闭导管夹，连接肝素帽或无针接头。

4. 固定 撤去洞巾，用无菌透明敷贴以穿刺点为中心做密闭式固定，并标明日期、时间、签名；用输液贴固定无损伤针的延长管（图 5-21-22）。

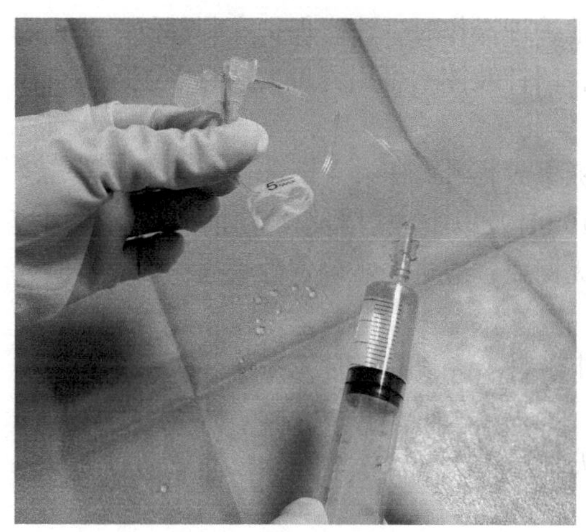

图 5-21-21 无损伤针

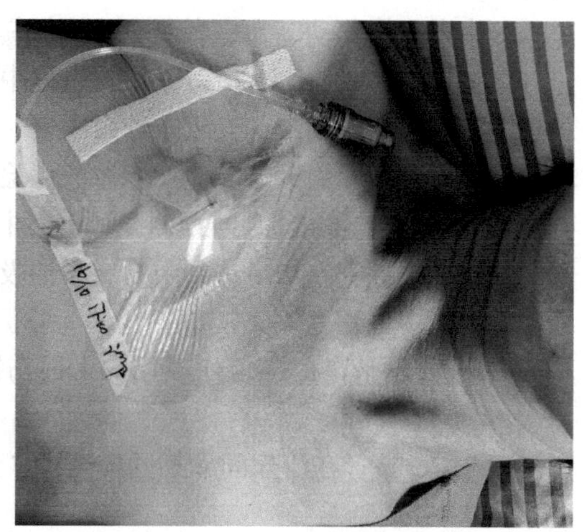

图 5-21-22 输液港无损伤针固定

5. 消毒接头至操作后处理 同 PICC 导管输液法步骤 3～9。

输液港输液操作流程

核对检查→贴输液卡→配制药物→连接输液器→操作前核对→排气→导管评估→插无损伤针→固定→消毒接头→冲管→操作中核对→连接导管→调节滴速→操作后核对→操作后处理→更换液体→封管→用物处置

五、注意事项

1. 严格执行查对制度和无菌操作，预防感染及差错事故的发生。

2. 注意药物配伍禁忌，输入刺激性药物、血液等，应先用生理盐水进行静脉输液，确定针头在血管内且无局部渗出方可输入。

3. 确保输液管道内无气泡，输液前排尽输液管及针头内的空气，药液滴尽前要及时更换输液瓶或拔针，严防造成空气栓塞。

4. 严格掌握输液速度，对有心肺疾病、老年、婴幼儿及输注高渗、含钾或升压药液的患者要适当减慢输液速度；对严重脱水、心肺功能良好者可适当加快输液速度。

5. 输液过程中应加强巡视，及时处理输液故障，预防与处理输液反应。

6. 需长期输液者，应注意保护和合理使用静脉，穿刺静脉应选择粗直、弹性好及相对固定的血管，避开关节和静脉瓣，一般从远心端小静脉开始；接受乳房根治术和腋下淋巴结清扫术的患者，应选择健侧肢体进行穿刺；持续输液24小时以上者，需每天更换输液器，如怀疑被污染时立即更换。

7. 外周静脉留置针一般可留置72～96h，如疑有污染、出现并发症时，应立即拔除。留置期间避免经穿刺侧肢体测量血压，避免提重物等动作，以防血液回流阻塞针头。

8. 患者肢体移动、为患者更衣或执行其他护理操作时，注意保护穿刺部位，防止因过分牵拉导致针头脱出；留置针留置过程中，留针肢体不可用力过大；对昏迷等不合作的患者，可适当用绷带、夹板等约束固定。

9. 不可自静脉输液的肢体抽取血液化验标本或测量血压。

10.PICC、输液港的冲管和封管应使用10mL及以上注射器；给药前后宜用生理盐水脉冲式冲洗导管，如果遇到阻力或者抽吸无回血，应进一步确定导管通畅性，不应强行冲洗导管。

11. 连接输液港时应使用专用的无损伤针穿刺，持续输液时无损伤针应每7天更换一次。

12.PICC导管在治疗间歇期间应至少7天维护一次，输液港在治疗间歇期应至少每4周维护一次。

六、思考题

1. 静脉输液选择静脉的原则是什么？
2. 简述静脉输液时茂菲氏滴管内液体不滴的原因及处理方法。

第七节　静脉输血

【学习目的】

1. 掌握　静脉输血适应证、目的及查对原则。
2. 熟悉　静脉输血的操作要领。
3. 了解　静脉输血的注意事项。

静脉输血（venous transfusion）是将全血或成分血通过静脉输入体内的技术，是急救和疾病治疗的重要手段之一。

一、操作目的

1. 补充血容量　增加有效循环血量，改善全身血液灌流和心肌功能，升高血压，增加心排血量，促进血液循环。

2. 补充血红蛋白 提高血液携氧能力，纠正贫血。

3. 补充蛋白质 纠正低蛋白血症，维持血浆胶体渗透压，减少组织渗出和水肿。

4. 补充各种凝血因子和血小板 改善凝血功能，有助于止血，预防和控制出血。

5. 补充抗体和补体 增强机体免疫力，提高机体抗感染的能力。

6. 排除有害物质 改善组织器官缺氧状况。

二、操作评估

1. 患者的病情、年龄、心肺功能、治疗情况、心理状态、与输血相关知识的了解程度、活动能力及配合能力。

2. 患者的血型、输血史与过敏史。

3. 穿刺部位皮肤及血管情况。一般采用四肢浅静脉，急症输血时多采用肘静脉，周围循环衰竭时可采用颈外静脉或锁骨下静脉。

三、用物准备

治疗车上层：治疗盘、棉签、碘伏、止血带、医嘱单、输液卡、血制品、一次性输血器（图 5-21-23）、一次性垫巾、小垫枕、外周静脉留置针、无菌透明敷贴、胶布、0.9%氯化钠溶液 100mL、手表、笔及输血巡视卡、无菌手套、手消毒剂。

治疗车下层：医用垃圾桶、生活垃圾桶、锐器盒、剪刀。

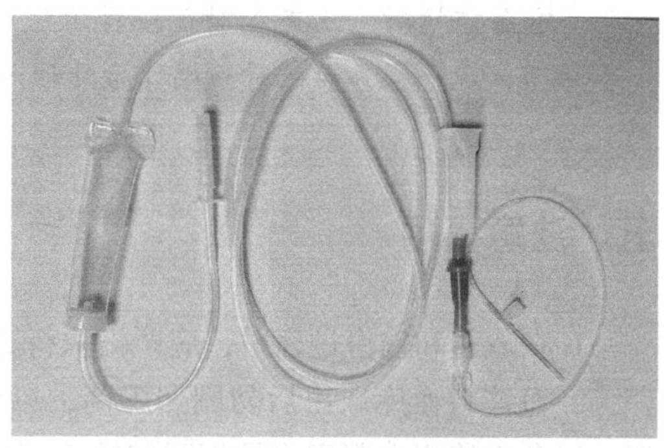

图 5-21-23 一次性输血器

四、操作流程

1. 输血前核对（三查八对） 双人单独核对床号、姓名、住院号、血袋编号、血型、交叉配血试验结果、血液种类和血量，检查血液有效期、血液质量及血袋有无破损，确认无误后在交叉配血单上双签名。

2. 再次核对、解释 备齐用物至患者床旁，两名护士再次进行“三查八对”；向患者解释输血目的、注意事项及配合要点；遵医嘱使用输血前用药。

3. 开放静脉通路 按密闭式周围静脉输液法操作，穿刺成功后，先输入少量生理盐水。

4. 连接血袋 两人再次查对，确认无误，将血袋内血液轻轻摇匀。常规消毒输血袋连接部位，将生理盐水输液瓶（袋）上的输血管针头拔出，插入上述已消毒部位，将血袋倒挂于输液架上。

5. 控制和调节滴速 开始滴入速度宜慢，观察 15 分钟，无不良反应后，再根据病情及血液种类调节滴数。

6. 操作后核对 再次进行“三查八对”。

7. 操作后处理 整理床单位，协助患者取舒适卧位；对患者及家属进行健康教育，嘱不可自行调节滴速，告知常见输血反应的症状等，并将呼叫器放于易取处，以便不适时及时呼叫护士。

8. 整理记录 整理用物，洗手；在输血巡视卡上记录输血的时间、种类、血量、血型、血袋号（储血号）、滴速、患者的反应等，并签全名。

9. 续血的处理 如需连续输入 2 袋以上血液时，应在上一袋血液输完时，输入少量生理盐水加以间隔，然后再按与输入第一袋血相同的方法连接血袋，继续输血。

10. 输血完毕后处理 输血结束后，继续滴入少量生理盐水，尽可能将输血器内的血液全部输完后拔针，按压至无出血。用物处理同密闭式静脉输液，洗手并记录患者有无输血反应等。

输血法操作流程

输血前核对（三查八对）→再次核对、解释→开放静脉通路→连接血袋→控制和调节滴速→操作后核对→操作后处理→整理记录→续血的处理→输血完毕后处理

五、注意事项

1. 在取血和输血过程中，应严格执行查对制度和无菌操作原则。

2. 血液自血库取出后勿剧烈震荡，以免红细胞被破坏而引起溶血。库存血不能加温，以免血浆蛋白凝固变性而引起输血反应。如为库存血，需在室温下放置 15～20 分钟后再输入。

3. 血液内不可随意加入其他药品，如钙剂、酸性或碱性药物、高渗或低渗溶液，以防血液变质，出现血液凝集或溶血。

4. 多次输血或输入多个人的血液时，输血前按医嘱给予抗过敏药。

5. 输血速度应先慢后快，成人开始 15 分钟，红细胞 20～40 滴 / 分钟，血小板或血浆 40～60 滴 / 分钟，15 分钟后，以患者耐受及病情允许的情况下快速输注，小儿速度酌减。年老体弱、严重贫血、心衰等特殊情况者，滴速宜慢。

6. 加压输血时，必须有专人守护，以防血液输完后导致空气栓塞。

7. 血液出血库后应在 30 分钟内开始输注，红细胞输注时间不超过 4 小时，血小板、冰冻血浆 60 分钟内输完；患者 30 分钟内不能及时输注者，需进行正确保存：红细胞、血浆保存在 2℃～6℃冰箱；血小板常温 20℃～24℃保存持续轻轻摇晃。

8. 输血过程中应加强巡视，密切观察患者有无不适。如出现严重输血反应，应立即停止输血，及时通知医生，并保留余血以备检查。输完血的储血袋要保留 24 小时。

六、思考题

1. 简述静脉输血时如何执行“查对”制度。
2. 简述静脉输血的常见并发症及其处理措施。

第八节　雾化吸入

【学习目的】

1. 掌握　雾化吸入前的评估、正确的雾化操作方法。
2. 熟悉　雾化吸入操作注意事项及常用雾化药物知识。
3. 了解　不同雾化吸入装置的特点。

雾化吸入疗法是借助气溶胶发生装置将药物以气溶胶的形式经吸气进入气道，在气道局部发挥药理作用的治疗方法。对于呼吸道感染患者，呼吸道不畅者等，可用雾化吸入，以达到湿化呼吸道、减轻局部炎症、解除支气管痉挛、祛痰等目的。

一、操作目的

对呼吸道感染、呼吸道湿化不足、通气功能差等患者，通过雾化吸入，达到治疗和预防的目的。

1. 湿化呼吸道　常用于呼吸道湿化不足、呼吸道黏膜干燥、呼吸道不畅者，也是气管切开术后患者的常规护理方法。

2. 预防和控制感染　消除炎症，减轻呼吸道炎症反应和黏膜水肿，常用于咽喉炎、肺炎、肺脓肿、胸部手术前后的患者。

3. 改善通气功能　解除支气管痉挛，保持呼吸道通畅，常用于支气管哮喘等患者。

4. 治疗肺癌　间歇吸入抗癌药物治疗肺癌。

二、操作评估

评估患者的意识状态、病情、呼吸功能、自理能力、合作程度、过敏史及治疗情况；评估患者面部及口腔黏膜状况，如有无感染、溃疡等，针对自身免疫功能减退的患者需评估口腔黏膜有无真菌感染；评估气管黏膜肿胀、管壁痉挛等影响吸入效果的因素，同时检查雾化设备的功能状态。

三、用物准备

超声雾化吸入：超声雾化吸入器、水温计、药液、冷蒸馏水。

氧气雾化吸入：氧气雾化吸入器、吸氧装置、弯盘、药液。

四、操作流程

（一）超声雾化吸入

1. 核对解释 核对床号、姓名、住院号、药名、剂量等，向患者及家属解释操作目的、过程及配合要点等。

2. 体位准备 协助患者取坐位或半坐卧位，无法坐位者应尽量抬高床头，患者颌下铺治疗巾。

3. 设备检查 检查雾化吸入器（图 5-21-24），确保其功能正常。

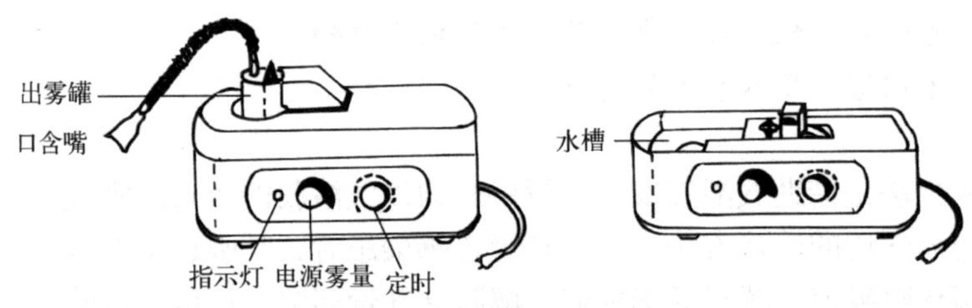

图 5-21-24　超声雾化吸入器

4. 连接装置 连接雾化吸入器主机与各附件，选择合适的口含管。检查连接是否正确，有无松动脱落现象。

5. 水槽加水 根据不同类型的雾化器在水槽内加适量冷蒸馏水，以浸没雾化罐底部的透声膜为基本要求，水量多少视不同雾化器说明书而定。无水时不可开机，避免损坏机器。

6. 罐内加药 药液遵医嘱用生理盐水或其他稀释液稀释至 30～50mL 倒入罐内，检查无漏液后，将雾化罐放入水槽中并盖紧。

7. 核对解释 携用物至患者床旁，再次核对床号、姓名、住院号、药名、浓度、剂量、时间、用法等。做好解释，并让患者漱口。

8. 调节雾量 打开电源开关（指示灯亮），预热 3～5 分钟，调整雾化治疗时间，一般为 15～20 分钟，观察出雾量到合适程度。

9. 雾化吸入 协助患者用嘴含住口含嘴端，嘱患者进行深而慢的呼吸，尽量使气雾进入呼吸道深部。

10. 巡视观察 观察患者雾化反应及装置情况，发现水槽水温超过 50℃或水量不足时应关机，更换或加入冷蒸馏水。

11. 结束雾化 取下口含嘴，关雾化开关，再关闭电源开关。

12. 整理记录 擦净患者口鼻及面部，以防残留雾滴刺激皮肤，引起皮肤过敏或受损。取舒适卧位，整理床单位及用物，倒掉水槽内的余水并擦干，将口含嘴、雾化罐、螺纹管浸泡于消毒液内 1 小时，然后洗净晾干备用。记录执行时间、治疗效果及有无不良反应等。

（二）氧气雾化吸入

1. 核对解释 核对床号、姓名、住院号、药名、剂量、时间等，向患者及家属解释操作目的、主要步骤及配合要点等。

2. 体位准备 协助患者取坐位或半坐卧位，无法坐位者应尽量抬高床头，患者颌下铺治疗巾。

3. 注药连接 核对药物后将其注入储药瓶内，连接氧气输气管与雾化器底部的进气口。

4. 调节流量 如患者吸氧有湿化瓶的需取下湿化瓶装置，氧气输气管连接氧气减压表，调整氧气流量至合适范围。

5. 核对解释 再次核对床号、姓名、住院号、药名、浓度、剂量、时间、用法等，并协助患者漱口。

6. 雾化吸入 嘱患者手持雾化吸入器（图 5-21-25），将面罩遮住口鼻，尽量与面部贴合，避免药物进入眼睛，嘱患者用口吸气，用鼻呼气，雾化过程中宜间断深呼吸。

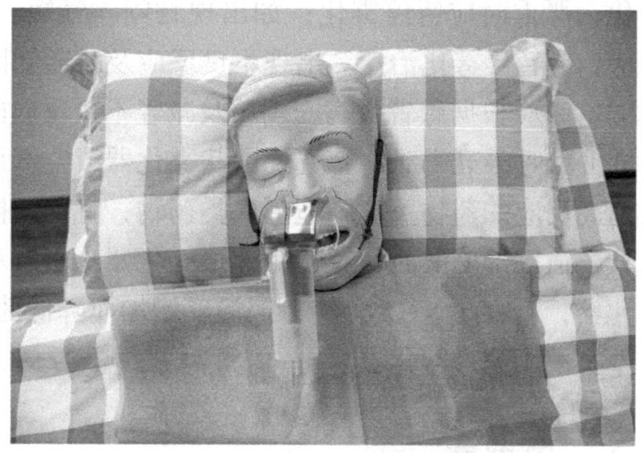

图 5-21-25 氧气雾化吸入

7. 巡视观察 观察患者反应、治疗效果及装置是否正常使用等情况。

8. 结束雾化 取下雾化器，然后关闭氧气开关，如吸氧患者连接吸氧装置。

9. 整理记录 擦净患者口鼻处及面部，使用糖皮质激素等特殊药物者，治疗结束后需漱口；面部不宜使用油性面膏，雾化后及时洗脸。协助患者取舒适体位，整理床单位及用物，清洁雾化器，晾干备用。记录执行时间、治疗效果、有无不良反应等。

雾化吸入操作流程

超声雾化吸入：核对解释→体位准备→检查设备→连接装置→水槽加水→罐内加药→核对解释→调节雾量→雾化吸入→巡视观察→结束雾化→整理记录

氧气雾化吸入：核对解释→体位准备→注药连接→调节流量→核对解释→雾化吸入→巡视观察→结束雾化→整理记录

五、注意事项

1. 严格执行查对制度和消毒隔离要求。
2. 超声雾化水槽内应保持足够的水量，水温不宜超过 50℃。
3. 雾化罐底部的透声膜和水槽底部的晶体换能器均易损，操作清洗过程动作轻柔，防止损坏。

4. 教会患者深呼吸及配合雾化的方法，观察患者痰液排出情况，痰液黏稠不易咳出者，应叩背或给予其他有效排痰技术以协助痰液排出，必要时吸痰。

5. 超声雾化吸入治疗过程需加入药液时，不必关机，直接从盖上添加即可；若要加水入水槽中，则必须关机操作。

6. 正确使用供氧装置，用氧期间应注意安全，做好“四防”，即防震、防火、防热、防油。

7. 吸入过程中如出现口干、咳嗽、恶心、呕吐、手部震颤等反应，可改成间歇雾化，严重时应暂停雾化；如出现胸闷、气短、心悸、呼吸困难、血氧饱和度降低等反应，应暂停雾化治疗。出现不良反应及时通知医生。

8. 应根据患者疾病、用药及减轻不良反应的要求选择适宜的雾化装置，慢阻肺病合并Ⅱ型呼吸衰竭时，宜选用网状雾化器或空气压缩雾化器；抗生素、毒性药物、降低气道高反应的药物及抗肺泡蛋白类药物，宜使用网状雾化器；高张盐水进行痰液诱导或进行气道局部麻醉时，宜使用超声雾化器；重度和极重度慢阻肺病患者如使用氧气驱动雾化器，不宜超过15分钟；因温度增加而降低药效的药物，如布地奈德、蛋白及肽类等，不宜使用超声雾化器。

六、思考题

1. 雾化过程中如患者出现恶心、呕吐应如何处理?
2. 昏迷患者雾化的注意事项有哪些?

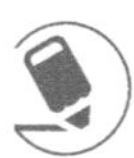

第二十二章 急危重护理相关技术

第一节 吸 氧

【学习目的】

1. 掌握 吸氧操作要领。
2. 熟悉 不同病情患者采用的不同吸氧方式。
3. 了解 吸氧的注意事项。

氧气吸入疗法是通过吸入高于空气氧浓度的气体，以提高动脉血氧分压、血氧饱和度及氧含量，纠正低氧血症的方法，通过吸氧纠正各种原因造成的缺氧状态，促进组织新陈代谢，维持机体生命活动的目的。

一、操作目的

纠正各种原因导致的缺氧状态，提高动脉血氧分压（PaO_2）和动脉血氧饱和度（SaO_2），增加动脉血氧含量（CaO_2），促进组织新陈代谢，维持机体生命活动。

二、操作评估

评估患者的意识、呼吸状况、缺氧类型、程度、血气分析结果、治疗措施、气道通畅情况，合作程度、基础疾病和有无高碳酸血症风险等；评估患者鼻腔是否通畅，既往有无炎症、息肉等鼻部疾患，鼻黏膜有无肿胀、出血，鼻中隔有无偏曲等。评估供氧装置状态。

三、用物准备

供氧装置、鼻导管（或鼻塞、面罩等）、棉签、生理盐水。

四、操作流程

（一）吸氧

1. 核对解释 核对床号、姓名、住院号、吸氧方法、时间等，向患者及家属解释操作目的、主要步骤及配合要求等。

2. 体位准备 协助患者取舒适体位。

3. 清洁鼻腔 检查鼻腔有无分泌物、有无堵塞及其他异常情况，无异常者用湿棉签清洁鼻腔。

4. 选择合适的吸氧装置并连接 根据患者的病情选择合适的吸氧装置并连接鼻导管（或面罩连接管）。氧流量需求在 1～5L/ 分钟时，宜选择鼻导管吸氧；氧流量需求在 5～10L/ 分钟时、不存在高碳酸血症风险时，宜选择普通面罩；氧流量需求在 6～15L/ 分钟时、不存在高碳酸血症风险时，宜选择储氧面罩；氧流量需求在 2～15L/ 分钟时、存在高碳酸血症风险时，宜选择文丘里面罩；氧流量需求在 8～80L/ 分钟时、pH ＞7.3 时，可选择经鼻高流量湿化氧疗，氧流量需求＞15L/ 分钟者尤其适用。使用储氧面罩前须检查单向活瓣是否正常，使用过程中应保持储气袋充盈避免塌陷。经鼻高流量湿化氧疗者机器位置应低于或平行于患者，存有积水时应立即清除。

5. 调节氧流量 根据缺氧的程度和类型调节氧流量，流量应以流量计浮标中间位置为准，检查装置是否通畅。

6. 正确佩戴 吸氧检查氧气流出是否通畅，将鼻导管插入鼻腔（或将面罩置于患者口鼻），注意动作要轻柔，以免引起黏膜损伤（图 5-22-1）。其他的氧疗法如鼻塞法是将鼻塞（用塑料制成的球状物）塞入鼻孔给氧，氧气头罩法是将患者头部置于头罩里，多孔罩面可以保持罩内一定的氧浓度和湿度，适用于小儿。氧气枕充入氧气，连接后使用。简易氧气钢瓶，可用于危重患者转运。部分患者可给予高压氧舱给氧。

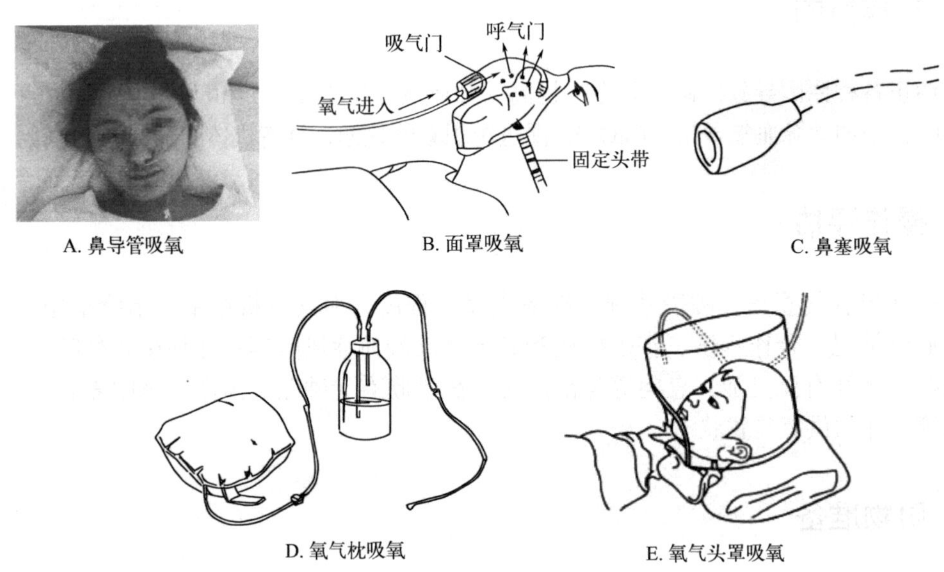

图 5-22-1 氧气吸入方法（A、B、C、D、E）

7. 固定 将吸氧管或面罩固定带于患者双耳后，在颌下固定。

8. 记录整理 记录用氧开始时间、流量，整理用物。告知患者及家属在用氧期间勿随意调节流量，勿在室内吸烟，注意用氧安全。

9. 观察 观察用氧后患者的意识状态、心率、呼吸、发绀等缺氧症状有无改善，观察有无胸骨后灼热感、疼痛、呼吸加快、烦躁、恶心、呕吐、干咳、进行性呼吸困难、血氧饱和度下降等疑似氧中毒的情况，如有需立即通知医生处理。

（二）停止吸氧

1. 取下鼻导管（或面罩） 停用氧气时，先拔出导管（或取下面罩），再关氧气表开关，避免开关关错导致大量氧气突然冲入肺内从而损伤肺组织的情况发生。

2. 关闭开关卸下流量表 如果采用氧气筒供氧时先关闭氧气筒总开关，放出氧气流量表内余气后关闭流量表开关，然后卸下流量表；墙式中心供氧时关闭氧气流量表后即可卸下。

3. 观察整理记录 观察并记录患者的反应、用氧效果、停止用氧时间，整理用物并处理。停止经鼻高流量氧疗时，应待装置上的氧浓度降至21%后再关机。

吸氧操作流程

吸氧：核对解释→体位准备→清洁鼻腔→选择合适的吸氧装置并连接→调节氧流量→正确佩戴→固定→记录整理→观察

停止吸氧：取下鼻导管（或面罩）→关闭开关卸下流量表→观察整理记录

五、注意事项

1. 了解患者的病情、意识状态、活动能力、缺氧程度、鼻腔情况及心理反应等，向患者及家属做好解释，缓解紧张情绪。

2. 用氧气前检查用氧装置是否完好，用氧环境是否安全，做好“四防”即防震、防火、防热、防油。搬运氧气筒时避免倾倒撞击。

3. 根据患者病情需要调节氧流量。轻度缺氧氧流量为 1～2L/ 分钟，中度缺氧氧流量为 2～4L/ 分钟，重度缺氧氧流量为 4～6L/ 分钟，小儿氧流量为 1～2L/ 分钟。慢阻肺患者不宜高浓度氧疗。

4. 持续用氧者，一次性的用氧装置一人一用，可根据用氧情况 2～3 天更换一次，复用的湿化瓶内的冷开水或蒸馏水每日更换。急性肺水肿患者用 20%～30% 乙醇湿化。

5. 墙式吸氧装置需观察有无漏气声，氧气筒使用前观察压力表，至少保留 0.5MPa（$5kg/cm^2$）。

6. 存在高碳酸血症风险者应给予控制性氧疗，如果患者出现神志改变、呼吸变快进而变慢、心率变快或减慢、尿量减少等高碳酸血症可能时，遵医嘱给予动脉血气分析，必要时使用呼吸兴奋剂或机械通气以增加通气量，纠正高碳酸血症。

7. 对鼻导管、面罩等吸氧装置局部受压皮肤进行评估，对高风险人群应增加评估频次，采取预防措施。

8. 一般情况下应根据医嘱进行氧疗，紧急情况下可在无医嘱的情况下进行氧疗。

六、思考题

1. 吸氧过程中如患者出现胸骨下不适、疼痛、灼热感应如何处理?
2. 肺不张患者吸氧的注意事项有哪些?

第二节　吸　痰

【学习目的】

1. 掌握　不同吸痰方式的操作要点。
2. 熟悉　吸痰过程中并发症的处理。
3. 了解　吸痰的注意事项。

吸痰法是指利用负压作用，经口、鼻腔、人工气道将呼吸道分泌物吸出，以保持呼吸道通畅，从而达到预防吸入性肺炎、肺不张、窒息等并发症的目的。临床主要用于危重、昏迷、麻醉未清醒前等各种原因引起的不能有效咳嗽、排痰者。

一、操作目的

清除呼吸道分泌物，保持呼吸道通畅；促进呼吸功能，改善肺通气；预防吸入性肺炎、肺不张、窒息等并发症的目的。

二、操作评估

1. 评估患者的病情、年龄、意识状态、心理、配合程度、治疗情况、自理能力等。评估有无吸痰指征，例如气道内可听见或看到分泌物，听诊可闻及肺部粗湿啰音，氧饱和度下降等。

2. 评估患者排痰能力、痰鸣音和氧饱和度等。

3. 评估口腔情况，有无义齿、龋齿、牙结石等；如果患者有活动义齿，应提前取下。

4. 评估患者鼻腔是否通畅，既往有无鼻部疾患，鼻中隔有无偏曲等。

三、用物准备

治疗盘内备：一次性无菌吸痰管（戴手套）、无菌治疗碗，无菌生理盐水或灭菌注射用水、无菌纱布、无菌血管钳或镊子、弯盘、听诊器、手消剂、污物桶等。

治疗盘外备：电动吸引器或中心吸引器、吸引瓶、连接管、压舌板、口咽通气管、张口器、舌钳、电插板等。

四、操作流程

1. 核对解释 核对床号、姓名、住院号等，向患者及家属解释操作目的、主要步骤及需要配合要求。

2. 检查吸引器 接通电源，打开开关，检查吸引器（图 5-22-2）性能，墙式吸引器检查吸引装置是否良好，调节负压，一般成人 40.0～53.3kPa（300～400mmHg）；儿童＜40.0kPa。

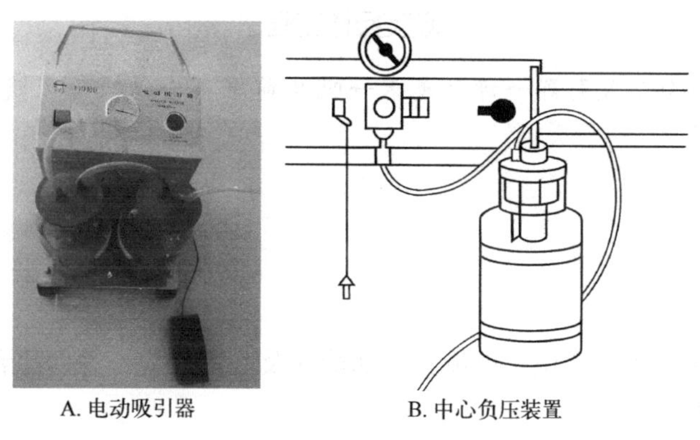

A. 电动吸引器　　B. 中心负压装置

图 5-22-2 吸引装置

3. 评估患者 评估吸痰指征，听诊呼吸音、痰鸣音，意识状态、生命体征、吸氧情况，检查患者口鼻，取下活动义齿，若口腔吸痰有困难，可经由鼻腔吸痰；昏迷患者可用压舌板或张口器帮助张口。

4. 吸痰前准备 取平卧位，头偏向一侧，面向操作者。护士调节氧流量，气管插管患者吸痰前进行 30～60 秒的纯氧。查看吸痰瓶液量，液面不超过 2/3，将灭菌生理盐水或注射用水倒于无菌治疗碗中，取出一次性吸痰管打开头端，戴手套后取出吸痰管。开放式气道内吸痰应使用无菌手套，密闭式气道内吸引可使用清洁手套。

5. 试吸 连接吸痰管和负压吸引器管道，少量试吸无菌治疗碗中液体，润滑导管前端并检查吸痰管是否通畅。

6. 吸痰 必要时吸痰前插入口咽通气管，一手反折吸痰导管末端，另一手用无菌血管钳（镊）或者用戴手套的手持吸痰管前端，插入口咽部（10～15cm）后放松导管末端，做间歇性吸引，边吸痰边慢慢退出吸痰管，抽吸出痰液。如口腔吸痰有困难时，可由鼻腔插入（颅底骨折患者禁用），插入 20～25cm，先吸口咽部分泌物，再吸气管内分泌物。插入吸痰管时不应带有负压，以免引起呼吸道黏膜损伤。气管切开吸痰，尤其注意无菌操作，先吸气管切开处，再吸口（鼻）部。采取旋转并逐渐向上提管的手法，以利于呼吸道分泌物的充分吸尽，每次吸痰时间＜15 秒。吸痰过程中感觉有阻力或刺激性咳嗽时，应将吸痰管退出 1～2cm 后轻柔旋转提吸。

7. 抽吸 吸痰管退出时，用生理盐水或注射用水抽吸冲洗，以免分泌物堵塞吸痰导管，一根吸痰导管只使用一次。

8. 吸氧、观察 吸痰完毕，取出口咽通气管，拭净患者口鼻及脸部，给予面罩或鼻导管吸氧，调节氧流量，再次核对并评估患者呼吸、氧饱和度、痰鸣音、有无并发症等情况。应动态评估患者，观察气道是否通畅及患者的反应，如面色、呼吸、心率、血压等变化；评估吸出痰液的色、质、量。

9. 整理记录 协助患者安置舒适体位，整理床单位，询问患者感受，必要时协助佩戴义齿；指导患者有效咳嗽，嘱适当饮水，以利痰液排出等健康知识；吸痰管按一次性用物处理；洗手，记录。

吸痰操作流程

核对解释→检查吸引器→评估患者→吸痰前准备→试吸→吸痰→抽吸→吸氧、观察→整理记录

五、注意事项

1. 了解患者的病情、意识、口鼻腔局部情况及心理反应，并向患者或其家属做好解释，缓解其紧张情绪。

2. 吸痰前，检查电动吸引器性能或墙式吸引装置是否良好，连接是否正确。

3. 严格执行无菌操作，每次吸痰都应更换吸痰管。

4. 每次吸痰持续时间＜15 秒，以免造成缺氧。

5. 吸痰动作轻柔，防止损伤呼吸道黏膜。

6. 痰液黏稠时可配合叩击、雾化吸入等排痰技术提高吸痰效果。

7. 吸引装置连续使用时间不宜过久，贮液瓶内液体达 2/3 满时，应及时倾倒或更换。贮液瓶内必要时可放适量消毒液，使吸出液不致黏附于瓶底，便于清洗消毒，一次性贮液袋一人一用，使用时间遵从根据说明书相关规定。

8. 如果吸痰时出现血氧饱和度明显下降，建议吸痰前提高氧浓度，在吸痰前 30～60 秒 100%氧气吸入。

9. 成人和儿童使用的吸痰管（直径）建议小于气管插管直径的 50%，婴儿则要小于 70%。

六、思考题

1. 吸痰护理过程中如患者出现氧饱和度快速下降应如何处理？

2. 气管切开患者吸痰护理的注意事项有哪些？

第三节 洗胃术

【学习目的】

1. 掌握 洗胃术适应证、禁忌证及操作要领。
2. 熟悉 常见洗胃溶液的适应证。
3. 了解 洗胃术的注意事项。

洗胃术（gastric lavage）是将洗胃管插入患者胃内，反复注入和吸出一定量的溶液，以冲洗并排出胃内容物，达到清洁、减轻胃黏膜的刺激或避免毒物吸收的胃灌洗方法。

一、操作目的

1. 解毒 清除胃内毒物或刺激物，减少毒物吸收，还可利用不同灌洗液进行中和解毒。用于急性食物或药物中毒，服毒后 4～6 小时内洗胃最有效。

2. 减轻胃黏膜水肿 幽门梗阻患者，通过洗出滞留的胃内容物，减轻潴留物对胃黏膜的刺激，从而减轻胃黏膜水肿和炎症。

3. 手术或某些检查前的准备 如胃、食管下段、十二指肠术前准备。

二、操作评估

1. 患者中毒情况，包括摄入毒物的种类、剂型、浓度、量、中毒时间、途径等，以及来院前的处理措施、有无呕吐、有无洗胃禁忌证等。

（1）适应证：非腐蚀性毒物中毒，如有机磷农药、安眠药、重金属类、生物碱类及食物中毒等。

（2）禁忌证：强腐蚀性毒物中毒（如强酸、强碱等）、肝硬化伴食管胃底静脉曲张、胸主动脉瘤、近期内有上消化道出血及胃穿孔病史、上消化道溃疡、癌症。

2. 患者生命体征、意识状态、瞳孔变化、口鼻腔黏膜情况、口中异味、有无义齿等。如遇患者病情危重，应首先进行维持呼吸循环的抢救，然后再洗胃。

3. 患者的心理状态及合作程度。

三、用物准备

（一）口服催吐法

①治疗盘、量杯、压舌板、水温计、弯盘、塑料围裙或橡胶单；②按医嘱根据毒物性质准备洗胃液（表 5-22-1），毒物性质不明时，可备温开水或等渗盐水，一般用量 10000～20000mL，温度 25～38℃；③水桶 2 个（分别盛装洗胃液和污水）；④必要时

准备洗漱用物。

表 5-22-1 常见洗胃溶液

毒物种类	常用溶液	禁忌药物
酸性物	镁乳、蛋清水①、牛奶	强碱药物
碱性物	5%醋酸、白醋、蛋清水、牛奶	强酸药物
氰化物	3%过氧化氢溶液②引吐后，1：15000～1：20000 高锰酸钾溶液洗胃	—
敌敌畏	2%～4%碳酸氢钠、1%盐水、1：15000～1：20000 高锰酸钾溶液	—
1605、1059、乐果	2%～4%碳酸氢钠溶液	高锰酸钾③
敌百虫	1%盐水或清水、1：15000～1：20000 高锰酸钾溶液	碱性药物④
DDT（灭害灵）、666	温开水或生理盐水洗胃，50%硫酸镁导泻	油性泻药
除虫菊酯类	催吐，2%碳酸氢钠溶液洗胃、活性炭 60～90g 用水调成糊状注入胃内，硫酸钠或硫酸镁导泻	—
苯酚（石炭酸）、煤酚皂溶液	用温开水、植物油洗胃至没有酚味，并在洗胃后多次服用牛奶、蛋清，保护胃黏膜	液体石蜡
巴比妥类（安眠药）	1：15000～1：20000 高锰酸钾溶液洗胃，硫酸钠⑤导泻	硫酸镁
异烟肼（雷米封）	1：15000～1：20000 高锰酸钾溶液洗胃，硫酸钠导泻	—
发芽马铃薯、毒蕈、河豚、生物碱	1%～3%鞣酸 1%活性炭悬浮液	—
灭鼠药		—
1. 磷化锌	1：15000～1：20000 高锰酸钾溶液、0.5%硫酸铜⑥洗胃	牛奶、鸡蛋、脂肪及其他油类食物⑦
2. 抗凝血类（敌鼠钠等）	催吐，温水洗胃，硫酸钠导泻	碳酸氢钠溶液
3. 有机氟类（氟乙酰胺等）	0.2%～0.5%氯化钙或淡石灰水洗胃，硫酸钠导泻，饮用豆浆、蛋白水、牛奶等	—

注：①蛋清水、牛奶等可黏附于黏膜或创面上而起到保护作用，并可减轻疼痛；②氧化剂能氧化化学性毒品，改变其性能，从而减轻或去除其毒性；③ 1605、1059、乐果（4049）等中毒禁用高锰酸钾洗胃，否则可氧化成毒性更强的物质；④敌百虫遇碱性药物可分解出毒性更强的敌敌畏，其分解过程随碱性的增强和温度的升高而加速；⑤巴比妥类药物采用硫酸钠导泻，是利用其在肠道内形成的高渗透压，阻止肠道水分和残存的巴比妥类药物的吸收，促其尽早排出体外；硫酸钠对心血管和神经系统没有抑制作用，不会加重巴比妥类药物的毒性；⑥磷化锌中毒时，口服硫酸铜可使其成为无毒性的磷化铜沉淀，阻止吸收，并促使其排出体外；⑦磷化锌易溶于油类物质，故忌用脂肪性食物，以免促使磷的溶解吸收。

（二）胃管洗胃法

①治疗盘、洗胃管、镊子、纱布、棉签、塑料围裙或橡胶单、治疗巾、弯盘、胶布、水温计、液体石蜡、量杯，必要时备无菌压舌板、张口器、牙垫、舌钳、检验标本容器或试管；②洗胃溶液（盛装在水桶中）；③水桶 2 个（分别盛装洗胃液和污水）；④洗胃设备：电动吸引器洗胃法备电动吸引器（包括安全瓶及 5000mL 容量的贮液瓶）、Y 形三通管、调节夹或止血钳、输液架、输液瓶、输液导管；全自动洗胃机洗胃法备全自动洗胃机。

四、操作流程

（一）口服催吐法

1. 核对解释 携用物至床旁，核对床号、姓名、腕带并做好解释。

2. 催吐前准备 协助患者取坐位，围好围裙、取下义齿，置污物桶于患者座位前。

3. 催吐 自饮灌洗溶液，一次饮液量 300～500mL，自呕或 / 和用压舌板刺激舌根催吐，反复进行，直至吐出液澄清无味为止。

4. 整理 协助患者漱口、洗脸，整理床单位，取舒适卧位。

5. 洗手记录 洗手、记录灌洗液名称、量，呕吐物的颜色、气味、性质、量及患者的反应情况。

（二）电动吸引器洗胃法

1. 核对解释 携用物至床旁，核对床号、姓名、腕带并做好解释。

2. 安置体位 取坐位或半坐卧位；中毒较重者取左侧卧位；昏迷者取平卧位，头偏一侧，置牙垫于上下磨牙之间，如有舌后坠用舌钳将舌拉出。

3. 安装灌洗装置 接通电源，检查吸引器性能（图 5-22-3）。将输液瓶与 Y 形管主管相连，洗胃管末端及吸引器贮液瓶的引流管分别与 Y 形管两分支相连，夹紧输液管，检查各连接处有无漏气。将灌洗液倒入输液瓶内，挂于输液架上。

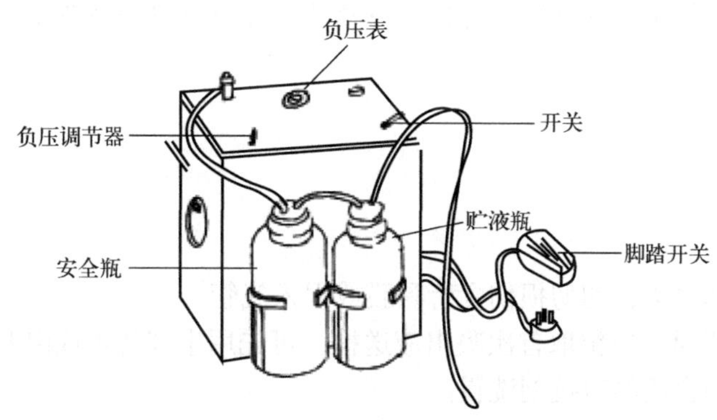

图 5-22-3　电动吸引器洗胃法

4. 插洗胃管 测量插入长度，用液状石蜡润滑胃管插入长度的前 1/3 段，由口腔插入 55～60cm，确认胃管在胃内后用胶布固定。

5. 洗胃 开动吸引器，先将胃内容物吸出。每次灌入 300～500mL 洗胃液，关闭吸引器，夹紧引流管，开放输液管，使溶液流入胃内。再夹紧输液管，开放引流管，开动吸引器，吸出灌入的液体。反复灌洗，直至洗出液澄清无味为止。

6. 拔胃管 洗胃结束后，反折胃管拔出。检查患者口鼻黏膜情况，询问患者感受。

7. 整理 协助患者漱口、洗脸，整理床单位，取舒适卧位。

8. 洗手记录 洗手、记录灌洗液名称、量，吸出液的颜色、气味、性质、量及患者的反应情况。

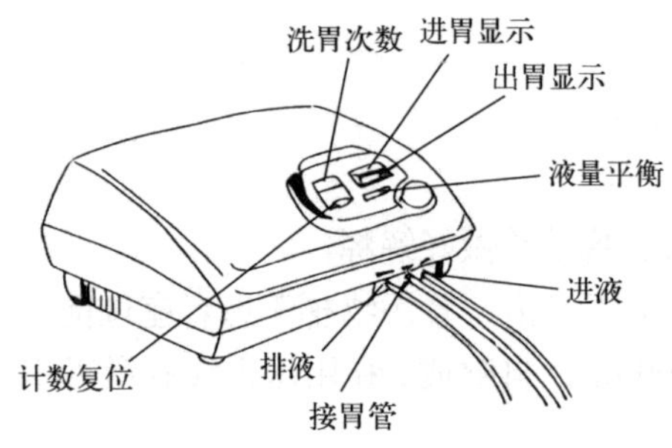

图 5-22-4　全自动洗胃机洗胃法

（三）全自动洗胃机洗胃法

1. 核对解释、安置体位　同“电动吸引器洗胃法”步骤 1～2。

2. 操作前检查　接通电源、检查仪器性能完好，连接各管道（3 根塑料管分别与机器的药管、胃管、污水管相连）（图 5-22-4），调节药量流速。

3. 插洗胃管　同“电动吸引器洗胃法”步骤4。

4. 洗胃　洗胃管末端与机器胃管的另一端相连，按“手吸”键，吸出胃内容物，再按“自动”键，机器即开始对胃进行自动冲洗，直至洗出液澄清无味为止。必要时将吸出物送检。

5. 拔胃管　洗胃结束后，反折胃管拔出。检查患者口鼻黏膜情况，询问患者感受。

6. 整理　协助患者漱口、洗脸，整理床单位，取舒适卧位。

7. 洗胃机清洗　将药管、胃管和污水管同时放入清水中，按“清洗”键清洗各管腔，清洗毕，将各管同时取出，待机器内水完全排尽后，按“停机”键。

8. 洗手记录　同“电动吸引器洗胃法”步骤 7。

全自动洗胃机洗胃法操作流程

核对解释→安置体位→操作前检查→插洗胃管→洗胃→拔胃管→整理→洗胃机清洗→洗手记录

五、注意事项

1. 插管时动作轻柔，切勿损伤食管黏膜或误入气管。

2. 当毒物不明时，应留取首次吸出液送检，可先用生理盐水或温开水洗胃，待毒物性质明确后再采用合适的对抗剂洗胃。

3. 吞服强酸或强碱等腐蚀性药物者禁忌洗胃，以免造成穿孔，可按医嘱给予药物或迅速给予物理性对抗剂，如牛奶、豆浆、蛋清、米汤等，以保护胃黏膜；胃癌、食管阻塞、胃底静脉曲张及消化性溃疡患者慎洗胃。

4. 幽门梗阻患者洗胃宜在餐后 4～6 小时或空腹时进行，要记录胃内潴留量（胃内潴留量 = 洗出量 - 灌入量），以了解梗阻情况，供补液参考。

5. 洗胃前应检查生命体征，如有呼吸道分泌物增多或缺氧，应先吸痰再插胃管洗胃。心搏骤停患者，应先复苏再洗胃。急性中毒清醒患者，应紧急采用口服催吐法，必要时洗胃，以减少毒物的吸收。

6. 洗胃灌入量每次以 300～500mL 为宜，洗胃液过少无法与胃内容物充分混合，不利于彻底洗胃，延长了洗胃时间；过多则容易导致：①胃内压增高，促使胃内容物进入十二指肠，加速毒物的吸收；②液体反流，导致呛咳、误吸甚至窒息；③突然的胃扩张可刺激迷走神经兴奋致反射性心搏骤停。

7. 洗胃过程中，应随时观察患者的面色、生命体征、意识、瞳孔变化、口鼻腔黏膜情况、口中气味及洗出液的颜色、性质、量等。如患者感到腹痛、洗出血性液体或出现休克，应立即停止洗胃，通知医生并采取相应的急救措施。

8. 洗胃的并发症包括急性胃扩张、胃穿孔及大量低渗洗胃液导致的水中毒、电解质紊乱、酸碱平衡失调等。

六、思考题

1. 简述洗胃法的禁忌证。
2. 简述敌敌畏及巴比妥类中毒患者洗胃溶液的选择。

第四节　动脉血气分析

【学习目的】

1. 掌握　动脉血气分析目的及采集方法。
2. 熟悉　动脉血气分析的注意事项。
3. 了解　Allen 试验的操作方法。

动脉血气分析是指对动脉血液中不同类型的气体和酸碱性物质进行分析的技术过程。

一、操作目的

判断患者氧合及酸碱平衡情况，为诊疗及用药提供依据。

二、操作评估

1. 评估患者的病情、治疗情况、意识状态、肢体活动能力。
2. 评估患者对动脉血标本采集的认知、合作程度及心理状态。
3. 评估穿刺部位皮肤及动脉搏动情况。

三、用物准备

治疗车上层：注射盘、碘伏、棉签、医嘱执行单、标签或条形码、动脉血气针（图 5-22-5）、一次性治疗巾、无菌纱布、弯盘、无菌手套、手消毒剂。

治疗车下层：医疗垃圾桶、生活垃圾桶、锐器盒。

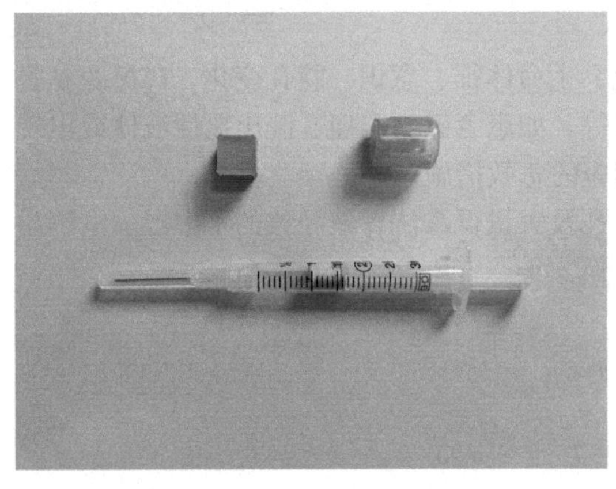

图 5-22-5　一次性动脉血气针

四、操作流程

1. 准备容器　核对医嘱执行单及标签（或条形码），无误后将标签（或条形码）贴于血气分析针筒外壁上。

2. 核对解释　携用物至患者床旁，核对床号、姓名，核对医嘱执行单、标本容器、标签（或条形码）是否一致。向患者及家属解释动脉血标本采集的目的、方法及配合要点，以取得合作。

3. 选择穿刺动脉　可选择桡动脉或股动脉，协助患者取适当体位，暴露穿刺部位，将一次性垫巾置于穿刺部位下。若选股动脉，需协助患者仰卧，下肢屈膝外展。

4. 消毒　常规消毒皮肤，范围大于 8cm。

5. 穿刺采血　再次核对信息，戴无菌手套或消毒操作者的左手食指、中指，用左手食指与中指摸到动脉，在搏动最明显处固定动脉于两指间，右手持注射器，与动脉走向呈 45° 或 90° 角（桡动脉取 45° 角，股动脉取 90° 角）进针，见鲜红色血液自动涌入注射器，固定不动，抽取所需血液约 1mL（图 5-22-6）。

6. 拔针按压　采血完毕迅速拔出针头，用无菌纱布或棉签按压穿刺点 5～10 分钟，必要时用沙袋压迫止血。

7. 封闭搓匀　立即将针头斜面刺入橡胶塞，再卸下针头和针塞，螺旋拧上安全针座帽，以隔绝空气。用手轻轻搓动注射器，使血液与肝素混匀，避免血液凝固。

8. 整理记录　再次核对患者信息，协助患者取舒适卧位，整理床单位。

9. 标本送检　洗手、记录，将标本立即送检。

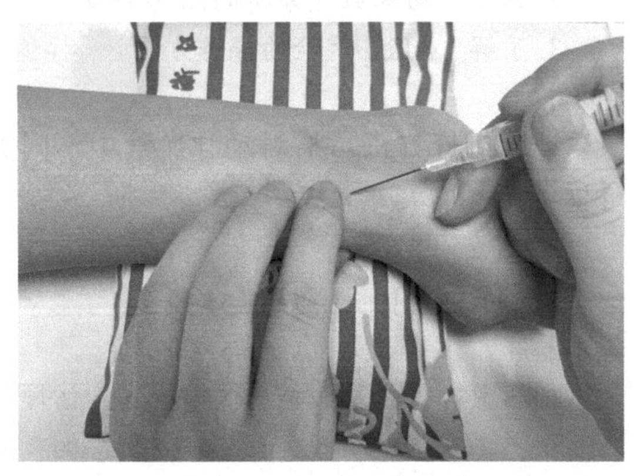

图 5-22-6　桡动脉血气分析采集

动脉血气分析操作流程

准备容器→核对解释→选择穿刺动脉→消毒→穿刺采血→拔针按压→封闭搓匀→整理记录→标本送检

五、注意事项

1. 严格执行查对制度和无菌技术操作原则。

2. 自桡动脉穿刺采集动脉血标本前，应进行 Allen 试验。

3. 有出血倾向的患者，慎用动脉穿刺采集动脉血标本。凝血功能障碍者拔针后需延长按压时间。

4. 血标本必须隔绝空气，采血的注射器使用前应检查有无漏气，抽血时注射器内不可有空气，针头需连接紧密，标本采集后立即封闭针头斜面。

5. 新生儿宜选择桡动脉穿刺，不宜选用股动脉穿刺，因股动脉穿刺垂直进针时易伤及髋关节。

6. 患者饮热水、洗澡及运动后需休息 30 分钟再采血，避免影响检查结果。

六、思考题

1. 进行动脉血气分析前为什么要进行 Allen 试验？
2. 动脉血标本采集过程中如何保证送检标本的合格？

第五节　导尿术

【学习目的】

1. 掌握　导尿术适应证和目的。
2. 熟悉　导尿术的操作要领及注意事项。
3. 了解　不同性别导尿术操作的异同点。

导尿术（urethral catheterization）是在严格无菌操作下，将导尿管经尿道插入膀胱引出尿液的方法。

一、操作目的

1. 为尿潴留患者引流尿液，以解除患者痛苦。

2. 协助临床诊断。如留取无菌尿标本，做细菌培养；测量膀胱容量、压力及残余尿量；进行膀胱和尿道造影等。

3. 为膀胱肿瘤患者行膀胱内化疗。

二、操作评估

1. 患者的病情、临床诊断、导尿的目的。
2. 患者的意识状态、生命体征、心理状况。
3. 患者的合作、理解程度。

4. 膀胱充盈度及局部皮肤情况。

三、用物准备

治疗车上层：治疗盘、一次性无菌导尿包（包括初步消毒、再次消毒及导尿用物）、一次性垫巾、浴巾、手消毒剂，必要时备屏风。

治疗车下层：医疗垃圾桶、生活垃圾桶。

四、操作流程

（一）女患者导尿术

1. 核对解释 核对床号、姓名，评估患者情况，向患者解释并做好准备。根据季节关门窗，用屏风或围帘遮挡。协助患者清洗外阴（自理患者可自行清洗）。

2. 洗手备物 洗手，戴口罩。备齐用物携至患者床旁，将治疗盘放在床旁桌上，再次核对并向患者说明以取得合作。

3. 安置体位 松开床尾盖被，协助患者脱对侧裤腿盖在近侧腿上，盖浴巾，将盖被斜盖在对侧腿上。协助患者仰卧屈膝，双腿外展，露出外阴。将一次性治疗巾垫于臀下，放弯盘于会阴处。

4. 初次消毒 打开无菌导尿包外层，将初次消毒用物放于两腿之间。将消毒棉球倒入弯盘内，左手戴手套。右手持镊子取棉球擦洗阴阜、对侧大阴唇、近侧大阴唇；左手拇、食指分开大阴唇，擦洗对侧小阴唇、近侧小阴唇、尿道口。污棉球放在弯盘内。脱手套放入弯盘内一并移至床尾（或放入治疗车下层）。

5. 再次消毒 在患者两腿之间打开无菌导尿包，戴无菌手套，铺好洞巾，使洞巾和包布内层形成一个无菌区，置弯盘于会阴部。检查导尿管气囊是否漏气，打开袋装润滑油棉球，润滑导尿管前端。打开消毒棉球袋，左手拇、食指分开小阴唇，右手持镊子取棉球依次消毒尿道口、对侧小阴唇、近侧小阴唇、尿道口。

6. 插管导尿 嘱患者放松，张口呼吸。右手将无菌弯盘移至洞巾旁，右手持另一镊子夹导尿管对准尿道口轻轻插入尿道 4～6cm，见尿液流出后再插入 1～2cm，将尿液引流于弯盘内（需要时可留取尿标本）（图 5-22-7）。

7. 拔管整理 导尿毕，夹住导尿管，嘱患者屏气，拔出尿管置于弯盘内，用纱布擦净尿道口，撤下洞巾，脱手套，撤去用物，放于治疗车下层。协助患者穿好裤子，整理床单位。询问患者需要，酌情开窗通风，撤去屏风。

8. 记录送检 处理用物，洗手。记录导尿时间、尿量、颜色、性质及患者反应等情况。如有标本及时送检。

（二）男患者导尿术

1. 核对解释至安置体位 同女患者导尿术步骤 1～3。

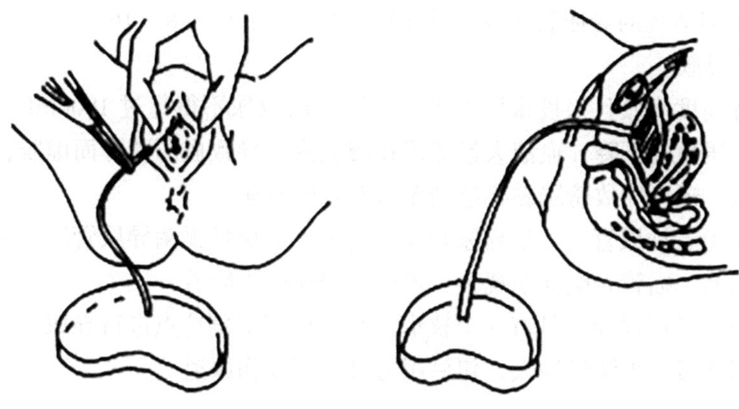

图 5-22-7 女患者导尿术

2. 初次消毒 打开无菌导尿包外层，将初次消毒用物放于两腿之间。将消毒棉球倒入弯盘内，左手戴手套，右手持镊子取消毒棉球进行初步消毒，依次为阴阜、阴茎、阴囊、尿道口，在擦洗尿道口时用纱布包裹阴茎将包皮向后推，暴露尿道口，旋转擦拭消毒尿道口、龟头及冠状沟，污棉球放在弯盘内，脱手套放入弯盘内一并移至床尾（或放入治疗车下层）。

3. 再次消毒 将治疗盘放于患者两腿之间，打开无菌导尿包。戴手套，铺好洞巾，置弯盘于会阴部。打开袋装润滑油棉球，润滑导尿管前端。打开消毒棉球袋，用纱布包住阴茎将包皮向后推，暴露尿道口。用消毒棉球再次消毒尿道口、龟头及冠状沟。

4. 插管导尿 移近治疗盘，固定阴茎并提起，使之与腹壁成 60° 角，嘱患者张口呼吸，用另一镊子夹导尿管对准尿道口轻轻插入尿道 20～22cm，见尿液流出再插入 1～2cm，将尿液引流入弯盘内（需要时可留取尿标本）（图 5-22-8）。

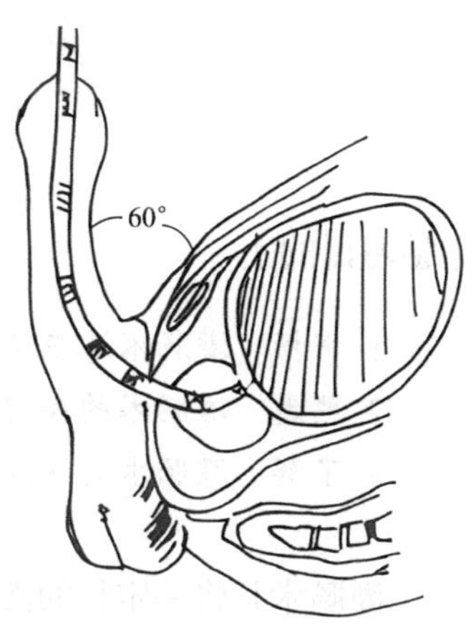

图 5-22-8 男患者导尿术

5. 拔管整理、记录送检 同女患者导尿术步骤 7～8。

导尿术操作流程

核对解释→洗手备物→安置体位→初次消毒→再次消毒→插管导尿→拔管整理→记录送检

五、注意事项

1. 严格执行查对制度和无菌技术操作原则。

2. 在操作过程中注意保护患者的隐私，并注意保暖，防止患者着凉。

3. 选择粗细适宜的导尿管（成人选 10～12 号，小儿选 8～10 号），插管动作轻柔，避免损伤尿道黏膜。

4. 对膀胱高度膨胀且极度虚弱的患者，第一次放尿不得超过 1000mL。因大量放尿后会使腹腔内压急剧下降，血液大量滞留在腹腔内，导致血压骤降而虚脱；另外，膀胱内压突然降低，还可导致膀胱黏膜急剧充血而发生血尿。

5. 为女性患者插尿管时，如导尿管误入阴道，应更换无菌导尿管后重新插管；老年女性尿道口回缩，插管时应仔细观察、辨认，避免误入阴道。

6. 男性尿道长而弯曲，且有 3 个狭窄，必须根据解剖特点进行导尿；当插管有阻力时，嘱患者深呼吸，再缓慢插入，切忌用力过猛而损伤尿道。

六、思考题

1. 简述女患者导尿时的消毒顺序。
2. 如何提高男患者导尿成功率?

第六节　灌肠术

【学习目的】

1. 掌握　灌肠术适应证、禁忌证及不同灌肠溶液的选择。
2. 熟悉　灌肠术的操作要领。
3. 了解　灌肠术的注意事项。

灌肠术是将一定量的液体由肛门经直肠灌入结肠，以帮助患者清洁肠道、排便、排气或由肠道供给药物，达到确定诊断和治疗目的的方法。根据灌肠目的，可分为保留灌肠、不保留灌肠两种。不保留灌肠又分为大量不保留灌肠和小量不保留灌肠。大量不保留灌肠反复使用称为清洁灌肠。

一、大量不保留灌肠术

（一）操作目的

1. 刺激肠蠕动，软化和清除粪便，排出肠内积气，减轻腹胀。
2. 清洁肠道，为手术、检查和分娩做准备。
3. 稀释和清除肠内有害物质、减轻中毒。
4. 灌入低温液体，为高热患者降温。

（二）操作评估

1. 患者的年龄、病情、意识状态及肛门部位皮肤、黏膜情况。

2. 患者的自理能力、合作及耐受程度、排便习惯。

3. 患者的心理反应。

4. 环境是否隐蔽。

（三）用物准备

1. 治疗盘 内备一次性灌肠袋 1 套或灌肠筒 1 个，24～26 号肛管 1 根，弯盘、润滑剂、棉签、卫生纸、治疗巾或一次性中单、水温计、量杯，手套 1 双。

2. 灌肠溶液 0.1％～0.2％肥皂溶液或生理盐水。溶液量：成人每次用量为 500～1000mL；儿童每次用量为 200～500mL；1 岁以下小儿每次用量为 50～100mL。溶液温度：一般为 39～41℃；降温时用 28～32℃生理盐水；中暑者用 4℃生理盐水。

3. 其他 医疗垃圾桶、生活垃圾桶、输液架、屏风，必要时备便盆。

（四）操作流程

1. 核对解释 核对床号、姓名，评估患者情况，向患者或家属做好解释。必要时准备便盆。

2. 洗手备物 洗手，戴口罩。在治疗室配制灌肠液，测量水温。备齐用物携至患者床旁，再次核对床号、姓名。向患者解释，以取得合作。关闭门窗，用屏风或围帘遮挡患者。

3. 安置体位 松床尾盖被，协助患者取左侧卧位，双膝屈曲，脱裤至膝部暴露臀部，臀部移至床沿。垫治疗巾或一次性中单于臀下，置弯盘于臀边。盖好被子，只暴露臀部。

4. 挂袋排气 取出灌肠袋，关闭引流管上的开关，将灌肠液倒入灌肠袋内，再将灌肠袋挂于输液架上，袋内液面高于肛门 40～60cm。戴手套，连接肛管，润滑肛管前端，排气，关闭开关。

5. 插管灌液 一手分开臀部显露肛门，嘱患者深呼吸，另一手将肛管轻轻插入直肠，成人 7～10cm（小儿 3～6cm）。松钳，扶住肛管，使液体缓缓流入（图 5-22-9）。

6. 观察 灌入液体过程中，密切观察灌肠袋内液面情况及患者有无病情变化。

7. 拔管处理 待灌肠液即将流尽时夹管，用卫生纸包裹肛管轻轻拔出，分离肛管放入弯盘内，擦净肛门。撤去弯盘，脱手套。协助患者取舒适卧位，嘱其尽量将灌肠液在体内保留 5～10 分钟后再排便。

8. 协助排便 不能下床的患者给予便盆，将卫生纸及呼叫铃放于易取处。排便后擦净肛门，及时取出便盆及一次性治疗巾，协助患者穿裤。观察大便性质、颜色及量。

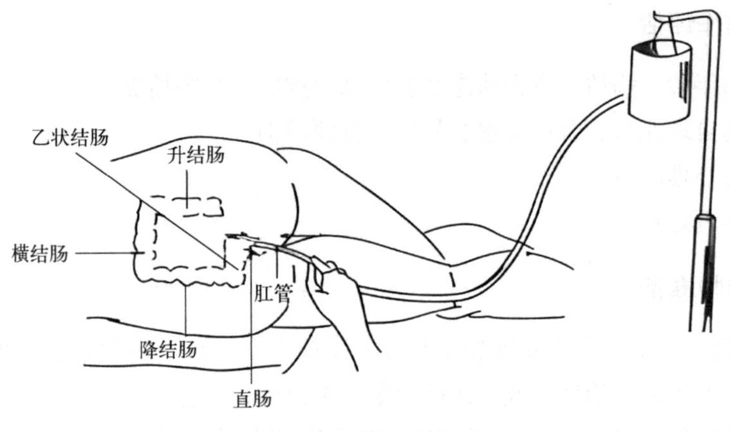

图 5-22-9　大量不保留灌肠

9. 整理记录　处理用物，整理床单位，嘱患者卧床休息；洗手，记录。

大量不保留灌肠术操作流程

核对解释→洗手备物→安置体位→挂袋排气→插管灌液→观察→拔管处理→协助排便→整理记录

（五）注意事项

1. 伤寒患者灌肠时溶液不超过 500mL，灌肠筒内液面不得高于肛门 30cm。

2. 肝性脑病患者禁用肥皂液灌肠；充血性心力衰竭、水钠潴留患者禁用生理盐水灌肠。

3. 插管时应顺应直肠生理弯曲，勿用强力，防止损伤肠黏膜。如插入受阻，可退出少许，旋转肛管再插。如液体流入受阻，可旋转移动肛管或挤捏肛管。

4. 灌肠时应注意观察患者的病情变化，如患者感到腹胀或有便意，可告知属正常感觉，嘱患者张口深慢呼吸，放松腹肌并适当降低灌肠筒的高度，减慢流速或夹管暂停灌肠 30 秒，再缓慢进行灌肠。如患者出现面色苍白、出冷汗、剧烈腹痛、心慌气急、脉速，应立即停止灌肠，与医生联系给予处理。

5. 如降温灌肠，液体应保留 30 分钟，排便 30 分钟后再测量体温。

6. 妊娠、急腹症、消化道出血、严重心血管疾病患者禁忌灌肠。

（六）思考题

1. 灌肠过程中如患者出现腹胀应如何处理？

2. 灌肠时患者应采取何种体位，为什么？

二、小量不保留灌肠术

（一）操作目的

1. 软化粪便，解除便秘。

2. 排出肠道内的气体，减轻腹胀。

（二）操作评估

1. 患者的病情、临床诊断，灌肠的目的。

2. 患者的意识状态、生命体征、心理状况和排便状况。

3. 患者的自理能力及合作、理解程度。

4. 肛门皮肤、黏膜的情况。

（三）用物准备

1. 治疗盘 内备灌注器或小量灌肠筒 1 个，22～24 号肛管 1 根，血管钳 1 把，弯盘、润滑剂、棉签、卫生纸、治疗巾或一次性中单、水温计、量杯、温开水 5～10mL，手套 1 双。

2. 灌肠溶液 “1、2、3”溶液（50％硫酸镁 30mL、甘油 60mL、温开水 90mL）；甘油或液体石蜡 50mL 加等量温开水；各种植物油 120～180mL。溶液温度：一般为 38℃。

3. 其他 医疗垃圾桶、生活垃圾桶、输液架、屏风，必要时备便盆。

（四）操作流程

1. 核对解释 核对床号、姓名，评估患者情况，向患者作好解释。必要时准备便盆。

2. 洗手备物 洗手，戴口罩。在治疗室配制灌肠液，测量水温。备齐用物携至患者床旁，再次核对床号、姓名。向患者解释，以取得合作。关闭门窗，用屏风或围帘遮挡患者。

3. 安置体位 松床尾盖被，协助患者取左侧卧位，双膝屈曲，脱裤至膝部暴露臀部，臀部移至床沿。垫治疗巾或一次性中单于臀下，置弯盘于臀边。盖好被子，只暴露患者臀部。

4. 抽液排气 戴手套，连接肛管，润滑肛管前端，用灌注器抽吸药液，排气夹管（若为小量灌肠筒，则同大量不保留灌肠术）。

5. 插管灌液 一手分开臀裂显露肛门，嘱患者深呼吸，另一手将肛管轻轻插入直肠 7～10cm，松钳，扶住肛管，缓缓注入液体。注毕，夹管，取下灌注器，再吸取溶液，松钳后再行灌注。如此反复，直至溶液注完为止，在灌注过程中密切观察患者病情变化（图 5-22-10）。

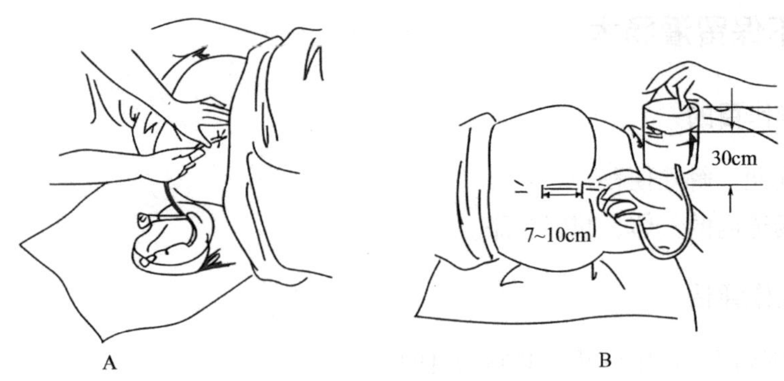

图 5-22-10　小量不保留灌肠

6. 拔管处理　注入温开水 5～10mL 并抬高肛管尾端，使管内溶液全部灌入，夹紧或反折肛管，按大量不保留灌肠术拔除肛管，擦净肛门。协助患者取舒适卧位，并嘱患者保留 10～20 分钟再排便。

7. 协助排便　同大量不保留灌肠术。

8. 整理记录　同大量不保留灌肠术。

小量不保留灌肠术操作流程

核对解释→洗手备物→安置体位→抽液排气→插管灌液→拔管处理→协助排便→整理记录

（五）注意事项

1. 灌肠溶液注入不可过快过猛，以免刺激肠黏膜，引起排便反射，造成溶液难以保留。

2. 如用小容量灌肠筒，液面距肛门低于 30cm，灌肠液注入速度不宜过快。

（六）思考题

1. 简述小量不保留灌肠术的操作目的。

2. 简述小量不保留灌肠术灌肠溶液的选择。

三、保留灌肠术

（一）操作目的

1. 镇静、催眠和治疗肠道感染。

2. 慢性盆腔炎可用中药保留灌肠。

（二）操作评估

1. 患者的病情、肠道及盆腔病变部位、临床诊断。

2. 患者的意识状态、生命体征、心理状况。

3. 患者的自理能力和合作、理解程度。

（三）用物准备

1. 治疗盘 灌注器、治疗碗（内盛遵医嘱准备的灌肠溶液），肛管 1 根（20 号以下），血管钳 1 把，弯盘、润滑剂、棉签、卫生纸、治疗巾或一次性中单，温开水 5～10mL，手套 1 双。

2. 灌肠溶液 根据治疗目的不同可有多种药物及剂量，遵医嘱准备灌肠溶液。镇静催眠用 10%水合氯醛；肠道抗感染用 2%小檗碱、0.5%～1%新霉素或其他抗生素溶液；中药汤剂。溶液量：200mL 以内。溶液温度：一般为 38℃。

3. 其他 医疗垃圾桶、生活垃圾桶、输液架、屏风，必要时备便盆。

（四）操作流程

1. 核对解释 核对床号、姓名，评估患者情况，向患者做好解释，嘱患者在灌肠前排便排尿。

2. 洗手备物 同小量不保留灌肠。

3. 安置体位 根据病情为患者安置不同的卧位，并将臀部抬高 10cm。

4. 抽液排气 戴手套，连接肛管，润滑肛管前端，用灌注器抽吸药液，排气，夹管。

5. 插管灌液 一手分开臀裂显露肛门，嘱患者深呼吸，另一手将肛管轻轻插入直肠 15～20cm，松钳，扶住肛管，缓缓注入液体。在灌注过程中密切观察患者病情变化。

6. 拔管处理 药液注入完毕，注入温开水 5～10mL 并抬高肛管尾端，使管内溶液全部灌入，夹紧或反折肛管，按大量不保留灌肠术拔除肛管，擦净肛门。协助患者取舒适卧位，并嘱患者尽量保留 1 小时再排便。

7. 协助排便 同大量不保留灌肠术。

8. 整理记录 同大量不保留灌肠术。

保留灌肠术操作流程

核对解释→洗手备物→安置体位→抽液排气→插管灌液→拔管处理→协助排便→整理记录

（五）注意事项

1. 保留灌肠前嘱患者排便，肠道排空有利于药液吸收。

2. 根据病情选择不同卧位。慢性细菌性痢疾病变多在直肠或乙状结肠，取左侧卧位；阿米巴痢疾病变多在回盲部，取右侧卧位。

3. 保留灌肠时，肛管宜细，插入宜深，压力要低，速度宜慢，量宜少，防止气体进入肠道。

4. 直肠、结肠和肛门等手术后及大便失禁的患者禁忌保留灌肠。

（六）思考题

1. 简述保留灌肠术的操作目的。
2. 简述三种不同灌肠方法的主要异同点。

第七节　口腔护理技术

【学习目的】

1. 掌握　不同病情的患者口腔护理技术的操作要点。
2. 熟悉　如何正确评估口腔局部皮肤。
3. 了解　口腔护理技术的注意事项。

口腔护理是临床重要环节，护士应认真评估患者口腔情况，指导患者或家属掌握正确的口腔清洁技术以维持良好的口腔卫生。对衰弱或功能障碍的患者，护士根据其疾病情况及自理能力，协助其完成口腔护理，特殊患者需准备特殊溶液与用物，禁食、昏迷、高热、鼻饲、气管插管及患有口腔疾病等患者由护士进行口腔护理，维持患者的舒适与健康。

一、操作目的

清除口腔异物、异味、牙垢，保持口腔清洁、湿润，预防口腔感染等并发症。观察口腔黏膜、牙龈、舌苔变化，有无特殊气味，为病情变化提供动态信息。

二、操作评估

1. 评估患者一般情况　病情、意识、营养状况、自理程度、配合程度及治疗情况。

2. 评估患者口腔情况　评估有无异常或刺激性异味，如烂苹果味、氨臭味、肝臭味、大蒜样臭味等。评估患者口唇颜色、湿润度，有无干裂、出血、疱疹等。评估牙齿是否齐全，有无龋齿、牙结石、牙垢等；牙龈的色泽，有无溃疡、肿胀、萎缩、出血、脓液等。评估舌的颜色、湿润度，有无溃疡、肿胀或齿痕，舌苔颜色及厚薄等。评估口腔黏膜的颜色、完整性，有无溃疡、出血、疱疹、脓液等。评估腭部悬雍垂、扁桃体的颜色，有无肿胀及异常分泌物等。

3. 评估患者的口腔卫生习惯　如有活动义齿，应提前取下。

4. 评估患者对口腔保健知识掌握度　对口腔卫生重要性的认识程度及自理缺陷程度，从而制定精准的口腔护理方案。

三、用物准备

口腔护理包（治疗碗、弯盘、棉签、棉球、治疗巾、纱布、弯止血钳、手套）
其他用物：吸水管、手电筒、开口器、漱口液、口腔外用药、一次性治疗单。

四、操作流程

1. 核对解释 核对床号、姓名、住院号，向患者及家属解释操作的目的、主要步骤及需要配合要求及注意事项。

2. 体位准备 协助患者取侧卧位或仰卧位，头偏向一侧，面向护士。如有义齿提前取下。

3. 铺巾置盘 铺治疗巾于患者颈下，置弯盘于口角旁。

4. 湿润口唇 用棉签蘸温开水湿润患者口唇。

5. 观察口腔 嘱患者张口，不能张口者可使用开口器，开口器需从臼齿放入，牙关紧闭者不可使用暴力。护士一手用压舌板轻轻撑开颊部，另一手持手电筒观察口腔情况。

6. 协助漱口 协助患者用吸水管漱口，漱口液吐入弯盘，用纸巾或纱布擦净口唇，昏迷患者禁止漱口。

7. 擦洗口腔 每个部位使用1～2个棉球，棉球湿度以不滴水为宜，每个棉球仅用一次，避免反复使用，必要时可增加棉球数量，以擦拭干净为度。

（1）擦洗牙外侧：嘱患者咬合上下牙齿，一手用压舌板轻轻撑开颊部，另一手用弯止血钳取棉球并浸润漱口液，用棉球擦洗牙齿左外侧面，由内向外纵向擦向门齿；用同法擦洗右侧外面。

（2）擦洗牙内侧：嘱患者张开上下牙齿，依次擦洗左侧牙齿左上内侧、左上咬合、左下内侧、左下咬合，都由内向外擦向门齿，然后弧形擦洗左侧颊部；用同法擦洗右侧牙内侧。

（3）依次擦洗硬腭、舌面、舌下。

8. 协助漱口 协助患者用吸水管漱口，漱口液吐入弯盘，直至吐出漱口液清洁无异物，擦净口唇，此过程中勿触及咽部，以免引起患者恶心。

9. 观察涂药 观察患者口腔，如有溃疡遵医嘱将药物涂于患处，口唇干裂者可用润唇膏或涂液体石蜡。

10. 整理记录 撤除弯盘及治疗巾，协助患者取舒适体位，整理床单位，询问患者感受，必要时协助佩戴义齿，洗手，记录。

口腔护理技术操作流程

核对解释→体位准备→铺巾置盘→湿润口唇→观察口腔→协助漱口→擦洗口腔→协助漱口→观察涂药→整理记录

五、注意事项

1. 了解患者的病情、意识、活动能力、口腔情况及心理反应，向患者或家属做好解释，缓解紧张情绪。

2. 擦洗时注意动作要轻柔，避免损伤口腔黏膜及牙龈，凝血功能较差的患者需要特别注意。

3. 昏迷患者禁止漱口。

4. 棉球不宜过湿以防药液误入呼吸道；血管钳夹紧棉球，每次一个，防止遗留在口腔，操作前后清点棉球数量。

5. 长期使用抗生素和激素的患者，应注意观察口腔内有无真菌感染。

6. 有活动义齿者应先取下，刷干净后浸于冷水中备用，操作完成后协助佩戴。

7. 传染性疾病患者用物需严格按消毒隔离原则处理。

8. 操作过程中根据患者情况做好用具选择、刷牙方法、牙线使用、义齿保护等相关健康指导。

六、思考题

1. 口腔护理过程中如患者出现恶心应如何处理？

2. 昏迷患者口腔护理的注意事项有哪些？

第八节　鼻饲法

【学习目的】

1. 掌握　鼻饲法的操作方法、喂养管的维护。

2. 熟悉　误吸的预防措施。

3. 了解　鼻饲法的注意事项。

对于不能经口进食者，如昏迷、口腔疾患、口腔手术后的患者，早产儿及危重症不能张口者、拒绝进食者等，可将鼻饲管经鼻腔插入胃肠道，从管内输注流质食物、水分和药物，以达到治疗目的。

一、操作目的

对不能或不愿经口进食通过鼻胃管灌注流质食物和药物，达到营养和治疗目的。

二、操作评估

1. 评估患者年龄、病情、意识、营养状况、自理程度、配合程度、治疗情况，有无腹部不适、腹泻、胃潴留等情况。

2. 评估患者既往有无鼻部疾患，鼻腔是否通畅，鼻腔黏膜有无炎症、肿胀、息肉，鼻中隔有无偏曲等。如患者有活动义齿，应提前取下。

3. 评估有无误吸风险。

三、用物准备

无菌鼻饲包（图 5-22-11）包括鼻胃管、镊子、治疗巾、纱布、20mL 注射器、弯盘、液状石蜡棉球、手套，治疗车。

其他用物：鼻饲流食（38℃～40℃）、温开水、50mL 灌洗器、手电筒、水温计、棉签、治疗碗、压舌板、别针、胶布、听诊器、橡皮圈或夹子。必要时备口腔护理用物、手消剂、垃圾桶等。

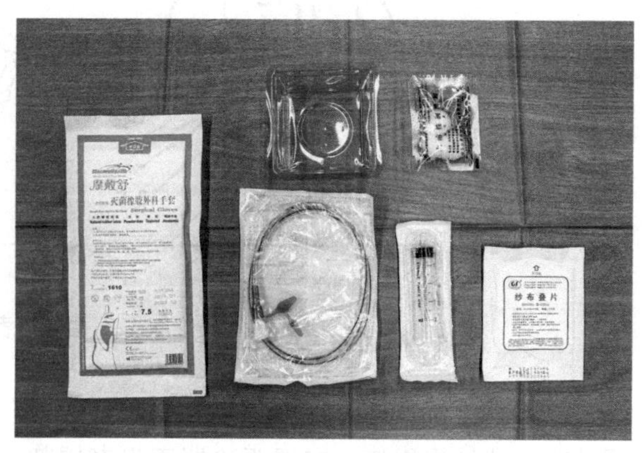

图 5-22-11 无菌鼻饲包

四、操作流程

（一）插管法

1. 核对解释 核对床号、姓名、住院号，向患者及家属解释操作目的、主要步骤及需要配合要点。

2. 体位准备 协助患者取坐位或半坐卧位，无法坐起时取右侧卧位（使胃管易于插入），昏迷患者取去枕仰卧位。

3. 鼻腔准备 观察鼻腔是否通畅，选择通畅侧，用棉签清洁鼻腔。

4. 标记胃管 测量胃管插入长度并标记。插入长度一般为前额发际至胸骨剑突处或由鼻尖经耳垂至胸骨剑突处的距离。一般成人插入长度为 45～55cm，应根据患者的身高等确定个体化长度。为防止反流、误吸，插入长度可在 55cm 以上，如需经胃管注入刺激性药物，可将胃管再向深部插入 10cm。

5. 润滑胃管 将少许液体石蜡倒于纱布上，润滑胃管前端，减少插入时摩擦力。

6. 开始插管 操作者一手持纱布托住胃管，一手持镊子夹住胃管前端，沿鼻孔轻轻插入。插管时动作要轻柔，镊子尖端勿碰及鼻黏膜，以免损伤患者。插入胃管 10～15cm（咽喉部）时，根据患者反应情况进行插管。

（1）清醒患者：嘱患者做吞咽动作，顺势将胃管向前推进至预定长度。吞咽动作可帮助胃管迅速进入食管，减轻不适，护士应随患者的吞咽动作插管，必要时可让患者饮少量温开水。

（2）昏迷患者：左手托起患者的头部，使下颌靠近胸骨柄，缓缓插入胃管至预定长度，下颌靠近胸骨柄可增大咽喉通道的弧度，便于胃管顺利通过会咽部（图 5-22-12），若插管中出现恶心、呕吐，需暂停插管，并嘱患者做深呼吸。如胃管误入气管，应立即拔出胃管。

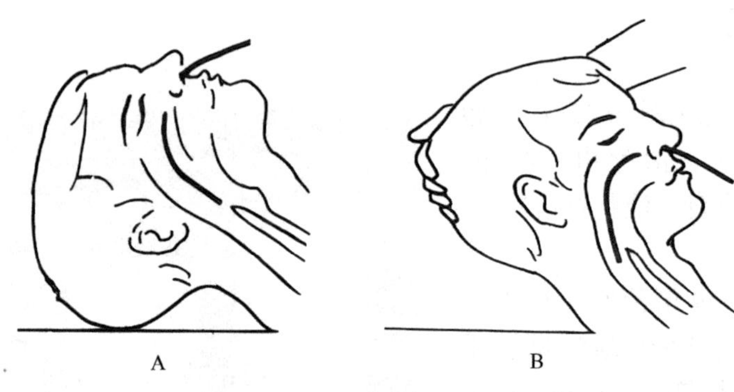

图 5-22-12　昏迷患者插管示意图

7. 确认　确认插入胃管，可采用以下任何一种方法确认，一是在胃管末端连接注射器抽吸，能抽出胃液；二置听诊器于患者胃部，快速经胃管注入 10mL 左右空气，听到气过水声；三是将胃管末端放于盛水的碗中，无气泡溢出。

（二）灌食法

1. 证实连接　每次灌注前，查看置管刻度，连接注射器于胃管末端并回抽胃液，同时检查患者胃内是否有潴留及有无其他反应。确定胃管在胃内且通畅，患者无胃潴留等不良反应方可灌食。

2. 按序灌注　灌注前抬高床头 30°～45°，注入 20～30mL 温开水脉冲式冲管，再缓慢灌注流质饮食或药液。营养液宜加热至 37℃～40℃，通常每次不超过 400mL。持续输注营养液时，可用肠内营养输液器专用加温器，间歇重力滴注时可将肠内营养制剂置于吊瓶或专用营养液输注袋中，将肠内营养输液器与肠内营养管连接，通过重力滴注方法进行分次喂养，持续经泵输注者，可在间歇重力滴注的基础上，使用肠内营养泵持续 12～24 小时输注，速度应由慢到快，先调节至 20～50mL/ 小时，根据耐受情况逐渐加量。鼻饲完毕后，再注入 20～30mL 温开水脉冲式冲管，持续经泵输注时，每 4 小时用 20～30mL 温开水脉冲式冲管一次，避免鼻饲液存积变质，造成肠胃炎或堵管。对免疫功能受损或危重患者，宜用灭菌注射用水冲管。应避免将 pH 值≤5 的液体药物与营养液混合。持续经泵输注时，应每隔 4～6 小时检查胃残留量，评估患者肠内营养耐受性情况。

3. 包扎固定 关闭胃管末端的开关，避免空气进入引起腹胀，胃管末端纱布包裹后用橡皮圈系紧或夹子夹紧，必要时用别针固定于床旁或患者的衣领上。

4. 观察评估 应评估患者有无恶心呕吐、腹胀、肠鸣音异常等不适症状。

5. 整理记录 协助患者清洁鼻腔、口腔，整理床单位，嘱患者维持原体位 30～60 分钟，有助于防止呕吐，洗净灌注器，放于治疗盘内，用纱布盖好备用，鼻饲用物应每天更换。洗手，记录鼻饲的时间、鼻饲物的种类、量，患者反应等。

（三）拔管法

1. 核对解释 核对床号，向患者解释，告知拔管的原因。

2. 取掉胶布 戴清洁手套，置弯盘于患者口角旁，揭去胶布，关闭或夹紧胃管末端。

3. 拔出胃管 用纱布包裹接近鼻孔处的胃管，嘱患者深呼吸，在呼气时拔管，边拔边用纱布擦胃管，到咽喉处快速拔出，以免管内残留液体滴入气管。

4. 整理记录 将胃管放入弯盘，避免污染床单位，移出患者视线以减少对其视觉刺激，清洁患者口鼻、面部，擦干净胶布痕迹，协助漱口，采取舒适体位，整理床单位，清理用物，洗手，记录拔管时间和患者反应。

鼻饲法操作流程

插管法：核对解释→体位准备→鼻腔准备→标记胃管→润滑胃管→开始插管→确认

灌食法：证实连接→按序灌注→包扎固定→观察评估→整理记录

拔管法：核对解释→取掉胶布→拔出胃管→整理记录

五、注意事项

1. 宜采用弹性抗过敏胶布固定喂养管。

2. 插管时动作需轻柔，避免损伤患者食管黏膜，尤其是通过食管 3 处狭窄部位（环状软骨水平处，平气管分叉处，食管通过膈肌处）时。

3. 插入胃管至 10～15cm（咽喉部）时，若患者清醒，嘱其做吞咽动作；若患者昏迷，则用左手托起其头部，使下颌靠近胸骨柄，以利插管。

4. 插入过程中如果出现呛咳、呼吸困难、发绀等，表明胃管误入气管，需立即拔出胃管。

5. 食管静脉曲张、食管梗阻等患者禁忌使用鼻饲法。

6. 长期鼻饲者应每天进行 2 次口腔护理，并需定期更换胃管，普通胃管每周更换一次，硅胶胃管每月更换一次。每天须检查管道及其固定装置是否在位、管道通畅度、管道固定处皮肤和黏膜受压情况。长期留置胃管时，应每隔 4～6 周更换导管至另一侧鼻腔。

7. 鼻饲期间需评估患者是否有胃潴留，胃内残留量＞200mL，应评估有无腹部不适，如有不适应减慢或暂停喂养，胃内残留量＞500mL，应结合患者主诉和体征考虑暂停灌注。如因营养液输注过快引起腹泻时，应减慢输注速度，可用输注泵控制输注速度。如因营养液温度过低引起的低温型腹泻，需使用加温器。如果出现恶心呕吐，应降低输注速度，可协助患者取右侧卧位。

8. 喂养管堵塞时用 20～30mL 温开水通过抽吸和脉冲式推注的方式冲洗管道，若冲洗无效，可使用 5%碳酸氢钠溶液 20～30mL 灌注到胃管内。若患者出现气道梗阻或窒息症状，应立即给予负压吸引。

六、思考题

1. 喂食过程中如患者出现恶心、呕吐应如何处理？
2. 昏迷患者鼻饲的注意事项有哪些？

第九节　酒精（温水）擦浴

【学习目的】

1. 掌握　酒精（温水）擦浴的操作要领。
2. 熟悉　不同病情的患者选择合适的擦浴方法。
3. 了解　酒精（温水）擦浴的注意事项。

酒精（温水）擦浴是对于病情较重、长期卧床、制动或活动受限（如使用石膏、牵引）、高热及身体衰弱而无法自行洗浴的患者，进行床上擦浴，从而去除污垢，促进皮肤血液循环，以达到促进患者舒适和预防感染的目的。

一、操作目的

对长期卧床、高热或身体衰弱而无法自行洗浴的患者，通过酒精（温水）擦浴降温，促进患者舒适，预防感染，达到满足患者需求的目的。

二、操作评估

评估患者的病情、意识、营养状况、自理程度、沐浴习惯、心理反应、配合程度及治疗情况。评估患者有无乙醇过敏史。评估患者皮肤状况：有无破损、皮疹、出血、水肿疤痕、硬结、苍白、发红、发绀、黄疸、色素沉着、瘙痒等。评估皮温是否正常，皮肤弹性是否良好感觉是否正常等。评估患者出汗及皮脂分泌情况、体表气味等。

三、用物准备

治疗盘内备浴巾、毛巾、治疗巾、一次性手套、弯盘、浴皂或沐浴露、指甲刀、梳子、25%～35%乙醇、爽身粉。

其他用物：脸盆、水壶（50～52℃热水）、清洁衣裤和被单。

四、操作流程

1. 核对解释 核对床号、姓名、住院号，向患者及家属解释操作目的、主要步骤及需要配合要点。

2. 环境准备 关闭门窗，用屏风遮挡，防止患者着凉，并保护患者隐私。

3. 体位准备 协助患者取平卧位，将患者移近操作者，注意保持身体平衡。

4. 盖浴毯 松开盖被，用浴毯遮盖患者。

5. 备水 将脸盆和浴皂放于床旁桌上，倒入适量温水。酒精擦浴者可将提前备好的酒精放于床旁桌上。

6. 置冰袋、热水袋 高热患者将冰袋置头部，热水袋置足底。每侧擦拭（四肢、背腰部）3 分钟，全过程控制在 20 分钟以内。

7. 擦浴 脱去患者衣裤，将大毛巾垫擦拭部位下，操作者将小毛巾浸入温水或乙醇中，拧至半干，缠于手上成手套状，以离心方向拭浴，拭浴完毕，用大毛巾擦干患者皮肤。

（1）双上肢：患者取仰卧位，擦拭顺序如下。

1）颈外侧→肩→肩上臂外侧→前臂外侧→手背。

2）侧胸→腋窝→上臂内侧→前臂内侧→手心。

（2）腰背部：患者取侧卧位，从颈下肩部擦拭至臀部，擦拭完毕，穿好上衣。

（3）双下肢：患者取仰卧位，擦拭顺序如下。

1）外侧：髂骨→下肢外侧→足背。

2）内侧：腹股沟→下肢内侧→内踝。

3）后侧：臀下→大腿后侧→腘窝→足跟。

8. 观察 患者有无面色苍白、寒战、脉搏呼吸有无异常等情况。

9. 操作后处理 擦浴完毕，取下热水袋，更换干净衣裤，协助患者取舒适体位，整理床单位，做好用物处理。

10. 洗手记录 记录擦浴时间、效果、反应。擦浴后 30 分钟测量体温，若低于 39℃，取下头部冰袋，在体温单上记录体温。

酒精（温水）擦浴操作流程

核对解释→环境准备→体位准备→盖浴毯→备水→置冰袋、热水袋→擦浴→观察→操作后处理→洗手记录

五、注意事项

1. 擦浴过程中，注意观察局部皮肤情况及患者反应。

2. 因心前区遇冷可导致反射性心率减慢、心房纤颤或心室纤颤及房室传导阻滞等异常情况，腹部遇冷易引起腹泻，足底遇冷可导致反射性末梢血管收缩影响散热或引起一过性冠状动脉收缩，故心前区、腹部、后颈、足底为擦拭的禁忌部位。婴幼儿及血液病高热患者禁用乙醇擦拭。

3. 擦浴时，以拍拭（轻拍）方式进行，摩擦易生热，应避免用摩擦的方式。

六、思考题

1. 擦浴过程中如患者出现昏厥应如何处理？

2. 压力性损伤患者擦浴的注意事项有哪些？

参考文献

[1] 马小琴 . 护理学基础, 第 3 版 . 北京: 人民卫生出版社, 2021.
[2] 杨巧菊 . 护理学基础, 第 3 版 . 北京: 中国中医药出版社, 2016.
[3] 蔡华娟, 马小琴 . 护理基本技能 . 杭州: 浙江大学出版社, 2020.
[4] 李小寒, 尚少梅 . 基础护理学, 第 6 版 . 北京: 人民卫生出版社, 2020.
[5] 邓叶青, 王桂华 . 基础护理技术 . 武汉: 华中科技大学出版社, 2022.
[6] 中华护理学会团体标准: 成人有创机械通气气道内吸引技术操作 T/CNAS 10 — 2020.
[7] 中华护理学会团体标准: 成人雾化吸入护理 T/CNAS 24 — 2023.
[8] 中华护理学会团体标准: 成人肠内营养支持的护理 T/CNAS 19 — 2020.
[9] 中华护理学会团体标准: 成人氧气吸入疗法护理 T/CNAS 08 — 2019.
[10] 洪震, 臧谋红 . 基础护理学实训指导, 第 3 版 . 江苏: 江苏凤凰科学技术出版社, 2018.